"十三五"
国家重点出版物出版规划项目
重大出版工程

—— 原子能科学与技术出版工程 ——

名誉主编 王乃彦 王方定

电离辐射防护与安全

主　编　夏益华
副主编　陈　凌
编　者　王仲文　韩永超
　　　　张红见　李金凤
　　　　程卫亚　金　潇
　　　　罗　欣　黄　娟

IONIZING RADIATION PROTECTION AND SAFETY

北京理工大学出版社　中国原子能科学研究院
BEIJING INSTITUTE OF TECHNOLOGY PRESS　CHINA INSTITUTE OF ATOMIC ENERGY

内容简介

如何能在核能与核技术的利用中获得巨大利益，同时确保对人类的防护与安全已成为当代社会不可回避的重要议题。本书是中国原子能科学研究院为了适应这一广泛关注的议题而出版的，它是由长期从事辐射防护研究和实践的专家，在理论结合实际和反映学科最新进展的宗旨下撰写完成的。全书共分为12章，内容丰富，与时俱进，条理清晰，理论分析和实际应用紧密结合。主要用于核工业及相关研究领域的研究生培养，大学高年级教学用书，以及辐射防护与环境保护等相关领域的工作人员参考用书。

版权专有　侵权必究

图书在版编目（CIP）数据

电离辐射防护与安全／夏益华主编．--北京：北京理工大学出版社，2022.1
　ISBN 978-7-5763-0938-6

Ⅰ.①电⋯　Ⅱ.①夏⋯　Ⅲ.①电离辐射-辐射防护　Ⅳ.①R14

中国版本图书馆 CIP 数据核字（2022）第 030342 号

出版发行 ／ 北京理工大学出版社有限责任公司
社　　址 ／ 北京市海淀区中关村南大街 5 号
邮　　编 ／ 100081
电　　话 ／（010）68914775（总编室）
　　　　　　（010）82562903（教材售后服务热线）
　　　　　　（010）68944723（其他图书服务热线）
网　　址 ／ http://www.bitpress.com.cn
经　　销 ／ 全国各地新华书店
印　　刷 ／ 三河市华骏印务包装有限公司
开　　本 ／ 710 毫米×1000 毫米　1/16
印　　张 ／ 28.25
字　　数 ／ 507 千字
版　　次 ／ 2022 年 1 月第 1 版　2022 年 1 月第 1 次印刷
定　　价 ／ 132.00 元

责任编辑 ／ 徐　宁
文案编辑 ／ 闫小惠
责任校对 ／ 周瑞红
责任印制 ／ 王美丽

图书出现印装质量问题，请拨打售后服务热线，本社负责调换

前　言

在实现民族复兴的伟大征程中，我国的核工业和核电事业都已取得举世瞩目的伟大成就。但我们必须时刻牢记，"以人为本""保护环境""物质文明建设与生态文明建设并举"是我们的基本国策和建设方针。在这个方针的指导下，一方面使得"安全、低碳、清洁"的核能发电事业优势尽显，获得了空前的发展机遇；另一方面它再次告诫我们，在全社会更加广泛利用核能、辐射、核技术的新时代，我们必须更加尽心尽力地做好保驾护航工作，更加注意对人和环境的保护，更加注意对"辐射防护与环境保护"的人才，特别是高层次人才的培养。

中国原子能科学研究院（简称原子能院）是传统重视高层次人才培养的单位，创建于1950年，是我国第一个综合性核科学技术研究机构，是我国重要的核科学技术先导性、基础性、前瞻性、工程性的综合研究基地，被誉为"中国核工业发祥地""中国核工业的摇篮"，为我国核工业的创建和发展，为"两弹一艇"攻关，为我国国防建设、国民经济建设、核科学技术发展做出了重要贡献。这里拥有中国第一座重水反应堆和第一台回旋加速器，造就了60多位两院院士，输送出上万名专业科技人才，先后派生或援建了10多个核工业骨干单位。经过70多年的发展，原子能院已成为我国重要的核军工、先进核能、核基础科研及核技术应用开发基地，是我国战略核威慑建设和核工业创新发展的重要支撑力量。

原子能院学位与研究生教育工作始于1956年，当年参照苏联学位评定模式授予黄祖洽、于敏、陆振荫、肖振喜4人博士学位，开启了我国核专业研究生教育事业。原子能院定位于国家核科技发展战略，以"为院科技事业发展培养和储备人才"为学科发展目标，以"学位与研究院教育学科建设同院科研生产学科建设相适应"为学科发展原则，以培养核科技创新人才为根本，以提高研究生培养质量为核心，以机制创新为动力，努力构建与院科技事业发展需求相适应、创新与实践相结合、规模和结构合理的学位与研究生教育体系。现拥有物理学、化学、核科学与技术三个一级学科及应用数学（二级学科）博、硕士学位授予权。拥有较完善的课程体系，涉及学科、专业课程约120门，编著专业类教材40余本。现有在职在岗博士生导师106名，硕士生导师207名。

原子能院的研究生培养模式与高校有一定的差别，属于传统的科研院所培养模式，她基于悠久的历史传承，深厚的科学底蕴，以及多学科实验平台的优势，已成为我国核科研领域"出成果、出人才"的高质丰产田。

为了进一步推进"辐射防护与环境保护"研究生的培养工作，以及为相关专业提供参考用书，原子能院特别组织了长期从事辐射防护研究和实践的专家，在理论结合实际和反映学科最新进展的宗旨下撰写了本书。本书共分为12章，第1章绪论，简要介绍了辐射防护学科的任务、特征及其进展，由夏益华研究员编写；第2章、第3章是有关辐射防护的物理学基础（辐射与物质的相互作用，辐射防护中常用的量和单位），由陈凌研究员、韩永超副研究员编写；第4章电离辐射的生物效应，由王仲文研究员编写；第5章天然源照射及其防控，由夏益华研究员和李金凤研究员编写；第6章国际辐射防护体系与我国辐射防护法规标准，除6.8节由程卫亚研究员编写外，其余均由夏益华研究员编写；第7章外照射的剂量计算及其防护，由夏益华研究员编写；第8章中子剂量的计算及其防护，由陈凌研究员和韩永超副研究员编写；第9章内照射的估算、监测及其防护，由夏益华研究员编写；第10章辐射照射监测与辐射照射评价，除10.10节由陈凌研究员和韩永超副研究员编写外，其余均由夏益华研究员编写；第11章核或辐射应急准备与响应，由夏益华研究员编写。为了更好地联系实际加深对书中理论原则的理解，我们以某些辐射防护实践的例子为基础编写了第12章实用辐射防护，其中12.1节概述、12.2节研究堆的辐射防护、12.4节开放型放射性设施的辐射防护，由张红见研究员编写；12.3节医用加速器治疗应用中的防护与安全，由金潇高级工程师、李金凤研究员、罗欣工程师、黄娟工程师编写。

本书的编写得到中国原子能科学研究院研究生管理部门的关心和支持，刘森林研究员对编写内容和要求提出了宝贵的意见和建议，在此表示由衷的感谢。

由于水平和时间的限制，本书还存在不足之处，恳请读者批评指正。

编　者

2021年11月

目 录

第 1 章　绪论 …………………………………………………………………… 001

第 2 章　电离辐射与物质的相互作用 ………………………………………… 005
　2.1　α 粒子 ……………………………………………………………………… 006
　2.2　β 射线 ……………………………………………………………………… 010
　2.3　γ 和 X 射线与物质相互作用 ……………………………………………… 015
　2.4　中子与物质相互作用 ……………………………………………………… 026
　2.5　射线与物质相互作用特点小结 …………………………………………… 031
　复习思考题 ……………………………………………………………………… 032

第 3 章　电离辐射防护领域中常用的量和单位 ……………………………… 033
　3.1　电离辐射量和单位 ………………………………………………………… 034
　3.2　辐射防护量和单位 ………………………………………………………… 042
　3.3　辐射量和单位小结 ………………………………………………………… 049
　复习思考题 ……………………………………………………………………… 050

第 4 章　电离辐射的生物效应 ………………………………………………… 052
　4.1　生物体对电离辐射的反应 ………………………………………………… 053
　4.2　大剂量照射——确定性效应 ……………………………………………… 059

4.3 辐射的随机性效应——致癌效应 ………………………………… 066

4.4 辐射的随机性效应——遗传效应 ………………………………… 071

复习思考题 ………………………………………………………………… 072

第 5 章 天然源照射及其防控 ………………………………………… 073

5.1 天然照射的来源及其水平 ………………………………………… 074

5.2 人为活动引起天然照射的升高 …………………………………… 078

5.3 对天然照射的控制和防护 ………………………………………… 085

复习思考题 ………………………………………………………………… 089

第 6 章 国际辐射防护体系与我国辐射防护法规标准 ……………… 090

6.1 辐射防护的发展简史与防护体系的形成 ………………………… 091

6.2 防护体系的建立基础——"科学""实践""伦理价值观"
三块基石 …………………………………………………………… 094

6.3 防护体系的基本目的 ……………………………………………… 097

6.4 防护体系的基本组成 ……………………………………………… 097

6.5 防护体系的核心内容：辐射防护原则 …………………………… 100

6.6 防护法规体系的监管范围 ………………………………………… 102

6.7 保证防护体系实施的国家基础结构 ……………………………… 103

6.8 我国辐射防护与安全法规标准框架 ……………………………… 103

6.9 我国的《辐射防护与辐射源安全基本标准》 …………………… 105

复习思考题 ………………………………………………………………… 112

第 7 章 外照射的剂量计算及其防护 ………………………………… 113

7.1 γ 剂量率的计算 …………………………………………………… 114

7.2 X、γ 射线在物质中的减弱规律 ………………………………… 123

7.3 γ 和 X 射线的屏蔽计算 …………………………………………… 130

7.4 带电粒子外照射的防护 …………………………………………… 139

7.5 辐射平衡与剂量互易原理 ………………………………………… 149

7.6 外照射防护的一般方法 …………………………………………… 152

复习思考题 ………………………………………………………………… 153

第 8 章 中子剂量的计算及其防护 …………………………………… 154

8.1 中子剂量的计算 …………………………………………………… 155

8.2　中子的防护及屏蔽 …………………………………………………… 161
复习思考题 ……………………………………………………………………… 168

第9章　内照射的估算、监测及其防护 …………………………………… 169

9.1　概述 ………………………………………………………………………… 170
9.2　名词与术语 ………………………………………………………………… 170
9.3　器官（组织）待积当量剂量的计算 ……………………………………… 171
9.4　放射性核素进入人体的主要途径和在体内的
　　　生物动力学模型 ………………………………………………………… 172
9.5　摄入滞留函数与摄入排泄函数 …………………………………………… 184
9.6　内照射监测 ………………………………………………………………… 187
9.7　内照射防护 ………………………………………………………………… 201
复习思考题 ……………………………………………………………………… 203

第10章　辐射照射监测与辐射照射评价 ………………………………… 204

10.1　辐射照射监测的目的 …………………………………………………… 205
10.2　辐射照射监测的运行实用量 …………………………………………… 206
10.3　辐射照射监测的分类 …………………………………………………… 207
10.4　个人监测 ………………………………………………………………… 208
10.5　工作场所监测 …………………………………………………………… 211
10.6　环境监测 ………………………………………………………………… 213
10.7　流出物监测 ……………………………………………………………… 220
10.8　环境样品的采集、预处理及其管理 …………………………………… 226
10.9　辐射照射的评价 ………………………………………………………… 230
10.10　概率统计在放射性测量及数据处理中的应用 ……………………… 233
复习思考题 ……………………………………………………………………… 249

第11章　核或辐射应急准备与响应 ……………………………………… 250

11.1　概述 ……………………………………………………………………… 251
11.2　应急计划及其编制基础 ………………………………………………… 253
11.3　应急计划的主要内容 …………………………………………………… 255
11.4　应急计划区 ……………………………………………………………… 258
11.5　照射途径与防护措施 …………………………………………………… 260
11.6　应急干预原则和干预水平 ……………………………………………… 262

  11.7 核恐怖突发事件与突发事件综合预案 ……………………………… 269
  复习思考题 ……………………………………………………………… 272

第 12 章 实用辐射防护 ……………………………………………………… 273
  12.1 概述 ……………………………………………………………… 274
  12.2 研究堆的辐射防护 ……………………………………………… 277
  12.3 医用加速器治疗应用中的防护与安全 ………………………… 285
  12.4 开放型放射性设施的辐射防护 ………………………………… 303
  复习思考题 ……………………………………………………………… 350

附录Ⅰ 附表及附图 …………………………………………………………… 352

附录Ⅱ 个人监测用仪器仪表 …………………………………………………… 409

附录Ⅲ 工作场所监测用仪器仪表 ………………………………………………… 418

参考文献 ……………………………………………………………………………… 426

索引 …………………………………………………………………………………… 431

第 1 章

绪 论

今天，核能与核技术已在医学、工业、农业、国防、科研、环保等很多方面得到日益广泛的应用。它们已成为既能给予我们巨大利益而不能拒弃，但同时又可能伴来某些安全隐患的双刃剑。因此，"如何在对它们的开发利用中获得巨大利益，同时又确保我们的防护与安全"已成为当代社会不可回避的重要议题。本学科——"辐射防护与安全"，就是要"研究如何保护人类和环境免受辐射照射的有害效应，同时又不会对与照射相关但有益于人类的活动施加过分的限制"。在名称上，过去较多统称为"辐射防护"，但也有称为"保健物理"或"辐射安全"的，有些部门也称它为"放射卫生"。与它相关的主要基础学科有：核物理、核化学、核工程、辐射探测、辐射屏蔽、放射生物、大气扩散、地质水文、环境评价、事故应急、心理社会学等，可见它是一门综合性很强的应用性学科。

一个多世纪以来，人类在利用辐射和核能的过程中不断改进着对辐射的防护，同时也不断深化着自身对辐射防护的理解，从而不断推动着学科本身的发展。值得注意的是，"辐射防护与安全"虽然也可称为"保健物理"，但它与其他纯粹研究自然规律为宗旨的"物理学"不完全相同。它除了任何学科都具有的"与时俱进"的共性外，还因以下两个特性而受到更多的挑战，但也极大地丰富了它的研究内涵：

（1）电离辐射对人体随机性生物效应的存在，以及线性无阈模式的特殊性质，使得我们在进行防护决策时不可能从技术上统一给出"安全"与"危险"的分界点，而只能采用辐射防护最优化原则对具体情况进行综合分析之后作出决策。这给辐射危害控制的阐述增加了难度。

（2）与一般的纯自然学科不同，辐射防护的基本出发点在于"保护人类及其环境",这就使得辐射防护体系的建立不可能单纯以技术因素为基础,而必然会同时受到经济的、人生命价值观,以及心理、伦理观等社会因素的影响。不同国家、不同时期、不同情况的防护标准与防护决策,都必然受到不同的经济(资源)、技术、社会伦理(生命价值)等因素的约束和限制。这正是国际放射防护委员会(ICRP)明确提出把"科学"、"实践"与"伦理价值"作为辐射防护体系建立与发展的"三个基石"的缘由。注意到本学科的这一特性,可有助于我们加深对本学科的理解。

近一段时间以来,经验的不断积累使我们认识到不能把"人的防护"与"源的安全"孤立开来,而应把两者更紧密地结合起来。例如,过去的防护标准一般简单命名为"辐射防护规定",但 21 世纪以来,国际上以及我国的基本安全标准称为"电离辐射防护与辐射源安全基本标准"。这里,"防护"是以人为中心,研究"如何防止人受到辐射的可能伤害",而"安全"则是以源为中心,研究"如何做好对辐射源的控制,预防源的失控并缓解一旦失控所造成的后果"。显然,只有实现"防护"与"安全"的紧密结合才能实现真正的"防护"。这也就是本书定名"电离辐射防护与安全"的由来。

本书主要包括以下几方面内容:①绪论;②辐射防护基础(第 2~4 章);③天然源照射与辐射防护体系(第 5、6 章);④辐射照射的计算、监测、评价与防护(第 7~10 章);⑤核或辐射应急准备与响应(第 11 章);⑥实用辐射防护(第 12 章)。

2007 年,国际放射防护委员会(ICRP)出版了新的第 103 号建议书,取代第 60 号建议书,中间的一些演变反映了"辐射防护"最近 10 多年来的以下主要进展:

(1)根据生物和物理最新科学信息更新了当量剂量和有效剂量的辐射和组织权重因数,不同器官/组织的危害分布也有某些变化,特别是乳腺癌和遗传疾病方面。然而,假设在低剂量时响应是线性的,超额癌和遗传效应的总的危害约为每希沃特 5% 的估计保持不变。

(2)保持了 3 项放射防护基本原则,即正当性、最优化和剂量限值的应用。

(3)从以前采用的以"过程"为基础的"实践"和"干预"的分类防护方法,演变为对所有可控照射情况采用基于实践正当性和防护最优化基本原则的以"照射情况"为基础的分类防护方法,建议把"照射情况"分为"计划照射""应急照射""现存照射"情况。

(4)对计划照射情况下所有被监管的源沿用现行的有效剂量和当量剂量的个人剂量限值,这些限值代表在任何计划照射情况下监管机构可以接受的最大剂量。

（5）再次强调了防护最优化的原则，这一原则可以用类似的方法用于所有"照射情况"，但所受到的个人剂量和危险限制的制约，对"计划照射"情况称作剂量和危险约束，对"应急照射"和"现存照射"情况，则称作参考水平。

（6）对电离辐射的健康效应广泛评议结果表明，无须对放射防护体系作任何基本改变。

（7）当量剂量和有效剂量的应用保持不变，但计算方法作了许多修改，采用基于 X 射线断层影像资料的人体模型取代过去采用的各种数学模型。

（8）有效剂量被用作防护量，主要用途是对防护设计和优化中的预期剂量进行评价，衡量是否符合监管剂量限值要求。有效剂量是针对参考人而非受照个人进行评价，不推荐用于流行病学估算，也不应用于个人照射和危险的详细的专门的回顾性调查。

（9）集体有效剂量是最优化的一种工具，主要是在研究职业照射的过程中比较放射防护技术和防护方法，不能用作流行病学危害评价的工具，在危险估计中采用它是不合适的。用非常低的个人剂量在长时间尺度上进行聚合是不适当的，特别要防止基于来自很小个人剂量的集体剂量来计算癌症死亡人数。

（10）认识到保护环境的重要性，仍然相信为保护公众所需要的环境控制标准将保证其他物种不受危害，建议采用参考生物和植物，计算它们的附加剂量。

本书中"辐射"的含义，仅指"电离辐射"，不包括非电离辐射（如微波、电磁辐射、激光和红外线等）。

第 2 章
电离辐射与物质的相互作用

物质是由分子（包括单原子分子）组成的，分子是由原子组成的，而原子则由原子核及电子组成。原子核带正电荷，电子带负电荷且与原子核正电荷数目相等，因此整个原子是电中性的。通常情况下，核外电子按照泡利不相容原理、洪特规则及最低能量原理排布在核外轨道中，此时原子处于稳定态，原子的这种状态也称为基态。当原子受到外界作用时，如受到射线照射，某些核外电子可能获得能量，从较低能级的内层轨道跃迁到较高能级的外层轨道，即所谓的激发，此时原子就处于激发态。激发态原子是不稳定的，高能级轨道的电子可能很快就会向低能级轨道跃迁。如果受到外界作用所获得的能量足够大，则该电子可脱离原子核引力的束缚而离开原子，原子本身则变成带正电荷的离子，这一现象称为电离。电离的结果使原来中性的原子转化成正负离子对。我们本书所讨论的电离辐射，是指能在物质中，主要是生物物质中使分子或原子发生电离，产生离子对的辐射，包括高能粒子和高能电磁辐射。常见电离辐射包括α射线、β射线、γ(X)射线和中子等。放射性核素和射线装置是常见的电离辐射源。

从相互作用的大类来说，可以将入射粒子分为带电粒子和不带电粒子，将靶物质分为核和核外电子两部分，另外从辐射防护关心的能量转移的角度，按体系的动能是否守恒分为弹性和非弹性两种类型。对于带电粒子又将按重、轻分类介绍；对于不带电粒子，重点介绍γ射线。中子的相互作用主要放在第8章和中子的剂量计算及防护内容一并讲解。

2.1 α粒子

2.1.1 α粒子与物质相互作用

入射α粒子与核外电子发生非弹性碰撞，使靶物质原子电离或激发，将能量传递给电子，α粒子的速度因此而降低，我们把这种与原子的核外电子相互作用而损失能量的方式称为"电离损失"。从靶物质对入射粒子的阻止作用来讲，也可称之为"电子阻止"。在一次碰撞中，质量为m、动能为E的α粒子能传递给质量为m_e的电子的最大能量为$4m_e/m$，即大约为每个核子的粒子能量的1/500。由于这是总能量的一小部分，入射α粒子在经过吸收体时，将通过多次这样的相互作用才逐渐损失掉它的能量。具有一定能量的α粒子在与物质相互作用时，其能量损失主要是与靶物质原子的核外电子发生非弹性碰撞而导致电子被激发或者被电离的能量损失。与靶原子核发生的弹性碰撞引起的能量损失称为核阻止，只有当入射重带电粒子的速度很低时才予以考虑。

对于能量为几兆电子伏的重带电粒子，每次碰撞转移给电子的能量大于大多数电子在原子中的结合能，所以假设原子的核外电子是"自由电子"；对于快速的重带电粒子，其运动速度大于靶原子核的核外电子的轨道速度，与入射粒子相比，可以认为碰撞前靶原子中的电子处于"静止"状态；当考虑到相对论和其他修正因子后，根据量子理论推导的重带电粒子在靶物质中的电子阻止本领公式（称为Bethe-Bloch）为

$$\left(\frac{-dE}{dx}\right)_{ion} = \frac{4\pi z^2 e^4 NZ}{m_e v^2}\left[\ln\left(\frac{2m_e v^2}{I}\right) + \ln\frac{1}{1-\beta^2} - \beta^2 + \frac{c}{Z}\right] \propto z^2 \cdot \frac{1}{v^2} \cdot NZ \quad (2.1)$$

式中，$\beta = v/c$，c 为光速，v 为入射粒子的速度；I 为靶原子的核外电子的平均激发和电离能，可近似估计为 $I = I_0 Z$，其中 $I_0 \approx 10$ eV 量级；z 为电荷数。

式（2.1）中方括号内的第二、三项是相对论修正项，C/Z 为壳层修正项。$(dE/dx)_{ion}$ 的单位常用 eV/Å 和 MeV/μm 表示，也可以用单位质量厚度的能量损失来表示，其单位是 MeV/(mg·cm^{-2})。脚标 ion 表示电离能量损失。

根据 Bethe-Bloch 阻止本领公式，可以得到下面几点结论：

（1）阻止本领与入射粒子的速度（$1/v^2$）有关。

（2）阻止本领与入射重带电粒子所带电荷数的平方成正比。

（3）阻止本领与靶物质的 NZ 乘积成正比，高原子序数和高密度物质具有较大的阻止本领。

2.1.2　α粒子的射程

2.1.2.1　比电离

重带电粒子穿过靶物质时，主要是通过与原子核外的电子碰撞，引起原子的电离和激发而损失能量，因此会在靶物质中，沿入射粒子的径迹产生电子-离子对。由入射粒子直接作用引起的电离，称为初级电离。在电离过程中放出的能量为 keV 量级的 δ 电子（电子在离开母体原子后，仍可能有足够的动能，以同样的机制再产生电离）与靶原子碰撞，还可以进一步引起原子电离产生电子-离子对，称为次级电离。在靶物质内的总电离是初级电离和次级电离之和。设产生一对电子-离子对（以下简称离子对）所需的平均能量为 w，当入射粒子能量为 E 时，则在介质中产生的总离子对数为 E/w。

α粒子在穿过靶物质时，在单位路径上产生的离子对数为比电离，用 S 表示。对一定的靶物质，产生一对离子对所需要的平均能量是一定的，因此能量

损失率（阻止能力）越大，比电离 S 也越大。由式（2.1）已知，重带电粒子在物质中单位路程上的能量损失是与粒子速度、粒子的电荷态有关的。因此，在重带电粒子穿过物质时，从路程开始端到路程末端（粒子速度等于零）所产生的离子对数目分布是不均匀的。图 2.1 所示为 α 粒子和质子的比电离测量结果（吸收物质为 15 ℃，压力为 10^5 Pa 的标准状态下的空气，α 粒子的比电离最大值为 6 600 对/mm，质子为 2 750 对/mm）。当粒子接近路程末端时，比电离达到最大值，这对应于电离损失率的最大值。越过峰值后，由于粒子能量几乎耗尽，比电离骤然下降，很快降到零。可见，α 粒子的电离本领比质子大。

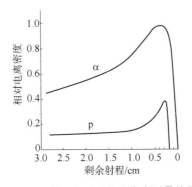

图 2.1　α 粒子和质子的比电离测量结果

2.1.2.2　α 粒子的射程

α 粒子入射到足够厚的靶物质中，通过与靶原子的碰撞而逐渐损失能量，最终停止下来。它沿原来入射方向所穿过的最大距离，称为入射粒子在该物质中的射程，用 R 表示。

注意，"射程"与"路程"是两个不同的概念。射程是指入射带电粒子在吸收物质中，沿入射方向从入射点到它的终点（速度为零）之间的直线距离，也就是沿入射方向的穿透深度。路程是入射粒子在吸收物质中所经过的实际轨迹的长度。路程在入射方向上的投影就是射程。

α 粒子的质量大，当它的速度比较高时，它与靶物质原子的核外电子的非弹性碰撞和与靶原子的弹性碰撞，不会导致它的运动方向有很大偏转，运动轨迹几乎是直线。因此，可以近似地认为射程等于路程。如果已知阻止本领 $(-dE/dx)_{\text{ion}}$，粒子的路径长度可由能量损失率从初始能量 E_0 到末端能量（等于零）积分而得到。

$$R = \int_0^{E_0} dx = \int_0^{E_0} \frac{dE}{(-dE/dx)} \tag{2.2}$$

但是，当入射带电粒子能量低时，路程长度和射程之间有些差异，能量越低，差异越大，而且对不同吸收物质，这种差异也不同。

例如，^{210}Po 放出 5.30 MeV 的 α 粒子，在标准状态下空气中的平均射程为 3.84 cm，5 MeV 的 α 粒子在空气中的平均射程为 3.5 cm；5 MeV 的 α 粒子在生物组织中的平均射程为 43 μm。

实际工作中，根据实验数据总结出一些经验公式，可以用来估算 α 粒子在物质中的平均射程。例如，对于能量为 3~7 MeV 的 α 粒子在标准状态下空气中的平均射程可用下面的经验公式表示：

$$R_0 = 0.318 E_\alpha^{3/2}$$

式中，E_α 为 α 粒子的能量，单位为 MeV；R_0 为 α 粒子在空气中的平均射程，单位为 cm。这个经验公式的误差小于 10%。

同种带电粒子在不同的物质中的平均射程，可以用下面的经验公式估计：

$$\frac{R_a}{R_b} = \frac{\rho_b}{\rho_a} \cdot \frac{\sqrt{A_a}}{\sqrt{A_b}}$$

式中，ρ_a 和 ρ_b 分别为两种物质的密度，单位为 mg/cm³；A_a 和 A_b 分别为它们的相对原子质量。

对于化合物或混合物，公式中的相对原子质量可以由下式计算：

$$\sqrt{A} = n_1\sqrt{A_1} + n_2\sqrt{A_2} + \cdots + n_i\sqrt{A_i}$$

式中，n_i 和 A_i 分别为化合物或混合物中第 i 种成分的相对含量和相对原子质量。

知道 α 粒子在空气中的平均射程 R_0，若空气的 $\sqrt{A_{空气}} \approx 3.81$，$\rho_{空气} = 0.001\,293$ g/cm³，根据下式，就可确定 α 粒子在相对原子质量为 A、密度为 ρ 的任意吸收物质中的平均射程：

$$R = 3.2 \times 10^{-4} \frac{\sqrt{A}}{\rho} R_0 \tag{2.3}$$

式中，ρ 为吸收物质的密度，单位为 mg/cm³；A 为吸收物质的相对原子质量。

例如，由已知的 ^{210}Po 放射源发出的 5.30 MeV 的 α 粒子在空气中的平均射程为 3.84 cm，可计算出它在铝中（$A = 27$，$\rho = 2.7$ g/cm³）的平均射程为 24 μm。5 MeV 的 α 粒子在空气中的平均射程为 3.5 cm，则 5 MeV 的 α 粒子在有机组织中的平均射程为 43 μm，人体组织的密度 ρ 约为 1 g/cm³，质量厚度为 43 μm = 4.3 mg/cm²，而人体皮肤厚度约为 7 g/cm²。可见 α 粒子穿透本领很弱，容易被皮肤阻止。但是 α 粒子的电离本领大，进入人体组织后的内照射会再造成很大的伤害。α 粒子在几种物质中的平均射程参见表 2.1。因此，α 粒子的辐射防护主要考虑内照射，几乎不考虑外照射。

表 2.1　α 粒子在几种物质中的平均射程

α 粒子能量/MeV	空气 R_0/cm	生物组织 R/μm	铝 R/μm
4.0	2.5	31	16
4.5	3.0	37	20
5.0	3.5	43	23
5.5	4.0	49	26
6.0	4.6	56	30
6.5	5.2	64	34
7.0	5.9	72	38
7.5	6.6	81	43
8.0	7.4	91	48
8.5	8.1	100	53
9.0	8.9	110	58
9.5	9.8	120	64
10.0	10.6	130	69

2.2　β 射线

2.2.1　β 射线与物质相互作用

β 射线的能量损失情况和运动轨迹与 α 粒子相比具有以下特点：α 粒子和 β 射线均是带电粒子，在与物质相互作用时，仍然主要是与物质中原子的核外电子发生电离相互作用。同时，又由于 β 粒子质量为 α 粒子质量的 1/7 300，在与物质相互作用时，又有很大差别。主要能量损失形式有：电离能量损失、辐射能量损失。多次散射导致运动轨迹曲折。

2.2.1.1　电离能量损失

快电子通过靶物质时，也会与原子的核外电子发生非弹性碰撞，使靶物质

的原子电离或激发，单位路径上的能量损失，即阻止本领由 Bethe 公式决定，在低能时为

$$\left(-\frac{dE}{dx}\right)_{ion} = \frac{2\pi e^4 NZ}{m_0 v^2}\left[\ln\frac{m_0 v^2}{I} - 1.2329\right] \propto \frac{NZ}{v^2} \quad (2.4)$$

在高能时，因为能量为 MeV 级的 β 粒子速度已接近光速，需要考虑相对论效应。其表达式为

$$\left(-\frac{dE}{dx}\right)_{ion} = \frac{2\pi e^4 NZ}{m_0 v^2}\left[\ln\frac{m_e v^2 E}{2I(1-\beta)} - \ln 2(2\sqrt{1-\beta^2} - 1 + \beta^2)\right.$$

$$\left. -(1+\beta)^2 + \frac{1}{8}(1-\sqrt{1-\beta^2})^2\right] \propto \frac{NZ}{v^2} \quad (2.5)$$

式中，$\beta = v/c$ 为相对论因子，v 为 β 粒子的速度，c 为光速。

我们可以看到上式与重带电粒子能量损失率公式相比，区别仅在方括号中的第二项。

β 粒子的 $(-dE/dx)$ 也是与入射粒子的速度的平方成反比。在能量相同的情况下，β 粒子的速度比 α 粒子的速度大得多，因而 β 粒子的电离损失率比 α 粒子小得多。

由于 β 粒子的电离能量损失率较小，所以 β 粒子的比电离值较小，β 粒子的电离本领较弱。例如，4 MeV 的 α 粒子，在水中每微米能产生 3 000 对电子-离子对，而 1 MeV 的 β 粒子每微米只产生约 5 对电子-离子对。

2.2.1.2 辐射能量损失

β 粒子穿过物质时，除了使原子电离或激发损失能量外，还有另一种能量损失的方式——辐射损失。

当带电粒子接近原子核时，速度迅速降低，或运动方向会发生偏转，也就是说，入射的 β 粒子在原子核电场中产生加速运动，按经典物理的观点，当带电粒子的速度发生变化时，就可辐射出能量，产生电磁辐射。这种电磁辐射叫轫致辐射（即发射 X 射线）。例如，X 射线管中，电子束打到钨靶上产生轫致辐射，即产生 X 射线，X 射线机中的 X 射线源就是利用这个原理。根据电磁理论得到，带电粒子的轫致辐射引起的辐射能量损失率为

$$\left(-\frac{dE}{dx}\right)_{rad} \propto \frac{z^2 Z^2}{m^2} NE \quad (2.6)$$

式中，m 为入射粒子的质量；E 为入射粒子的能量；z 为入射粒子电荷数；Z 为靶物质的原子序数；N 为单位体积中物质的原子密度；脚标 rad 表示辐射损失。

从上式可以得到以下结论：

(1) 辐射能量损失率与 z^2 成正比，与 m^2 成反比。

(2) 辐射能量损失率与 Z^2 和 N 成正比。

(3) 辐射能量损失率与入射粒子能量 E 成正比。

与电离损失是不同的，辐射能量损失随入射粒子能量的增加而增大，而电离能量损失则相反。因此，高能 β 粒子的防护中，重要的问题是屏蔽韧致辐射。β 粒子能量低时，电离损失占优势；能量高时，辐射损失变得很重要。在相对论能区（即相对论因子 β→1 时），辐射损失与电离损失之比值近似为

$$\frac{(-dE/dx)_{\text{rad}}}{(-dE/dx)_{\text{ion}}} = \frac{ZE}{800} \quad (2.7)$$

式中，能量 E 以 MeV 为单位。

2.2.2　β 射线的吸收和射程

2.2.2.1　β 射线的吸收和最大射程

β 射线或单能电子束穿过一定厚度的吸收物质时，强度减弱的现象称为吸收。β 粒子和重带电粒子在物质中的射程有着显著的差异。β 粒子在穿过物质时的总能量损失率比 α 粒子小，因此它比 α 粒子具有更大的射程。例如，在空气中，能量为 4 MeV 的 β 射线，射程是 15 m，而相同能量的 α 粒子，射程只有 2.5 cm。此外，α 粒子与靶原子电子多次碰撞逐渐损失能量，几乎是直线行走的，只是在射程的末端与靶原子核的碰撞才使径迹有些偏离直线，因而 α 粒子有确定的射程（平均射程）。α 粒子的射程与径迹长度近似相等，粒子数只是在平均射程附近有明显的吸收。对于 β 粒子来言，射程概念不像 α 粒子那样确切。由于 β 粒子质量小，在电离损失、辐射损失和与核的弹性散射过程中，β 粒子的运动方向有很大改变，这样使 β 粒子穿过物质时路程十分曲折，因而路程轨迹长度远大于它的射程。同时，β 射线的能量是连续分布的，如果把每一小能量间隔内的 β 粒子看成是不同能量的单能 β 粒子，那么 β 射线在物质中的吸收曲线就可看成是这些不同能量的单能电子的吸收曲线线性叠加的结果。因此，对 β 射线没有确定的射程可言，可以用 β 射线能谱中的最大能量 $E_{\beta,\max}$ 所对应的射程来表示 β 射线的射程，称为 β 射线的最大射程 $R_{\beta,\max}$。在实验中，按照吸收曲线的趋势外推到扣除本底的原始计数（没有经过任何吸收物质的计数）的万分之一处所对应的厚度即 β 射线的最大射程。

β 粒子的最大射程与其最大能量之间的关系常用经验公式来表示，这样的经验公式同样适用于单能电子的情况。对于铝吸收体，β 粒子射程与能量之间有下列公式：

当 0.15 MeV<$E_{\beta,\max}$<0.8 MeV 时，$R_\beta = 0.407 E_{\beta,\max}^{1.38}$；

当 0.8 MeV<$E_{\beta,\max}$<3 MeV 时，$R_\beta = 0.542 E_{\beta,\max} - 0.133$。

式中，$E_{\beta,\max}$ 为 β 电子最大能量，单位为 MeV；R_β 为 β 射线的射程，单位为 g/cm^2。

射程以质量厚度为单位，可以避免直接测量薄吸收体线厚度所带来的较大误差，而面积和质量测量误差可以较小。β 粒子穿过相同质量厚度的不同吸收物质时，与 β 粒子碰撞的物质中的电子数目大体相同，所以用质量厚度表示时，对 Z 相差不是太大的靶物质，其阻止本领（$dE/\rho dx$）以及射程大体是相同的，$dE/\rho dx \propto Z/A$，对绝大多数元素，$Z/A \approx 1/2$。对于那些原子序数相近的物质（如空气、铝、塑料和石墨等），尽管它们的密度差异很大，以质量厚度为单位的射程值却近似相同。这样，关于射程-能量的经验公式就不仅对铝适用，而且对于那些原子序数和铝相近的物质也都近似适用了。

一般放射性同位素产生的 β 射线，在铝中的射程只有零点几毫米到几毫米，因此比较容易防护。但 β 射线在进入人体表面组织时，可以造成细胞损伤，所以不可忽视对 β 射线的屏蔽和防护。几种物质中 β 粒子的射程见表 2.2。

表 2.2　几种物质中 β 粒子的射程

β 射线能量/MeV	介质密度/(g·cm^{-3})		
	空气 $\rho = 0.001\,293$	生物组织 $\rho = 1.0$	铝 $\rho = 2.7$
0.1	10.1 (0.012)	0.016 (0.016)	0.005 (0.014)
0.2	31.1 (0.038)	0.049 (0.049)	0.0155 (0.042)
0.3	56.7 (0.07)	0.089 (0.089)	0.028 (0.076)
0.4	85.7 (0.11)	0.135 (0.135)	0.0426 (0.115)
0.5	119.0 (0.146)	0.187 (0.187)	0.059 (0.159)
1.0	306 (0.367)	0.48 (0.48)	0.15 (0.41)
3.0	1100 (1.35)	1.74 (1.74)	0.55 (1.49)
5.0	1900 (2.34)	2.98 (2.98)	0.94 (2.54)

*注：表中括号外的射程值为线厚度，其单位为 cm；括号内的射程值为质量厚度，其单位为 g/cm^2。

2.2.2.2 β射线在物质中的吸收规律

在吸收物质的厚度 t 比 β 粒子的射程 R 小很多时，β 射线在物质中的吸收规律，近似为

$$I = I_0 e^{-\mu t} \tag{2.8}$$

式中，I_0 为没有吸收片时（$t=0$）的强度；I 为吸收片厚度为 t 时的强度；μ 为线性吸收系数，也称线性衰减系数。如果 t 以线性厚度 cm 表示，则 μ 的单位就以 cm^{-1} 表示。

如果使用质量厚度为单位，上式可以写成

$$I = I_0 e^{-(\mu/\rho) t\rho} = I_0 e^{-\mu_m t_m} \tag{2.9}$$

式中，$\mu_m = \mu/\rho$，称为质量吸收系数或质量衰减系数，单位为 cm^2/g；$t_m = t\rho$，称质量厚度，单位为 g/cm^2；ρ 为吸收物质密度，单位为 g/cm^3。

实验表明，对于不同的吸收物质，μ_m 随原子序数 Z 的增加而缓慢地增加，对于同一吸收物质，μ_m 与 $E_{\beta,\max}$ 有关。

对于铝，有下面的经验公式：

$$\mu_m = \frac{17}{E_{\beta,\max}^{1.14}} \tag{2.10}$$

其中，$E_{\beta,\max}$ 的单位为 MeV。此式适用的能量范围为 $0.15 \text{ MeV} < E_{\beta,\max} < 3.5 \text{ MeV}$。应注意，在测量吸收曲线时，实验的几何条件对测量结果有影响，因此不同的测量条件得出的结果会与经验公式有些偏离。

使 β 射线的强度减弱一半（即 $I/I_0 = 1/2$）的吸收物质厚度，称为半衰减层或半吸收厚度，记作 $d_{1/2}$。$d_{1/2}$ 和 d_m 的关系为

$$d_{1/2} = 0.693/\mu_m \tag{2.11}$$

对于铝，$d_{1/2} = 0.04 E_{\beta,\max}^{1.14}$。

半吸收厚度只有在吸收体非常薄时才有效，通常对 β 射线不使用半吸收厚度的概念。

2.2.3 正电子与物质相互作用

正电子通过物质时，也像负电子一样与核外电子和原子核相互作用，产生电离损失、辐射损失和弹性散射。尽管负电子和正电子与它们作用时受到的库伦力或为排斥力或为吸引力，因它们的质量相等，所以当正电子和负电子的能量相等时，它们在物质中的能量损失和射程是大体相同的。上述对负电子的讨论，对于正电子也同样适用。

高速正电子进入物质后很快被慢化。在正电子径迹末端遇负电子即发生湮

没，放出两个 γ 光子；或与一个负电子结合在一起，形成正电子素，衰变后转变成电磁辐射（即形成正电子素后才湮没）。正负电子湮没放出的 γ 光子称为湮没光子，湮没光子具有以下特点：

（1）两个湮没光子能量相同，各等于 $m_0c^2 = 0.511$ MeV。
（2）两个湮没光子的发射方向相反，相差近似 180°。
（3）两个湮没光子的发射方向是各向同性的。

2.3　γ 和 X 射线与物质相互作用

γ 射线是一种波长极短的电磁辐射。天然放射性核素放射出来的 γ 射线能量一般在几千电子伏至几兆电子伏。韧致辐射、湮没辐射和特征 X 射线等都属于电磁辐射，其区别仅在于产生的原因不同、能量不同。它们与物质相互作用的规律只与它们的能量有关，与产生的原因无关。

能量在 100 keV~30 MeV 范围内的 γ 射线与物质相互作用时，主要有 3 种彼此无关的方式：光电效应、康普顿效应（又称康普顿散射）和电子对效应。其他相互作用（相干散射、光致核反应、核共振反应）概率小于 1%，这里不讨论。

γ 射线以一定的概率与物质发生上述 3 种主要相互作用，通常用截面 σ 表示作用概率的大小。截面 σ 表示一个入射光子与单位面积上一个靶原子发生相互作用的概率，其法定单位为 cm^2 和 m^2，常用单位为靶恩（简称靶），用 b 表示（$1\ b = 10^{-24}\ cm^2$）。对应的相互作用截面有：光电效应截面 σ_{ph}、康普顿散射截面 σ_c 和电子对效应截面 σ_p。γ 射线与物质相互作用的总截面 σ_γ 为

$$\sigma_\gamma = \sigma_{ph} + \sigma_c + \sigma_p \tag{2.12}$$

截面的大小与 γ 射线的能量和靶物质的性质有关。

2.3.1　光电效应

γ 光子与靶物质原子中的束缚电子发生相互作用时，光子的全部能量转移给某个束缚电子，使之克服原子核的束缚发射出来，而原来的 γ 光子消失。这种过程称为光电效应，发射出来的电子叫光电子。内层电子出射后，留下的空位很快会被外层电子来补充，在这个补充过程中会出现 3 种情况：发射特征 X 射线；发射俄歇电子；同时存在特征 X 射线和俄歇电子发射。图 2.2 所示为光电效应与特征 X 射线和俄歇电子发射示意图。

2.3.1.1　光电子的能量

γ 光子打在原子上，原子吸收了光子的全部能量，其中一部分消耗于光电

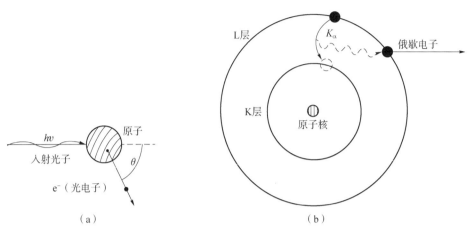

图 2.2 光电效应与特征 X 射线和俄歇电子发射示意图
(a) 光电效应；(b) 特征 X 射线和俄歇电子发射示意图

子脱离原子核的束缚所需要的电离能（电子在原子中的结合能），另一部分作为光子的动能，所释放出来的光电子的能量就是入射光子能量 $h\nu$ 和该电子所处的第 i 层壳层的电子结合能 B_i 之差。

$$E_e = h\nu - B_i \tag{2.13}$$

电子的结合能 B_i 不仅与原子序数 Z 有关，而且与电子所在壳层的层次有关。如果入射光子的能量是单能的，则产生的光电子的能量也是单能的。还有很少一部分能量用于使靶原子核反冲，但这部分能量比 γ 射线的能量和光电子的动能小得多，可以忽略不计。可见，γ 光子的能量必须大于壳层电子的结合能时才能发生光电效应。壳层电子的结合能往往比放射性同位素放出的 γ 的能量（通常为几百电子伏到几兆电子伏）小得多，因而可以近似地认为光电子的动能等于 γ 射线的能量（$E_e \approx h\nu$）。

2.3.1.2 光电效应的截面

光电效应的截面 σ_{ph} 简称光电截面，它表示一个入射光子与单位面积上一个靶原子发生光电效应的概率。光电效应截面的大小与 γ 射线的能量 E_γ（$E_\gamma = h\nu$）和吸收物质的原子序数 Z 有关，而与物质所处的化学和物理状态无关。粗略地讲，随着光子能量增大而减少。

在非对论情况下，即 $E_\gamma \ll m_0 c^2$，K 层电子的光电截面 $\sigma_{ph,k}$ 为

$$\sigma_{ph,k} \propto Z^5 \left(\frac{1}{h\nu}\right)^{\frac{7}{2}} \tag{2.14}$$

在非相对论情况下，即 $E_\gamma \gg m_0 c^2$ 时，有

$$\sigma_{\mathrm{ph,k}} \propto Z^5 \frac{1}{h\nu} \qquad (2.15)$$

由上述两式可见，$\sigma_{\mathrm{ph,k}}$ 与 Z^5 成正比，即靶物质原子序数大的光电截面大。因为光电效应是 γ 光子和束缚电子的作用，Z 越大，电子在原子中被束缚得越紧，原子核参与光电效应的概率就越大，所以对探测 γ 射线而言，通常采用高原子序数的材料作为探测 γ 射线的介质，以获得高的探测效率。对屏蔽 γ 射线而言，同样选用高原子序数的物质，以便更有效地屏蔽 γ 射线。铅（$Z=82$）是很好的、常用于屏蔽 γ 辐射的材料，而像铝（$Z=13$）这样低原子序数的材料，光电效应相对不显著。光电效应截面 $\sigma_{\mathrm{ph,k}}$ 随着光子能量的增加而减少，对于低能 γ 光子，电子相对来说束缚得紧一些，因而容易发生光电效应。由于靶原子的各个壳层的电子都可以吸收光子而被发射出来，电子在原子中束缚得越紧，发生光电效应的概率也就越大，所以 K 层电子发生光电效应的概率最大，L 层次之，M 层更小。

如果入射光子的能量大于 K 层电子的结合能，那么 80% 的光电效应将发生在与 K 层电子的作用上。总的光电效应截面 σ_{ph} 主要来自 K 层的贡献，σ_{ph} 可近似表示为

$$\sigma_{\mathrm{ph}} = \frac{5}{4}\sigma_{\mathrm{ph,k}} \qquad (2.16)$$

图 2.3 给出了不同吸收物质光电截面与光子能量 E_γ 的关系，从图中可以看出，随 E_γ 的增加，截面变小。

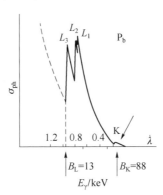

图 2.3　光电效应吸收截面与入射光子能量的关系

当光子能量 $E_\gamma < 100$ keV 时，光电截面随 E_γ 的变化出现特征性的突变，这种尖锐的突变称为吸收限，它是入射光子能量稍大于 K、L、M 层的结合能时，发生光电效应的概率最大。然后又随能量的增加而下降。图 2.3 给出了铅的光电截面在 L 层吸收限附近的变化情况。铅中 K 层吸收限为 88.3 keV，对 L、M

层电子，存在着子壳层，各自壳层的结合能有差异，因而吸收曲线中对应于 L 层吸收限存在精细结构。L 层有 3 个吸收限，M 层有 5 个吸收限。相应铅的 L_3 吸收限为 13.06 keV，L_2 吸收限为 15.2 keV，L_1 吸收限为 15.9 keV。

2.3.2 康普顿效应

入射 γ 光子与靶原子核的核外电子发生非弹性散射，这种过程就是康普顿效应。入射 γ 光子的一部分能量转移给电子，使它成为反冲电子，而光子的运动方向和能量发生变化。图 2.4 所示为康普顿效应示意图，入射光子的能量为 E_γ，散射光子的能量为 E'_γ，并沿与入射方向成 θ 角出射（称为散射角），反冲电子则沿 φ 角出射（称为反冲角）。

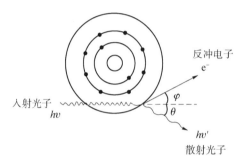

图 2.4 康普顿效应示意图

康普顿效应与光电效应不同：光电效应中光子损失全部能量，康普顿效应中光子只是损失掉一部分能量；光电效应发生在束缚最紧的内层电子上，而康普顿效应发生在束缚最松的外层电子上。这样康普顿效应就可以认为是 γ 光子与处于静止状态的"自由电子"之间的弹性碰撞，入射光子的能量和动量就由反冲电子和散射光子两者之间进行分配。

2.3.2.1 散射光子和反冲电子的能量及其与散射角的关系

设入射光子的能量为 $E_\gamma = h\nu$，动量为 $h\nu/c$；碰撞后散射光子的能量为 $E'_\gamma = h\nu'$，动量为 $h\nu'/c$，"自由电子"被认为是处于静止状态的，碰撞后反冲电子的总能量为 E，动量为 P，动能为 E_e。用相对论的能量和动量守恒定律公式，可以推导出弹性碰撞中散射光子和反冲电子的能量与散射角的关系。散射光子的能量 $E'_\gamma = h\nu'$ 与入射光子能量 E_γ 的关系为

$$E'_\gamma = \frac{E_\gamma}{1 + \dfrac{E_\gamma}{m_0 c^2}(1 - \cos\theta)} \tag{2.17}$$

散射光子和反冲电子之间的矢量关系参见图2.5。康普顿反冲电子能量为入射光子和散射光子能量之差。散射角 θ 和反冲角 φ 之间的关系为

$$\cot \varphi = \left(1 + \frac{E_\gamma}{m_0 c^2}\right) \tan \frac{\theta}{2} \qquad (2.18)$$

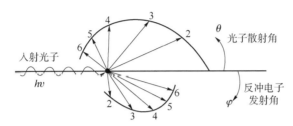

图 2.5 散射光子和反冲电子之间的矢量图

对康普顿散射讨论如下：

（1）当 $\theta = 0°$ 时，散射后光子的能量 $E'_\gamma = E_\gamma$，达到最大值，而这时反冲电子的动能 $E_e = 0$。这种情况说明，入射 γ 光子从电子旁掠过未受到散射，因而 γ 光子的能量没有损失。

（2）当 $\theta = 180°$ 时，入射光子与电子对头碰撞后，沿相反方向散射回来，而反冲电子沿入射光子方向飞出，这种情况称为反散射。此时散射光子能量最小，可表示为

$$E'_{\gamma, \min} = \frac{E_\gamma}{1 + \dfrac{2E_\gamma}{m_0 c^2}} \qquad (2.19)$$

E_γ 若以 MeV 为单位，$m_0 c^2 \approx 0.5$ MeV，则上式可写为

$$E'_{\gamma, \min} \approx \frac{1}{4 + \dfrac{1}{E_\gamma}} \qquad (2.20)$$

反冲电子的动能达到最大：

$$E_{e, \max} = \frac{E_\gamma}{1 + \dfrac{m_0 c^2}{2E_\gamma}} \qquad (2.21)$$

相对应上式可写为

$$E_{e, \max} \approx \frac{E_\gamma^2}{1 + \dfrac{1}{4E_\gamma}} \qquad (2.22)$$

表 2.3 列出了对应不同入射光子能量时反散射光子的能量。

表2.3 不同入射光子能量对应的反散射光子的能量

入射光子能量/MeV	0.5	0.662	1.0	1.5	2.0	3.0	4.0
反散射光子能量/MeV	0.169	0.184	0.203	0.218	0.226	0.235	0.240

从表2.3可以看出，入射 γ 光子的能量变化几兆电子伏时，而反散射光子的能量变化却不大，大约在 200 keV。由于放射源衬底、屏蔽体和支撑物等的存在，在 γ 射线能谱测量中可以观察到能量约为 200 keV 的反散射峰。

2.3.2.2 康普顿散射截面

康普顿散射发生于 γ 光子和"自由电子"之间，因此散射截面是对电子而言的，用 $\sigma_{c,e}$ 表示。整个原子的康普顿散射截面 σ_c 是原子中各个电子的康普顿截面的线性相加，即

$$\sigma_c = Z\sigma_{c,e} \tag{2.23}$$

当入射光子能量很低（$E_\gamma \ll m_0c^2$）时，就是汤姆逊散射截面 σ_{Th}：

$$\sigma_c \xrightarrow{E_\gamma \to 0} \sigma_{Th} = \frac{8}{3}\pi Z r_0^2 \tag{2.24}$$

式中，$r_0 = e^2/m_0c^2 = 2.8\times 10^{-13}$ cm，为经典电子半径。

由式（2.24）可知，当入射光子能量很低时，康普顿散射截面与光子能量无关，仅与 Z 成正比。当入射光子能量较高时：

$$\sigma_c = Z\pi r_0^2 \frac{m_0c^2}{E_\gamma}\left(\ln\frac{2E_\gamma}{m_0c^2} + \frac{1}{2}\right) \approx \frac{Z}{E_\gamma} \tag{2.25}$$

此时截面与 Z 成正比，近似与光子能量成反比，当入射 γ 光子能量增加时，康普顿散射截面下降，但下降的速度比光电截面慢。康普顿散射截面与入射光子能量的关系如图2.6所示。

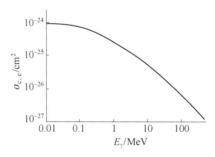

图2.6 康普顿散射截面与入射光子能量的关系

2.3.3 电子对效应

当γ光子从原子核旁经过时，在原子核的库伦场作用下，γ光子转化为一个正电子和一个负电子，这种过程称为电子对效应，如图2.7所示。

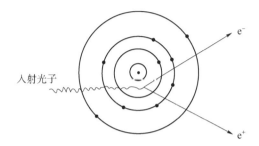

图2.7 电子对效应示意图

2.3.3.1 电子对的能量

根据能量守恒定律，只有当入射γ光子的能量 $h\nu > m_0c^2$，即 $h\nu > 1.02$ MeV 时，才能发生电子对效应。入射光子的能量一部分转变为正-负电子对的静止能量（1.02 MeV），其余就作为它们的动能，即有关系式：

$$h\nu = E_{e+} + E_{e-} + 2m_0c^2 = E_{e+} + E_{e-} + 1.02 \text{ MeV} \tag{2.26}$$

式中，E_{e+} 和 E_{e-} 分别为正、负电子的动能。

2.3.3.2 电子对效应的截面

原子的电子对效应截面 σ_p，可由理论计算得到。它是入射光子能量和吸收物质原子序数的函数。

当 $h\nu$ 稍大于 $2m_0c^2$，但又不太大时，

$$\sigma_p \propto Z^2 E_r \tag{2.27}$$

当 $h\nu \gg 2m_0c^2$ 时，

$$\sigma_p \propto Z^2 \ln E_r \tag{2.28}$$

由此可见，在能量较低时，σ_p 随光子能量线性增加；高能时，σ_p 与光子能量的变化就平缓一些。不论在高能区和低能区都有 $\sigma_p \propto Z^2$ 关系，越重的元素越容易与γ射线发生电子对效应。与康普顿效应相比，在能量高时，电子对效应占优势。电子对效应截面与γ射线能量的关系如图2.8所示。

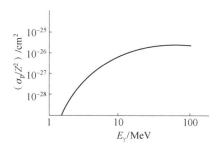

图 2.8　电子对效应截面与 γ 射线能量的关系

2.3.4　γ 射线的吸收

γ 射线穿过物质后，沿原来入射方向的 γ 射线的强度会逐渐减少，这种现象称为 γ 射线的吸收。其原因是，γ 射线与吸收物质中的原子一旦发生上述 3 种相互作用之中的任何一种，将使原来能量为 $h\nu$ 的光子或消失，或散射后能量改变，并偏离原来的入射方向。总之，一旦发生相互作用，就从原来入射的 γ 射线束中移去。

发生 3 种效应的概率取决于吸收物质的原子序数 Z 和入射光子能量 E_γ，因而对于不同吸收物质和不同能量区域的 γ 射线，这 3 种效应对总吸收的贡献是不一样的。图 2.9 中的两条线分别表示 $\sigma_{ph}=\sigma_c$ 和 $\sigma_c=\sigma_p$ 时的 Z 与 E_γ 的关系。由此可以看到，对于低能 γ 射线和原子序数高的吸收物质，光电效应占优势。对于中能 γ 射线和原子序数高的吸收物质，康普顿效应占优势。对于高能 γ 射线和原子序数高的吸收物质，电子对效应占优势。

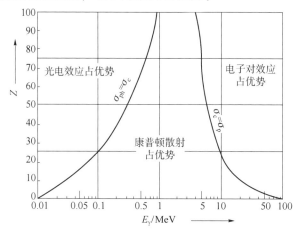

图 2.9　3 种效应的相对重要性

γ射线与物质发生相互作用产生的次级粒子，如光电子、康普顿电子、正-负电子对、俄歇电子，以及康普顿散射中的散射光子、湮没光子和特征X射线等，将继续与靶物质发生各种相互作用，直到能量全部耗尽或逃出。这些级联过程的发生概率与γ射线的能量、靶物质的性质和几何尺寸等因素有关。

2.3.4.1 γ射线吸收规律

准直成平行窄束γ射线，沿出射方向通过吸收物质时，γ强度将减弱，如图2.10所示。吸收物质单位体积中的原子数为N，密度为ρ，入射γ射线强度为I_0。在物质中深度为t处（单位为cm）的γ射线强度为I，通过$\mathrm{d}t$薄层后，其强度变化为$\mathrm{d}I$。按照截面定义，应有下列关系：

$$\mathrm{d}I = -\sigma_\gamma I N \mathrm{d}t$$

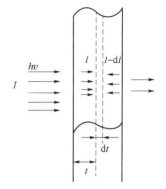

图2.10 γ射线吸收示意图

式中，负号表示γ射线强度沿入射方向随吸收物质厚度t的增加而减少的；$-\mathrm{d}I$就是受到原子作用而离开原来入射γ束的γ光子数；σ_γ是上述3种效应的截面之和，即$\sigma_\gamma = \sigma_{\mathrm{ph}} + \sigma_{\mathrm{c}} + \sigma_{\mathrm{p}}$。

因此有

$$-\frac{\mathrm{d}I}{I} = \sigma_\gamma N \mathrm{d}t$$

利用初始条件（$t=0$时，$I=I_0$）解方程，可得

$$I = I_0 \mathrm{e}^{-\sigma_\gamma N t} \tag{2.29}$$

令$\mu = \sigma_\gamma N$，上式改写为

$$I = I_0 \mathrm{e}^{-\mu \cdot t} \tag{2.30}$$

由此可见，单能、窄束γ射线通过物质时，其强度的衰减遵循指数规律。μ称为线吸收系数（或线减弱系数、衰减系数），$\mu = \sigma_\gamma N$，单位为cm^{-1}。它表示在单位路程上，γ射线与物质发生3种相互作用的总概率，即γ射线穿过相等长度物质时，其γ光子数减少的份额，反映了物质吸收γ射线能力的大小。

由于在相同的实验条件下，某一时刻的计数率n总是与该时刻的γ射线强度I成正比，因此由I与t的关系可以得到$n = n_0 \mathrm{e}^{-\mu \cdot t}$，两边取对数，有

$$\ln n = \ln n_0 - \mu t \tag{2.31}$$

可见，如果在半对数坐标纸上绘制吸收曲线（γ射线的计数率随吸收物质

厚度的变化曲线）时，这条吸收曲线就是一条直线，该直线斜率的绝对值就是线性吸收系数 μ。由于 γ 射线与物质相互作用的 3 种效应都是随入射 γ 射线的能量 E_γ 和吸收物质的原子序数 Z 而变化。因此，单能 γ 射线的线性吸收系数应分别考虑每一种效应的贡献，则有相应的吸收系数：光电吸收系数 μ_{ph}、康普顿系数 μ_c、电子对吸收系数 μ_p，总吸收系数 μ 为三者之和，即

$$\mu = \mu_{ph} + \mu_c + \mu_p \tag{2.32}$$

因为 $N = (\rho/A) N_A$，A 为相对原子质量，N_A 为阿伏伽德罗常数。因此，$\mu = \sigma_\gamma N = \sigma_\gamma (\rho/A) N_A$，$\mu$ 与吸收物质的密度有关。在许多情况下，用质量衰减系数表示更为方便，则上式改写为

$$I = I_0 e^{-\frac{\mu}{\rho} \cdot \rho \cdot t} = I_0 e^{-\mu_m t_m} \tag{2.33}$$

式中，μ_m 表示物质的质量吸收系数（$\mu_m = \mu/\rho$，单位为 cm^2/g，ρ 为物质的密度，单位为 g/cm^3）；t_m 表示物质的质量厚度（$t_m = t \cdot \rho$，单位为 cm^2/g）。

因为

$$\mu_m = \frac{\mu}{\rho} = \frac{N_A}{A} \sigma_\gamma = \frac{N_A}{A} (\sigma_{ph} + \sigma_c + \sigma_p) \tag{2.34}$$

与式（2.32）对应，有

$$\mu_m = \mu_{ph \cdot m} + \mu_{c \cdot m} + \mu_{p \cdot m} \tag{2.35}$$

μ 与吸收物质的密度有关，而 μ_m 与吸收物质密度无关，这就是采用质量衰减系数的方便之处。

图 2.11 给出了铅（Pb）的吸收系数随 γ 射线能量的变化。由于铅是屏蔽 γ 射线的主要材料，因此这一曲线在实用上很重要，由它可以估算铅屏蔽层的厚度。

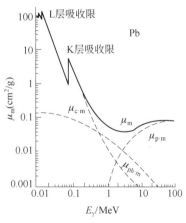

图 2.11 铅的吸收系数随 γ 射线能量的变化情况

γ射线在化合物或混合物中的质量吸收系数，可按下列公式计算：

$$(\mu/\rho) = \sum_i (W_i \cdot \mu_i/\rho_i) \tag{2.36}$$

式中，ρ 为化合物的密度；μ_i/ρ_i 为化合物各组成元素的质量吸收系数；W_i 为元素的质量百分比。

对于入射的 γ 射线能量不止一种（多能）的情况下，γ 射线的吸收规律为这几种 γ 射线吸收规律的综合效应，可表示为

$$I = I_1 + I_2 + \cdots\cdots I_i = I_{10}e^{-\mu_1 \cdot t} + I_{20}e^{-\mu_2 \cdot t} + \cdots + I_{i0}e^{-\mu_i \cdot t} \tag{2.37}$$

物质对 γ 射线的吸收能力也常用"半吸收厚度"来表示。所谓"半吸收厚度"，就是使入射的 γ 射线强度减弱一半时所对应的吸收物质的厚度，表示为 $d_{1/2}$。$d_{1/2}$ 和 μ 的关系为

$$d_{1/2} = \frac{\ln 2}{\mu} = \frac{0.693}{\mu} \tag{2.38}$$

或者

$$d_{(1/2)_m} = \frac{\ln 2}{\mu_m} = \frac{0.693}{\mu_m}$$

由此可见，$d_{1/2}$ 也是与 γ 射线的能量 E_γ 和吸收物质的原子序数 Z 有关的。

在很多情况下，入射到吸收物质中的 γ 射线不是"窄束"的，而是被称之为"宽束"的，其吸收规律可表示为

$$I = I_0 B(E, t) e^{-\mu \cdot t} \tag{2.39}$$

式中，$B(E_\gamma, t)$ 称为积累因子，是 γ 射线的能量和所穿透物质的厚度的函数。

γ 射线的穿透能力很强（与 α、β 相比）。例如，^{60}Co 的 γ 射线，能量为 1.17 MeV 和 1.33 MeV（取平均能量为 1.25 MeV），要使其强度衰减至原来的 1/1 000，至少需要铅（$Z=82$）的厚度为 12.5 cm（≈142 g/cm²）。在天然放射性核素的 γ 射线能量范围内，γ 射线的吸收饱和层（物质将 γ 射线强度吸收掉 99.9%以上的单位面积质量厚度）一般在 80~140 g/cm²。

2.3.4.2 γ 射线吸收的特点

（1）γ 射线穿过物质时，强度按指数规律衰减，沿入射方向透过的 γ 光子的能量不变，因此对 γ 射线没有射程的概念。γ 射线被物质的吸收情况，常用 γ 射线强度减到一半时所穿过的吸收物质厚度——半吸收厚度 $d_{1/2}$ 来描述。

（2）γ 射线比带电粒子的穿透本领更强，因此屏蔽和防护比带电粒子要困难。

（3）不同能量的 γ 射线，在入射到物质中时，3 种相互作用对总吸收的贡献是不一样的。几种材料的线性吸收系数 μ（cm^{-1}）与 γ 射线能量的关系见表 2.4。

表 2.4　几种材料的线性吸收系数 $\mu(\mathrm{cm}^{-1})$ 与 γ 射线能量的关系

γ射线能量/MeV	材料（密度单位：g/cm³）				
	铅 $\rho=11.34$	铝 $\rho=2.7$	混凝土 $\rho=2.3$	水 $\rho=1.0$	铁 $\rho=7.89$
0.1	60.0	0.444	0.378	0.171	2.82
0.3	4.76	0.278	0.236	0.119	0.85
0.5	1.72	0.228	0.194	0.096 7	0.66
0.7	1.12	0.196	0.167	0.083 5	0.56
0.9	0.86	0.176	0.150	0.074 3	0.50
1.0	0.79	0.166	0.141	0.070 6	0.47
1.5	0.58	0.137	0.116	0.057 6	0.38
2.0	0.51	0.117	0.100	0.049 3	0.33
3.0	0.46	0.094	0.080	0.039 6	0.28
4.0	0.47	0.084	0.071	0.033 9	0.26
5.0	0.49	0.075	0.064	0.030 2	0.25
6.0	0.51	0.072	0.061	0.027 7	0.24
7.0	0.53	0.070	0.060	0.025 6	0.26
8.0	0.55	0.068	0.058	0.024 2	0.25
9.0	0.58	0.063	0.054	0.023 1	0.25
10.0	0.60	0.062	0.053	0.022 1	0.25

2.4　中子与物质相互作用

中子本身不带电，在中子与物质相互作用时，与带电粒子和电磁波有很大区别。具体特点：由于中子不带电，因此它与核外电子之间没有库伦相互作用，通过物质时不与核外电子发生相互作用，不能引起直接电离。常用的探测器只对带电粒子和 γ 射线敏感。记录中子主要靠中子与物质原子的原子核相互作用，产生能引起电离反应的次级带电粒子。中子与原子核的作用情况比较复杂，包括弹性散射和非弹性散射、核反应、核裂变和辐射俘获等。对于不同能量的中子在不同的核上产生各种反应的截面是各不相同的，而总截面 σ_t 是各种反应截面之和：

$$\sigma_t = \sigma_s + \sigma_{s'} + \sigma_\gamma + \sigma_f + \cdots \tag{2.40}$$

式中，σ_s、$\sigma_{s'}$、σ_γ 和 σ_f 分别为弹性散射、非弹性散射、辐射俘获和核裂变的截面。

各种反应对中子产生的效果是不相同的。对于弹性散射和非弹性散射，反应后中子仍然存在，其作用仅引起中子能量的减少。辐射俘获和核裂变等反应使中子被吸收。

2.4.1 中子的慢化

不论是什么原理产生的中子，其能量大约都是兆电子伏量级的快中子。但是在实际应用中（例如，用反应堆生产放射性同位素、中子的屏蔽防护等工作），常需要几个电子伏的中子能量；将能量高的快中子变成能量低的慢中子，称为中子的慢化或中子的减速。中子减速机制有：非弹性散射和弹性散射。

2.4.1.1 非弹性散射 (n, n′)

散射就是指作用前后，参加作用的中子和原子核在组成上没有变化，还是原来的中子和原子核。

在非弹性散射反应过程中，中子和靶核未发生变化，但是中子使核激发了。入射中子的一部分动能转变成靶核的内能，使靶核处于激发态，通过发射 γ 射线（1 个或几个）回到基态。此时动能不守恒，即入射中子的动能加上靶核的动能，等于散射中子的动能加上反冲核的动能，再加上反冲核的激发能。整个系统的总能量守恒。

它的一般反应式：

$$^A_Z X + ^1_0 n \rightarrow (^{A+1}_Z X) \rightarrow (^A_Z X)^* + ^1_0 n \tag{2.41}$$

在非弹性碰撞时，中子的一部分能量要消耗在使原子核的激发上。只有在快中子能量必须大于靶核的第一激发能级（中子能量超过一定的"阈值"）才能发生。

可见，重核的第一激发能级低，轻核的第一激发能级高。因此，非弹性碰撞常常在高能量（兆电子伏能级内）的中子与重核相互作用时发生的可能性大。几种核的前两个激发态的能量见表 2.5。

表 2.5 几种核的前两个激发态的能量

核	第一激发态/MeV	第二激发态/MeV	核	第一激发态/MeV	第二激发态/MeV
^{12}C	4.43	7.56	^{27}Al	0.84	1.01
^{16}O	6.06	6.14	^{56}Fe	0.84	2.1
^{23}Na	0.45	2.0	^{238}U	0.045	0.145

2.4.1.2 弹性散射(n,n)

在中子的弹性散射过程中，入射中子和原子核发生弹性散射，中子的运动方向改变，能量也有所减少，这时中子减少的能量全部转变为原子核的动能。使原子核以一定的速度运动，这个原子核变成载能重带电粒子，称为"反冲核"，它会使物质中的原子发生电离。这是使中子慢化（速度减小、能量减少）的主要过程。

图 2.12 为中子弹性散射示意图。当质量、速度和能量分别为 M_n、v_n、E_n 的入射中子 n 与质量为 M、速度 V 为 0 的靶核碰撞后，入射中子损失了一部分能量（动能）并偏离了原来的方向，偏转角为 θ，称为散射中子 n′；靶核得到这部分能量，全部作为动能而反冲出去，其反冲角为 φ，称为反冲核。

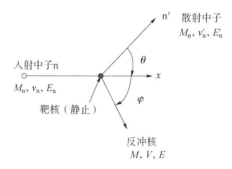

图 2.12 中子弹性散射示意图

由能量和动量守恒可以推出，反冲核具有的能量 E：

$$E = \frac{4M_n M}{(M_n + M)^2} E_n \cos^2\varphi \qquad (2.42)$$

令

$$\alpha = \frac{4M_n M}{(M_n + M)^2} \qquad (2.43)$$

在近似计算时,可用相对原子质量 A 代替质量,有

$$\alpha \approx \frac{4A}{(A+1)^2}$$

所以
$$E \approx \alpha E_n \cos^2\varphi \tag{2.44}$$

由式(2.44)和表 2.7 可见,反冲核质量 M 越小(即 A 越小),反冲核所获得的能量就越大。当 $M = M_n$ 时,反冲核获得的能量最大,对中子减速作用最好。这就是对中子的慢化要采用轻材料的原因,水是最好的慢化剂。当中子和水中的氢发生弹性碰撞时,通过一次碰撞就几乎可损失掉中子的全部能量。当 M(或 A)很大时,反冲核获得的能量很小。由弹性散射的作用,中子几乎不损失能量。几种轻核的 α 值见表 2.6。

表 2.6 几种轻核的 α 值

靶核	^1_1H	^2_1H	^3_1H	^4_2He	$^{12}_6C$	$^{16}_8O$
质量数 A	1	2	3	4	12	16
$\alpha \approx \dfrac{4A}{(A+1)^2}$	1	0.889	0.750	0.640	0.284	0.221

图 2.13 给出了氢的中子散射截面随中子能量的变化关系,可以看出中子散射截面随着中子能量的增加而减小。在入射中子能量较低时(<0.8 MeV),散射截面比较大。

对于中子进行有效的慢化,通常选用散射截面大而吸收截面小的物质作慢化剂,它们和中子的作用,主要形式是散射。一般选用轻元素,如氢、重氢和石墨等。氢和重氢没有激发态,中子和它们作用,损失能量的主要机制是弹性散射。实际工作中常采用含有氢核的物质,如 H_2O、石蜡(H_2C_2)、聚乙烯等材料。

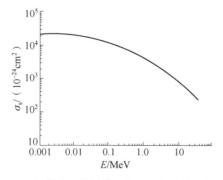

图 2.13 氢的中子散射截面随中子能量的变化关系

当中子与氢核发生碰撞时，其反冲核就是质子。发生散射后反冲质子的能量可用式（2.45）进行计算：

$$E_p = E_n \cos^2 \varphi \tag{2.45}$$

利用这个原理可以探测中子。实验上也常采用这个原理来测量入射中子的能量，被称为"反冲核法"。反冲核法是测量快中子的常用方法。

2.4.2 中子的吸收

中子核反应、中子俘获和中子核裂变等反应使中子被吸收。

2.4.2.1 中子核反应

中子几乎和所有的原子核都发生核反应，不过截面有大有小。作为中子探测的基础，最常用的有3种核反应：

$$\begin{aligned} &n+{}^{10}B \rightarrow \alpha+{}^{7}Li+2.792 \text{ MeV} \quad \sigma_0 = 3\,837 \pm 9b \\ &n+{}^{6}Li \rightarrow \alpha+{}^{3}T+4.786 \text{ MeV} \quad \sigma_0 = 940 \pm 4b \\ &n+{}^{3}He \rightarrow p+{}^{3}T+0.765 \text{ MeV} \quad \sigma_0 = 5\,333 \pm 7b \end{aligned} \tag{2.46}$$

上面3个式子中，2.792 MeV，4.786 MeV，0.765 MeV 分别是这3个核反应过程中释放的能量，即 Q 值，$Q>0$ 是放能反应。由上面的反应式可见，中子入射到某一原子核上发生核反应后，生成的是具有一定能量的带电粒子。正是通过测量这些带电粒子来测量中子的。

2.4.2.2 中子核裂变

原子核可以分裂成两个或多个（多个的概率很小）原子核，这一现象被称为"原子核的裂变"，分裂后的原子核被称为"裂变碎块"。原子核裂变分为自发裂变和诱发裂变两种。除了自发裂变，在外来粒子轰击下，重原子核也会发生裂变。这种裂变称为"诱发裂变"，它可以作为核反应的一个反应道。中子轰击某些重核，可使之发生裂变反应，称为核裂变，记作 A(n,f)，其中 n 表示入射中子，A 表示靶核，f 表示裂变。发生裂变的核称为裂变核。对于热中子、慢中子，总是选用 ^{235}U、^{239}Pu、^{233}U 做裂变材料。

中子引起裂变时放出的能量很大，对于 ^{235}U 裂变，每次裂变发出约 200 MeV 的能量，两个裂变碎片共带走 165 MeV，同时放出 2~3 个中子。产生的中子又可以再次引起"原子核裂变"。这个过程是链式反应的基础，也是利用核能的重要途径。许多重核只有在入射中子能量大于某个值（被称为"阈值")后才能发生裂变。我们可以利用一系列具有不同阈能的裂变元素来判断中子的能量,这种探测器称为"阈探测器"。

2.4.2.3 中子俘获(中子活化)

中子和原子核发生反应时,俘获是很重要的作用过程。中子很容易进入原子核,生成一个比原来的原子核质量数大 1 个单位的同位素,被称为复合核,而且生成的复合核是处于激发态的,通过发射一个或几个光子迅速跃回基态。这种俘获中子、放出 γ 射线的过程也称为"辐射俘获",用(n,γ)表示。(除辐射俘获(n,γ)外,还有(n,p)和(n,α)中子俘获反应,辐射俘获(n,γ)是最主要的活化反应。)

在中子与物质相互作用的过程中,需要注意以下问题:在中子与物质相互作用的过程中,常伴随有很强的 γ 射线(特点是能量高,强度高),因此在防护和测量中子的工作中,常常需要考虑 γ 射线的影响。因此,屏蔽中子不仅要考虑使中子尽快减速,而且要考虑对后续产生的 γ 射线的屏蔽问题。

2.5 射线与物质相互作用特点小结

下面简略总结上述几类射线与物质相互作用过程的特点。

2.5.1 α粒子

α 粒子在穿过物质时,能量损失的主要方式是电离能量损失,通过电离和激发逐渐损失能量。在电离损失中,靶物质原子中电子的阻止本领起主要作用。当入射 α 粒子穿过足够厚的物质时,具有平均射程。如果物质的厚度远小于平均射程,在入射方向上探测到的粒子的能量随吸收物质厚度的增加而逐渐减小,但强度基本不变。当达到 α 粒子在该物质中的射程时,探测器的计数就降为零。

2.5.2 β射线

β 射线的能量损失主要是通过电离能量损失、辐射能量损失而逐渐损失能量的。但是 β 射线散射现象严重,因此 β 射线在穿过物质时,既有能量的损失也有强度的减少。β 射线在物质中的穿透本领,采用 β 射线的最大衰变量 $E_{\beta,\max}$

所对应的吸收物质的厚度来表示，称为 β 射线在物质中的最大射程 $R_{\beta,\max}$。β 射线在穿过物质时的减弱规律，当吸收物质的厚度比 β 射线在该物质的最大射程小得多时，近似地服从指数减弱规律。

2.5.3　γ 射线

γ 射线按照一定的概率与物质发生光电效应、康普顿效应和电子对效应。在与物质相互作用的过程中，一次损失全部或大部分能量。穿过物质后，在 γ 射线入射的方向上探测到的强度随吸收物质的厚度按照指数规律衰减，能量不变。因此，γ 射线没有射程的概念可言。γ 射线在物质中的穿透情况也可用半吸收厚度 $d_{1/2}$ 来表示。

2.5.4　中子

中子与物质相互作用过程中，无论是慢中子、中能中子、快中子，还是轻核、中等核、重核，反应包括产生带电粒子的核反应、弹性散射和非弹性散射、核裂变和中子俘获。但是中子的能量不同，被作用的物质不同时，其作用过程的截面会有很大差别。无论是对中子的防护还是对中子的测量，应针对不同的中子能量采用不同的方法。

| 复习思考题 |

1. 简述带电粒子与物质相互作用的主要过程。
2. 简述重带电粒子在物质中的阻止本领及射程。
3. 简述 β 射线与物质相互作用的主要过程。
4. 简述 γ 射线与物质相互作用的主要过程，以及窄束 γ 射线在物质中的减弱规律。
5. 简述中子与物质相互作用的主要过程。

第 3 章
电离辐射防护领域中常用的量和单位

为了恰当阐明电离辐射的作用过程及其危害,并为了能够有效地开展剂量监测和剂量评价,在电离辐射防护领域定义和引入了许多专门的量。本章将对电离辐射防护领域常用的量进行归类和阐述,同时给出各量的国际标准单位和一些量常用的专用单位。本章主要依据国际组织(ICRU,ICRP)出版物及国家标准(GBZ/T183-2006),未能详述内容也可参考书后所列参考资料进行深入掌握。关于各个量的使用在ICRP和ICRU联合发布的ICRP第116号出版物中有了新的内涵和应用方式,将在后续章节进一步加以说明。

3.1 电离辐射量和单位

3.1.1 辐射计量量

电离辐射领域的计量量很多,计量量是定义和表征其他各类辐射量的基础。本节只对描述辐射场的几个基本计量量进行简要介绍,包括(粒子)注量(fluence)、(粒子)注量率、能(量)注量、能(量)注量率。

3.1.1.1 (粒子)注量 Φ

辐射场中某一点的注量 Φ 是进入以该点为球心,截面积为 da 的小球内的粒子数 dN 除以 da 而得的商,单位为 m^{-2}。其中 dN 是如图3.1所示的进入截面积为 da 的小球粒子数,而不考虑入射粒子的进入方向,是一个标量。

$$\Phi = \frac{dN}{da} \tag{3.1}$$

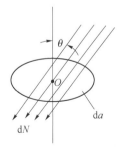
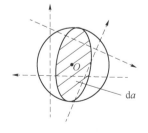

图3.1 注量的定义示意图

3.1.1.2 （粒子）注量率 φ

注量率 φ 是 $\mathrm{d}\Phi$ 除以 $\mathrm{d}t$ 所得的商，单位是 $\mathrm{m}^{-2} \cdot \mathrm{s}^{-1}$，通常也记为 $\dot{\Phi}$。

$$\varphi = \dot{\Phi} = \frac{\mathrm{d}\Phi}{\mathrm{d}t} \tag{3.2}$$

注量率的定义式也可以写作：$\varphi = \dfrac{\mathrm{d}^2 N}{\mathrm{d}a \mathrm{d}t}$。

3.1.1.3 能（量）注量 Ψ

能（量）注量 Ψ，是 $\mathrm{d}R$ 除以 $\mathrm{d}a$ 所得的商，单位为焦耳每平方米，$\mathrm{J} \cdot \mathrm{m}^{-2}$。$\mathrm{d}R$ 是入射到截面积为 $\mathrm{d}a$ 的球上的辐射能。

$$\Psi = \frac{\mathrm{d}R}{\mathrm{d}a} \tag{3.3}$$

对于单能辐射场，假设粒子能量为 E，则有 $\Psi = \Phi \cdot E$。

3.1.1.4 能（量）注量率 ψ

能（量）注量率 ψ，是 $\mathrm{d}\Psi$ 除以 $\mathrm{d}t$ 所得的商，单位为焦耳每平方米秒，$\mathrm{J} \cdot \mathrm{m}^{-2} \cdot \mathrm{s}^{-1}$，通常也记为 $\dot{\Psi}$。

$$\psi = \dot{\Psi} = \frac{\mathrm{d}\Psi}{\mathrm{d}t} \tag{3.4}$$

对于单能辐射场，假设粒子能量为 E，则有 $\psi = \varphi \cdot E$。

由于小球内的截面可以任意选取，对无论任何方向入射到小球体上的粒子数，都可以选出相应的截面。当致电离粒子与活细胞或物质中的原子发生相互作用时，活细胞或原子可视为一个小球体，不管粒子从什么方向击中活细胞或原子，都可能发生某种效应。在辐射防护上，人们主要关心的是辐射作用于某一点所产生的效应，而不管辐射的入射方向。

对于具有能量分布的辐射粒子，则有能注量和粒子注量之间的对应关系：

$$\Psi = \int_0^\infty \frac{\mathrm{d}\Phi}{\mathrm{d}E} E \mathrm{d}E \tag{3.5}$$

$\dfrac{\mathrm{d}\Phi}{\mathrm{d}E}$ 是粒子注量对能量的微分分布，$\mathrm{d}\Phi$ 表示在 E 到 $E+\mathrm{d}E$ 能量间隔内的粒子注量。

注量也可以表示为

$$\Phi = \frac{\mathrm{d}l}{\mathrm{d}V} \tag{3.6}$$

在描述辐射场和辐射源时,还有另外一个常用量——通量(flux),通量的一般表达式为

$$\dot{N} = \frac{\mathrm{d}N}{\mathrm{d}t} \tag{3.7}$$

在实际使用中更常用的是经过单位面积的通量,也称为通量密度。通常记为

$$\Phi = \frac{\mathrm{d}^2 N}{\mathrm{d}t\mathrm{d}a} \tag{3.8}$$

通量和注量有时会混用,实际上在具体内涵上是有区别的。特别是在应用领域上上是不同的,特定含义可在实际应用中根据场景或上下文加以甄别。

3.1.2 辐射剂量量

辐射剂量,主要研究电离辐射能量在物质中的沉积及效应。电离辐射与被照物质相互作用的过程可以分为能量转移和能量沉积二个过程,关于作用过程已在相互作用章节进行介绍。本节主要介绍几个从相互作用过程中引申出的具有明确含义的剂量量,包括吸收剂量(率)、比释动能(率)、照射量(率)。

3.1.2.1 吸收剂量 D

吸收剂量 D 是一个基本的剂量学量,定义为

$$D = \frac{\mathrm{d}\bar{\varepsilon}}{\mathrm{d}m} \tag{3.9}$$

式中,$\mathrm{d}\bar{\varepsilon}$ 为电离辐射授予某一体积元中的物质的平均能量;$\mathrm{d}m$ 为在这个体积元中的物质的质量。

ε 为一随机量,表达式为

$$\varepsilon = \sum \varepsilon_{\mathrm{in}} - \sum \varepsilon_{\mathrm{out}} + \sum Q \tag{3.10}$$

能量可以对任何确定的体积加以平均,平均能量等于授予该体积的总能量除以该体积的质量而得的商。吸收剂量的 SI 单位是焦耳每千克（J·kg^{-1}),称为戈[瑞]（Gy),早期用拉德（rad）。1975 年 ICRU 为纪念其副主席 Louis Harofd Gray（1905—1965）对剂量学的贡献,确定用其名字作为吸收剂量的单位。

如果用描述相互作用的量来表示吸收剂量，则吸收剂量 D 为

$$D = \Phi \cdot E \cdot \frac{\mu_{en}}{\rho} = \Psi \cdot \frac{\mu_{en}}{\rho} \tag{3.11}$$

在使用吸收剂量时，是需要注意带电粒子平衡的使用条件，下面给出相关的概念。

（1）带电粒子平衡

带电粒子平衡是剂量学中很重要的一个概念。这里仅对它作简单介绍。

设不带电粒子通过体积为 V 的物质，如图 3.2 所示。假设在体积 V 中任取一点 P，并以 P 点为中心取一小体积元 ΔV。

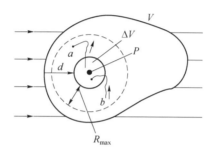

图 3.2　带电粒子平衡条件示意图

不带电粒子传递给小体积元 ΔV 的能量，等于它在 ΔV 内所产生的次级带电粒子动能的总和。这些次级带电粒子有的产生在 ΔV 内，有的产生在 ΔV 外。另外，在 ΔV 内产生的次级带电粒子有的可能离开体积元 ΔV，如径迹 a；也有可能在 ΔV 外产生的次级带电粒子进入该体积元，如径迹 b。若每一个带电粒子离开以 P 点为中心的小体积元 ΔV 时，就有另一个同种类、同能量的带电粒子进入该体积元来补偿，则称 P 点存在带电粒子平衡。

物质中的一点 P，在电离辐射的照射下，如果满足下列条件，此点存在着带电粒子平衡：

（1）由小体积 ΔV 向各个方向伸展的距离 d，至少大于由初级辐射所产生的次级带电粒子的最大射程 R_{max}。在 $d \geqslant R_{max}$ 的区域内辐射的强度和能谱恒定不变；

（2）上述同样的区域内，介质对次级带电粒子的阻止本领对初级辐射的质能吸收系数恒定不变。

3.1.2.2 吸收剂量率 $\dot{D}$

吸收剂量 $\dot{D}$ 是指单位时间内的吸收剂量,定义为

$$\dot{D}=\frac{\mathrm{d}D}{\mathrm{d}t} \tag{3.12}$$

吸收剂量率 $\dot{D}$ 的 SI 单位是焦每千克秒（$J \cdot kg^{-1} \cdot s^{-1}$），或戈［瑞］每秒（$Gy \cdot s^{-1}$），也可以引申出其他各种单位，例如 $mGy \cdot s^{-1}$、$\mu Gy \cdot h^{-1}$ 等。

3.1.2.3 比释动能 K

比释动能 K 定义为

$$K=\frac{\mathrm{d}E_{tr}}{\mathrm{d}m} \tag{3.13}$$

式中，dE_{tr} 为不带电电离粒子在质量为 dm 的某一物质内释出的全部带电电粒子的初始动能的总和。dE_{tr} 包括俄歇电子的动能。

比释动能的单位与吸收剂量相同，也是焦耳每千克（$J \cdot kg^{-1}$）。

如果用描述相互作用的量来表示比释动能，则 K 为

$$K=\Phi \cdot E \cdot \frac{\mu_{tr}}{\rho}=\Psi \cdot \frac{\mu_{tr}}{\rho} \tag{3.14}$$

3.1.2.4 比释动能率 $\dot{K}$

比释动能 $\dot{K}$ 定义为

$$\dot{K}=\frac{\mathrm{d}K}{\mathrm{d}t} \tag{3.15}$$

单位为 $J \cdot kg^{-1} \cdot s^{-1}$，戈［瑞］每秒（$Gy \cdot s^{-1}$）。

根据比释动能（率）的定义式和相关其他表达式，可以整理出一些常用的参数：

1）参考空气比释动能率

源的参考空气比释动能率是在空气中距源 1 m 参考距离处对空气衰减和散射修正后的比释动能率，用 1 m 处的 $\mu Gy \cdot h^{-1}$ 表示。

2）比释动能因子

对于仅有一种单能不带电粒子的辐射场，某点处物质的比释动能 K 与同一点处的注量 φ 有如下关系：

$$K = E \cdot \frac{\mu_{tr}}{\rho} \cdot \varphi = f_K \cdot \frac{\mu_{tr}}{\rho} \tag{3.16}$$

式中，f_K 为比释动能因子，它表示与单位粒子注量相应的比释动能值，单位为 $Gy \cdot m^2$，在 ICRP 第 74 号报告中可以查到。

3）空气比释动率常数

空气比释动能率常数，把发射光子的放射性核素的活度与周围空气比释动能率联系起来，其定义是：发射光子的放射性核素，其空气比释动能率常数 Γ_δ，是 $l^2 \dot{K}_\delta$ 被 A 除所得的商，单位为 $m^2 \cdot J \cdot kg^{-1}$。

$$\Gamma_\delta = \frac{l^2 \dot{K}_\delta}{A} \tag{3.17}$$

式中，$\dot{K}_\delta$ 为在真空中距离活度为 A 的该核素的点源 l 处由能量大于 δ 的光子所造成的空气比释动能率。

如果使用专名戈瑞（Gy）和贝可勒尔（Bq），则 $m^2 \cdot J \cdot kg^{-1}$ 就变成 $m^2 \cdot Gy \cdot Bq^{-1} \cdot s^{-1}$。

对上述定义有以下注解：

（1）定义中所指的光子包括 γ 射线、特征 X 射线和内部轫致辐射。

（2）此量作为放射性核素的一个特征，是针对理想点源定义的。在有限大的源内，既有减弱，也有散射，而且湮没辐射和外轫致辐射也可能产生。在某些情况下，必须对这些过程作重大修正。

（3）源和测量点之间的任何介质都将产生吸收和散射，对此需要加以修正。

（4）δ 值的选择取决于应用情况。为简化表示方法和保证统一性，推荐 δ 值用 keV 表示。例如 Γ_5 理解为光子能量截止到 5 keV 的比释动能率常数。

常用核素的比释动能率常数在一般数据手册类参考书上可以查到。由于该常数值依据核素发射的 γ 射线和特征 X 射线的能量、绝对产额及质能转移系数得出，因而其计算的精确性与各核素 γ 跃迁图的研究、各分支 γ 射线能量的仔细测定、γ 射线绝对量子产额的确切数值都有直接关系。随着科学技术的发展，像分支比、γ 光子能量、质能转移系数和质能吸收系数、W 值等将不断获得新数据，因而空气比释动能率常数（以及其电离当量照射量率常数）值也将随之改变。各书上给出的值完全相同的几乎没有，就是这个原因。一些罕见的放射性核素数据差别甚至达量级。这些数据的微小差别，对辐射防护工作的影响不大，如相差过大，应仔细选择。做某些精确定量时，应进一步查阅资料谨慎选用。

空气比释动能率常数多从以下两方面应用：

（1）已知一核素点源的活度为 A，求辐射场某点的空气比释动能率。若该点距点源距离为 l，则该点处的空气比释动能率为

$$\dot{K}_a = \frac{A}{l^2 \Gamma_\delta} \tag{3.18}$$

（2）若某点的空气比释动能率已由某种仪器测量出来，若知道造成此光子辐射场的核素，则其活度可用下式求出：

$$A = \frac{\dot{K}_a l^2}{\Gamma_\delta} \tag{3.19}$$

这样应用时应考虑实际应用的源都不是理想点源，并且都有包壳或经包装材料的"过滤"。所得活度值其实是源的一种"有效活度"。

3.1.2.5　照射量 X

照射量 X，定义为 dQ 被 dm 除所得的商，其中 dQ 是在质量为 dm 的空气中由光子所释放的所有电子和正电子在空气中完全被阻止时，在空气中产生的一种符号的离子总电荷的绝对值，单位为库仑每千克，$C \cdot kg^{-1}$。

$$X = \frac{dQ}{dm} \tag{3.20}$$

由俄歇电子产生的电离包括在 dQ 之中。通过辐射过程发射的光子（即韧致辐射和荧光光子）产生的电离不包括在 dQ 之中。照射量可以用光子注量对能量的分布 φ_E 和空气对该能量光子的质能转移系数 $\frac{\mu_{tr}}{\rho}$ 表示：

$$X = \frac{e}{W} \cdot \int \varphi_E \cdot E \cdot \frac{\mu_{tr}}{\rho} \cdot (1-g) dE \tag{3.21}$$

式中，e 为元电荷；W 为空气中形成一对离子所消耗的平均能量；g 为被光子释放的电子在空气中以辐射过程损失能量的份额。

对于 1 MeV 数量级或更低的光子能量，g 的值是很小的，式（3.1）可简化为

$$X = \frac{e}{W} \cdot K_a \cdot (1-\bar{g}) \tag{3.22}$$

式中，K_a 为初级光子的空气比释动能；$\bar{g}$ 为按空气比释动能对电子能量的分布取的平均值。

在一定的光子能量范围内（几 keV～3 MeV），照射量的绝对测量可以得到很高的精确度。许多国家建立了照射量的国家基准。目前，照射量除了作为参考标准的一个量外，在实用中已被空气比释动能所取代。量值传递中比释动能值可由照射量换算过来。

照射量的专用单位伦琴（R）曾被广泛使用。如果 W/e 的平均值取 $33.97\ \mathrm{J\cdot C^{-1}}$，可算出空气中消耗的能量为 $8.76\times 10^{-3}\ \mathrm{J\cdot kg^{-1}}$。伦琴与 SI 单位的关系是

$$1\ \mathrm{R} = 2.58\times 10^{-4}\ \mathrm{C\cdot kg^{-1}} \tag{3.23}$$

3.1.2.6 照射量率 $\dot{X}$

照射量率 $\dot{X}$ 定义为

$$\dot{X} = \frac{\mathrm{d}X}{\mathrm{d}t} \tag{3.24}$$

单位为库仑每千克秒，$\mathrm{C\cdot kg^{-1}\cdot s^{-1}}$。

表 3.1 中列出了自由空气中的空气比释动能、注量 $\varPhi$ 和照射量 X 对单能光子的换算系数。

表 3.1　自由空气中的空气比释动能、注量 $\varPhi$ 和照射量 X 对单能光子的换算系数

光子能量/keV	$(K_a/\varphi)/$ $(\mathrm{PGy\cdot m^2})$	$(X/\varphi)/(\mathrm{nR\cdot m^2})$	$(K_a/X)/$ $(\mathrm{mGy\cdot R^{-1}})$	$1-g$
10	7.43	0.848	8.76	1.00
15	3.12	0.357	8.76	1.00
20	1.68	0.192	8.76	1.00
30	0.721	0.082 3	8.76	1.00
40	0.429	0.084 9	8.76	1.00
50	0.323	0.030 6	8.76	1.00
60	0.289	0.033 0	8.76	1.00
80	0.307	0.035 0	8.76	1.00
100	0.371	0.042 4	8.76	1.00
150	0.599	0.069	8.76	1.00
200	0.856	0.098	8.76	1.00
300	1.38	0.157	8.76	1.00
400	1.89	0.216	8.76	1.00
500	2.38	0.271	8.76	1.00

续表

光子能量/keV	$(K_a/\varphi)/$ $(\text{PGy}\cdot\text{m}^2)$	$(X/\varphi)/(\text{nR}\cdot\text{m}^2)$	$(K_a/X)/$ $(\text{mGy}\cdot\text{R}^{-1})$	$1-g$
600	2.84	0.324	8.76	1.00
800	3.69	0.422	8.76	1.00
1 000	4.47	0.509	8.76	1.00
1 500	6.14	0.699	8.76	0.996
2 000	7.54	0.857	8.83	0.995
3 000	9.96	1.127①	8.85①	0.991
4 000	12.1			0.988
5 000	14.1			0.984
6 000	16.1			0.980
8 000	20.1			0.972
10 000	24.0			0.964

注：①能量高于 3 MeV 时由于严重偏离电子平衡而不能精确测量。

3.2 辐射防护量和单位

3.2.1 辐射防护评价量

3.2.1.1 组织或器官中的吸收剂量 D_T

人体某一特定组织或器官 T 内的平均吸收剂量 D_T，由下式给出：

$$D_T = (1/m_T)\int_{m_T} D\,\mathrm{d}m \qquad (3.25)$$

式中，m_T 为组织或器官 T 的质量；D 为质量元 $\mathrm{d}m$ 内的吸收剂量。

单位为焦耳每千克，$\mathrm{J\cdot Kg^{-1}}$。专用名称同吸收剂量一样也是戈瑞，Gy。

3.2.1.2 当量剂量 H_T 和辐射权重因子 w_R

在放射防护中感兴趣的是某一组织或器官的吸收剂量的平均值（而不是某一点上的剂量），并按辐射的质加权。这个加权后的吸收剂量是在严格意义上的一个剂量。国际放射防护委员会决定使用早期的名称——在一组织或器官中的当量剂量（equivalent dose），所用符号为。名 H_T 称的改变也反映由品质因数到辐射权重因子的改变。

辐射 R 在组织或器官 T 中产生的当量剂量 $H_{T,R}$ 由下式给出：

$$H_{T,R} = w_T \cdot D_{T,R} \tag{3.26}$$

式中，$D_{T,R}$ 为辐射 R 在组织或器官 T 中产生的平均吸收剂量；w_R 为辐射权重因子。

w_R 是无量纲量，当量剂量的 SI 单位与吸收剂量相同，$J \cdot kg^{-1}$，当量剂量的 SI 单位专名是希沃特（Sv）。ICRP 第 60 号出版物（1991）指定的辐射权重因子 w_R 列于表 3.2。中子是一组不同能量的阶跃函数，可以用平滑拟合值取代这组阶跃函数，其数学关系式为

$$w_R = 5 + 17 e^{\frac{-[\ln(2E)]^2}{6}} \tag{3.27}$$

式中，E 为中子能量，单位是 MeV。

这个关系式并不含任何生物学意义，它只是一个计算工具。

w_R 值是从范围很宽的 RBE 实验数据来判断的，指定一个固定值适用于辐射防护目的。ICRP 对 1991 年以来的数据重新评估后，在 103 号出版物中采用修改的一套 w_R 值，对中子和质子推荐的 w_R 值不同于第 60 号出版物。引入带电的介子的 w_R 值指定为 2，中子的 w_R 值也推荐使用了能量的连续函数进行拟合。

表 3.2　ICRP 第 60 号出版物辐射权重因子

辐射类型和能量范围[①②]		辐射权重因子 w_R
光子	所有能量	1
电子和 μ 子	所有能量[③]	1
中子	能量<10 keV	5
	10 keV—100 keV	10
	100 keV—2 MeV	20
	2 MeV—20 MeV	10
	>20 MeV	5
质子（反冲质子除外）	能量>2 MeV	5
α 粒子，裂变碎片，重核		20

注：①所有数值均指射到身体上的辐射能量，或对内照射源而言，指该源发出的辐射能量。
②对于其他辐射，数值之选择参见 ICRP 第 60 号出版物附录 A。
③不包括由结合在 DNA 内的核素发射的俄歇电子。

ICRP 第 103 号出版物中的辐射权重因子见下表 3.3。

表 3.3　ICRP 第 103 号出版物辐射权重因子 w_R

辐射种类与能量范围	辐射权重因子 w_R
光子	1
电子＊及 μ 介子	1
质子及 π 介子	2
α 粒子，裂变碎片，重离子	20
中子	连续函数

基于随机效应的相对生物效能（RBE）值给出的。对于氚或俄歇发射体结合到 DNA 后出现的细胞内辐射剂量不均匀性，应专门分析。

3.2.1.3　有效剂量 E 和组织权重因子 w_T

随机性效应概率与当量剂量的关系还与受照组织或器官有关。所以要再规定一个由当量剂量导出的量，以指示几个不同的组织受到的不同剂量的组合，使之大概能较好地与总的随机性效应对应。对组织或器官 T 的当量剂量加权的因子称为组织权重因子 w_T，它反映在全身均匀受照下各该组织或器官对总危害的相对贡献。加权当量剂量（双加权的吸收剂量）以前称为有效剂量当量，但这个名词过于冗长，特别是在更复杂的组合如集体待积有效剂量当量之类的名词中。委员会现决定采用较简的名称——有效剂量 E，采用有效剂量这一术语伴随着改用当量剂量。

有效剂量 E 是人体所有组织或器官加权后的当量剂量之和，由下式给出：

$$E = \sum w_T \cdot H_T \qquad (3.28)$$

式中，H_T 为组织或器官 T 的当量剂量；w_T 为组织 T 的组织权重因子。

有效剂量的单位为 $J \cdot kg^{-1}$，专用名词为希沃特（Sv）。

用于有效剂量的组织权重因子 w_T 由 ICRP 给出（见表 3.4）。ICRP 指定的辐射权重因子 w_R，与辐射的种类和能量相关，但与组织或器官无关。同样，组织权重因子与射到身体的辐射的种类和能量无关。这种简化仅仅是对真实生物学情况的近似，但这样就可以用剂量学术语定义身体外的辐射场而不必指靶器官。

表 3.4　ICRP 第 60 号出版物组织权重因子 w_T

组织或器官	组织权重因子 w_T	组织或器官	组织权重因子 w_T
性腺	0.20	肝	0.05
（红）骨髓	0.12	食道	0.05
结肠①	0.12	甲状腺	0.05
肺	0.12	皮肤	0.01
胃	0.12	骨表面	0.01
膀胱	0.05	其余组织或器官②	0.05
乳腺	0.05		

注：①结肠的权重因子适用于在大肠上部和下部肠壁中当量剂量的质量平均；②为进行计算用，表中其余组织或器官包括肾上腺、脑、外胸区域、小肠、肾、肌肉、胰、脾、胸腺和子宫/在上述其余组织或器官中有一个单一组织或器官受到超过 12 个规定了权重因子的器官的最高当量剂量的例外情况下，该组织或器官应取权重因子 0.025，而余下的上列其余组织或器官所受的平均当量剂量应取权重因子 0.025。

有效剂量也可以表示为身体各组织或器官的双重加权的吸收剂量之和：

$$E = \sum_R w_R \sum_T w_T D_{T,R} = \sum_T w_T \sum_R w_R D_{T,R} \qquad (3.29)$$

式中，$D_{T,R}$ 为辐射 R 在器官 T 中产生的平均吸收剂量。

在这两种表示中的辐射系指入射到人体上的或由人体内辐射源发射的辐射。这两种求和表示式显然是等同的。

ICRP 第 103 号出版物推荐的 w_T 值与第 60 号出版物规定的 w_T 值有所不同，见表 3.5。

表 3.5　ICRP 第 103 出版物推荐的 w_T 值

组织	w_T	$\sum w_T$
骨髓、结肠、肺、胃、乳腺、其余组织①	0.12	0.72
性腺	0.08	0.08
膀胱、食管、肝、甲状腺	0.04	0.16
骨表面、脑、唾液腺、皮肤	0.01	0.04

注：①其余组织：肾上腺、胸外区组织、胆囊、心、肾、淋巴结、肌肉、口腔粘膜、胰、前列腺（男）、小肠、脾、胸腺、子宫/颈（女）。

在实际防护中，对两性确定一个有效剂量值是适用的。对乳腺、性腺和其他器官都指定了清楚的 w_T 值，有效剂量从当量剂量计算的公式如下：

$$E = \sum_T w_T \left[\frac{H_T^M + H_T^F}{2} \right] \qquad (3.30)$$

式中，H_T^M 为对男性的器官或组织估算的当量剂量；H_T^F 为对女性的器官或组织估算的当量剂量。

辐射权重因子和组织权重因子的数值基于当前的放射生物学数据和辐射的物理性质，以后还会不断地变化。这些因子是从很宽的数据范围中选定的，并推判将满足辐射防护方面的实际应用。它们代表着在两性和所有年龄上平均的人类平均值，并不考虑特定的个体特征。当量剂量和有效剂量的定义并不限于特定的那一组权重因子的数值。ICRP 在使用当量剂量和有效剂量时，已隐含了使用当时 ICRP 推荐的辐射权重因子和组织权重因子的数值。把 ICRP 使用的，但是在不同时期指定其加权数值的量，当作可相加量是合适的。例如把早期使用的剂量当量和有效剂量当量，分别同当量剂量和有效剂量相加而不予任何修正是合适的。

3.2.1.4 待积当量剂量 $H_T(\tau)$ 和待积有效剂量 $E(\tau)$

对于摄入体内的放射性核素，当需要考虑体内发射射线产生的剂量危害时。需要引入对器官或全身在时间上进行累积的剂量，ICRP 根据实际需要分别定义了待积当量剂量和待积有效剂量。

待积当量剂量 $H_T(\tau)$ 定义为

$$H_T(\tau) = \int_{t_0}^{t_0+\tau} \dot{H}_T(\tau) \, dt \qquad (3.31)$$

式中，t_0 为摄入放射性物质的时刻；$\dot{H}_T(t)$ 为 t 时刻器官或组织 T 的当量剂量率；τ 为摄入放射性物质之后经过的时间。

未对 τ 加以规定时，对成年人 τ 取 50 年；对儿童的摄入要算至 70 岁。

待积当量剂量的单位为焦耳每千克，$J \cdot kg^{-1}$，专用名词为希沃特（Sv）。

待积有效剂量 $E(\tau)$ 定义为

$$E(\tau) = \sum_T w_T \cdot H_T(\tau) \qquad (3.32)$$

式中，各参量定义同前。

当量剂量和取有效剂量是供辐射防护用的,包括大略地评价危险之用。它们只能在远低于确定性效应阈值的吸收剂量下提供估计随机性效应的依据。基于器官或组织内的平均剂量来指示随后发生的随机性效应概率,依赖于线性的剂量响应关系(诱发某一效应的概率与剂量的关系),这在有限的剂量范围内是合理的近似。由于确定性效应的剂量效应关系不是线性的,所以除了剂量在整个器官或组织内分布相当均匀时以外,把平均吸收剂量直接用于确定性效应是不贴切的。在辐射事故的高剂量水平下,应当使用未经加权的基本物理量—吸收剂量。

3.2.2 辐射防护监测用运行实用量

与人体相关的剂量学量,如当量剂量和有效剂量,实际上是不可测量的。国际辐射单位与测量委员会(ICRU)定义的一些量可以用来评价当量剂量和有效剂量等防护量,将 ICRU 定义的这些量称为运行实用量。运行实用量的目的在于为人员在大多数照射条件下的受照或潜在受照的相关防护量提供一个估计值或上限。对内照射和外照射使用不同的运行实用量。

在具体介绍外照射的运行实用量之前,需要先介绍剂量当量、扩展场和齐向扩展场、ICRU 球的基本概念。

3.2.2.1 剂量当量 H

剂量当量 H 是在组织中某一点的吸收剂量(D)、反映吸收剂量微观分布的品质因数(Q)的乘积,即 $H=DQ$。

$$Q(L)=\begin{cases} 1, & L<10 \text{ keV/}\mu\text{m} \\ 0.32L-2.2, & 10 \leqslant L \leqslant 100 \text{ keV/}\mu\text{m} \\ 300/\sqrt{L}, & L>100 \text{ keV/}\mu\text{m} \end{cases} \quad (3.33)$$

式中,品质因数 Q 又称为线质系数,它是在所关心的那一点,水中传能线密度 L 的函数,传能线密度就是线碰撞阻止本领。

剂量当量的国际单位为焦耳每千克(J/kg),专用名称为希沃特(Sv)。

3.2.2.2 扩展场

扩展场是指场的注量、角分布、能量分布与参考点处实际辐射场具有相同的数值。

3.2.2.3 齐向扩展场

注量和它的能量分布与扩展场相同但注量是单向的。

3.2.2.4 ICRU 球

直径为 30 cm、密度为 1 g/cm³ 的组织等效球体，元素组成按质量计为 O：76.2%、H：10.1%、C：11.1%、N：2.6%。

3.2.2.5 周围剂量当量 $H^*(d)$

辐射场中某点处的周围剂量当量，是由相应的齐向扩展场在 ICRU 球体内逆向齐向场的半径深度 d 处产生的剂量当量。

对强贯穿辐射，推荐 $d = 10$ mm，此时 $H^*(d)$ 记为 $H^*(10)$；对弱贯穿辐射，推荐 $d = 0.07$ mm，此时 $H^*(d)$ 记为 $H^*(0.07)$。

对于场所监测，主要使用的是评价有效剂量用的 $H^*(10)$。

3.2.2.6 定向剂量当量 $H'(d,\Omega)$

辐射场中某点处的定向剂量当量，是由相应的扩展场在 ICRU 球体内某一指定方向的半径深度 d 处产生的剂量当量。

对强贯穿辐射，推荐 $d = 10$ mm；对弱贯穿辐射，推荐 $d = 0.07$ mm。

周围剂量当量与定向剂量当量的应用有所差别，$H^*(d)$ 和 $H'(d,\Omega)$ 适用于强贯穿辐射。空间某点的 $H^*(10)$ 值可作为位于该处的人体所受有效剂量的近似值；空间某点的 $H'(d,\Omega)$ 值可作为位于该处的人体受 Ω 方向照射时的有效剂量的近似值。

$H'(0.07,0^*)$ 和 $H^*(0.07)$ 适用于弱贯穿辐射，在单向辐射场中，$H^*(0.07)$ 等于 $H'(0.07,0^*)$。空间某点的 $H'(0.07,\Omega)$ 值可作为位于该处人体受 Ω 方向照射时的皮肤当量剂量的近似值。

3.2.2.7 个人剂量当量 $H_p(d)$

辐射个人剂量当量是身体上指定点下面深度 d 处按 ICRU 球定义的软组织的剂量当量。

指定点通常是个人剂量计佩戴的位置，对于有效剂量评价，推荐使用 $d = 10$ mm，记为 $H_p(10)$。

对于皮肤、手脚的当量剂量评价，推荐使用 $d = 0.07$ mm，$H_p(0.07)$。

对于眼晶体的剂量评价，推荐使用 $d = 3$ mm，$H_p(3)$。特别是眼晶体的剂量限值近几年降低较大，该运行实用量的监测显得犹为重要。关于眼晶体的具体限值可参见本书体系章节和其他的 IAEA 等机构发布的参考资料。

对于场所和个人的剂量监测，可参见表 3.6 选择合适的运行实用量。

表 3.6 运行实用量的应用

任务	运行实用量	
	场所监测	个人监测
控制有效剂量	周围剂量当量 $H^*(10)$	个人剂量当量 $H_p(10)$
控制皮肤剂量	定向剂量当量 $H'(0.07, \Omega)$	个人剂量当量 $H_p(0.07)$

新颁布的 ICRP 第 116 号出版物中所确定剂量转换系数所适用的电离辐射能量范围与之前根据 ICRP 第 74 号出版物（1996 年）的不同，之前 ICRP 第 74 号出版物中运行实用量适用范围对于光子的能量适用范围为 10 keV ~ 10 MeV，对于电子的能量适用范围为 2 ~ 10 MeV，中子的能量适用范围为 0.001 eV ~ 200 MeV。而根据 ICRP 第 116 号出版物中的有关声明，在带电粒子平衡条件下，用周围剂量当量 $H^*(10)$ 估计光子产生的有效剂量仍是适用的，对 10 MeV 以下的电子也继续适用，而对于中子，在 40 MeV 以下可以提供一个偏保守或合适的估计。关于 ICRP 第 116 号出版物给定的新的剂量转换系数参见后面第七章的叙述和有关附录。

3.3 辐射量和单位小结

以上对辐射量和单位的体系及各类量的定义作了介绍和说明，特别是对于与辐射效应直接相关的剂量学量作了比较系统和详细的介绍。因为用于辐射防护的剂量学量在概念上有很大变化，弄清楚它们的确切涵义，理解各类量的作用和各种量和单位之间的相互联系，对于正确使用它们是非常重要的。在使用本教科书中，应当关注国际上有关机构或组织的最新研究进展，例如 ICRP 和 ICRU 等机构的出版物。

有效剂量用于在低剂量范围内为管理的目的评价照射和控制可能的随机性效应。计算有效剂量或者外照射换算系数以及内照射剂量系数，基于吸收剂量、权重因子（W_R 和 W_T）和人体及其器官和组织的参考值。有效剂量并不基于单个人的资料，在其一般应用中，有效剂量并不提供指定个人的剂量而是对于参考人的。

有效剂量参考值的主要和基本的用处是提供一种手段证明遵从剂量限值，在这个意义上它是在世界范围上用于管理目的的量。在实际的辐射防护应用中，有效剂量用于工作人员的控制照射和剂量记录，只要有效剂量是接近或低于限值，这种应用就是适当的。

对于可能超过剂量限值的一些特定个人的职业剂量的回顾性评估，有效剂量可提供一个大致的或粗略的总危害的量度。如果辐射剂量和危险需要以更精确的方式评定，特别是如果试图估计对特定个人的指定器官的危险，就要进一步恰当地估计器官或组织的剂量。

有效剂量不适合用于辐射危险的流行病学调查，用于计算引发个人癌症概率的量应是吸收剂量。在可能引发组织反应（确定性效应）的高剂量情况下，使用有效剂量是完全不合适的，在这种情况下，必须估计吸收剂量并考虑适当的 RBE 作为评估辐射效应的基础。

防护量是不能直接测量的，对于外照射监测，ICRU 定义了用于区域环境和个人监测的实用剂量当量量。这些剂量当量量是可测量的量，用于校准辐射监测仪器，在日常监测中这些剂量当量被认为是足够精确地分别估计有效剂量和皮肤剂量，特别是它们的值低于防护限值时。

| 复习思考题 |

1. 描述注量（fluence）与通量（flux），注量率与通量密度的关系，以及

注量、通量的概念在不同学科中的不同含义。

2. ^{137}Cs 源发射的 γ 射线能量为 0.662 MeV，离源 6 m 处测得 γ 射线注量率为 10^7 m^{-2}·s^{-1}，求该点的照射量率和空气吸收剂量率。

3. 计算 1 居里的 ^{60}Co 源在 1 m 处的照射量率为多少？在空气和皮下组织内的吸收剂量率为多少？已知 ^{60}Co 的照射量常数为 2.5×10^{-18} C·m^2·kg^{-1}·Bq^{-1}·s^{-1}，空气的照射量吸收剂量换算因子为 f_a = 33.97 J/C，皮下组织的照射量吸收剂量换算因子 f_m = 37.29 J/C。

4. 简述吸收剂量、比释动能的关系。

第 4 章

电离辐射的生物效应

电离辐射将能量传递给有机体引起的任何改变,统称为电离辐射生物学效应(ionizing radiation biological effect)。在 1895 年发现 X 射线及 1896 年发现天然放射性物质后不久,人们就发现电离辐射对人体是有害的。电离辐射不仅可使人体组织受到损伤,而且植物和动物的生殖组织受照会对其后代产生效应。一个世纪以来,尤其是 1939 年核裂变的发现及其随后的应用,极大地推动了电离辐射生物学效应的探索和研究。显然,人类必须研究电离辐射的生物效应,以保护其自身和其他物种免受电离辐射的有害影响,同时在应用中最大限度地获取利益。

电离辐射产生多种类型的生物效应,就放射防护而言,主要是两种类型的效应:确定性效应(过去称为非随机性效应)和随机性效应。确定性效应主要因细胞丢失导致的组织或器官功能失常或功能丧失,这些效应由大剂量照射引起,并且对它们来说存在阈剂量。随机性效应包括癌症以及由动物实验结果所推论的遗传疾患的增加,它们在受照后很久才可能显现出来,没有剂量阈值,其发生率与剂量成正比。

4.1 生物体对电离辐射的反应

构成生物体的基本单位是细胞,细胞可近似地看作一个由水和各种溶质分子组成的溶液体系。为什么射线能够杀死细胞?这与射线的电离特性有关。电离辐射通过直接和间接效应对生物体发生作用,使细胞受损或死亡。目前普遍认为放射损伤的靶是脱氧核糖核酸(DNA),是由于射线对 DNA 造成损害,而使细胞分裂受到阻碍,导致细胞分裂失败或细胞损伤。

4.1.1 辐射生物效应的发生过程

辐射与人体相互作用会导致某些特有的生物效应。效应的性质和程度主要取决于人体组织吸收的辐射能量。从生物体吸收辐射能量到生物效应的发生,乃至机体损伤或死亡,要经历许多不同的变化,其中包括分子水平的变化、细胞功能、代谢、结构的变化,以及机体组织、器官系统及其相互关系的变化,过程十分复杂。其发生过程和作用时间如表 4.1 所示。

表 4.1 电离辐射效应的发生过程和作用时间

	时间/s	发生过程
物理阶段	10^{-18}	快速粒子通过原子
	$10^{-17} \sim 10^{-16}$	电离作用 $H_2O \sim \to H_2O^+ + e^+$
	10^{-15}	电子激发 $H_2O^+ \sim \to H_2O$
	10^{-14}	离子-分子反应,如 $H_2O^+ + H_2O \to \cdot OH + H_3O^+$
	$<10^{-14}$	分子振动导致激发态解离:$H_2O \to H \cdot + \cdot OH$
	10^{-12}	离子水合作用 $e^- \to e\text{-}aq$
化学阶段	$<10^{-12}$	e^- 在水合作用前与高浓度的活性溶质反应
	10^{-10}	$e\text{-}aq$,$\cdot OH$,$H\cdot$ 及其他基因与活性溶质反应(浓度约 1 mol/L)
	$<10^{-7}$	刺团① (spur) 内自由基相互作用
	10^{-7}	自由基扩散和自由分布
	10^{-3}	$e\text{-}aq$,$\cdot OH$,$H\cdot$ 与低浓度活性溶质反应(约 10^{-7} mol/L)
	1	自由基反应大部分完成
	$1 \sim 10^3$	生物化学过程
生物学阶段	数小时	原核和真核细胞分裂受抑制
	数日	中枢神经系统和胃肠道损伤显现
	约 1 个月	造血障碍性死亡
	数月	晚期肾损伤、肺纤维样变性
	若干年	癌症和遗传变化

注:①刺团指自由基发生反应的小体积。

4.1.2 辐射对 DNA 的损伤

基因组 DNA 是细胞增殖、遗传的物质基础,是引起细胞一系列生化、生理变化的关键物质。普遍认为 DNA 是电离辐射作用的主要的靶。辐射生物效应是通过对 DNA 损伤表现的。电离辐射引起的 DNA 损伤包括两种机制:

(1)带电粒子与 DNA 分子的直接作用。

(2)通过自由基的间接作用,即在最靠近 DNA 处由于其他分子(尤其是水分子)电离形成的自由基向 DNA 扩散,并将其能量转移给 DNA,结果使该大分子产生化学变化。

辐射对 DNA 直接作用和间接作用示意图如图 4.1 所示。

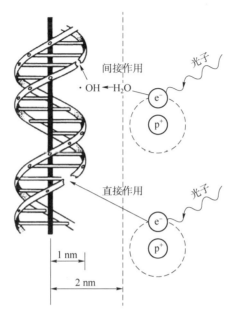

图 4.1　辐射对 DNA 直接作用和间接作用示意图

辐射对 DNA 的损伤主要有以下几种方式：

（1）碱基变化（DNA base change）。有下列几种：碱基环破坏；碱基脱落丢失；碱基替代，即嘌呤碱被另一嘌呤碱替代，或嘌呤碱被嘧啶碱替代；形成嘧啶二聚体等。4 种碱基的辐射敏感性依次为 T（胸腺嘧啶）>C（胞嘧啶）>A（腺嘌呤）>G（鸟嘌呤）。

（2）DNA 单链断裂（DNA single strand breaks）。磷酸二酯键断裂、脱氧核糖分子破坏、碱基破坏或脱落等都可以引起一条核苷酸链断裂。

（3）双链断裂（double strand breaks）。DNA 两条链在同一处或相邻处断裂称双链断裂。双链断裂难以修复，是细胞死亡的重要原因。

（4）DNA 交联（DNA cross-linkage）。DNA 分子受损伤后，在碱基之间或碱基与蛋白质之间形成了共价键，而发生 DNA-DNA 交联和 DNA-蛋白质交联。嘧啶二聚体即一种链内交联，还可发生链间交联。图 4.2 所示为电离辐射对 DNA 分子的损伤示意图。

（5）簇损伤。簇损伤是电离辐射不同于其他因素引起 DNA 损伤的主要方式。所谓簇损伤，是指电离辐射引发的 DNA 损伤不是均匀地分布在细胞核内，而是成簇存在。这是由于电离辐射通过细胞时能量沉积在径迹周围所致。

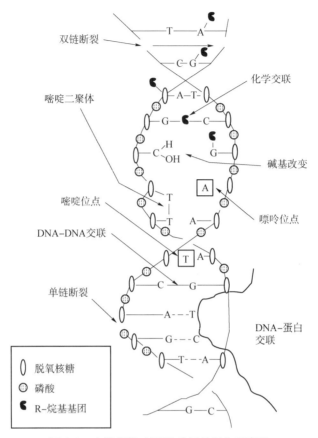

图 4.2 电离辐射对 DNA 分子的损伤示意图

4.1.3 电离辐射对细胞的损伤

辐射使细胞损伤产生 6 个方面的结局：

（1）凋亡：凋亡是细胞受到一个较小的剂量照射后就可发生死亡，如淋巴细胞和精原细胞。

（2）流产分裂：流产分裂是由于细胞受到致死剂量照射后，细胞不是立刻死亡，而是进入下一个分裂周期，但是由于 DNA 受损，DNA 双链断裂，以致细胞分裂失败，最后细胞死亡。

（3）子代细胞畸变。

（4）形态学上无任何变化：有一类细胞在受到射线照射后，虽然它们的 DNA 受损，但是由于这一类细胞是休止期细胞，不进入分裂周期或已丧失了增殖能力，如中枢神经中的神经元细胞和成熟的肝细胞，它们的放射损伤并不能表现出来，在形态上仍正常，并具有原有的功能，如神经元细胞仍有传导功能，肝细胞仍可以合成蛋白和各种酶，这并不是说辐射不能杀死这些细胞，当照射剂量达到一定程度时，也会出现功能受损和细胞凋亡。

（5）有限的分裂而死亡：大多数细胞在受到致死剂量照射后都表现为有限的分裂死亡。尽管它们的 DNA 双链断裂，但是仍可勉强分裂成功，而断裂的 DNA 在分裂过程中多次复制，损伤在子代细胞中逐渐积累，最终导致细胞死亡。

（6）生存：少数细胞在非致死剂量照射后，能够修复受损的 DNA，并能够分裂，在子代细胞中没有或仅留下轻微的改变。

4.1.4　辐射与染色体畸变

染色体是真核细胞在细胞中可以见到的深染物质。在间期细胞核中称为染色质，当细胞进入分裂期时，紧密地集结在一起而形成染色体。染色质是由 DNA、组蛋白、非组蛋白及少量的核糖核酸（RNA）组成的复合体。人类有 46 条染色体，长短不一，平均仅数微米，而构成染色体的 DNA 分子的平均长度有数厘米长，总长度可达 1.7 m。因此，当 DNA 分子卷曲成染色体时，其长度只有原先的千分之几，总的压缩程度约为 1/8 400。

研究发现，当受到电离辐射时，染色体对辐射具有高度的敏感性，即使剂量低至数十毫戈瑞也能观察到染色体畸变频率的增加，而且随着照射剂量的增加畸变频率也相应增大。因此，可根据受照后所产生的细胞染色体畸变频率来估算个体所受的辐射剂量。

当人员受到一定剂量电离辐射作用后，抽取血液，分离出淋巴细胞，经刺激培养，使其分裂，即可观察到染色体畸变。辐射诱发的染色体畸变主要是染色体结构的改变。可以分为非稳定性畸变和稳定性畸变，非稳定性畸变包括双着丝粒（dicentric，dic）、着丝粒环（centric ring，r）、无着丝粒片段（acentric frangment，ace）；稳定性畸变包括易位（translocation，t）、倒位（invertion，inv）和缺失（deletion，del）。图 4.3 为辐射诱发的染色体非稳定性畸变类型示意图。

4.1.5　辐射诱发的 DNA 损伤与修复

在正常情况下，机体细胞有很强的自我修复能力，可在数小时内使受损伤的 DNA 分子恢复原状，以维持细胞正常的生命过程，这就是 DNA 的损伤修复。一种损伤可以有多种修复途径，一种修复途径也可用于多种损伤修复。按 DNA 损伤修复机理，修复途径可以分为恢复修复、切除修复、重组修复、错配修复和 SOS 修复。DNA 损伤修复一般包括损伤部位识别、切除损伤链、合成新链及连接等几个过程。DNA 个别碱基的损伤可简单地通过切除碱基和核

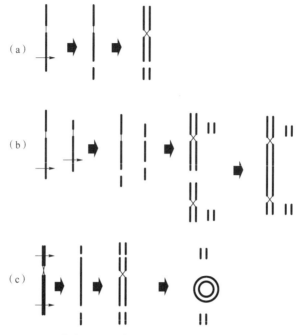

图 4.3 辐射诱发的染色体非稳定性畸变类型示意图
(a) 染色体碎片；(b) 双着丝粒；(c) 环状染色体

苷酸而得到纠正。在碱基切除修复过程中，由 DNA 糖基化酶除去损伤碱基，DNA 内切酶切割受损 DNA 链，磷酸二酯酶清除糖-磷酸残基，然后 DNA 聚合酶以另一条链为模板间隙，连接酶连接缺口。

当 DNA 双链发生严重受损时，需要另一种机理来完成正确的修复。一种情况是两条链同时受到损伤；另一种情况是单链损伤尚未修复时发生了复制，造成对应于损伤位置的新链缺乏正确的模板，此时需要重组酶系将另一段未受损的双链 DNA 移到损伤的部位附近，提供正确的模板，进行重组，这便是重组修复。一般存在两种主要的重组修复过程：同源重组和非同源重组。

错配修复是生物体维持生命、保持物种稳定的一种功能，从细菌、酵母到哺乳动物都具有此修复功能。对碱基错配的纠正过程是极为复杂的，需要多种酶系的参加。

在大肠杆菌中发现一种能提高 DNA 修复水平的机理。在正常的生理状况下，许多基因处于抑制状态，一旦 DNA 受到损伤，便产生一种调控信号，解除对许多基因的抑制，合成各种修复酶参与损伤的修复，DNA 分子得以进行快速修复，修复活动结束后，损伤信号消失，有关基因重新关闭。国际上采用呼救信号"SOS"形象地描述这一修复现象，现通称 SOS 修复。

4.2 大剂量照射——确定性效应

4.2.1 确定性效应的概念

在较大剂量照射机体或局部组织情况下，大量的细胞被杀死，而这些细胞又不能由活细胞的增殖来补偿，这种照射引起的效应即确定性效应。由此引起的细胞丢失可在组织和器官中产生临床上的严重功能性损伤，所观察到的效应的严重程度与剂量有关，因而存在剂量阈值。低于此阈值剂量时，因细胞丢失少，不会引起组织或器官可检查到的功能性损伤。辐射除了杀伤细胞以外，还能以其他方式例如通过干扰组织功能而损伤组织，包括干扰细胞组织的调节，涉及细胞和组织通透性变化的炎症反应等，所有这些都对确定性反应的严重程度起作用。

4.2.2 杀死细胞及体外细胞存活曲线

细胞经过射线照射后大多数死亡，也有少部分细胞存活，用什么来反映细胞照射后的存活情况呢？

4.2.2.1 定义

根据不同的剂量和相应的不同生存率绘制出来的曲线，即细胞存活曲线。这一曲线既可以通过体外细胞培养，也可以通过体内试验获得。

4.2.2.2 细胞存活曲线绘制（图4.4）

由于射线对生物体的损伤是随机的，且细胞对射线的敏感度不同，因而可以看到细胞的存活曲线可出现两种情况。细胞的生存曲线是一条直线，说明细胞对射线敏感的表现，也就是说，细胞DNA被一次击中就发生死亡。但是大多数细胞并非这种情形，在低剂量区时，存活曲线有一个肩区，当剂量较大时，才成直线。因此生存曲线是一个二次曲线，我们常用线性二次方程来描述。生存曲线的肩区，是由于细胞受到射线照射后不会立即死亡，这个细胞必须还要受到射线的照射才能死亡，因此在低剂量区时有一个放射损伤的积累过程。

平均致死量 D_0，代表着这一细胞群的放射敏感性，直线越陡，即 D_0 值越小，杀灭63%细胞所需要的剂量就越小。N值指细胞内所含的放射敏感区的域

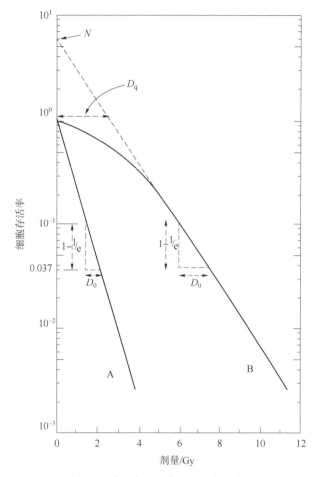

图 4.4 哺乳类细胞典型剂量存活曲线

数,即靶数。D_q 代表存活的肩宽宽度,在此剂量范围内,细胞表现为非致死损伤的修复,D_q 值越大,造成细胞指数死亡所需要的剂量越大。

需注意细胞存活曲线仅代表细胞水平的,与组织水平的放射生物效应还有一定差别,离体培养的细胞和复杂的人体也有较大的区别。

4.2.2.3 细胞存活曲线的意义

细胞存活曲线是一切放射生物学研究的基础。细胞存活曲线可以反映出下列辐射生物效应关系:

(1) 研究各种细胞生物效应与放射剂量的定量关系。

(2) 比较各种因素对放射敏感性的影响。

(3) 观察有氧和乏氧情况下细胞放射敏感性的变化。

(4) 比较不同放射分割方案的放射生物学效应。

(5) 考察各种放射增敏剂的效用。

(6) 比较单纯放疗和放疗综合治疗的作用。

(7) 比较不同传能线密度（LET）射线的生物学效应。

(8) 研究细胞的各种放射损伤。

4.2.3　组织或器官确定性效应的剂量阈值

不同器官或组织对电离辐射的反应各不相同。卵巢、睾丸、骨髓及眼晶体均属最敏感的组织之列。一般而言，这些组织的剂量-效应曲线画在直线坐标轴上呈 S 形，即效应随剂量增大而增加。体内对辐射较敏感组织的确定性效应阈值的估计值见表 4.2。

表 4.2　成年人睾丸、卵巢、眼晶体及骨髓的确定性效应阈值的估计值

组织和效应	阈值①		
	单次短时照射中受到的总剂量当量/Sv	多次照射或迁延照射受到的总剂量/Sv	多年分次照射或迁延照射的年剂量率/($Sv \cdot 年^{-1}$)
睾丸：暂时不育	0.15	不适用①	0.4
永久不育	3.5~6.0	不适用②	2.0
卵巢：永久不育	2.5~6.0	6.0	>0.2
晶体：可查出浑浊	0.5~2.0	5	>0.1
视力障碍	5.0	>8	>0.15
骨髓造血功能低下	0.5	不适用②	>0.4
致命性再障	1.5	不适用②	>0.1
皮肤损害	6~8	30	>0.1

注：①详细资料见 IGRP 第 41 号出版物。
②因为该阈值取决于剂量率，而不取决于总剂量。

4.2.4　半致死剂量（LD50 剂量）

当生物体受到大剂量电离辐射照射后，会引起机体死亡。为了表示不同种

类生物的辐射敏感性，生物学上通常用半致死剂量（LD50 剂量）来表示各类生物间的辐射敏感性。半致死剂量（LD50 剂量）是指使一半个体在 30 天内死亡所需的剂量（用 LD50 表示）。

当人或动物受照后，血液生成器官（骨髓）将首先反应，1~2 Gy 剂量的照射后，血液中的白细胞和红细胞将迅速降低，免疫系统功能下降，发生感染；如果剂量低于 4~5 Gy，骨髓将恢复造血功能，3~4 周后基本恢复。因此，30 天是一个较合理的急性辐射死亡的界限。表 4.3 给出了不同生物的 LD50 剂量。

表 4.3 LD50 剂量

动物类型	剂量/Gy	动物类型	剂量/Gy
狗	3.5	兔子	8
猴	6	乌龟	15
老鼠	7.5	金鱼	23
青蛙	7	人	3~5

对于人有时写为 LD50/30 或 LD50/60，分别表示使一半个体在 30 天内死亡所需的剂量及使一半个体在 60 天内死亡所需的剂量。对健康的成年人来说，根据有限的事故照射资料估计，急性照射后的 LD50 估计为 3~5 Gy。

4.2.5 放射病

放射病是指全身或身体较大部分受到辐射照射的剂量超过一定水平时出现的全身性疾病，它是以某个器官或组织的确定性效应为主，同时伴有其他功能系统损害的具有特定性临床经过的一组症状和体征，因此又称为辐射综合征。外照射急性放射病是指机体一次或短时间内（数日）分次受到大剂量外照射引起的全身性疾病。急性放射病的病情随照射剂量的增大而加重。根据辐射事故所致人的急性放射病临床观察和研究，人的外照射急性放射病可分为 3 种类型：骨髓型急性放射病、肠型急性放射病和脑型急性放射病。

骨髓型急性放射病：这是临床上较多见的急性放射病，照射剂量范围 1~10 Gy，以骨髓等造血组织损伤为基本病变，白细胞减少、感染及出血为主要临床表现，具有典型的阶段性病程，一般分为初期、假愈期、极期和恢复期。根据其严重程度可将其分为 4 度，即轻、中、重和极重度，其受照剂量下限分别为 1 Gy、2 Gy、4 Gy 和 6 Gy。

肠型急性放射病：病程阶段性不明显，照射剂量范围多在 10~50 Gy，以肠道损伤为基本病变，临床出现频繁呕吐、腹泻、水电解质代谢紊乱，3~5天后进入极期，出现造血功能障碍，通常于2~3周内死亡。

脑型急性放射病：病程阶段性不明显，照射剂量范围多在 50 Gy 以上，以脑组织损伤为基本病变，临床出现意识障碍、抽搐、震颤等中枢神经系统症状，通常在 1~3 天内死亡。

临床上急性放射病治疗的一般原则：受照剂量不同，急性放射病治疗原则也不尽相同，一般采取对症治疗的原则，包括抗感染、消毒隔离、防治出血、保持供给营养，保持水、电解质和酸碱平衡，以及防治并发症。近年来由于科学技术和临床治疗的不断进步，在临床治疗中应用了层流灭菌技术、多种有效的抗感染药物、造血因子等新措施，治疗效果明显提高。

4.2.6 不同器官和组织的确定性效应

4.2.6.1 皮肤

皮肤分为表皮和位于表皮下方的真皮。照射后最早出现的变化是红斑。随红斑之后可出现脱毛、脱屑和皮肤坏死。远期后果为表皮、汗腺、皮脂腺及毛囊萎缩。最后可导致皮肤溃疡和皮肤癌。皮肤损伤最常见于接受能力较低的 β 射线和低能量光子，如 γ 射线的外照射。

通常将皮肤损伤分为 4 度：Ⅰ度表现为毛囊丘疹和暂时脱毛；Ⅱ度为脱毛和红斑；Ⅲ度为二次红斑和水疱；Ⅳ度出现坏死和溃疡。诊断上述各度皮肤损伤的参考阈剂量（一次或数日内接受多次大剂量照射）分别为 3 Gy、5 Gy、10 Gy、20 Gy。诊断慢性放射性皮肤损伤的累积剂量为大于 15 Gy。

4.2.6.2 造血组织

人类造血器官包括骨髓、脾脏。这些造血器官中的造血细胞不断增殖分化产生外周血中的红细胞、白细胞和血小板。大于 1 Gy 的急性全身照射经几分钟后就能出现骨髓和淋巴结的变化，伴有外周血细胞特别是淋巴细胞的减少。白细胞减少能导致感染、出血和放射病。引起造血功能下降的一次急性照射剂量为大约 0.5 Gy。

4.2.6.3 性腺

男性睾丸的生精干细胞为精原细胞，从精原细胞生长成为精子在人类需要大约 10 周。精原细胞对辐射非常敏感，1 Gy 照射经过大约 10 周后出现精子缺乏，0.15 Gy 照射后出现精子减少。睾丸受照后可出现不育，但是只要有足够的精原细胞存活就可以使生育能力得到恢复。估计人类职业性照射时睾丸能耐受的剂量为 1 mGy/天。睾丸损伤效应的阈值主要取决于剂量率而不是总剂量。

女性卵巢生殖细胞的干细胞是卵母细胞,卵巢对辐射的耐受能力高于睾丸。

4.2.6.4 眼晶体

辐射可以影响眼晶体细胞正常的分裂增殖和迁移。受到辐射损伤的细胞及其分解产物沉积在晶体后极下方,进而病变向其他部位扩展使晶体混浊而影响视力,称为放射性白内障。我国放射性白内障诊断标准 GBZ 95—2002 规定,眼晶体受到短时间大剂量外照射或长期外照射,累积剂量在 2 Gy 以上,经过一定时间的潜伏期后出现白内障,排除其他非放射性因素所致白内障者可以诊断为放射性白内障。

4.2.7 胎内照射效应

在出生前发育的整个时期,哺乳动物的胚胎和胎儿对辐射是高度敏感的。辐射诱发的生物效应的性胚或胎儿质和严重程度因出生前发育阶段不同而不同。一般将出生前发育分为 3 个阶段:植入前期(人为受精后 8 天,小鼠为 5 天)、主要器官发生期(人为 3~7 周,小鼠为 6~13 天)和胎儿期。植入前期,辐射效应主要是胚胎死亡,而在主要器官发生期和胎儿期,所观察到的辐射效应是胚胎或胎儿死亡、畸形和生长阻滞。怀孕妇女受到照射时,子宫内的胚胎或胎儿同时受到照射,它可以使胚胎或胎儿在子宫内及胎儿生出后产生各种疾患。出生前照射的生物效应研究对放射防护有重要意义。

4.2.7.1 胚胎的致死效应

动物实验结果显示,在植入前期,胚胎死亡是主要效应,0.1 Gy(或更小)低 LET 辐射在一定的辐射敏感阶段就能引起植入前死亡。在宫内发育的其他阶段也可因辐射导致胚胎死亡,但所需剂量较高。这些胚胎的死亡主要是由细胞遗传学损伤引起的。图 4.5 给出了出生前 2 Gy 照射(受孕后不同时间给予)在小鼠体内产生的致死效应和畸变。

4.2.7.2 畸形

辐射引起的畸形主要发生在主要器官发生期。在主要器官发生期的某一阶段,某些特殊畸形的敏感性明显增加。在主要器官形成期,器官特异缺陷的发生占主导地位,对小鼠是第 10~11 天,对人估计在第 29~32 天。原爆幸存者宫内照射的资料显示,人类出生前照射诱发畸形主要是小头畸形,常伴有智力

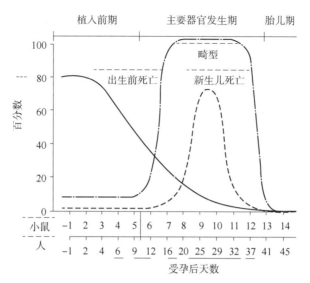

图 4.5　出生前 2 Gy 照射（受孕后不同时间给予）在小鼠体内产生的致死效应和畸形

迟钝。还未发现在动物实验中常见的其他畸形。

4.2.7.3　智力迟钝和智力下降

宫内辐射照射对智力发育影响最有价值的资料是日本原爆幸存者的流行病学研究资料。结果如图 4.6 所示：严重智力迟钝主要发生在妊娠 8~15 周及 16~25 周，在妊娠龄为 0~7 天和大于 26 周的受照者中没有智力迟钝儿童病例。辐射引起的智力迟钝应存在阈值剂量，阈值剂量为 0.12~0.20 Gy。

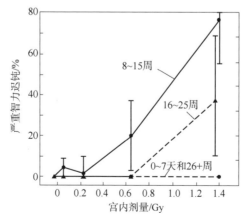

图 4.6　原爆智力迟钝与胎儿剂量和照射时妊娠龄的关系

4.3 辐射的随机性效应——致癌效应

随机性效应是指在正常细胞中因电离辐射事件产生的变化而引起的那些效应。电离辐射的能量沉积是一个随机过程，甚至在非常小的剂量情况下，也可能在细胞内的关键体积内沉积足够的能量而引起细胞的变化或细胞的死亡。一个或少数细胞被杀死，在一般情况下对组织不会产生什么后果，但是单个细胞的变化，如遗传变异则具有严重的后果。由一个细胞变化导致的这些效应则是随机性效应。

一般认为随机性效应有两种：一种发生在体细胞内并可能在受照者体内诱发癌症；一类发生在生殖组织细胞内，并可引起那些受照者后裔的遗传疾病。关于遗传效应将在下节讨论。

辐射致癌效应，其发生率随剂量的增加而增加，不存在剂量阈值。细胞受到照射后如果未被杀死，而是发生了变异，这就可能产生一个变异子细胞克隆。经过一段时间（潜伏期）后，由一个变异的体细胞克隆可能导致恶性病变，即癌变。

癌症是指其增殖失控并能侵入周围组织或向其他组织转移的恶性肿瘤。习惯上把恶性肿瘤称为癌症，如骨癌、肺癌。由于白血病的临床特殊性、白细胞失控增殖而不具有局限性实体肿块，辐射致白血病敏感性高及潜伏期短等特点，在辐射致癌危险评估中，把所有恶性肿瘤分为两类——白血病和实体癌，后者是指除白血病以外的其他全部恶性肿瘤。

4.3.1 癌症的诱发

人们假定，对于在特定 DNA 部位诱发的伴随初始事件所发生的分子变化来说并不存在阈值，这些初始事件能引起恶性转化并最终导致癌症。初始事件本身可能包含一个以上的阶段，其中辐射或其他外引发物未必是最初引发因素。初始事件后的某一时间可能产生具有恶变潜力的细胞，这些细胞或其环境中逐步发生变化后出现癌症。在某些癌症发展中，这些晚期变化与年龄有关。

对人类来说，在受到辐射照射与识别出癌症之间存在着一个持续若干年的时间间隔，这一段时间称为潜伏期。就诱发白血病来说，潜伏期中值可能约为 8 年，但诱发其他的癌症如乳腺癌、肺癌等许多实体瘤的中值则为白血病的 2~3 倍。最短的潜伏期对白血病约为 2 年，而对于其他癌症为 5~10 年。辐射诱发白血病的超额发生率于 5~7 年间的峰值后下降，经大约 20 年后或更长的时间后降至很低的数值。对于除白血病及骨肉瘤以外的其他癌症来说，在成年时受照的那些个体中，相对危险大体上是不随时间变化的。

在化学致癌物或电离辐射等因素作用下，正常细胞转化为癌细胞的过程涉及多种机制，经历多个阶段，称为致癌的多阶段学说。联合国原子辐射影响科学委员会（UNSCEAR）2000年报告将辐射致癌过程大致分为4个阶段：肿瘤形成的始动、肿瘤形成的促进、肿瘤转化和肿瘤的发展，如图4.7所示。

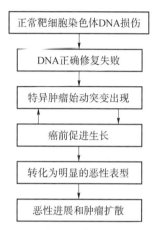

图 4.7　多阶段肿瘤形成概括图

始动：肿瘤形成的始动概括地定义为对肿瘤发生具有潜在作用的基因突变导致相应靶细胞（体细胞）产生的基本不可逆变化。这种肿瘤基因突变对细胞行为和反应具有深远的影响。

促进：肿瘤的发生受细胞内外环境的影响，因为该始动突变的表现不仅取决于与其他内源性突变的相互作用，而且取决于那些暂时能改变特定基因表现模式的因素，诸如细胞因子、脂质代谢物等。结果可能产生细胞生长潜能的提高和/或细胞间通信过程的脱钩。以这种方式，肿瘤始动细胞能接收超常生长刺激，并开始以半自主方式增殖，使组织中癌前损伤得以克隆化发展。

转化：肿瘤细胞恶性转化到其恶性程度更加严重的发展状态，在这一阶段，癌前病变细胞转化为明显的恶性表型。

发展：肿瘤性疾病的发展可能需要依靠一些转移性变化，它们会促进侵害局部正常组织，促进肿瘤细胞进入血液和淋巴系统导致远部位继发肿瘤的相继发生。这是转移过程和肿瘤扩散，它们是人类许多常见肿瘤致死响应的主要原因。

4.3.2　线性无阈的剂量响应关系

有关大剂量照射的剂量效应关系，我们已经了解很多，但对低剂量的辐射效应并不十分清楚。在辐射防护剂量范围内，即从几毫戈瑞至几十毫戈瑞，并不会产生明显的生物效应，如果能直接得到有关低剂量低 LET 辐射诱发癌症发病率资料，讨论阈剂量、剂量响应曲线的形状及剂量率效应等问题则没有意义。然而，一些有限的资料都是在较大剂量范围内（0.1~0.2 Gy 或更大）取得的，照射剂量率往往也比较高。近年来，虽然有一些辐射适应性反应和辐射刺激效应的生物学证据（通常为低剂量率、低 LET 辐射），但也有一些低剂量辐射诱导的基因组不稳定性和旁效应的证据（主要来自于 α 辐射）如图 4.8 所示。为了确定小剂量情况下辐射诱发人类癌症的可靠的剂量响应关系，就要考虑理论模型、实验数据及有限的人类经验。

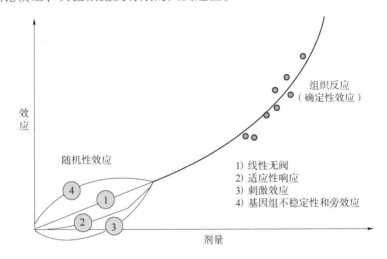

图 4.8　电离辐射的健康效应

为了辐射防护的目的，假定辐射诱发癌症的总危险呈线性无阈变化，并且剂量响应关系依赖于所论及的癌症类型、剂量、剂量率、辐射的 LET，受照个体年龄、性别、生理状况及其他因素（其中包括低剂量条件下的适应性反应及旁效应）。根据不断发展的科学知识，美国国家辐射防护与测量委员会（NCRP）、国际放射防护委员会（ICRP）、联合国原子辐射影响科学委员会（UNSCEAR）等学术机构对低水平辐射的剂量响应关系进行了再评估，得出的结论是：对于低水平辐射的致癌效应，尽管不能排除其他剂量响应关系，但看来没有比线性无阈模型更可取的剂量响应模型。

4.3.3　辐射致癌效应的概率估计

为了评价人群致癌的危险水平，经常使用绝对危险（absolute risk，AR）和相对危险（relative risk，RR）两个指标。AR 的数值为照射组癌症发生率与对照组或参与人群癌症发生率之差,因此又称超额绝对危险(excess absolute risk,EAR)。RR 是两组发生率之比。由于对照组及参与人群的 RR 为 1,所以相对危险的增加数 RR-1,称超额相对危险(excess RR,ERR)。

关于辐射诱发人类癌症死亡概率的资料主要取自对日本原爆幸存者的长期观察与评价。在原爆幸存者数据的基础上进行时间外推和人群外推,以求出世界人群的终生致死癌症概率标准值。

时间外推是指利用有限随访时间得到的危险通过危险预测模型(projection model)推算终生的危险。这种模型有两个,即相加模型和相乘模型。用相加模型,该人群发生的全部癌症的相加预测值等于根据 EAR 系数得到的增加值与基线值之和。用相乘模型,该人群发生的全部癌症的相乘预测值等于 RR 系数与其基线率的乘积,癌症的增加值等于 ERR 系数与其基线率的乘积。人群外推是指利用原爆幸存者的资料外推世界各国的危险系数时,要考虑各个国家的寿命表和不同癌症基线死亡率的影响,研究相加、相乘模型的人群转移效果,以期确定合理的人群转移模型和有代表性的危险系数。

ICRP 在第 60 号出版物中指出,UNSCEAR 1988 年报告利用相乘危险预测模型给出日本总人口(0~90 岁,男女平均)全部致死性癌症概率的估计值是 11×10^{-2} Sv^{-1},根据相乘模型对日本、美国、波多黎各、英国和中国 5 个人群的估计的致死癌症总概率的平均值为 10.1×10^{-2} Sv^{-1},用美国国家卫生研究所(NIH)模型估计上述 5 个人群致死癌症总概率为 8.9×10^{-2} Sv^{-1}。对用这两种模型估算的值进行平均,得到 5 个国家普通人群(0~90 岁)致死癌症概率为 9.5×10^{-2} Sv^{-1}(波动范围为 $(6~13)\times10^{-2}$ Sv^{-1})。美国电离辐射生物效应(BEIR)委员会得到的美国人群的相应值为 9×10^{-2} Sv^{-1}。上述 3 个数值的平均值大致为 10×10^{-2} Sv^{-1}。这一数值将用来作为大剂量照射的标称危险度。

UNSCEAR 2000 年报告指出,采用与 UNSCEAR 1994 年报告相同的方法,即把受照时的年龄模式应用于包括各个年龄组的日本人群,1 Sv 剂量照射后,辐射诱发的全部实体癌死亡的终生危险,在男性估计为 9%,在女性估计为 13%,两性平均为 11%,这与 1994 年报告中给出的 1 Sv 急性照射的危险为 10.9% 是一致的,与 1988 年报告值 11% 也是一致的。UNSCEAR 2000 报告同时指出,无论对男性还是女性,1 Sv 急性照射后,辐射诱发的白血病死亡终生危险都可以取为 1%,这与 UNSCEAR 1994 年报告中给出的 1 Sv 剂量照射危险为 1.1% 非常接近。

切尔诺贝利事故 14 年后,除了在白俄罗斯、俄罗斯联邦和乌克兰观察到儿童中甲状腺癌发生率显著增高外,还没有观察到与其所造成的电离辐射有关的对公众健康有重要影响的证据。

4.3.4 影响辐射致癌的生物学因素

影响辐射致癌的生物学因素有多种，包括年龄、性别、敏感亚群及其他因素。

（1）年龄：辐射诱发对致死性癌症的发病率受照时的年龄及死亡时所达到的年龄而变化，且与考虑的癌症类型有关。一般而言，较年轻者更敏感。

（2）性别：总体而言，男女之间差别不大。女性易发乳腺癌和甲状腺癌，男性易发白血病。

（3）敏感亚群：目前尚无流行病学资料可确认有对辐射诱发癌症超敏感的成年人亚群存在。但确有一些敏感亚群存在，如色素沉着性干皮病（XP）、毛细血管扩张性共济失调症等病人，则对辐射极为敏感。

4.3.5 辐射与其他复合因素的致癌作用

与辐射复合暴露的毒性因子包括物理因子（紫外线、电磁场、温度、超声等）、化学因子（烷化剂、烟草、金属等）和生物因子（激素、病毒、细菌等）。复合效应可能大于分别暴露于单因子所致效应之和（超相加性），也可能小于其和（亚相加性）。因此，对辐射致癌危险的评价是复杂的，具有许多不确定性。表4.4显示了在辐射致癌中具有重要意义的可与辐射相互作用的因子。

表4.4 在辐射致癌中具有重要意义的可与辐射相互作用的因子

相互作用的因子	相互作用	终点
物理因子		
外部电离辐射与内部发射体	超相加性	骨癌
紫外辐射（UV）	可能是超相加性	皮肤癌
α发射体与矿物纤维，包括石棉	超相加性	肺癌
化学因子		
亚硝基化合物，如MNU、DEN、4NQO	超相加性	
肿瘤促进因子，如TPA	超相加性	仅在实验动物中显示有效应
吸烟	超相加性	肺癌
维生素类	超相加性	
饮食/脂肪	亚相加性到超相加性	相互作用取决于所比较的水平
砷	超相加性	由化学致癌性外推而来
生物因子		
乙菧酚（DES）	超相加性	乳腺癌
睾酮	超相加性	前列腺癌

4.3.6　辐射致癌病因概率和病因判断

辐射致癌病因概率（probability of causation，PC）是指照射组某一人所患某一类癌症可以归因于其接受的电离辐射照射的可能性或似然性的估计值，它属于概率论病因的判断方法。也就是说 PC 即所患癌症起因于所受照射的可能性。根据放射生物学理论和流行病学研究，辐射可以导致任何一种癌症，它的部位和类型没有特殊性。这样 PC 就是一定剂量照射后癌症概率增加额与癌症总概率之比，用癌症相对危险增加值 R 计算：

$$PC = R/(1+R)$$

4.4　辐射的随机性效应——遗传效应

辐射遗传效应是通过辐射对生殖细胞遗传物质的损害使受照者后代发生的遗传性异常，它是一种表现在受照者后代的随机性效应。

遗传性疾病一般分为 3 类：单基因遗传病、染色体畸变病和多因素病。单基因遗传病与一对基因有关；多因素病即多基因病，涉及两对以上的基因突变；染色体畸变病包括染色体数目异常和结构异常，可引起畸形、死产和智力障碍。

人们对辐射遗传效应的研究，主要通过两种途径来进行：一种是对受到辐射照射的人群进行调查，主要是对广岛、长崎原爆幸存者所生后代的调查；另一种是用动物实验进行研究。

虽经过半个多世纪的研究，至今仍然没有在日本原爆幸存者的后代中发现辐射诱发遗传性效应的明确证据。但是，动物实验研究积累的大量资料得出了阳性结果。这些阳性结果令人相信人类的辐射遗传效应也必然是存在的，因而根据动物实验资料推导出了辐射对人类遗传效应的各种结论和估计值。

在辐射遗传危险的定量评价中有两种方法：一种是加倍剂量法或称相对突变危险度；另一种是直接法或绝对突变危险度。当前的辐射危险估计主要使用加倍剂量法。直接法只是辅助验证方法。

加倍剂量是指在一代中诱发像自发突变那样多的突变量所需的辐射剂量。假定每个基因位点，每代的平均自发突变频率为 P，辐射诱发的平均突变频率为 m，则加倍剂量 D_d 为

$$D_d = P/m$$

加倍剂量的倒数为 $1/D_d$，即每单位辐射剂量的相对突变危险。显而易见，加倍剂量越低，相对突变危险就越高。ICRP 对慢性照射遗传效应的加倍剂量一直取为 1 Gy。

直接法是指直接观察实验动物在一定剂量照射后发生某种遗传效应的频率。假定人与动物的遗传效应敏感性相似，为了获得人类遗传效应的危险估计值，需要对一些系数进行校正，包括剂量率效应、性别及所观察的遗传损害在全部遗传异常中所占比例等。因此，合理选择这些校正系数是直接法面临的主要困难。ICRP 估计职业照射诱发异常疾患的概率为 0.6×10^{-2} Sv^{-1}。

|复习思考题|

1. 什么是确定性效应？什么是随机性效应？两者有什么区别？
2. 什么是遗传效应？
3. 什么是染色体？为何染色体畸变可作为辐射生物剂量计？
4. 什么是 LD50？
5. 什么是放射病？一般放射病分为几种类型？

第 5 章
天然源照射及其防控

在人类生活的周围环境中，充满着来自天然放射性物质和其他天然源产生的电离辐射。虽然在天然放射性被发现之前，人类并不知道自己始终生活在天然辐射源的照射之中。事实上，即使到了人工辐射源广泛应用的今天，天然辐射源仍然是正常情况下人类所受辐射照射的主要来源，这正是天然照射受到极大关注的原因之一。除此以外，特别是由于近半个多世纪以来，人类生产、生活等活动所引起的天然辐射源对人类的照射有明显升高。

5.1 天然照射的来源及其水平

人类受到的天然照射，来自地球上的天然放射性物质以及天体中的其他天然辐射源，后者主要是宇宙射线。

地球上发现的天然放射性核素，有两大来源：一类是来自地球本身的原生放射性核素，它们相对于地球年龄（估计为 4.5×10^9 年）来讲仍然具有足够长的寿命，因此至今仍然在环境中大量存在；另外一类，是来自地球及大气层中某些物质受到宇宙射线照射后生成的感生放射性核素（称为宇生放射性核素）。

原生放射性核素是重元素的同位素，即分别以 ^{238}U、^{235}U 和 ^{232}Th 为首的 3 个天然衰变系列。每一个系列均包含 10 多个子体。世界上的任何物质中，实际上都或多或少包含示踪量的地球原生放射性核素，因此它们或其子体在环境中是无所不在的。虽然随着地质、地域等条件的不同，地壳中的这种原生放射性核素的含量有所不同，但只要不受干扰，它们对人类产生的天然辐射照射应该是基本恒定的。但是人类的某些生产活动（如矿的开采和冶炼）或其他活动都可以引起天然辐射环境的显著改变，而使得人类受照增加（较少情况也可能减少）。根据联合国原子辐射影响科学委员会（UNSCEAR）2000 年向联合国大会提交的报告书，世界范围各类天然照射所致成人年有效剂量的世界平均值参见表 5.1。

表 5.1 天然辐射源照射致成人年有效剂量世界平均值

辐射源	年有效剂量/mSv	
	平均	典型范围
宇宙辐射		
直接电离及光子成分	0.28	
中子成分	0.10	
宇生放射性核素	0.01	
宇宙和宇生总计	0.39	0.3~1.2[①]

续表

辐射源	年有效剂量/mSv	
	平均	典型范围
陆地辐射外照射		
室外	0.07	
室内	0.41	
总计	0.48	0.3~0.6[②]
吸入内照射		
铀钍系	0.006	
氡（^{222}Rn）	1.15	
钍射气（^{220}Rn）	0.10	
总计	1.26	0.2~10[③]
食入内照射		
^{40}K	0.17	
铀钍系	0.12	
总计	0.29	0.2~0.8[④]
共计	2.4	1~10

注：①从海平面到高海拔地区的整个范围。
②与土壤和建材中的放射性核素的组成有关。
③与氡气在室内的累积情况有关。
④与食品和饮水中放射性核素的组成有关。

除了上述 3 个天然系列核素以外，至今已经认识到的单个存在的非系列性天然放射性核素有 20 多种。它们的半衰期虽然很长，但其同位素和元素丰度很低，因此除了其中的 ^{40}K 和 ^{87}Rb 以外，绝大多数对环境放射性的贡献很小。

在由宇宙射线感生的放射性核素中，比较重要的有 ^{3}H 和 ^{14}C 等。其中，由宇宙射线感生的氚量并不小，据估计每年全球感生氚量约 1.48×10^{17} Bq，氚通过氧化或与普通氢交换而形成氚水，然后通过降雨等进入水体。^{14}C 参加生物圈循环，有较大的生物学重要性。据估计，天然 ^{14}C 的全球年产生量约 1.0×10^{15} Bq，经过长时间的转移后，其中的绝大部分会进入深海。

由上述（表 5.1）可以看出，世界范围天然照射所致平均有效剂量为 2.4 mSv/年。其中，氡、钍射气吸入内照射的待积有效剂量为 1.25 mSv/年，即约占到总剂量的 52%；由宇宙射线和陆地 γ 辐射引起的外照射剂量为 0.87 mSv/年，约占 36%；除氡以外的其他天然放射性核素的内照射剂量为 0.30 mSv/年，约占 12%。

根据潘自强院士在 2010 年发表的《中国辐射水平》中的资料，我国成人所受天然辐射年有效剂量，20 世纪 90 年代统计值略低于世界平均值，而此后的统计值要略高于世界平均值（见表 5.2）。

表 5.2　成人所受天然辐射照射年有效剂量

μSv

射线源			我国		世界
			20 世纪 90 年代初	现在	
外照射	宇宙射线	电离成分	260	260	280
		中子	57	100	100
	陆地 γ 辐射		540	540	480
内照射	氡及其短寿命子体		916	1 560	1 150
	钍射气及其短寿命子体		185	185	100
	^{40}K		170	170	170
	其他核素		170	315	120
总计			~2 300	~3 100	2 400

各方面的资料都说明，天然辐射源是人类受照的主要来源，人工辐射源相对来说所致剂量要小得多。根据 UNSCEAR 2008 年报告所发表的关于天然和人工辐射源所致年均个人有效剂量见表 5.3。与 UNSCEAR 2000 年报告相比，天然照射剂量仍为 2.4 mSv，占人类总照射的比例从 85% 下降到 80%，人工照射则从 0.41 mSv（15%）增加到 0.61 mSv（20%）。而人工照射中，最主要的仍然是医疗检查照射，从 0.4 mSv 增加到 0.6 mSv，占到人工照射的 97% 以上，而且是近年来人工照射增加最显著的来源，核能生产及与核相关的人为活动的贡献远小于 1%。

表 5.3　天然和人工辐射源所致世界成人年均个人有效剂量

辐射源	UNSCEAR 2008 年报告	
	世界范围个人年均有效剂量/mSv	剂量范围和趋势
天然照射源		

续表

辐射源	UNSCEAR 2008 年报告	
	世界范围个人年均有效剂量/mSv	剂量范围和趋势
天然照射合计	2.4	典型范围为 0.2~10 mSv，与位置环境有关，也存在相当多人口所受剂量达到 10~20 mSv
人工照射源		
医疗检查（非治疗）	0.6	典型范围为零至几十毫希沃特，不同医疗水平的平均值范围为 0.03~2.0 mSv
大气核试验	0.005	1963 年最高为 0.11 mSv，在一些试验场址仍然存在较高剂量
职业照射	0.005	典型范围为 0~20 mSv，所有工作人员平均剂量为 0.7 mSv，平均剂量和高剂量主要来自天然辐射（特别是矿山的氡）
切尔诺贝利核电站事故	0.002①	1986 年超过 30 万修复工作人员平均剂量接近 150 mSv，超过 35 万其他个人所受剂量大于 10 mSv；北半球平均值已从 1986 年最大 0.04 mSv 逐渐下降。甲状腺剂量高得多
核燃料循环（公众照射）	0.000 2②	核反应堆场址周围 1 km 关键组所受剂量最大为 0.02 mSv
人工照射合计	0.61	人工照射剂量主要取决于医疗、职业照射和邻近试验或事故场址
总计	~3.01	

注：①有效剂量测量单位。
②全球扩散核素。核燃料循环的数值代表未来公众所受最大年剂量，假设该实践持续 100 年，主要来自核燃料后处理和核电站运行排放的在全球扩散的长寿命放射性核素。

5.2 人为活动引起天然照射的升高

某些人为活动可以使天然照射降低。例如，选用天然放射性核素含量低的材料铺路，房屋建在水面上，乘火车、汽车、轮船旅行途中等，但更加普遍和值得注意的是引起天然照射增高的那些人为活动。

随着人类对自然界开发的不断扩大和深入以及人类文明的不断进步和生活方式的改变，一方面使得越来越多的人类活动可能导致或增加天然辐射的照射，另一方面由于科学知识的积累，人们开始注意到有关天然辐射源的照射问题，发现了一些在管理上未能很好解决的问题（其中有些问题还相当突出和迫切）。所有这些都提醒人们，在继续加强对人工照射源防护的同时，还必须高度关注对人类自身活动（不仅是技术活动，还包括一些生活活动，如某些温泉浴）原因所引起的天然辐射照射的增加问题。这就是近一段时期以来国际上环保与防护等领域常常出现讨论所谓"NORM"问题的原因。所谓"NORM"，最早是指天然存在的放射性物质（Naturally Occurring Radioactive Material）的简称。但"NORM"一词目前常常被引申使用，虽然有时指天然放射性物质本身，但在更多场合下则是指由于人类自身活动的原因引起天然放射性物质浓度增高或者受到的天然照射增高，以及由此引起的相关防护问题。这里，也曾有人主张改用"TENORM"（Technologically Enhanced Natural Occurring Radioactive Material，技术增强型天然放射性物质）来代替"NORM"，但到目前为止，实际上仍然只采用"NORM"一个词来统称天然放射性物质，由于人类自身活动原因引起天然放射性物质浓度增高或者受到的天然照射增高，以及由此引起的相关防护问题。

5.2.1 我国对天然辐射照射的关注情况

我国开始关注天然辐射问题是 20 世纪 70 年代末 80 年代初，先是为了评价国民剂量的大小开展了北京市环境外照射贯穿辐射剂量水平的测量与评价，后来卫生系统也进行了全国范围的居民天然剂量调查。然后是由国家环保局组织的历时近 8 年，遍及 29 个省、市、自治区的中国环境天然放射性水平调查。该项调查规模大，组织严密，不仅对天然辐射水平和天然放射性核素浓度进行了全面系统的调查，而且还特别开始注意开展了"工业活动对环境天然放射性水平的影响（包括工业三废、伴生矿、煤及燃煤活动、建材利用等）的调查"。接着全国各个不同部门也分别开展了对农业、有色金属矿、煤矿、稀土应用、建材、地下建筑等方面的天然辐射水平和氡水平的调查和评价，以及民航机组人员所受宇宙射线剂量的调查和研究。在此基础上还陆续制定了一批有关 NORM 问题的标准。表 5.4、表 5.5 分别列举了上述各种调查和研究活动所获得的部分典型数据。

表 5.4　我国矿冶中某些 NORM 水平调查列举

矿物	操作或利用	活度浓度/（Bq/kg，除非注明）
地下煤开采	煤	含 ^{238}U：典型 46（高 1 203） ^{232}Th：43 ^{226}Ra：46（高 843） ^{222}Rn：102～2 074 Bq/m^3
	煤飞灰	^{238}U：150（高 4 490） ^{232}Th：121
	煤矸石	^{238}U：250～3 000 ^{226}Ra：36～2 350（高 3 480） ^{232}Th：16～30
有色金属	冶炼	浓集物或炉渣中总 α： a. 稀土矿：大多超过 70 000 b. 钽或铌：可能超 70 000 c. 锆：一般超过 20 000 d. 钨：偶尔超过 20 000

表 5.5　我国由天然核素含量较高的煤渣砖建成的建筑内的空气吸收剂量率和氡气水平

砖内核素浓度/（Bq·kg^{-1}）			室内空气吸收剂量率/（nGy·h^{-1}）	室内氡浓度/（Bq·m^{-3}）
^{226}Ra	^{232}Th	^{40}K		
266～2 109	15～113	67～1 184	128～893	72～1 140

2006 年底至 2009 年，国家环境保护部组织开展了第一次全国污染源普查，包括稀土、铌/钽、锆石和氧化锆、锡、铅/锌矿、铜、铁、磷酸盐、煤（包括煤矸石）、铝和钒等 11 类矿产资源 14 233 家企业。调查发现，伴生放射性矿产品和原矿中稀土、铌/钽、锆石和钒矿的天然放射性核素平均活度浓度

大于1 000 Bq/kg，放射性水平偏高；稀土、铌/钽、锆石、钒矿和锡矿开采和冶炼加工企业产生的工业固体废物中的天然放射性核素平均活度浓度大于1 000 Bq/kg，放射性水平偏高。2016年底至2019年生态环境部组织开展了全国第二次污染源普查，对15类矿产资源2.97万家企业进行伴生放射性矿普查调查，筛选出464家矿产开发利用企业原矿、中间产品、尾矿（渣）或其他残留物中铀（钍）系核素含量超过1 000 Bq/kg。2017年底，全国伴生放射性固体废物累积储存量为20.30亿吨，其中放射性活度浓度超过10 000 Bq/kg的固体废物主要为稀土、铌/钽、锆石和氧化锆、铅/锌、锗/钛、铁等矿产，总量为224.95万吨。2020年各地区伴生放射性矿开发利用达到监管水平的企业数量及主要矿产类别详见表5.6。

表5.6 2020年全国达到监管水平的伴生放射性矿开发利用企业数量及矿产分布

行政区	企业数量/家	主要矿产类别
华南地区	97	锆及氧化锆、稀土、锗/钛
华东地区	86	锆及氧化锆、稀土、铌/钽、钢铁
华中地区	34	稀土、钼、锡、锆及氧化锆、铅/锌、煤
西南地区	70	稀土、铅/锌、钒、钽、锡、锗、钛
华北地区	28	钢铁、稀土、铝
西北地区	35	煤、稀土、铌/钽、金、钢铁
东北地区	13	钢铁、锗/钛
全国	363	稀土、锆及氧化锆

我国在20世纪80年代、21世纪初期（2001—2009年）分别开展过煤中放射性核素含量、典型燃煤电厂的气载排出物所致公众的集体剂量、用粉煤灰和煤矸石做建筑材料住房的γ辐射所致公众的集体剂量的评价研究。2011—2018年在中国工程院项目的支持下开展了煤电、水电、风电和太阳能光伏发电等发电能源链的全生命周期的放射性影响评价，较全面系统地测量了全国电煤中放射性核素的含量（表5.7），第一次较全面地测量了电煤中^{210}Pb和^{210}Po的含量；在国内第一次实测钢铁厂和水泥厂烟囱排放的放射性核素的含量并纳入能源链间接排放辐射影响评价。2013年煤电链放射性物质排放所致公众的归一化集体剂量为2.66人·Sv/（GW·年）（不包括煤渣利用），其中燃煤电厂占82.7%，煤矿开采占9.4%，材料和能源消耗占7.9%。基于对钢铁、水泥生产和能源消耗的数据，估算水电链所致公众归一化集体剂量为2.22×10^{-2}人·Sv/（GW·年），风电链为1.72×10^{-1}人·Sv/（GW·年），太阳能光伏发电为$2.24\times10^{-1}\sim2.71\times10^{-1}$人·Sv/（GW·年）。

表 5.7　全国电煤中放射性核素的含量

放射性核素	范围/(Bq·kg^{-1})	加权均值/(Bq·kg^{-1})	
		按样品数加权	按年产量加权
^{238}U	2.1~525.8	45.2	31.2
^{226}Ra	1.4~699.0	33.8	26.9
^{232}Th	0.8~205.3	35.0	28.8
^{40}K	0.9~817.4	114.9	68.2
^{210}Po	2.5~86.4	24.5	22.2
^{210}Pb	<1.7~182.5	32.0	26.3

人为活动引起的天然辐射职业照射涉及多个行业。首先是矿物的开采和加工过程，如煤矿、有色金属矿、稀土提取工业，其次是航空业、地下洞穴旅游业等。《中国辐射水平》（2010年版）总结我国煤矿井下氡平衡当量浓度平均值为 0.4~0.9 Bq/m³，典型值取 0.5 Bq/m³，推算煤矿矿工归一化集体有效剂量约 0.081 人·Sv/万 t，石煤矿贡献最大，小型煤矿次之（表 5.8）；有色金属矿氡浓度典型值为 1×10³ Bq/m³，井下矿工的年有效剂量初步估计值约 18.54 mSv（表 5.9）。我国稀土提取工业工作人员所受照射为 1.4~3.9 mSv/年（表 5.10），我国民航客机航空机组人员 2006 年的年平均有效剂量为 2.42 mSv/年（表 5.11）。

表 5.8　中国煤矿地下工作人员所受剂量的评价数据

类型	井下工作人数/(千人)	个人年平均剂量/(mSv·年$^{-1}$)	集体剂量/(人·Sv)	归一化集体剂量/[人·Sv·万 t^{-1}]
大型煤矿	1 000	0.28	280	0.003 2
中型煤矿	1 000	0.55	550	0.019
小型煤矿	4 000	3.3	1.32×10⁴	0.21
石煤矿	50	10.9	545	0.84
合计	6 000①	总平均：约2.4②	约1.46×10⁴③	总平均：约0.081④

注：①小型煤矿中包括了石煤矿矿工人数，合计中不再统计石煤矿矿工人数，资料来源：Liu Fu-dong, et. al, 2007。
②由总的集体剂量除以井下矿工总人数而得到总平均，资料来源：陈凌，等. 2008；UNSCEAR 2008。
③资料来源：陈凌，等. 2008。
④由总的集体剂量除以煤炭总产量而得到，资料来源：陈凌，等. 2008。

表 5.9　有色金属矿工作人员年有效剂量

矿山性质	平均平衡当量氡浓度/ $(Bq \cdot m^{-3})$	内照射剂量/ $(mSv \cdot 年^{-1})$	外照射/ $(mSv \cdot 年^{-1})$	有效剂量/ $(mSv \cdot 年^{-1})$
有色金属矿	1 000	18.08	0.46	18.54

表 5.10　稀土提取工业工作人员年有效剂量

稀土矿名称	内照射有效剂量/$(mSv \cdot 年^{-1})$		有效剂量/$(mSv \cdot 年^{-1})$
	^{222}Rn	^{220}Rn	
内蒙古稀土矿[①]	0.62	0.31	1.41
四川省稀土矿[②]			3.0
广东省稀土矿[②]			3.9

注：①数据来源：尚兵，等. 2007。
　　②数据来源：帅震清，等. 2001。

表 5.11　我国航空机组人员天然辐射职业照射水平

地区	年份	机组人员			平均有效剂量/ $(mSv \cdot 年^{-1})$	集体剂量/ $(人 \cdot Sv)$
		总人数	飞行员	乘务		
中国	2006	32 100	12 840	19 260	2.42	77.7

综上所述，天然辐射的照射问题已引起我国各个方面的注意，并已经开展了不少工作。但是总的来讲，调查和研究的广度和深度还不够。调查目的还主要侧重于对天然本底辐射水平的调查及其产生的剂量水平的估计，对于某些人类活动有时可能引起天然照射增加到必须认真关注的程度这一点，总的来讲认识还不够。对于国外已经引起注意的不少部门（如天然油、气等）尚未开展必要的调查，在管理上还有不少问题有待研究和改进。

5.2.2　国际上对 NORM 问题的关注情况

现在已经清楚，可能导致产生 NORM 问题的人类活动很多，如铀矿石和矿砂的开采、冶炼和加工，肥料生产及使用，磷酸盐类生产，化石燃料开采与利用，金属精炼，油、气开采、提炼和加工，其他矿物的地下和露天开采，某些高铀或高钍含量的产品的生产与使用（如汽灯罩、某些烧制品），建材生产和使用，废弃物（尾矿石、飞灰、石膏等）的利用等。当然还有航空、航天以及某些温泉澡或地下设施中的活动等。表 5.12 是欧洲共同体有关标准中对这方面问题的举例，值得我们参考。

表 5.12 天然源照射水平可能被升高的某些工业活动举例

作业活动/工业/产品	放射性核素典型的活度浓度	职业照射超过 1 mSv/年 主要途径/特殊问题	公众照射超过 1 mSv/年 主要途径/特殊点
磷酸盐工业（肥料生产）磷酸（洁净剂和食品）	进料：1.5 kBqU/kg 副产品石膏：1 kBq ^{226}Ra/kg，但厂内可能出现浓度高达 100 kBq ^{226}Ra/kg 的沉积	可能的/γ 辐照和生产厂内微尘吸入/累积富镭的结垢（~100 kBq/kg）	可能的/液态排放物，副产品石膏的再利用，假若涉及热处理过程，则还有大气排放（^{210}Pb 和 ^{210}Po）
硫酸生产	FeS 矿石：炉渣含量大于 1 kBq/kg	吸入和外照	
煤矿脱水	泥浆可能含 5~100 kBq/kg	可能的/γ 外照和维修时内照	处置时需小心
煤和飞灰	飞灰：典型：0.2 kBq/kg（U，Th）。在某些特殊情况下达到 10 kBq/kg	不太可能	可能的/飞灰作为建筑材料再利用
金属生产：冶炼厂	锡矿石：U，Th ≤ 1 kBq/kg，铅/铋熔炼（铋可能含 100 kBq/kg 的 ^{210}Bi/^{210}Po）。钛铁矿、金红石（钛）、铝土矿、红泥（铝）：U，Th < 1 kBq/kg，焦绿石或钶铁矿（对铁-铌）：50 kBq/kg 的 Th，在炉渣和炉灰中可以浓集	可能的/γ 外照射和生产时的微尘吸入/尘埃结垢：（~100 kBq/kg）	可能的/大气排放（特别是诸如 ^{210}Pb 和 ^{210}Po 易挥发物），废物再利用
镁/钍合金	在最后的合金中 Th 可达 4%。在主合金，典型含 Th 20%	可能的/尘烟	可能的/处置可能需要注意
稀土：独居石矿砂的处理等	矿石提炼铈、镧，U 含量可达到 10 kBq/kg，Th 含量可达 1 000 kBq/kg。在废物流和微尘中的浓度可以非常高	可能的/γ 外照吸入	可能的/废物再利用
铸造砂	锆砂（1~5 kBq/kg），独居石砂（可达 1000 kBq/kg）	可能的/微尘吸入，Po、Pb 可能浓集	
耐火材料、研磨剂和陶瓷	锆矿石：U，5 kBq/kg；Th，1 kBq/kg	γ 外照以及厂房中微尘吸入	可能的/废物再利用

续表

作业活动/ 工业/产品	放射性核素典型的 活度浓度	职业照射超过 1 mSv/年 主要途径/特殊问题	公众照射超过 1 mSv/年 主要途径/特殊点
油、气工业	结垢中的 Ra（1~100 kBq/kg，更高 4 000 kBq/kg），还可能有 Th 及其子体（达到 50%）	可能的/γ 外照/富镭结垢；在事故性扩散或维修中还有吸入	很可能/假若对结垢的处置安排不当的话
TiO_2 涂料工业	进料：钛铁矿、金红石矿石，1 kBq/kg 的 U 和 Th。废物流中可达到 5 kBq/kg	可能的/γ 外照和生产厂房的微尘吸入	可能的/废物再利用
钍焊条和汽灯罩	钍焊条：可达 500 kBq/kg 的 Th。 汽灯罩：氧化钍含量达 95%	可能的/焊烟吸入，γ 外照（储存）/焊条研磨时吸入	可能的/研磨废料和汽灯罩的处置可能需要注意
瓷假牙	U 含量可达 0.03%	修型和成型工作吸入	
光学工业和玻璃器皿	在某些抛光粉中含稀土成分 Th、U。某些玻璃器皿中的 U 或 Th 含量可到 10%。用作目镜或观察窗的眼科用玻璃为了调色，加入 U 或 Th。某些光学透镜含 Th 达 30%。某些透镜加包层材料	可能的/抛光、修型、成型工作可引起吸入剂量	可能的/γ 外照和对眼的 α 辐射，假若光学仪器、目镜或观察窗中加入 U 或 Th，则对眼晶体的 15 mSv/年剂量限值有可能被超过
天然石料	某些花岗岩 U 或 T 可达 1 kBq/kg。黑页岩（矾页岩，其他页岩），U 含量甚至可达到 5 kBq/kg	可能的/γ 外照	可能的/用作建材时（γ 和氡）
燃料泥炭灰	通常 U 活度为 100 Bq/kg，但个别情况下已观察到 U 含量达百分之几		

　　国外关于 NORM 引起安全问题的报道也很多。如有报道称，某油田拆除下来的生产设备内部的剂量率，可高达 300 μSv/h，设备外部也高达 100 μSv/h，也就是说，假若有人一年内在其附近工作 200 h，年剂量就达到 20 mSv。对于空气中氡、钍射气浓度，上述报道称，在 ^{226}Ra 浓度为 20~70 Bq/g，^{228}Ra 浓度为 10~30 Bq/g 的疏松干结垢物上的空气中，氡、钍射气浓度达到 400 Bq/m³。

　　对于天然气工业，主要问题是气体中的 ^{210}Pb 和 ^{210}Po。英国曾测得产气设施中的分离器泥浆中的 ^{226}Ra 浓度为 870 Bq/kg，^{228}Ac 浓度为 530 Bq/kg，^{210}Po 浓度为 23.6 kBq/kg。此时某些生产步骤的氡浓度可达 940 Bq/m³。

另一个值得注意的部门是磷酸盐肥料工业。由于它是用硫酸溶解磷酸盐矿石生成磷酸，这一步会使得矿石中的铀及其子体溶入酸中，而在接下来的步骤中镭被不断富集。如有媒体报道，某工厂的结垢中，^{226}Ra 浓度达到 8.5 kBq/g，全厂总累积 10 GBq 的 ^{226}Ra，最大面活度浓度达到 170 kBq/cm²，外照射剂量率达到 260 μSv/h。此时，若一年内在厂内工作 200 h，就会受到 52 mSv 的剂量。假若这类明显污染的设备未经辨认，不加以控制，随便送去修理、转卖、再利用等，必定会产生安全和社会问题。最近有报道，甚至在很难意料的造纸工业中也发生了"NORM"问题。报道称，在某造纸厂拆下来的部分管道内表面的结垢物的 ^{226}Ra 和 ^{230}Th 浓度达到 1.5×10^4 Bq/kg 和 4×10^3 Bq/kg，在泵体和管道外表的剂量率达到 40~100 μR/h，也就是说每年在其附近工作 200 h，那么将受到 8~20 mSv 的照射。经事后分析，这是由于每天大量用水并加酸处理纸浆引起镭和钙共沉淀造成的。

综上所述，由于人类活动（特别是一些矿物的开采、利用）所引起的天然照射的增加是值得认真加以关注的。

5.3 对天然照射的控制和防护

直到大约 100 年前，在人类首次发现放射现象和放射性核素之前的漫长岁月里，人类虽然始终生活在到处充满天然辐射的环境里，与这种天然辐射朝夕相处，但丝毫没有注意到它们的存在。即使在知道需要对辐射进行必要防护的早期阶段，也只是简单地规定把来自天然本底的照射排除在辐射防护标准限值之外，并没有专门制定相关的法规标准。

近几十年来，针对人类活动引起天然照射升高的问题进一步得到普遍关注，但至今仍然还没有在国际上形成统一的管理标准，法规体系还在进一步完善之中。

5.3.1 天然照射控制的原则

对天然照射进行控制需要考虑以下 3 个原则：
1) 照射的可控性
虽然天然照射在某种程度上都是可以控制的，但进行控制所需措施的复杂性、代价以及对正常生活的干扰程度不同，可控的程度差异很大。因此在任何剂量限制体系中，可控性考虑必定是一个主要因素。

例如，人体内始终存在的 ^{40}K 的照射，很难想象可以采用合理的办法对人体进行去钾处理，即使今天把 ^{40}K 部分去除了，明天会通过食物又进入体内，而且钾元素是人体正常生理代谢所必需的物质，必须保持在正常的含量范围内。另外，又如地平面上的宇宙射线照射，也不可想象要求人们生活在某种可以防止宇宙射线照射的"屏蔽衣"内，实际上也找不到这样的"屏蔽衣"。因此与体内 ^{40}K 一样它们都属于不可控的天然照射。对于它们的合理解决办法是把它们"排除"在监管范围之外。

但不可否认，天然照射中的大部分还是可以控制的，如对于矿物的开采利用、室内氡气等。所谓对天然照射的控制和防护，也就是针对这一部分天然照射而言的。

2) 分清"现有照射"和"将来照射"两种情况

这是与上面"可控性原则"相关的一个原则。

ICRP 早在 1983 年发表的《限制公众遭受天然辐射源照射的原则》的报告中就基于"天然照射的可控制程度差异很大"这一观点，明确指出："需要采取任何补救行动的现有照射情况与处于决策和计划阶段的可以限制和控制的将来照射的情况，是完全不同的。"

实际上，也就是要分清"干预"和"实践"两个体系两种处理方法的问题。

3) 考虑公众的双重心理标准

除了以上两个方面以外，公众在对待人工与天然照射上可能存在的双重心理标准也是必须考虑的。虽然从生物效应来看，辐射的生物效应只与辐射的特性和受照程度有关，而与辐射是人工产生还是天然存在无关。但从公众的心理习惯来看，容易对天然辐射"习以为常"不觉得可怕，而对人工产生的辐射却容易担心害怕。例如，人们可能对来自核能利用产生的只占人类平均总照射的千分之几以下，即微希沃特量级的照射十分害怕；但对迁居到不同高度地区所带来的天然本底照射水平之间可能相差毫希沃特量级的照射却熟视无睹。因此，公众往往要求对人工照射比天然照射采取更高标准的防护。对待照射情况的社会态度的不同，必然导致控制方式，以及与控制范围紧密相关的"可忽略"概念的不同。另外某些问题会受到部分公众的关注，但却不受到其他利益相关者的关注。这些社会态度的差异就会对天然照射的控制带来困难和挑战，要求在相关决策中加以考虑。

5.3.2 法规和标准情况

对天然照射以及人为活动引起天然照射升高问题，在国际上已经受到越来越广泛的关注，但是由于问题的复杂性，国际上至今尚未形成统一的管理和法规要求，很多方面还有待完善。

氡是人类所受天然照射的最大来源，但人类生存的环境中氡无处不在，对氡的控制具有特别的重要性和特殊性。ICRP 的 104 号建议书《放射防护控制措施的范围》指出："建议采用源相关的放射防护原则来控制氡照射……，虽然每 Sv 的标称危险度已发生了微小变化，出于政策连续性和实际可行性的考虑，委员会仍然保持 10 mSv 的个人剂量参考水平这一上限，以及 65 号建议书中给出的活度浓度不变。"

我国颁布的电离辐射防护与辐射源安全基本标准（GB 18871—2002）的 3.1.3.2 条明确规定："通常情况下应将天然源照射视为一种持续照射，若需要应遵循本标准对干预的要求。但……如查未被排除或有关实践或源未被豁免，则应遵循本标准对实践的要求"。该标准明确规定了关于室内氡浓度的行动水平，见表 5.13。

表 5.13 室内氡的行动水平

（单位：$Bq\ ^{222}Rn/m^3$）

住宅	工作场所
200（待建住宅）	500（超过此水平宜考虑补救）
400（已建住宅）	1 000（超过此水平应采取补救）

另外，我国还颁布了有关建材、地热水应用、磷酸盐肥料、有色矿物、汽灯纱罩生产等方面对天然照射防护方面的标准。2013 年环境保护部发布了《矿产资源开发利用辐射环境监督管理名录（第一批）》，2020 年生态环境部发布了《矿产资源开发利用辐射环境监督管理名录》，规定已纳入名录且原矿、中间产品、尾矿、尾矿渣或其他残留物中铀（钍）系单个核素活度浓度超过 1 Bq/g 的建设项目应编制环境影响评价专篇。

在国际上，IAEA 2004 年在安全导则（RS-G-1.7）中推荐了可免于放射防护监管的物料中放射性核素活度浓度，其中对天然放射性核素的可免管活度浓度为 ^{238}U 和 ^{232}Th 天然衰变系列中任何一个核素的活度浓度为 1 Bq/g。美国在 1993 年发表了适用于各种矿物提炼工业中的辐射防护建议。欧洲共同体资助进行了一项涉及 NORM 问题的工作场所分类研究工作。它的基本思路是：把

电离辐射防护与安全

工作场所按可能产生的个人有效剂量或皮肤当量剂量分成几类,再根据采用的照射情景推导出不同工业活动和不同物料中的活度参考水平或筛选水平。剂量(个人有效剂量)分为 4 级:小于 1 mSv/年免管;1~6 mSv/年进行较低水平的管理;6~20 mSv/年进行较高水平的管理;大于 20 mSv/年的工作,要求停止工作。具体分级见图 5.1。

正常情况			不太可能情况	
皮肤当量剂量	有效剂量		有效剂量	皮肤当量剂量
		免 管	1 mSv/a	50 mSv/a
50 mSv/a	1 mSv/a	基于正常假定,免管	6 mSv/a	500 mSv/a
50 mSv/a	6 mSv/a	较低水平的管理	20 mSv/a	500 mSv/a
50 mSv/a	20 mSv/a	较高水平的管理	50 mSv/a	500 mSv/a
		禁止工作		

图 5.1 欧洲共同体对不同工业活动和不同物料管理的依据剂量的分级示意图

ICRP 在 104 号建议书《放射防护控制措施的范围》中明确表示:"委员会有关防护 NORM 照射的导则尚未完整制定出来,不足为奇的是,有关这方面的现行国家和国际标准是紊乱和不统一的。现行的国际标准,把'最原始的物料中未更动过的放射性核素浓度'所产生的照射看作被排除照射情况的一个实例。把'未更动过的浓度'作为参考点就可以构成对实际情况的指导,即某些含有低浓度天然放射性核素的原始放射性物料的加工,可以产生含有高得多放射性核素水平的放射性副产物、放射性废物,或者放射性残留物,因此需要对它们加以监管控制"。又说:"实际上需要有一种国际共识,即由 NORM 产生的照射是否应当纳入或者还是排除于监管范围之外,或者是否应当按某种监管豁免的形式来处理它们。虽然一种处理 NORM 工业放射防护监管的可能方法,是根据控制被认为是不可行因而是不正当的原理把某种水平的 NORM 排除在监管之外,但是考虑到控制措施的可获得性是在增长的,因此这种方法多半也是难以持久的。另外一种方法是,考虑到在很多情况下防护已经被优化,因此监管要求的应用是不恰当的。跟随这种方法,某些豁免于监管要求的定量规定可能是有用的。这类豁免条件的确定或许需要基于不加控制是最优化的放射防护控制方案,而不是基于可忽略的附加个人剂量的概念。可以在考虑主导情况和对人员可能危险的基础上采用分级的管理办法。例如,若辐射水平是低的,照射源是固有安全的,那么由运行者或所有者向监管部门就工业运行情况作详细的备案就足够了。已经认识到，对大批量 NORM 物料操作采用分级确定豁免规定的方法将会通过把防护资源分配到更加需要的地方这种方式来促进对工作人员和公众健康的防护。"

但它又明确指出："……不应该导致一种看法，即 ICRP 的意图是介入立法和监管事务。要由监管者来决定最佳的方法去实施建议，是由他们而不是由 ICRP 来确定管控的界限，同时考虑国际指导"。由此可见，有关天然辐射与 NORM 的监管和法规目前在国际上也是"紊乱和不统一的"，而且即使有了国际建议，也必须由本国监管部门来"确定管控的界限"。因此，健全和完善我国有关监管与法规的任务是刻不容缓的。

| 复习思考题 |

1. 天然辐射源的来源有哪些？天然辐射源对人类所产生的本底照射有多大？

2. 人为活动引起天然照射升高的情况可能有哪些？你认为哪些是你实际生活中可以遇到的？

3. 控制天然照射要考虑哪些原则？我国国家标准对住房内氡气的控制浓度要求是什么？

第6章
国际辐射防护体系与我国辐射防护法规标准

6.1 辐射防护的发展简史与防护体系的形成

19 世纪末,随着天然辐射和天然放射性核素的发现,电离辐射很快在医学等领域得到应用,随即也就开始出现了人类早期的辐射防护问题,也就开始了辐射防护的历史。

从辐射防护本身的发展来看,防护体系的形成也经历了一个历史演变过程。最早 1928 年,国际放射防护委员会(ICRP)成立后发布了第一个总建议书,当时只是要求对在医用源上的工作时间加以限制,旨在避免职业人员发生"有阈效应"。所提的限制,现在估计相当于每年个人剂量约为 1 000 mSv。1934 年的建议仍然以"安全阈值"的概念为基础,剂量限值约为现在年职业剂量限值的 10 倍。1951 年继续采用"耐受剂量"的概念。但是到 1954 年以后,由于发生在美国的放射学家超额恶性疾病,以及日本原子弹幸存者最初超额白血病数据显示的流行病实例,降低了对"阈值概念"的支持。

核能的军事和工业应用的发展,包括大气核试验和原子弹爆炸的后期影响,更引起全世界对辐射环境的关注。20 世纪 50 年代初,提出了保护公众的建议。在 ICRP 1956 年建议书中制定了周和累积剂量限值,相应地对工作人员的年剂量限值设为 50 mSv,对公众设为 5 mSv。特别重要的是认识到了随机性效应的可能性和无阈性。随即在 ICRP 1959 年第 1 号出版物中建议"应做各种可能的努力减小所有类型的电离辐射照射到最低可能的水平"。这就是最早形成的防护最优化概念。

到 1977 年的第 26 号出版物,第一次定量提出了辐射随机性效应危害,提出了剂量限制体系及其三项基本原则(即实践的正当性和防护最优化以及个人剂量限制)。到 1990 年的第 60 号出版物建议书有了较大的修改,这一方面是由于辐照危害的估计提高了,另一方面是因为对基本体系作了扩展,从剂量限制体系扩展到辐射防护体系。保留了正当性、最优化和个人剂量限制三项基本原则,同时考虑到各种照射情况的差别引入了"实践"和"干预"的区分(可以说是两个子体系)。此外,更加强调了通过具有约束的防护最优化来限制由于固有的经济和社会判断所可能带来的不平等。但上述所谓"辐照危害的估计提高了",实际上是指发现了原先根据对广岛、长崎原子弹幸存者寿命研究而给出的随机效应危害水平数值估计有误,是被低估了,因此必须对年剂量限值作出相应的降低校正。使得 1956 年以来一直采用的年剂量限值 50 mSv，在第 60 号出版物中降低为平均每年 20 mSv，对公众成员的年剂量限值从 5 mSv 减小到平均每年 1 mSv，特殊情况下可以在 5 年内平均。辐射防护标准随着时代背景的大致演变情况可见表 6.1。

表 6.1 辐射防护标准的历史演变

时代背景	防护标准
1895 年，伦琴发现 X 射线 1896 年，贝克发现放射性，居里夫妇分离出镭，X 射线在医学中得到应用（被称为"子弹、骨和肾结石"时代），辐射损伤很快出现（如红斑）。	1915 德国、英国放射协会发布对医生的 X 光使用导则： ①要在合格的有 X 光经验的医师指导下进行； ②X 管应当封闭、足够屏蔽，不能用手检验 X 射线硬度
镭在医学上广泛使用，1913 年发明阴极 X 射线管，使 X 射线束流和能量大大提高，并在第一次世界大战中应用，不少人相信居里夫人的白血病与她战时大量培训战地医务人员使用 X 光机有关	1921 年英国成立 X 射线和镭防护委员会，并提出更详细的建议，如： ①每天工作时间不大于 7 h； ②足够通风，防止臭氧和氮氧化物； ③暗室墙壁和天花板刷上欢快的色彩，而不是暗室
1928 年第二次国际放射学大会（后称国际放射防护委员会）接受 ICRU 关于"伦琴 R"的定义：1 伦琴→X 射线或 γ 射线在 0.001 293 g 空气中产生一个静电单位电荷的照射量	1934 年 ICRP 提出限值： 0.2 R/年（~ 1.7 mGy/天）
1932 年，著名业余高尔夫冠军由于过度服用一种专利药物而死亡（每半瓶中含 1 μCi ^{226}Ra 和 1 μCi ^{228}Ra，相当一段时间内每天服用 4 瓶）。20 世纪中期美国很多镭生产夜光表女工患口腔癌，在有不同程度损伤的女工尸体中发现有 1.2~23 μg 镭	1941 年：美国 X 射线和镭顾问委员会（NCRP）提出： 0.1 μg 镭体负荷限值
1949 年和 1954 年，第二次世界大战期间，不少西方国家对放射生物学和放射物理展开了广泛研究，获得了一批关于剂量、剂量率效应、深度剂量、相对生物效应（RBE）值、核素代谢和剂量学（包括参考人概念）的资料	1949 年和 1954 年，ICRP 提出新的周限值： • 300 mR/周，造血器官、性腺、眼晶体； • 600 mR/周，皮肤，对其他组织考虑深度剂量； • 1 500 mR/周，四肢，其 1/10 限值用于少数公众成员

续表

时代背景	防护标准
1954 年美国在马歇尔群岛核试验，风向改变使 "Lucky Dragon" 渔船遭到严重污染。柯达胶片公司也发现了胶片灰雾问题。所有这些引起世界范围对核试验沉降问题的关注。科学家开展了低剂量下照射危险的研究。出于对控制公众剂量和遗传效应的关注提出了"遗传学上有重要意义的剂量"（genetically significant dose, GSD）的概念	1957 年 ICRP 引入新的年龄相关限值：（生殖腺和造血系统最大容许总剂量） • 5×（年龄-18）rem/年和 3 rem/13 周对头、躯干、造血器官、眼晶体、性腺； • 10×（年龄-18）rem/年和 6 rem/13 周皮肤。75 rem/a 和 25 rem/13 周对四肢； • 15 rem/年对单个器官内照射； • 5 rem/30 年对公众（天然和医疗照射除外） 以遗传危险度为基础（随机性）
20 世纪 60 年代核辐射在各个领域广泛应用，20 世纪 70 年代核武器生产使工作人员受到长寿命核素的照射；核武试验，核能、工业、研究，医学应用增加工作人员和公众照射。 日本广岛、长崎原子弹幸存者资料的研究。ICRP 采用致死性癌症标称危险度为 1×10^{-2} Sv^{-1}，与其他安全工业事故死亡危险度比较，选择 50 mSv/年年限值，因为在此年限值下，工作人员实际平均受照不超过 10 mSv/年	1977 年 ICRP 第 26 号建议书 • 50 mSv/年全身； • $\sum_T W_T \cdot H_T < 50$ mSv/年； • 内、外照射相加； • 眼晶体确定性限值 0.15 Sv/年； • 0.5 Sv/年对所有其他器官； • 年摄入量限值（基于 50 年待积剂量不超过年剂量限）； • 公众成员 5 mSv/年（1985 年改为 1 mSv/年） 同时明确指出："原定 30 年内 5 rem 遗传剂量极限，很少可能会允许群体平均剂量当量达到这个极限的一小份额以上。……20 年来获得的知识表明，遗传剂量固然重要，但似乎并不具有压倒一切的重要性，它应同所有其他效应的总和相结合"，同时也有了"集体剂量当量"的提法
根据日、美联合组成的原子弹灾害委员会和 UNSCEAR 对危险度的评价新成果，原来的危险度系数被低估了，要加以改正。 • 长期的职业照射管理积累了经验，致死性癌症危险系数改变如下： 对公众：$1.25\times10^{-2}Sv^{-1}$ 变到 $5\times10^{-2}Sv^{-1}$ 对工作人员：$1.25\times10^{-2}Sv^{-1}$ 变到 $4\times10^{-2}Sv^{-1}$ 因此总危险系数对公众和工作人员分别变为：$7.3\times10^{-2}Sv^{-1}$ 和 $5.6\times10^{-2}Sv^{-1}$ 20 世纪 80 年代后，冷战结束，大批设施退役，由于土壤清污成本巨大，对于低照射下的线性无阈模式引起很大争议	1990 年，ICRP 第 60 号报告 • 0.1 Sv/5 年 • 50 mSv/年 • 对工作人员：平均 20 mSv/年 • 对公众：5 mSv/5 年 平均 1 mSv/年 明确提出了： • 有效剂量——效应总和 • 待积剂量——内照射 • 集体剂量：$S = \int E \times dN/dE$ ——群体受照后果 明确提出了以三项基本原则为基础的防护体系概念

综上所述，经历了 60 多年的发展，以 ICRP 第 60 号出版物为代表，形成了辐射防护体系。该辐射防护体系获得国际上的高度认同，构成了联合国和国际原子能机构以及成员国制定辐射防护与安全标准的共同基础。

2007 年年底 ICRP 发表了 103 号出版物，取代第 60 号出版物。但这次取代不是体系性改变，是"连续性多于变化"，它保留了原有出版物中有效和清楚的部分，部分有些更新，也添加了某些内容和改进了某些表述，但重要的是总的危险度仍然保持每希沃特 5% 不变。因此在电离辐射健康效应方面，没有对"体系作出任何基本性改变"。

6.2 防护体系的建立基础——"科学""实践""伦理价值观"三块基石

关于防护体系的建立基础，ICRP 103 号出版物明确指出，建议书是以"科学知识和专家判断为基础。科学数据是必要的前提，如有关归因于辐射照射的健康危害资料，但也必须考虑防护的社会和经济方面。一切防护要求必须对不同危害的相对重要性以及危害和利益的平衡作出价值判断"。

近年来，ICRP 开始采用图 6.1 所示图形作为其网站标志。它形象地表明了，辐射防护体系是在"科学（Science）"、"实践（Experience）"与"伦理价值观（Values）"三方面基石上建立和发展起来的。

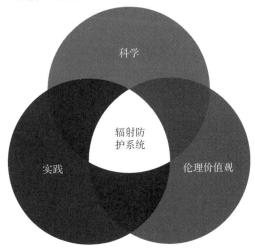

图 6.1　ICRP 网站的标志

对于多数读者，通过上面6.1节和表6.1中关于辐射防护要求和标准如何随着"科学"与"实践"而不断演变的历史概述，已能十分清楚地看出"科学"与"实践"是防护体系建立与发展基石的根本属性，但对"伦理价值观"与防护体系的联系，可能关注和思考较少。2018年ICRP发表了其138号出版物《放射防护体系的伦理基础》，全面论述了早期和今天的伦理观在防护体系中的体现及与防护体系基本原则之间的联系，有趣的是它在其附录中还专门介绍了"中国的孔子理论及亚洲视角"。

为了推动我们对"伦理价值观与防护体系的联系"的理解，不妨对下列几个问题作进一步思考：

（1）为什么已经有了剂量限值还要强调再确定剂量约束值？ICRP的回答是：为了防止（以集体剂量为主要指标的）最优化可能带来不同社会个体之间的"不公平"。（公平就是一种核心价值观！）

（2）为什么近年来要把"利益相关方参与（Stakeholder Involvement）"作为最优化分析中重要决策原则之一？（不同部门之间意见和利益的协调和平衡，实际上就是要实现"公正、公平"）

（3）为什么在应急突发事件决策中，要强调在依靠技术上的"危险"分析以外，还要特别关注公众心理状态和他们"感觉中的危险"？（可见社会、心理因素是会直接影响防护要求的）

（4）最优化分析中，经济代价是重要因素之一，有时还要引入公众的社会态度等因素，这些都不是技术因素，而是包含着强烈的伦理价值观。

当然，要深入探讨"伦理价值观"的影响问题已经超出本书的范围，但多加关注和思考对于加深对辐射防护原则的理解是大有益处的。

6.2.1 "科学"基石是前提

前面已提及，体系的建立是以"科学知识和专家判断为基础。科学数据是必要的前提，如有关归因于辐射照射的健康危害资料"。

"科学"基石主要包含以下3个方面：研究工作基础；辐射的生物效应基础；天然本底照射的参考因素。

其中，"研究工作基础"又可包括以下4方面：（（1）（2）（3）既是研究工作基础，也是辐射的生物效应基础）。

（1）分子和细胞水平的研究：探究辐射损伤的分子机理。

（2）实验动物研究：大量的实验动物研究观测辐射的量效关系。

（3）流行病学研究：辐射流行病学调查分析辐射的随机性效应的发生概率。

(4) 标准表格化的内、外照射剂量转换系数。

基于人体的解剖学、生理学、生物动力学和剂量学模式，以及一系列相关参数，推导得出了对工作人员、患者和公众的不同放射性核素单位摄入量的待积内照射剂量，以及单位空气比释动能或注量的外照射剂量表格化的标准数据。这类计算涉及面广，技术难度大，又直接与防护监管相关，个人无法进行，因此都由 ICRP 的专业任务组规范和统一地进行计算，并由国际机构审核后供大家使用，这就为辐射防护体系中剂量评价的普遍实际应用提供了强有力的技术支撑。

6.2.2 "辐射的生物效应"是"科学"基石的重要组成部分

辐射的生物效应，是直接影响辐射防护学科核心内容的重要科学基础，是制定防护标准的基础。

研究表明，辐射的生物效应有两类：一类称为确定效应（以前译为确定性效应），另一类称为随机效应（以前译为随机性效应）。前者是有剂量阈值的，只有剂量超过某个阈值时效应才会发生，其效应在临床上可以被觉察，且其严重程度与剂量有关。后者无剂量阈值存在，其效应在临床上难以觉察，其发生概率与剂量有关。上述两种生物效应可以作为判断防护行为的基础。

首先，在可能超过有关器官确定效应剂量阈值时，几乎在任何情况下均应采取防护行动。确定效应阈值的当前估计中，特别是在包括持续照射的情况下，考虑估计的不确定性是谨慎的。基于这一考虑，对年剂量高到 100 mSv 时采取防护行动几乎始终是正当的。

其次，在低于 100 mSv 的辐射剂量时，假定随机效应发生率的增加存在一个小的概率，并且在本底剂量之上与辐射剂量的增加成正比，即所谓线性无阈（LNT）这种管理辐射照射危害是最实际的、符合谨慎原则的模式。LNT 模式的主要含义是，不管照射水平大小，必须假设存在与此相应的某种危害，虽然其概率常常是小的。防护体系就是在与所采取的防护水平相应的危害水平是可以接受的基础上确定防护标准的。

6.2.3 "天然本底照射"是"科学"基石的重要参考因数

在人类赖以生存的环境中，无时无处不存在着天然辐射的照射，它们成为人类受照的一种"本底"照射。世界范围内天然照射的分类水平见表 6.2。我国天然照射水平大体上与世界水平相同。

表 6.2　世界范围内天然照射的分类水平

mSv/年

来源	平均	典型高值
宇宙线	0.39	2.0
陆地 γ 射线	0.46	4.3
内照射（氡除外）	0.23	0.6
氡及其子体	1.3	10
总计	2.38	

目前的防护体系是以线性无阈假定为基础的，在确定限值和约束值时必须考虑社会和经济因素，通过与天然本底照射相比较，也是一种可参考的因素。

6.3　防护体系的基本目的

国际放射防护委员会建立了一个规范的防护体系，其目的是促进形成一个可行的和有条理的防护方法。

防护体系的基本目的是要在不对可能与照射相关的有益于人类的活动带来过分限制前提下，为防止辐射对人类和环境产生有害效应提出一个适当的防护水平。

防护体系的具体目的是要对电离辐射进行管理和控制，以防止确定效应，并使随机效应的危害降低到可合理达到的程度。在保护非人类物种方面，是要阻止或减小有害辐射效应的频度到这样的水平，使得对生物多样性的保持、物种保护、自然栖息地的健康和状态的影响可以忽略不计。

6.4　防护体系的基本组成

防护体系的基本组成可以包括以下几个方面：

（1）对可能受照情况的描述。在 ICRP 第 60 号出版物中，把照射区分为增加剂量的"实践"与减小剂量的"干预"两类人类活动，103号建议书中已不再采用上述两类活动的分法，而是改为基于照射情况的下列分法：

①计划照射情况：慎重地引入和操作源的情况。计划照射情况既可以引起预期会发生的照射（正常照射），也可以引起预期不会发生的照射（潜在照射）。

②应急照射情况：在一个计划照射情况运行期间可能发生的，或来自一个恶意行为的，或其他意外的情况，并且需要采取紧急行动以避免或降低有害后果。

③现存照射情况：在不得不做出控制决策时，照射就已经存在的照射情况，包括紧急事件发生后的持续照射情况。

（2）对照射类别的区分。从照射的可能性上分，分为一定存在的和可能存在的两类照射；从受照对象上分，分为职业照射、患者医疗照射和公众照射三类。

①职业照射，是指在正常场合下能合理地视作运营管理者有责任的那些情况下在工作中受到的照射。已排除和豁免于实践的照射，不计入。

②公众照射，是指除了职业照射和患者的医疗照射以外公众所受到的所有照射。它来自一系列辐射源，天然源是最主要的贡献，但不能因此而忽略对认为较小但较易控制的人工源的关注。

③患者医疗照射，指发生在患者的诊断、介入和治疗程序中的照射，照射的目的在于给患者以直接利益，此类实践具有独特性。

（3）对受照人员的区分：工作人员、患者和公众成员。这三类人员实质上与他们所受照射属于上述三类照射中的个人相对应。

工作人员，定义为任何专职、兼职或临时受雇于雇主的人员，这些人员对于有关职业的放射防护的权利和义务是了解的。

公众成员，定义为所接受到的照射既不属于职业照射，又不属于医疗照射的任何个人。各种各样的天然照射和人工辐射源造成公众成员的照射。由于每个源可能对多个受照射个人造成照射，为了保护公众，使用"关键人群组"的概念来代表人群中受到较高照射的人员。剂量约束应当用于他们的平均剂量。ICRP No.103提出了将采用"代表人"来替代以前的"关键人群组"的建议。

患者，定义为接受与诊断、介入或治疗程序相关的照射的人员。对患者个人，不推荐剂量限值和剂量约束，重点是医学程序的正当性和防护最优化，以及对诊断程序采用诊断参考水平。

受照人员情景参见图 6.2。

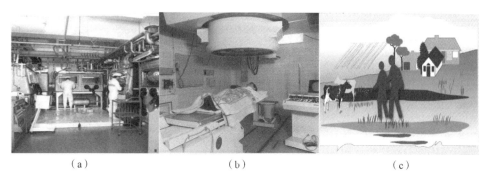

图 6.2　三种受照人员

(a) 工作人员；(b) 患者；(c) 公众成员

(4) 剂量评价的分类："源相关"与"个人相关"评价。剂量评价，分为以个人为中心的"个人相关"评价和以源为中心的"源相关"评价。

虽然可能同时存在若干个源，但通常只是其中某个源起主导作用，因此采用源相关的限制可以确保得到足够的防护。在计划照射情况下，需要分别限制职业照射和公众照射的剂量总量，个人相关的限制即剂量限值，相应的剂量评价称为"个人相关"评价。

图 6.3 形象地显示了计划照射情况下运用个人剂量限值与在所有情况下单个源运用约束或参考水平之间的概念差异。

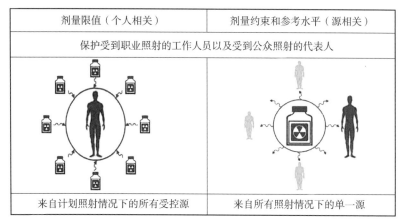

图 6.3　保护工作人员和公众成员的剂量限值与剂量约束和参考水平的对比

(5) 防护原则的准确阐述：正当性、最优化和剂量限值的应用。

(6) 对需要采取防护行动的，或要进行评价的个人剂量水平进行描述

（计划照射情况下的剂量限值和剂量约束，以及和应急及现存照射情况下的参考水平）。

（7）对辐射源安全状态的描述，包括对它们的安保和应急准备及响应要求的描述。

6.5 防护体系的核心内容：辐射防护原则

防护体系的核心是三项辐射防护原则，即正当性、最优化和剂量限值与约束。正当性是前提，最优化是目标，剂量限值和约束是限制条件。其中，正当性和最优化两项原则是源相关的，且适用于所有三种照射情况；而剂量限值和约束的原则是个人相关的，只适用于计划照射的情况。

三项原则简述如下：

1）正当性原则

正当性原则是指任何改变照射情况的决定都应当是利大于弊。

这意味着通过引入新的辐射源，减少现存照射，或降低潜在照射的危险，人们能够取得足够的个人或社会利益以弥补其引起的损害。所考虑的后果应当不限于辐射危害，还应包括其他危险和代价及利益，辐射危害有时只是全部危害的一小部分，因此正当性原则常常超过了辐射防护的范围，此时要选出最佳方案，常常已超出辐射防护部门的职责范围。

2）防护最优化原则

防护最优化原则是一种源相关的过程，在考虑了经济和社会利益因素后，要使遭受照射的可能性、受照人数以及个人所受剂量大小均应保持在可合理达到的尽可能低的水平。这意味着在主要情况下防护水平应当是最佳的，取利弊之差的最大值。为了避免这种优化过程的严重不公平的结果，应当对个人受到特定源的剂量或危险，采用剂量约束或危险约束，以及参考水平来加以限制。

防护最优化原则在防护体系中的重要性是和防护体系建立在 LNT 假定之上密切相关的。因为随机效应的概率特性和 LNT 模式的特性使得不可能把防护标准简单地建立在并不存在的"安全"与"危险"之间的分界线上。由于任何一种防护决策都会伴随某种危害，防护的任务就是要保证所伴随的危害是小的，是可以接受的，因此单单依靠剂量限值和约束是不充分的，还必须实现防护最优化。

防护最优化就是要达到主要情况下防护的最佳水平，通过以下几步的持续、反复的过程不断实现优化。辐射防护最优化流程框图参见图6.4。

防护的最优化是一个前瞻性的反复过程，旨在防止或降低未来的照射。它考虑到技术和社会经济的发展，既要定性地判断，也需要定量地判断，应当系统、谨慎地构建此过程，以保证所有的相关方面得到考虑。防护最优化不等于剂量最小化，最优化的防护是仔细地对辐射危害和保护个人可利用的资源进行权衡评估的结果。社会影响的评估经常影响放射防护水平的最终决定，决策过程还包括社会关注和道德方面，以及公开透明的考虑，经常可能有利益相关方的参与。

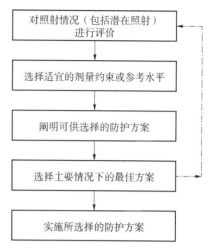

图6.4 辐射防护最优化流程框图

3）剂量限制（限值、约束、参考水平）

剂量限值仅适用于计划照射情况（不包括患者的医疗照射），它不适用于应急照射情况。ICRP 103号出版物推荐的剂量限值见表6.3，它们与第60号出版物是一致的。

表6.3 在计划照射情况下推荐的剂量限值[①]

限值类型	职业照射	公众照射
有效剂量	20 mSv/年 在规定的5年内平均[⑤]	1 mSv/年[⑥]
年当量剂量： 眼晶体[②] 皮肤[③④] 手足	150 mSv（20 mSv） 500 mSv 500 mSv	15 mSv 50 mSv —

注：①指定时期内由外照射引起的相应有效剂量和同一时期内放射性核素摄入引起的待积有效剂量之和。对成人待积到50年，对儿童计算到70岁。
②ICRP等已把此限值修改为20 mSv/年。我国实际上已按此要求实施。
③对有效剂量的限制足以防止皮肤的随机效应。
④不管受照面积大小，在1 cm² 皮肤面积内平均。
⑤进一步的规定是，在任意单个年份内有效剂量不得超过50 mSv，对孕妇的职业照射施加附加限制。
⑥在特殊情况下5年期间平均不超1 mSv/年，那么可允许单独一年内的有效剂量大一些。

剂量约束、参考水平和防护最优化一起用于对个人的剂量限制。定义这种水平的初步目标是保证个人剂量不超过或保持在这一水平；接下来的目标是要在考虑到经济和社会因素以后，把所有的剂量降低到可合理达到的尽量低的水平。剂量约束用于计划照射情况（患者医疗照射除外），而参考水平用于其他照射情况（即应急照射和现存照射情况）。对后者，最优化过程可使用于高出参考水平的初始个人剂量水平。

剂量约束或参考水平的选定依赖于所考虑照射的环境。必须知道，无论是剂量或危险约束，或参考水平都不代表"危险"与"安全"的分界限，也不表示改变个人相关健康危害的梯级。

防护体系中用到的不同类剂量限制（限值、约束、参考水平）与照射情况类型和照射分类的关系见表6.4。

表6.4 防护体系中用到的剂量约束和参考水平

照射情况类型	职业照射	公众照射	医疗照射
计划照射	剂量限值 剂量约束	剂量限值 剂量约束	诊断参考水平④ （剂量约束⑤）
应急照射	参考水平①	参考水平	不适用②
现存照射	不适用③	参考水平	不适用②

注：①长期的恢复作业应作为计划中职业照射的一部分。
②不适用。
③在受影响区域内长期从事补救工作或从事延续性工作所接受的照射应作为计划中职业照射的一部分，即使辐射源是"现存"的。
④患者。
⑤仅指抚育者、照顾者及生物医学研究志愿者。

6.6 防护法规体系的监管范围

虽然防护体系可能要涉及所有水平和类型的辐射照射，但是并不意味着根据防护体系所建立的法律、法规体系也要能够或需要同样地考虑所有照射、所有源和所有人类活动。相反，必须按照所监管控制的特定源（或照射情况）的责任大小，以及与源或情况相关的照射（危险）水平的情况来确定不同层次和不同程度的监管，与此相关，存在以下两个不同的概念（做法）：

（1）**排除**，即从放射防护法规中加以排除的一些照射情况，这是一些用监管方法无法加以控制（不可能监管的）的情况。可以从放射防护法规中排除的照射，包括不可控制的照射和无论其大小如何均难以控制的。前者是指在任何可以想象的环境下监管行动均不可能限制的，如进入人体内的放射性核素 ^{40}K 产生的照射；后者是指控制是明显不实际的，如地面宇宙射线的照射。决定什么是难以控制的要由立法者判断，也会受到文化观念的影响。

（2）**豁免**，即实施控制被认为是不合理的情况，需要部分或完全从放射防护监管要求中加以豁免，这常常是基于控制的努力与相关危害比较，被认为是多余的（不需要监管）。

总之，首先应该建立一个放射防护法规体系，明确什么对象应该在法规体系之内；什么应该在其外，因而应该把它们从法规及其规章中排除。其次，体系还应该确定因为实施监管行动是不合理的，因而应该对其实行部分或全部豁免监管要求的情况。为了这一目的，法规框架应该允许监管机构有权对某些情况豁免其特定的监管要求，特别是那些行政管理性质的要求（如照射评价等）。尽管排除是与定义控制体系的范围紧密相关的，但只有这一种机制是不充分的，必须由豁免加以补充。

6.7 保证防护体系实施的国家基础结构

为了保证防护体系的实施，要求有一个辐射防护与安全的国家基础结构以确保维持一个适宜的防护标准。这个基础结构最少包括以下几个方面：一个法律框架、一个监管机构，还要有各种运营管理者和雇员来实施涉及电离辐射的各项任务（设计、运行、退役……）。

法律框架将对各项任务的监督管理和防护与安全责任进行清楚地分配。监管机构负责对任务的监管控制和规章制度的执法，它必须与从事和促进上述活动的组织相分离，保持相对独立性。

运行机构管理部门对照射的满意控制负主要责任。运行组织可以利用顾问和专家咨询，但不能以任何方式减轻运行组织自身的责任。

6.8 我国辐射防护与安全法规标准框架

我国辐射防护与安全法律法规体系主要由国家法律、国务院条例（行政法规)、各部委部门规章、强制性国家标准及安全导则、非强制性国家标准等，有的还包括技术性参考文件4个层次组成，如图6.5所示。

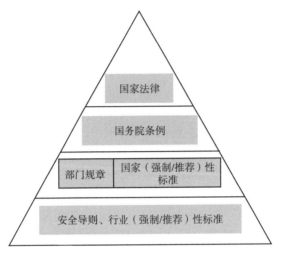

图6.5 我国辐射防护与安全法律法规体系示意图

第一层级为国家法律，由全国人大常委会批准、国家主席令发布，是法律法规体系的最高层次，起决定性的作用。到目前为止，我国辐射防护与安全相关的国家法律主要有两部《中华人民共和国放射性污染防治法》（2003年10月1日起施行）和《中华人民共和国核安全法》（2018年1月1日起施行）。另一部基本法《中华人民共和国原子能法》2018年已经发布征求意见稿，其他相关法律如《中华人民共和国环境保护法》《中华人民共和国环境影响评价法》等对辐射防护与安全也都有相关规定。

第二层级为国务院条例，由国务院常务委员会批准、国务院令发布。也是通常所说的行政法规，是对国家法律在某一方面的进一步细化和法规要求。在辐射防护与安全领域，目前的国务院条例主要有《放射性同位素与射线装置安全和防护条例》《放射性物品运输安全管理条例》《核电厂核事故应急管理条例》及《放射性废物安全管理条例》等。

第三层级为国务院部门规章（强制/推荐）性的国家标准。部门规章由国务院各部门批准发布，主要包括国务院条例实施细则及其附件等。例如《放射性同位素与射线装置安全许可管理办法》及《放射性同位素与射线装置安全和防护管理办法》就是针对《放射性同位素与射线装置安全和防护条例》的具体实施细则；《核电厂营运单位的应急准备和响应》是根据《核电厂核事故应急管理条例》制定的具体实施细则；《放射性固体废物贮存和处置许可管理办法》是根据《放射性废物安全管理条例》制定的具体实施细则；《放射性物品运输安全许可管理办法》和《放射性物品运输安全监督管理办法》是根据《放射性物品运输安全管理条例》制定的具体实施细则。

我国辐射防护与安全领域强制性的国家基本标准是《电离辐射防护与辐射源安全基本标准》GB 18871—2002（2002年4月1日起施行），该标准是辐射防护与安全领域最高层次的标准，为其他标准的制定依据。其他国家标准（包括非强制性标准），如铀矿冶领域《铀矿地质勘查辐射防护和环境保护规定》（GB 15848—2009）、《铀矿冶辐射防护和辐射环境保护规定》（GB 23727—2020）等；核设施领域《核动力厂环境辐射防护规定》（GB 6249—2011）、《核燃料循环设施放射性流出物归一化排放量管理限值》（GB 13695—1992）；流出物和辐射环境辐射监测方面的《环境核辐射监测规定》（GB 12379—1990）、《电离辐射监测质量保证通用要求》（GB 8999—2021）；在核应急方面制定的《核电厂应急计划与准备准则》（GB/T 17680.1—2008～GB/T 17680.12—2008）标准，共分为12个部分等。

第四层级是针对辐射防护与安全，行业主管部门如中华人民共和国生态环境部（HJ）、国家能源局（NB）和国家国防科技工业局（EJ）等针对辐射防护与安全领域也制定了相应的行业标准等，如 HJ 61—2021《辐射环境监测技术规范》、NB/T 20139—2012《核电厂环境放射性本底调查技术规范》、NB/T 20186—2012《反应堆放射性流出物常规排放所致公众剂量的估算方法》、NB/T 20246—2013《核电厂环境辐射监测规定》、EJ/T 940—1995《核燃料后处理厂放射性废物管理技术规定》等。国家核安全局还发布了其他一系列技术文件和安全导则，在实际应用中可参照执行。这些法规标准的制定和实施对我国相关设施的辐射防护与运行安全提供了保证和依据。

6.9 我国的《辐射防护与辐射源安全基本标准》

6.9.1 体现了新的进展

我国辐射防护与安全领域现行的国家基本标准，是2002年颁布的《电离辐射防护与辐射源安全基本标准》（GB 18871—2002），它的正式发布开始了我国在辐射安全方面实施统一国家标准的时期。它是根据以 ICRP 60 号出版物为基础的6个国际组织联合发布的《国际电离辐射防护和辐射源基本安全标准》，并充分考虑我国实施辐射防护基本标准的经验和实际情况而编写的，它体现了国际上相关领域当时的以下进展：

（1）辐射源安全和辐射防护并列。

（2）管理要求成为新基本标准的重要组成部分。

（3）可控制的天然辐射照射明确纳入辐射防护的范围。

（4）医疗照射的控制成为控制人类所受辐射照射的重要方面。

（5）应急准备和响应是辐射源安全的重要环节。

（6）持续照射情况的干预为核设施退役和事故后大面积污染处置提供了依据。

（7）放射性废物最小化是放射性废物管理的重要基本原则。

6.9.2 基本标准的结构和组成

6.9.2.1 四个层次

"要求"是标准内容的核心。

标准所规定的要求分为 4 个层次：

第 1 层次：一般要求，是覆盖标准整个适用范围的。

第 2 层次：主要要求，是分别针对实践（包括实践中的源）和干预两种情况的。

第 3 层次：详细要求，是分别针对各主要具体适用对象的。

第 4 层次：附录，规定了有关限值和参考或指导水平，以及术语的定义。

6.9.2.2 两类活动：实践与干预

根据两类活动的不同，包含两个稍有差别的（子）标准体系：

（1）拟议的和继续进行中的实践防护体系。

（2）干预的防护体系。

6.9.2.3 三类照射

（1）职业照射。

（2）医疗照射。

（3）公众照射。

6.9.3 一般要求

正如前文所指出的，对不同方提出管理要求是基本标准的一个重要进展，而管理要求又分为不同的层次。

一般要求，主要是对基本标准的适用范围（适用对象、排除）、责任方和责任的基本内容。这里只简要介绍标准的一般要求。

6.9.3.1 对实践的适用

适用本标准的实践有三类，即：

（1）放射源的生产和辐射或放射性物质在医、工、农、教、研中的应用，以及与涉及照射的应用有关的各种活动。

（2）核能的产生和核燃料循环中涉及照射的各种活动。

（3）审管部门规定需要加以控制的某些涉及天然源照射的实践。

在这些具体适用对象中，除实践本身外，都特别强调了涉及实践中源的各种活动，共29种，包括源的设计、制造、定位、建造、调试、运行、操作、维护、退役、处置等。

6.9.3.2 对实践中源的适用

（1）放射性物质、载有放射性物质或产生辐射的器件，包括含放射性物质的消费品、密封源、非密封源和辐射发生器。

（2）拥有放射性物质的装置、设施及产生辐射的设备，包括辐照装置、放射性矿石的开采或选冶设施、放射性物质加工设施、核设施和放射性废物管理设施等。

（3）审管部门规定的其他源。

6.9.3.3 适用对干预的要求的具体对象

1）应急照射情况

（1）已执行应急计划或应急程序的事故情况与紧急情况。

（2）审管部门或干预组织确认有正当理由进行干预的其他任何应急照射情况。

应急照射情况所对应的，一般是因事故或意外事件而失去控制的源所造成的照射情况，如发生严重事故的核设施、丢失或失踪的源、非法入境的源、坠落的带源的卫星等造成的照射情况。

2）持续照射情况

（1）天然源照射情况，主要指建筑物和工作场所内氡持续照射情况。

（2）放射性残存物照射情况。包括两种情况：一是以往实践或实践中源的事故或事件所造成的残存物的照射，对于某些早期建造和投入运行的核设施的场区，可能存在这种情况；二是未受批准制度控制的以往实践和源的利用所造成的放射性残存物的照射，如以往伴生矿的开采和冶炼、稀土元素的利用、磷肥的生产等，可能造成此类持续照射情况。

（3）审管部门或干预组织确认有正当理由进行干预的其他任何持续照射情况。

6.9.3.4 管理范围

1）排除

所谓排除，是指被排除在本标准的适用范围之外。有一些照射情况，其照射的大小或可能性本质上不能通过实施本标准的要求进行控制，亦即没有办法能够改变或消除它们，如人体内的 ^{40}K 和到达地球表面的宇宙射线所引起的照射。对于这样的照射情况，最好的选择就是排除。

2）豁免

豁免是指正当实践及实践中的源经确认符合规定的豁免要求或水平，并经审管部门同意后被豁免于管理范围之外。

我国基本标准中提出的一般豁免准则：

（1）被豁免的实践或源对个人造成的辐射危害足够低，以至于再对他们加以管理控制是不值得的。

（2）被豁免实践或源所引起的群体辐射危险足够低，在通常情况下对他们进行管理控制是不值得的。

上述所谓个人危险足够低和群体危险足够低，是指国际上公认的可忽略剂量，即年个人剂量约 10 μSv 和集体剂量 1 人·Sv。

基本标准中的豁免水平（活度浓度或总活度）就是根据这个剂量水平推导出来的。原则上来讲，也可通过优化分析方法采用经监管部门同意的稍为不同的其他豁免水平。

由于基本标准中推导豁免水平所用的情景模式的限制，基本标准中所给出的豁免水平仅适应用于小批量物料（1 t 以下），因此不适用不是小批量的物料解控（如大批金属）。

6.9.3.5 主要责任方及其责任

注册者或许可证持有者及用人单位，他们对标准的实施承担主要责任。

主要责任方的一般责任原则上可以归结为两个方面：

（1）建立符合本标准有关要求的防护与安全目标。

（2）制定和实施用以确保防护与安全目标实现的书面防护与安全大纲。

其他责任方包括供方、工作人员、辐射防护负责人、职业医师、医技人员、合格专家和由主要责任方委以特定责任的任何其他方。他们对标准的实施承担相应的次要责任。

6.9.3.6 实施的监督管理

（1）政府监管对于全面、正确地实施标准是必不可少的。本标准从技术的角度，对标准实施的监管应遵循的原则、监管要求等做了必要的规定。

（2）按照标准的规定，"本标准的贯彻和本标准实施的监督管理由审管部门负责；对于干预情况，干预组织应对本标准有关要求的贯彻负主要责任"。"审管部门"和"干预组织"是对标准的实施行使监管职能的监管主体。

6.9.4 对实践的主要要求

包括以下几个方面：
（1）基本原则。
（2）管理要求。
（3）辐射防护要求。
（4）营运管理要求。
（5）技术要求。
（6）安全的确认。

以上6个方面主要要求中，辐射防护要求中体现了辐射防护三个基本原则的要求：
（1）实践的正当比。
（2）剂量限制和潜在照射危险限制。
（3）防护与安全的最优化。
（4）剂量约束和潜在照射危险约束。
（5）医疗照射指导水平。

6.9.5 职业照射的控制

6.9.5.1 职业照射剂量限值

职业照射剂量限值参见表6.5。

表 6.5　职业照射剂量限值

应用范围	剂量限值	
	职业工作人员	16~18 岁青年（学习所需）
有效剂量	5 年 100 mSv，每年平均 20 mSv，任何一年不大于 50 mSv，剂量约束值为 20 mSv 的一部分	6 mSv/年
年当量剂量		
眼晶体	150 mSv	50 mSv
皮肤	500 mSv	150 mSv
手和足	500 mSv	
胎儿	诊断后余下妊娠内孕妇下腹表面剂量不应大于 1 mSv	150 mSv

6.9.5.2　工作场所分区的目的和原则

基本标准规定可以把工作场所分为"控制区"和"监督区"两类，目的在于方便辐射防护管理和职业照射的控制。注册者和许可证持有者应把需要和可能需要专门防护手段或安全措施的区域定为控制区，以便控制正常工作条件下的正常照射或防止污染扩散，并预防潜在照射或限制潜在照射的范围。把未定为控制区，在其中工作通常不需要专门的防护手段或安全措施，但需要经常对职业照射条件进行监督和评价的区域定为监督区。应当根据预先辐射防护评价的结果提出工作场所的分区。

对非密封源工作场所，应根据等效最大日操作量分为甲、乙、丙三级，而等效日操作量的确定又需考虑放射性核素的毒性和操作方式的修正。

放射性核素根据其毒性大小分为以下 4 组：

（1）极毒性，共 45 种核素，如 ^{239}Pu、^{241}Am、^{210}Po、^{226}Ra。

（2）高毒性，共 53 种核素，如 ^{60}Co、^{90}Sr、^{210}Pb、^{237}Nb。

（3）中毒性，共 326 种核素，如 ^{137}Cs、^{32}P、^{131}I、天然铀。

（4）低毒性，共 427 种核素，如 ^{210}Tl、^{235}U、^{238}U、^{3}H。

6.9.6　医疗照射的控制

6.9.6.1　施行医疗照射必须强制实行许可制度

医疗照射正当性判断的一般原则是力求避免不必要照射，纠正滥用医用辐射的重要环节。

6.9.6.2 群体检查的正当性判断

必须考虑通过群检普查可能查出的情况，查出后有效治疗的可能性以及查出疾病对公众的益处等因素。

只有这些受益足以补偿在经济和社会方面所付出的代价（包括辐射危害）时，这种群检才是正当的。

6.9.6.3 医疗照射的指导水平与剂量约束

医疗照射的防护最优化，应符合基本标准其他各章对防护最优化的有关要求，但剂量限值不适用于医疗照射而要采用医疗照射指导水平来约束放射诊断和核医学检查所致受检者剂量，旨在便于发现那些过分偏离防护最优化的情况，借以有效指导采取优化措施改变落后状态。在标准附录中给出了 X 射线摄影、CT 检查、乳腺摄影和 X 射线透视的剂量指导水平，以及各种医学诊断中的活度指导水平。

6.9.7 公众照射的控制

6.9.7.1 公众照射剂量限值

实践使公众关键组人员所受平均量不得超过下列限值：
（1）年有效剂量，1 mSv。
（2）特殊情况，如果 5 个连续年的年平均剂量不超过 1 mSv，则某单一年的有效剂量可提高到 5 mSv。
（3）眼晶体当量剂量，15 mSv。
（4）皮肤当量剂量，50 mSv。

6.9.7.2 放射性物质向环境排放的控制

（1）排放限值，包括排放总量（体积）和浓度（活度）限值。
（2）排放必须是受控的，有效性应得到监督管理部门的认可。
（3）应保证放射性废液是槽式排放（即监测后的批量排放）。
（4）排放应遵守本标准的剂量限值要求。
（5）排放的控制要做到最优化。

6.9.8 持续照射情况的干预

基本标准附录 H（提示的附录）给出了氡（^{222}Rn）持续照射情况下的行动水平。对住宅中的氡，大多数情况下，住宅中氡持续照射的优化行动水平应为年平均活度浓度在 200~400 Bq/m³（平衡因子 0.4）范围内。其上限值用于已建住宅氡持续照射的干预，其下限用于对待建住宅氡持续照射的控制。

对工作场所中的氡，在持续照射情况下补救行动的行动水平是年平均活度浓度为 500~1 000 Bq/m³（平衡因子 0.4）范围内，达到 500 Bq/m³ 时宜考虑采取补救行动，达到 1 000 Bq/m³ 时应采取补救行动。

6.9.9 应急照射情况下的干预

提出了关于应急的责任、应急计划方面的要求，以及干预原则、干预水平、事故后的评价和监测，对应急工作人员的防护等方面的规定。

|复习思考题|

1. 辐射防护体系的形成是以 ICRP 的哪一个出版物为代表的？
2. 建立防护体系的基础是什么？简述之。
3. 防护体系的基本目的是什么？
4. 最新的防护体系把照射情况分为哪几种？照射类别有哪几种？照射对象分为哪几类？
5. 剂量评价按关心对象不同可分为哪两类？
6. 简述辐射防护三项原则。
7. 简述涉及防护体系监管范围的两个概念。
8. 国家基本安全标准 GB 18871—2002 体现了近年来国际上哪些有关进展？
9. GB 18871—2002 分为哪 4 个层次？
10. 简述"实践"与"干预"两种人类活动的区别。
11. 简述 GB 18871—2002 关于剂量限值的规定。

第 7 章
外照射的剂量计算及其防护

当辐射源处在人体以外时对人体所产生的照射称为外照射，外照射剂量的计算是外照射屏蔽设计和外照射防护的基础。

由于受到射线贯穿能力的限制，只有中子、γ和X射线，以及较高能量的β射线才会构成外照射，α粒子不会构成外照射。

7.1 γ剂量率的计算

γ剂量率的确定是γ屏蔽设计的基础，有以下几种计算方法。

7.1.1 计算γ剂量率的基本关系式

由前面第3章可知，空间任何一点的光子注量与吸收剂量之间有以下关系式：

$$\dot{D} = \phi \cdot \left(\frac{\mu_{en}}{\rho}\right) \cdot E_r \quad \text{Gy/s}$$
$$= 3.6 \times 10^6 \cdot \phi \cdot \left(\frac{\mu_{en}}{\rho}\right) \cdot E_r \quad \text{mGy/h} \tag{7.1}$$

式中，$\dot{D}$ 为γ射线在注量率为 ϕ 的某一点处空气中产生的吸收剂量率（Gy/s）；ϕ 为γ射线在计算剂量点处的注量率（$\gamma/m^{-2} \cdot s^{-1}$）；$\frac{\mu_{en}}{\rho}$ 为该种能量的γ射线在空气中的质能吸收系数（m^2/kg）；E_γ 为γ射线的能量（J）。

由上式可以看出，只要知道了空气中某一点的γ射线注量率，再查得相应的质能吸收系数，就可以计算出该点的γ射线剂量率，而确定γ源在空气中的注量率 ϕ 的方法有两种，一种是通过仪器实际测量，另一种是通过γ源的源强（活度）与空气中不同距离处的注量率之间的基本关系式计算出来。对于点源，可以利用简单的距离平方反比公式推算出来；对于非点源或形状复杂的源，可以在点源公式基础上加以推导，或者可采用蒙特卡洛模拟等方法计算得到。

例7.1：在工作场所某点处，用仪器测得能量为 1.00 MeV 的γ射线的注量率为 $3.1 \times 10^7 \gamma/m^{-2} \cdot s^{-1}$，计算此点的空气中吸收剂量率。

解：查附表1可知，该能量γ射线在空气中的质能吸收系数 (μ_{en}/ρ) = 2.787×10^{-3} m^2/kg，代入式（7.1）可以求出：

$$\dot{D} = 3.6 \times 10^6 \times 3.1 \times 10^7 \times 2.787 \times 10^{-3} \times 1.6 \times 10^{-13}$$
$$= 0.05 (mGy/h)$$

随着蒙特卡洛分析方法的不断发展,实际上可以根据上述关于剂量的基本定义(式7.1),计算出 γ 射线甚至其他不同射线和不同受体模型和几何条件下的剂量,包括工程上十分复杂的庞大计算程序的计算。在 ICRP 第 103 号建议书明确提出采用以医学显像数据为基础的人体体素模型(参考男人与参考女人)作为辐射防护剂量计算基础以后,ICRP 与 ICRU 联合工作组采用此类统一的模型和参数,并用 5 种不同的蒙特卡洛分析程序进行剂量计算,再对计算结果进行平均、光滑和拟合处理。在 ICRP 第 116 号建议书中给出了不同射线和不同几何下的单位注量或空气中比释动能产生的有效剂量或器官(皮肤,眼晶体)吸收剂量,即剂量转换因子。这样,就可以通过注量乘剂量转换因子的办法,把一些相对比较复杂的剂量测量问题简化为相对容易的注量测量问题。

对一般剂量计算问题的实际应用来讲,以下一些实用方法仍然还是有其实用价值的,特别可以结合实际对一些非点源的剂量计算进行简化。

7.1.2 比释动能率常数 Γ_k

在实用中,可以假定带电粒子平衡条件是满足的,因此可以认为某点的光子比释动能率,在数值上就等于该点的吸收剂量率。为了方便,可以事先把不同核素的单位活度 γ 点源在单位距离处产生的空气中比释动能率(即比释动能率常数 Γ_k)计算出来,以此作为不同源强在不同距离处剂量的计算基础。

比释动能率常数 Γ_k 的物理意义是,离单位活度的 γ 点源 1 m 处,在 1 h 内所产生的空气中比释动能。Γ_k 的单位是 $Gy \cdot m^2 \cdot Bq^{-1} \cdot s^{-1}$,对不同核素的 Γ_k 值见表 7.1。

表 7.1 一些 γ 放射性核素的 Γ_k 值

核素	空气比释动能率常数 Γ_k/ ($Gy \cdot m^2 \cdot Bq^{-1} \cdot s^{-1}$)
^{24}Na	1.23×10^{-16}
^{46}Sc	7.14×10^{-17}
^{47}Sc	3.55×10^{-18}
^{59}Fe	4.80×10^{-17}
^{57}Co	6.36×10^{-18}
^{60}Co	8.67×10^{-17}
^{65}Zn	1.77×10^{-17}

续表

核素	空气比释动能率常数 Γ_k/ ($Gy \cdot m^2 \cdot Bq^{-1} \cdot s^{-1}$)
$^{87}Sr^*$	1.13×10^{-17}
^{90}Mo	1.18×10^{-17}
$^{110}Ag^*$	9.38×10^{-17}
^{111}Ag	1.32×10^{-18}
^{125}I	—
^{131}I	1.44×10^{-17}
^{134}Cs	5.72×10^{-17}
^{137}Cs	2.12×10^{-17}
^{152}Eu	3.8×10^{-17}
^{182}Ta	4.47×10^{-17}
^{192}Ir	3.15×10^{-17}
^{198}Au	1.51×10^{-17}
^{199}Au	5.91×10^{-17}
^{226}Ra	6.13×10^{-17} (5.4×10^{-17})*
^{235}U	4.84×10^{-18}
^{238}U	4.71×10^{-19}
^{241}Am	4.13×10^{-18}

注：*括号内的值是经 0.5 mm 厚铂过滤后的值。

7.1.3 点源 γ 剂量率的实用计算方法

由于各向同性的点源所发射的光子场在不同距离处的光子注量率和该处离源的距离之间存在着简单的平方反比关系，而且点源又是构成任何形状体源的基础，因此点源的剂量计算公式就具有特殊的重要性。在实际工作中，用得最多的辐射源也是点源，或者近似可看作点源。因为从误差的观点来考虑，假若源内部的自吸收可以忽略，那么只要计算剂量的点与源的距离比源的最大线度大 10 倍以上就可以把它作为点源处理，即使大于 5~7 倍，把它按点源的距离平方反比关系处理所带来的误差也小于 5%。

利用比释动能率常数 Γ_k 计算点源的剂量率，是辐射防护中常见的一种实用方法。

设 γ 点源的活度为 A(Bq)，离源 R(m) 处空气中的比释动能率计算公式如下：

$$\dot{K}_a = \frac{A \cdot \Gamma_k}{R^2} \tag{7.2}$$

$\dot{K}_a$ 的单位为 Gy/s（可转换为 Gy/h，mGy/h）。

例 7.2：计算活度为 3.7×10^{10} Bq 的 ^{60}Co 点源在 1 m 远处空气中产生的比释动能率为多少？

解：$A = 3.7 \times 10^{10}$ Bq，$R = 1$ m，由表 7.1 查得 ^{60}Co 的 $\Gamma_k = 8.67 \times 10^{-17}$ Gy·m²·Bq^{-1}·s^{-1}，则

$$\dot{K}_a = \frac{3.7 \times 10^{10} \times 8.67 \times 10^{-17}}{1}$$

$$= 3.21 \times 10^{-6} \text{ Gy/s}$$

$$= 1.15 \times 10^{-2} \text{ Gy/h}$$

7.1.4 非点源 γ 剂量率的实用计算方法

在实际工作中，存在着不少不能被当作点源处理的情况。例如，工作场所内的反应堆、附近的废液管道以及被污染的水体或释放的大气烟团等。这时要计算外照射剂量时，必须考虑源的形状、体积、源体积内的散射和自吸收等。

然而任何一个非点源，都可以把它分割为足够数目的点源，再在点源剂量公式基础上计算出任何形状非点源的剂量率。

下面给出了几种不同形状的 γ 辐射源的比释动能率 $\dot{K}_a$ 的计算公式，其单位是 Gy·s^{-1}。在下列情况中，假设源内部的放射性是均匀分布的，且不计空气及周围物质的吸收和散射。

1）线状源

源长为 L，总放射性活度为 A。

线源在图 7.1 上所示各点所产生的比释动能率，等于线源的某线元 dx 所产生的比释动能率之和，而线元 dx 所产生的比释动能率可用点源公式（7.2）计算出来。

例如，线元 dx 在 Q_1 点产生的比释动能率为

$$d\dot{K}_a = \frac{(A/L)\Gamma_k}{R^2} dL = \frac{(A/L)\Gamma_k}{(r\sec\theta)^2} dL$$

因为 $dL = r \cdot \sec^2\theta \cdot d\theta$，代入上式得到：$d\dot{K}_a = \frac{(A/L)\Gamma_k}{r^2} d\theta$

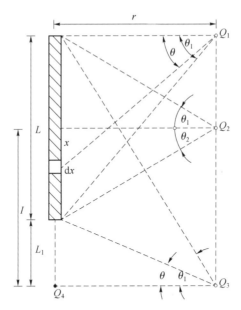

图 7.1 计算线源比释动能率的示意图

对上式由 $\theta=0$ 积分到 $\theta=\theta_2$ 即可得到整个线源在 Q_1 点所产生的比释动能率为

$$\dot{K}_a = \int_o^{\theta_2} \frac{(A/L)\Gamma_k}{r} d\theta = \frac{A\Gamma_k}{L \cdot r} \tan^{-1} \frac{L}{r}$$

类似可以求出其他各点处的比释动能率。归纳后可得到以下各点的比释动能率如下:

(1) Q_1,过线源端点的垂直距离上的一个点。

$$\dot{K}_a = \frac{A\Gamma_k}{Lr} \tan^{-1} \frac{L}{r} \qquad (7.3)$$

(2) Q_2,过线源中心的垂直线上的一个点。

$$\dot{K}_a = \frac{2A\Gamma_k}{Lr} \tan^{-1} \frac{L}{2r} \qquad (7.4)$$

(3) Q_3,与线源的垂直距离为 r,其在线源轴上的投影与线源近端的距离为 L_1。

$$\dot{K}_a = \frac{A\Gamma_k}{Lr}\left[\tan^{-1}\left(\frac{L+L_1}{r}\right) - \tan^{-1}\frac{L_1}{r}\right] \qquad (7.5)$$

(4) Q_4,线源延长线上一个点。

$$\dot{K}_a = \frac{A\Gamma_k}{l^2 - (L/2)^2} \qquad \text{不计自吸收} \qquad (7.6)$$

$$\dot{K}_\mathrm{a} = \frac{A\Gamma_\mathrm{k}}{l^2} \cdot \frac{1-\mathrm{e}^{-\mu L}}{\mu L} \qquad \text{计自吸收} \qquad (7.7)$$

式中，l 为源中心到 Q_4 点的距离；μ 为源物质对 γ 射线的线减弱系数，单位为 m^{-1}。

2）圆盘源

半径为 a，总放射性活度为 A，图 7.2 上所示各点的比释动能率由下列公式给出：

（1）Q_1，圆盘源中心轴上距源高度为 h 的一点。

$$\dot{K}_\mathrm{a} = \frac{A\Gamma_\mathrm{k}}{a^2} \ln\left(\frac{h^2+a^2}{h^2}\right) \qquad (7.8)$$

（2）Q_2，垂直于圆盘，且离圆盘中心轴距离为 a 的垂线上一点。

$$\dot{K}_\mathrm{a} = \frac{A\Gamma_\mathrm{k}}{a^2} \ln\left(\frac{h+\sqrt{h^2+4a^2}}{h^2}\right) \qquad (7.9)$$

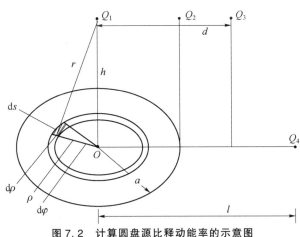

图 7.2 计算圆盘源比释动能率的示意图

（3）Q_3，离圆盘中心轴的距源为 d 的垂线上一点。

$$\dot{K}_\mathrm{a} = \frac{A\Gamma_\mathrm{k}}{a^2} \ln\left\{\frac{1}{2h^2}[h^2+a^2-d^2] + \sqrt{a^4+2a^2(h^2-d^2)+(h^2+d^2)^2}\right\} \qquad (7.10)$$

（4）Q_4，过圆盘中心，且离中心距离为 l 的水平线上一点。

$$\dot{K}_\mathrm{a} = \frac{A\Gamma_\mathrm{k}}{a^2} \ln\left(\frac{l^2}{l^2-a^2}\right) \qquad (7.11)$$

3）球面源

如图 7.3 所示，球半径为 a，球面的放射性总活度为 A，球中心点 Q 的比释动能率为

$$\dot{K}_a = A\varGamma_k/a^2 \tag{7.12}$$

4）圆柱状面源

空心圆柱体，半径为 a，高度为 h，柱体表面总放射性活度为 A，图 7.4 上所示各点比释动能率用下列公式计算：

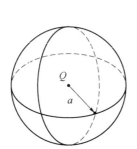
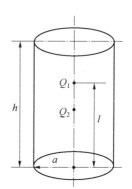

图 7.3　计算球面源比释动能率的示意图　　图 7.4　计算圆柱面源比释动能率的示意图

（1） Q_1，圆柱轴线上距离底部 l 处的一点。

$$\dot{K}_a = \frac{A\varGamma_k}{ah}\left(\tan^{-1}\frac{l}{a}+\tan^{-1}\frac{h-l}{a}\right) \tag{7.13}$$

（2） Q_2，圆柱轴线中央点。

$$\dot{K}_a = \frac{2A\varGamma_k}{ah}\tan^{-1}\frac{h}{2a} \tag{7.14}$$

对于非无限小、无限薄的体源，计算其剂量时必须考虑源体积内的自吸收和散射，因此在推导出的公式中将包含表示吸收损失的参数。

5）球体源

如图 7.5 所示，球半径为 a，其中心点的比释动能率为

$$\dot{K}_a = \frac{4\pi A_s \varGamma_k}{\mu}(1-e^{\mu a}) \tag{7.15}$$

式中，A_s 为球体源内放射性物质的活度浓度，单位为 Bq/m^3；μ 为源物质对 γ 射线的线减弱系数，单位为 m^{-1}。

6）无限大体积源

如图 7.6 所示，体源内任一点的比释动能率为

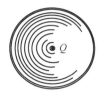

图7.5 计算球体源比释
动能率的示意图

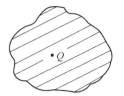

图7.6 计算无限大体积源比释
动能率的示意图

$$\dot{K}_a = \frac{4\pi A_s \Gamma_k}{\mu} \quad \text{不计多次散射} \qquad (7.16)$$

$$\dot{K}_a = \frac{4\pi A_s \Gamma_k}{\mu}\left(\frac{A_1}{1+\alpha_1}+\frac{1-A_1}{1+\alpha_2}\right) \quad \text{计多次散射} \qquad (7.17)$$

式中，A_s、μ 含义同式（7.15），A_1、α_1 和 α_2 为常数（见表7.2）。

表7.2 用泰勒公式计算各向同性点源照射量累积因子的有关参数

材料	能量/MeV	A_1	$-\alpha_1$	α_2	材料	能量/MeV	A_1	$-\alpha_1$	α_2
水	0.5	100.845	0.126 87	-0.109 25	铁	0.5	31.379	0.068 42	-0.037 42
	1.0	19.601	0.090 37	-0.025 22		1.0	24.957	0.060 86	-0.024 63
	2.0	12.612	0.053 20	0.019 32		2.0	17.622	0.046 27	-0.005 26
	3.0	11.110	0.085 50	0.032 06		3.0	13.218	0.044 31	-0.000 87
	4.0	11.163	0.025 43	0.030 25		4.0	9.624	0.046 98	0.001 75
	6.0	8.385	0.018 20	0.041 64		6.0	5.867	0.061 50	-0.001 86
	8.0	4.635	0.026 33	0.070 97		8.0	3.243	0.075 10	0.021 23
	10.0	3.545	0.029 91	0.087 17		10.0	1.747	0.099 00	0.066 27
混凝土	0.5	38.225	0.148 24	-0.105 79	锡	0.5	11.440	0.018 00	0.031 87
	1.0	25.507	0.072 30	-0.018 43		1.0	11.426	0.042 66	0.016 06
	2.0	18.089	0.042 50	0.008 49		2.0	8.783	0.053 49	0.015 05
	3.0	13.640	0.032 00	0.020 22		3.0	5.400	0.074 40	0.020 80
	4.0	11.460	0.026 00	0.024 50		4.0	3.496	0.095 17	0.025 98
	6.0	10.781	0.015 20	0.029 25		6.0	2.005	0.137 33	-0.015 01
	8.0	8.972	0.013 90	0.029 79		8.0	1.101	0.172 88	-0.017 87
	10.0	4.015	0.028 80	0.068 44		10.0	0.708	0.192 00	0.015 52
铝	0.5	38.911	0.100 15	-0.063 12	铅	0.5	1.677	0.030 84	0.309 41
	1.0	28.782	0.068 20	-0.029 73		1.0	2.984	0.035 03	0.134 86
	2.0	16.981	0.045 88	0.002 71		2.0	5.421	0.034 82	0.043 79
	3.0	10.583	0.040 66	0.025 14		3.0	5.580	0.054 22	0.006 11
	4.0	7.526	0.039 73	0.038 60		4.0	3.897	0.084 68	-0.023 83
	6.0	5.713	0.039 34	0.043 47		6.0	0.926	0.178 60	-0.046 35
	8.0	4.716	0.038 37	0.044 31		8.0	0.368	0.236 91	-0.058 64
	10.0	3.999	0.039 00	0.041 30		10.0	0.311	0.240 24	-0.028 73

7) 半无限大体积源

如图 7.7 所示，体源表面上一点 Q 的比释动能率为

$$\dot{K}_a = \frac{2\pi A_s \Gamma_k}{\mu} \quad \text{不计多次散射} \qquad (7.18)$$

$$\dot{K}_a = \frac{2\pi A_s \Gamma_k}{\mu}\left(\frac{A_1}{1+\alpha_1}+\frac{1-A_1}{1+\alpha_2}\right) \quad \text{计多次散射} \qquad (7.19)$$

式中各符号含义同式（7.17）。

8) 有限厚平板源

如图 7.8 所示，有限厚板源表面上一点的比释动能率为

$$\dot{K}_a = \frac{2\pi A_s \Gamma_k}{\mu}[1-E_2(\mu l)] \qquad (7.20)$$

式中，l 为平板源的厚度；$E_2(\mu l)$ 为一个特殊函数，其主要特点是：

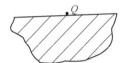

图 7.7 计算半无限大体积源比释动能率的示意图

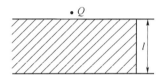

图 7.8 计算有限厚平板源比释动能率的示意图

（1）随着 x 值增大，$E_2(x)$ 比 e^{-x} 下降更快。

（2）当 $x = 0$ 时，$E_2(0) = 1$；当 $x = \infty$ 时，$E_2(\infty) = 0$。$E_2(x)$ 值见表 7.3。

同式（7.18）相比，多了 $[1-E_2(\mu l)]$ 一项。但是由表 7.3 可以看出，$E_2(2) = 0.0375$，也就是说只要 γ 射线在源中穿过的厚度不小于 2 个平均自由程[①]，即 $\mu l \geq 2$，那么可将该源看成是无限厚时所带来的比释动能率 $\dot{K}_a$ 的误差小于 5%。

9) 有限大小，无限厚截头圆锥体源

如图 7.9 所示，在圆锥角顶的一点上的比释

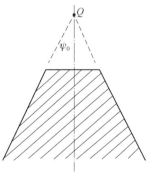

图 7.9 计算有限大小，无限厚体源比释动能率的示意图

---

① 平均自由程，是指单个光子自进入物质起到第一次与物质中的原子发生相互作用为止所通过的路程。由于这种作用是随机的，因此光子在物质中的自由程也是一种随机量，可以取由 0 到 ∞ 中间的任何值。所谓平均自由程，是指大量光子在该种物质中自由程的平均值，它等于光子在物质中的注量率减弱到原来初始值的 e^{-1}（即大约 36.8%）时所需经过的介质厚度，用 λ 表示，$\lambda = 1/\mu$。

动能率为

$$\dot{K}_a = \frac{2\pi A_s \Gamma_k}{\mu}(1-\cos\psi_0) \tag{7.21}$$

同式（7.18）相比，仅差在$(1-\cos\psi_0)$一项，当ψ_0较大时，$\cos\psi_0 \approx 0$，即可把它看成是无限宽（$\psi_0 = \pi/2$）的情况。

表 7.3 $E_2(x) = x\int_x^\infty \frac{\mathrm{e}^{-x}}{x^2}\mathrm{d}x$

x	$E_2(x)$	x	$E_2(x)$
0.00	1.00 0	3.0	1.06E-2
0.01	9.47E-1	3.5	5.80E-3
0.05	8.28E-1	4.0	3.20E-3
0.1	7.23E-1	4.5	1.76E-3
0.2	5.74E-1	5.0	1.00E-3
0.3	4.69E-1	5.5	5.61E-4
0.4	3.89E-1	6.0	3.18E-4
0.5	3.27E-1	6.5	1.81E-4
0.6	2.76E-1	7.0	1.04E-4
0.8	2.01E-1	7.5	5.94E-5
0.9	1.72E-1	8.0	3.41E-5
1.0	1.48E-1	8.5	1.97E-5
1.5	7.31E-2	9.0	1.14E-5
2.0	3.75E-2	9.5	6.60E-6
2.5	1.98E-2	10.0	3.83E-6

7.2　X、γ射线在物质中的减弱规律

7.2.1　窄束与宽束

在关于射线与物质相互作用的章节中已经讲过，当γ射线通过一定厚度的物质层时，有些与物质发生了作用，有些则没有。如果发生了光电效应或电子

对效应，则光子被吸收；如果发生了康普顿效应，则光子被散射。穿过物质层的光子由两部分组成，一部分是没有发生相互作用的光子，它们的能量和方向均无变化；另一部分为发生过一次或多次康普顿效应的散射光子，其能量和方向均发生了变化。由于第一部分射线束仍然保持原来的方向前进，射束并不变宽，而第二部分射线束将发散变宽。故把前者只由未经散射作用的射线组成的射束叫"窄束"，而后者包含散射光子的射束叫"宽束"。

7.2.2　窄束 X 或 γ 射线的减弱规律

核物理知识告诉我们，窄束单能 X 或 γ 射线在物质中的减弱遵从简单的指数规律，即

$$N = N_0 e^{-\mu d} \tag{7.22}$$

式中，N_0、N 分别表示穿过物质层前后的光子数；d 为物质层的厚度，单位为 m（或 cm）；μ 为 X、γ 射线在该物质中的线减弱系数，单位为 m^{-1}（或 cm^{-1}），是入射光子能量 E_γ 及物质原子序数 Z 的函数。

图 7.10、图 7.11 给出了铅和铝的线减弱系数随光子能量的变化曲线，其中铅（$Z = 82$）代表原子序数 Z 很高的材料，铝（$Z = 13$）则代表原子序数 Z 低的材料。从图 7.10 和图 7.11 可以看到以下规律：

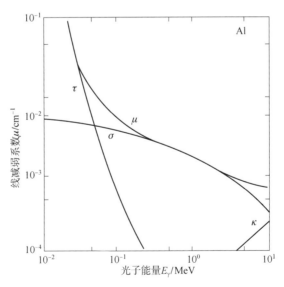

图 7.10　光子在铝中的减弱系数

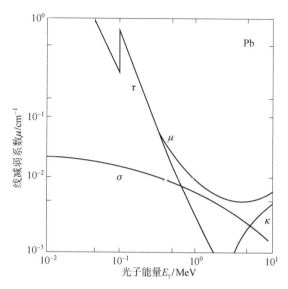

图 7.11 光子在铅中的线减弱系数

（1）3 种效应的主导能区不同。图 7.10 和图 7.11 中"σ""τ""κ"分别代表"光电效应"、"康普顿效应"、"电子对效应"所贡献的吸收系数；而"μ"代表三种效应的总吸收系数。低能时，光电效应占优势；中间部分是康普顿散射占优势；高能时，电子对效应占优势。这种趋势对一切物质都是如此。但是，对不同物质每种过程占优势的能量范围不同。例如铝，康普顿散射占优势的能量范围很宽，在 50 keV~15 MeV，康普顿散射过程的概率比光电效应、电子对产生效应都大，只是对很低能量（50 keV 以下）的光子，光电效应才是明显的。但是，铅的康普顿散射仅在 500 keV~4.7 MeV 的较小范围内起主要作用，低于 500 keV 的光子产生光电效应的概率迅速增大，这样的低能光子极容易被吸收掉。

（2）总效应曲线存在极小值。由于 3 种效应在不同能量范围的竞争过程，使得 μ（3 种效应之和）随着 E_γ 的变化曲线会在某个能量附近出现极小值。与 μ 最小值相对应的光子能量记为 $(E_\gamma)_{\min}$，则表明能量在 $(E_\gamma)_{\min}$ 附近的光子在该物质中的穿透本领最强，也即穿透该物质层时减弱损失最小。光子束在不同材料中的 $(E_\gamma)_{\min}$ 值是不同的，例如，原子序数 Z 为 50 以上的物质，它们的线减弱系数的最小值均在 3~4 MeV 的光子能量处出现。而对铅，其线减弱系数最小值相应的光子能量为 3.4 MeV。对于低原子序数的物质，它们的线减弱系数值则出现在 10 MeV 以上。例如，与铝的减弱系数最小值相应的光子能量为 23 MeV。

上面式（7.22）也可以改写为以下形式：

$$N = N_0 e^{-(\mu/\rho) \cdot d_m} \tag{7.23}$$

式中，ρ 为物质的密度，单位为 kg/m^3；$d_m = d \cdot \rho$，单位为 kg/m^2，称为该物质层的质量厚度；μ/ρ 就是物质对特定能量光子的质量减弱系数，单位为 m^2/kg，其值可从附表 1 中查得。

根据指数减弱规律不难理解下面两个概念：

（1）能谱的硬化。若入射 γ 射线是由几种能量的光子组成，则由于不同能量的 γ 光子的 μ 值不同，当它们通过物质时 μ 大的减弱得快，μ 小的减弱得慢。因此，随着通过物质厚度的增加，那些不易被减弱的成分所占比例会越来越大，这种现象称为能谱的"硬化"。这种"硬化"现象在屏蔽设计中是要加以注意的。

（2）平均自由程。对 γ 射线而言，它在物质中能穿过距离是不确定的，但平均来讲，还是可以用"平均自由程"的概念来反映其贯穿本领。例如，^{60}Co γ 射线的平均能量为 1.25 MeV，由附表 1 知它在水中的线减弱系数 $\mu = 6.413 \text{ m}^{-1}$，因此 1.25 MeV 的 γ 光子在水中的平均自由程 $\lambda = 0.156 \text{ m}$。

这样，式（7.22）还可以改写成

$$N = N_0 e^{-\mu d} = N_0 e^{-d/\lambda} \qquad (7.24)$$

由式（7.24）可见，如果 $d = \lambda$，即厚度等于一个平均自由程，X 或 γ 射线穿过这一厚度的物质层后，光子数将减少到原来的 e^{-1}，即大约为 36.8%。

在屏蔽问题上，常用平均自由程数目来表示屏蔽物质厚度。例如，屏蔽层厚度是 4 个平均自由程，即 $d = 4\lambda$，由式（7.24）知，$\mu d = 4$ 意味着入射的窄束、单能 X 或 γ 射线将被减弱到原来的 e^{-4}，即原来强度的 1.83%。

在康普顿散射占主导的能区内，使 X 或 γ 射线减弱一定程度（N/N_0）所需的某种物质质量减弱系数为 $(\mu/\rho)_1$ 的质量厚度 $d_{m,1}$，与另一种的物质质量减弱系数为 $(\mu/\rho)_2$ 的所需质量厚度 $d_{m,2}$ 之间有下列关系：

$$d_1/d_2 = \rho_2/\rho_1 \qquad (7.25)$$

利用上述关系可以估算类似材料之间的等效厚度。

例如混凝土、砖、灰泥、泥土等常用建筑材料，都是由硅、钙、铝、铁一类低 Z 物质组成的。对这类物质，康普顿散射占主要优势的能量范围很宽，所以常可根据式（7.25）来估计砖、灰泥或泥土等材料的等效混凝土厚度，这是一种较简便的实用方法。

7.2.3 宽束 X 或 γ 射线的减弱规律

式（7.22）或式（7.23）所表示的窄束、单能 X 或 γ 射线在物质中减弱的指数规律，它隐含着这样一个假设，即在物质中，只要是入射光子发生了一次相互作用（不管是光电效应、电子对产生还是康普顿散射），都认为该光子将从线束中消失了。实际上,当射线通过物质时,有些光子与物质的原子发生了作用,有些则没有发生作用;发生作用的那些光子,有些是被吸收了(如果是光电效应和电子对产生),有些只是发生了散射(康普顿效应),能量减少和方向发生了改变,但没有真正被物质所吸收。因此,窄束的指数减弱规律是一个简化的理想情况,只有在很好的准直射线束穿过较薄的物质层条件下才能成立。

实际上辐射防护中遇到的辐射大多是宽束辐射,因为光子所穿过的物质层一般有一定的厚度,在此情况下,受到散射的光子,经二次或多次散射后仍有可能穿过物质,且到达所考察的空间位置上。于是,在所考察点的位置上观察到的不仅包括那些未经相互作用的入射光子,而且还有经多次散射后的散射光子。综上所述,窄束、宽束主要不是几何概念,而是物理概念。

为了考虑多次散射的影响,在宽束条件下,式(7.22)的右边必须引进一个修正因子 B,用来对窄束减弱规律加以修正,即

$$N = BN_0 e^{-\mu d} \tag{7.26}$$

式中,B 称为累积因子。

一般情况下,累积因子是指在所考察点上,真正测量到的某一辐射量(注量率、能量、吸收剂量等)与用窄束减弱规律算得的同一辐射量的比值。因此,对不同的辐射量,相应有不同的累积因子。在式(7.26)中的 N 是指光子数,因此 B 是光子数的累积因子。

根据累积因子的定义可知,累积因子的数值总不会小于 1。累积因子的大小与很多因素有关,如与光子能量、屏蔽介质的原子序数及其厚度、屏蔽层的组合、照射的几何条件等因素有关。

对于给定几何形状的辐射源和特定的屏蔽介质和照射条件,累积因子主要与光子能量 E_γ 和屏蔽介质以平均自由程 μd 数目表示的厚度有关,因此一般将累积因子表示成 $B(E_\gamma, \mu d)$ 的形式。γ 射线的能量越低,介质的平均原子序数越低,散射越严重。例如,0.5 MeV 的 γ 点源发出的辐射穿过 10 个平均自由程的水时,照射量累积因子为 77.6;当 γ 射线的能量降到 0.255 MeV 时,照射量累积因子可达到 166。可见,不考虑累积因子会使屏蔽后的剂量严重低估。对于高能光子束穿过屏蔽层时,由于次级电子会产生轫致辐射,会对累积因子的大小产生明显影响,尤其是高原子序数的材料。例如,8 MeV 的 γ 射线穿过 5 个平均自由程的铅时,轫致辐射的贡献可占到 1/3。

1)单一均匀介质的累积因子

在屏蔽设计中,累积因子是一个必须考虑的重要因素。它可以用实验法或理论计算得出。

图 7.12、图 7.13 给出了各向同性点源在水、混凝土中的照射量累积因子随光子能量 E_γ 和介质厚度 μd 的变化规律。由于入射光子能量 E_γ 越低，介质的原子序数 Z 越小，厚度 μd 越大，光子在介质中的散射贡献就越大，因此累积因子 B 也就越大。

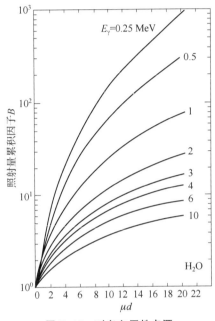

图 7.12　对各向同性点源水的照射量累积因子随光子能量和介质厚度的变化规律

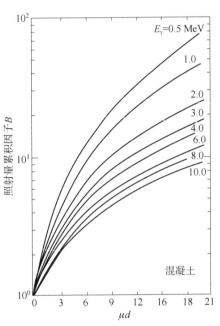

图 7.13　对各向同性点源混凝土的照射量累积因子随光子能量和介质厚度的变化规律

为了使用方便，通常把累积因子的理论计算值编制成各种表格。附表 4 给出了各向同性点源在水、铝、锡、钨、铀、铁、铅、混凝土中的照射量累积因子的数值。附表 5 给出了单向平行垂直入射在水、混凝土、铁和铅中的照射量累积因子的数值。只要已知 γ 射线能量 E_γ 和介质的厚度 μd，就可从这些表格中直接查出相应的照射量积累因子的数值。如果实际情况的 B 值介于表格中给定的两种 γ 射线能量或两种 μd 值之间，则可用内插法求出所需的 B 值。

对于各向同性点源，介质的累积因子 B 与材料厚度 μd 的关系，在一定的条件下可以用解析式子近似地表示。最常用的近似表示式有两种：

（1）前面已提到的泰勒近似公式：

$$B = A_1 e^{-\alpha_1 \mu d} + (1 - A_1) e^{-\alpha_2 \mu d} \tag{7.27}$$

式中，μ 为线减弱系数，单位为 m^{-1}，可由附表 1 查得（对 μ/ρ 用材料密度校正）；d 为屏蔽介质厚度，单位为 m；对特定的材料，常数 α_1、α_2 和 A_1 只与 γ 射线能量有关，数值见表 7.2。

（2）伯杰（Berger）公式：

$$B = 1 + a\mu R e^{b\mu R} \tag{7.28}$$

式中，a，b 为与 E_γ 有关的常数（表 7.4）；μ 为线衰减系数，单位为 cm^{-1}；R 为屏蔽层厚度，单位为 cm。

表 7.4 伯杰公式计算各向同性点源、无限介质累积因子参数值

材料	E_γ/MeV	a	b	材料	E_γ/MeV	a	b
水	0.255	2.888 7	0.203 5	铁	0.5	0.921 4	0.069 8
	0.5	1.438 6	0.177 2		1.0	0.835 9	0.061 9
	1.0	1.104 6	0.090 7		2.0	0.697 6	0.034 2
	2.0	0.822 9	0.034 6		3.0	0.537 8	0.034 6
	3.0	0.691 3	0.010 5		4.0	0.439 0	0.033 7
	4.0	0.580 1	0.002 4		6.0	0.329 4	0.043 0
	6.0	0.463 3	-0.010 9		8.0	0.256 6	0.046 3
	8.0	0.381 9	-0.017 4		10.0	0.188 2	0.058 1
钨	0.5	0.282 8	-0.060 9	铅	0.5	0.242 5	-0.069 6
	1.0	0.435 8	-0.019 8		1.0	0.370 1	-0.032 6
	2.0	0.423 3	0.002 6		2.0	0.383 6	-0.000 7
	3.0	0.346 0	0.033 8		3.0	0.319 3	0.028 3
	4.0	0.271 1	0.066 5		4.0	0.252 0	0.056 2
	6.0	0.175 1	0.109 2		5.0	0.192 8	0.085 4
	8.0	0.123 2	0.126 1		6.0	0.160 3	0.106 0
	10.0	0.095 4	0.131 7		8.0	0.118 1	0.120 0

2）多层介质的累积因子

实际问题中，辐射防护屏蔽层可能是由几层不同介质组成的。这时，确定累积因子比较复杂。这里介绍一种经验计算方法，它是在实验基础上归纳出来的。

双层屏蔽实验证明，能量为 E_γ 的 γ 光子垂直入射到两种原子序数相差不大的介质（a 和 b）上时，可取该入射光子在两层介质总厚度中这两种介质的累积因子值中较大的一个，作为这种双层屏蔽结构的总累积因子值，即

$$B_\mathrm{t} = \max \begin{cases} B[E_\gamma, \mu_\mathrm{a}(d_\mathrm{a}+d_\mathrm{b})] \\ B[E_\gamma, \mu_\mathrm{b}(d_\mathrm{a}+d_\mathrm{b})] \end{cases} \tag{7.29}$$

如果两种介质的原子序数相差很大，则双层屏蔽结构的总累积因子与低

Z、高 Z 介质的前后次序有关。

（1）低 Z 介质在前，高 Z 介质在后，则总累积因子取决于高 Z 介质：

$$B_t = B[E_\gamma, (\mu d)_{高}] \tag{7.30}$$

这是因为光子从低 Z 介质中射出的散射光子很容易被后面的高 Z 介质所吸收。

（2）高 Z 介质在前，低 Z 介质在后，如果光子能量较低，则总累积因子为两种积累因子的乘积：

$$B_t = B[E_\gamma, (\mu d)_{低}] \cdot B[E_\gamma, (\mu d)_{高}] \tag{7.31}$$

如果光子能量较高，且超过与高 Z 介质线减弱系数 μ 最小值相应的那个能量（$E_{\gamma,\min}$）$_{高}$时，则总累积因子为

$$B_t = B[(E_{\gamma,\min})_{高}, (\mu d)_{低}] \cdot B[E_\gamma, (\mu d)_{高}] \tag{7.32}$$

式中，$B[E_\gamma, (\mu d)_{高}]$ 是与入射光子能量 E_γ 相关的高 Z 介质的累积因子值；$B[(E_{\gamma,\min})_{高}, (\mu d)_{低}]$ 是与能量 $(E_{\gamma,\min})_{高}$ 相关的低 Z 介质的累积因子值。

一般，对于高 Z 介质，与其 $\mu_{\min}$ 相应的能量 E_γ 为 3~4 MeV。

7.3 γ 和 X 射线的屏蔽计算

屏蔽是外照射防护的主要方法之一。所谓屏蔽计算，就是要确定把某处的外照射剂量率减弱到指定水平所需要采用的屏蔽材料及其厚度。

对于工程上的屏蔽计算，通常可以利用专门的计算机程序，也可以根据具体情况采用蒙特卡罗方法等进行计算。作为较简单的设计，可以采用某些实用估算方法（必要时引入适当的安全因子）。

7.3.1 利用宽束减弱规律计算 γ 屏蔽

可以利用宽束减弱规律计算所需 γ 屏蔽。由式（7.26）有

$$N = N_0 B e^{-\mu d} \tag{7.33}$$

式中，N 和 N_0 可以看作经过屏蔽层之后和之前的剂量率（或比释动能率）；B 为该条件下的累积因子；μ 为该屏蔽物质的 γ 衰减系数；d 为屏蔽层的厚度。

例 7.3：利用水井法储存一个活度为 1.2×10^{14} Bq 的 ^{60}Co 源，要求井水表面的剂量率不大于 1×10^{-2} mGy/h。为安全计，引入二倍安全系数。试求井中水的最小深度为多少？

解：假定所需水深为 $R(\mathrm{m})$，查表 7.1 得 $^{60}\mathrm{Co}$ 的 $\Gamma_k = 8.67 \times 10^{-17}\,\mathrm{Gy \cdot m^2 \cdot Bq^{-1} \cdot s^{-1}}$，未充水时的剂量率为

$$\dot{H}_0 = \frac{A\Gamma_k}{R^2}$$

$$= \frac{1.2 \times 10^{14} \times 8.67 \times 10^{-17}}{R^2}$$

$$= 1.04 \times 10^{-2}/R^2 \quad \mathrm{Gy/s}$$

$$= \frac{37\,454.4}{R^2} \quad \mathrm{mGy/h}$$

$$\dot{H}/\dot{H}_0 = \frac{0.01\,\mathrm{mGy/h}}{37\,454.4\,\mathrm{mGy/h}} R^2$$

$$= 2.8 \times 10^{-7} R^2 \quad (R\text{ 以 m 为单位})$$

$$= 2.8 \times 10^{-11} R^2 \quad (R\text{ 以 cm 为单位}) \quad (7.34)$$

可以从相关资料查到，对于 $^{60}\mathrm{Co}$ 的 γ 射线，$\mu = 0.063\,0\,\mathrm{cm}^{-1}$。按前面伯杰公式知：

$$B = 1 + a\mu R e^{b\mu R} = 1 + 1.034\,2\mu R e^{0.767\mu R}$$

利用式（7.34）和（7.26），并考虑二倍安全系数，有

$$2.8 \times 10^{-11} R^2 = 2(1 + 1.034\,2\mu R e^{0.076\,7\mu R}) e^{-\mu R}$$

可以采用图解法解，令

$$X = 2.8 \times 10^{-11} R^2$$

$$Y = (1 + 1.034\,2\mu R e^{0.076\,7\mu R}) e^{-\mu R}$$

$$R = \frac{\mu R}{\mu}$$

对不同的 μR 值可计算出相应的 X 和 Y 值（表 7.5）。用作图法在半对数纸上画出 X 和 Y 随 μR 变化的两条直线，再求得两线的交点在 $\mu R \approx 17.4$。

因此可得出所需水深为：$R = \dfrac{\mu R}{\mu} = \dfrac{17.4}{0.063\,0} \approx 276(\mathrm{cm}) = 2.76(\mathrm{m})$

表 7.5　X、Y 与 μR 的关系

μR (m)	12	15	18
R (m)	189.87	237.34	284.81
R^2 (m²)	3.605×10^4	5.633×10^4	8.118×10^4
X (m²)	1.009×10^{-6}	1.577×10^{-6}	2.273×10^{-6}
Y	1.961×10^{-4}	1.530×10^{-5}	1.130×10^{-6}

7.3.2 查图、查表法

已经有很多查图、查表的实用方法。

1) 减弱倍数 K 方法

减弱倍数 K，定义为辐射场在厚度为 d 的屏蔽层之前和之后产生的剂量率的比值，即表示该屏蔽层使辐射剂量减弱的倍数。减弱倍数 K 量纲为 1。附表 6 至附表 13 给出了水、混凝土、铁、铅、铅玻璃 NZF_1、铅玻璃 FZ6、钨、铀对各向同性 γ 点源的剂量减弱倍数 K 与屏蔽层厚度 d 的关系。应当指出的是，这些表格是根据宽束单能光子在无限均匀介质中的计算结果编制的，适用于一切放射性核素的单能 γ 射线的屏蔽计算。对于复杂 γ 谱的核素，应按线谱强度的百分比，计算出各自的剂量贡献和所需屏蔽厚度，再通过综合考虑确定出合适的屏蔽层厚度。所谓无限均匀介质，是指介质中所考虑的点到介质边界的距离足够大，以至于边界外有无介质存在对该点散射光子能谱的影响均可不计。所谓均匀介质，是指各点介质成分的不均匀情况相对 γ 光子在介质中的平均自由程来讲可以不考虑。附表 14 给出电子加速器轫致辐射减弱 K 倍所需的混凝土屏蔽层厚度。

2) 透射比 η

η 定义为辐射场中某点处，设置厚度为 d 的屏蔽层后的 X 或 γ 射线剂量当量率与设置屏蔽层前 X 或 γ 射线剂量当量率的比值，即表示辐射透过屏蔽材料的能力。透射比 η 量纲为 1。透射比与减弱倍数互为倒数，即 $\eta = 1/K$，$K = 1/\eta$。附图 1 至附图 6 给出放射性核素 ^{60}Co、^{137}Cs、^{124}Sb、^{198}Au、^{226}Ra 等宽束 γ 射线，穿过混凝土、钢、铅和铀时的透射比曲线。附图 7 至附图 11 给出电子加速器 X 射线的透射比曲线。

3) 半减弱厚度 $\Delta_{1/2}$ 和十倍减弱厚度 $\Delta_{1/10}$ 法

半减弱厚度 $\Delta_{1/2}$，又称半价层厚度，定义为：将入射 X 或 γ 光子数（或注量率、剂量率等）减弱一半所需的屏蔽层厚度（某些数值见表 7.6）。

表 7.6 γ 射线的半减弱厚度值 $\Delta_{1/2}$ （单位：cm）

γ 射线能量/MeV	吸收物质			
	水	水泥	钢	铅
0.5	7.4	3.7	1.1	0.4
0.6	8.0	3.9	1.2	0.49
0.7	8.6	4.2	1.3	0.59
0.8	9.2	4.5	1.4	0.70
0.9	9.7	4.7	1.4	0.80
1.0	10.3	5.0	1.5	0.90
1.1	10.6	5.2	1.6	0.97
1.2	11.0	5.5	1.6	1.03

续表

γ射线能量/MeV	吸收物质			
	水	水泥	钢	铅
1.3	11.5	5.7	1.7	1.1
1.4	11.9	6.0	1.8	1.2
1.5	12.3	6.3	1.9	1.2
1.6	12.6	6.6	2.0	1.3
1.7	13.0	6.9	2.0	1.3
1.8	13.4	7.2	2.1	1.4
1.9	13.9	7.4	2.2	1.4
2.0	14.2	7.6	2.3	1.5
2.2	14.9	7.9	2.4	1.5
2.4	15.7	8.2	2.5	1.6
2.6	16.4	8.5	2.6	1.6
2.8	17.0	8.8	2.8	1.6
3.0	17.8	9.1	2.9	1.6
^{60}Co	铀①0.7	6.2	2.1	1.2
^{137}Cs	0.3	4.8	1.6	0.65
^{192}Ir	0.4	4.1	1.3	0.6
^{226}Ra	—	7.0	2.2	1.66

注：①此行以下为在铀中的半减弱厚度。

十倍减弱厚度 $\Delta_{1/10}$ 定义为：将 X 或 γ 光子数（或剂量率、注量率等）减弱到原来的 1/10 所需的屏蔽层厚度（某些数值见表 7.8）。另外，也有其他不同的表示，见表 7.7。

显然，$\Delta_{1/2}$ 和 $\Delta_{1/10}$ 之间有下列关系：

$$\Delta_{1/2} = 0.301 \Delta_{1/10} \tag{7.35}$$

$$\Delta_{1/10} = 3.32 \Delta_{1/2} \tag{7.36}$$

宽束 X 或 γ 光子在屏蔽介质中的减弱不是简单的指数规律。因此，给定辐射在屏蔽介质中的 $\Delta_{1/2}$ 和 $\Delta_{1/10}$ 值并不是一个常数，而是随着减弱倍数 K 的增加而略有变化。但是，当辐射穿过一定厚度的物质层后，$\Delta_{1/2}$ 和 $\Delta_{1/10}$ 值的变化趋于稳定。因此，用于初级 X 或 γ 射线屏蔽计算的 $\Delta_{1/2}$ 或 $\Delta_{1/10}$ 与用于已经过相当程度减弱的射线束（例如泄漏射线束）的 $\Delta_{1/2}$ 或 $\Delta_{1/10}$ 是有差别的。

表 7.7 将有用射线束减弱至 5% 所需铅的厚度（ICRP No.33, 1982）

源的种类		半价层厚度/cm	所需铅厚度[①]/cm
X 射线	50 kV	0.005	0.02
	70 kV	0.010	0.04
	100 kV	0.025	0.11
	125 kV	0.027	0.12
	150 kV	0.029	0.13
	200 kV	0.042	0.18
	250 kV	0.086	0.37
	300 kV	0.17	0.73
	2 kV	1.15	4.97
	4 MV	1.48	6.40
	6 MV	1.54	6.66
	8 MV	1.62	7.00
	10 MV	1.69	7.31
	15 MV	1.66	7.18
	20 MV	1.63	7.05
	25 MV	1.60	6.92
	30 MV	1.57	6.79
	40 MV	1.50	6.48
	50 MV	1.43	6.18
核素	^{60}Co	1.20	5.19
	^{137}Cs	0.65	2.81

注：① 由 ICRP No.33 推导或获得的对宽束的半价层厚度近似值。

例 7.4：将 ^{60}Co 和 ^{137}Cs γ 源所在地产生的剂量率减弱 10^4 倍所需铅屏蔽层厚度为多少？

解：$K = 10^4$，由表 7.8 查得 ^{60}Co 的 $\Delta_{1/2} = 1.20$ cm，^{137}Cs 的 $\Delta_{1/2} = 0.65$ cm。

所需半价层数目：

$$n = \frac{\lg K}{\lg 2} = \frac{4}{0.301} \approx 13.3$$

故对 ^{60}Co 所需铅厚度为：$d = 13.3 \times 1.20 \approx 16 \,(\text{cm})$

对 ^{137}Cs：$d = 13.3 \times 0.654 \approx 8.6 \,(\text{cm})$

表 7.8　选定 γ 射线源的半价层和十分之一层厚度（NCRP No. 46，1976）

核素	原子数	半衰期	γ射线能量/MeV	半价层厚度[①] 混凝土/cm	钢/cm	铅/cm	十分之一层厚度[①] 混凝土/cm	钢/cm	铅/cm
^{137}Cs	55	27 y	0.66	4.8	1.6	0.65	15.7	5.3	2.1
^{60}Co	27	5.24 y	1.17, 1.33	6.2	2.1	1.20	20.6	6.9	4.0
^{198}Au	79	2.7 d	0.41	4.1	—	0.33	13.5	—	1.1
^{192}Ir	77	74 d	0.13~1.06	4.3	1.3	0.60	14.7	4.3	2.0
^{226}Ra	88	1 622 y	0.047~2.4	6.9	2.2	1.66	23.4	7.4	5.5

注：①由大的减弱倍数得到的近似值。

7.3.3　X 射线的屏蔽计算

现在，X 射线机已得到广泛应用，特别是在医疗和工业应用中。各种类型的电子加速器的应用也越来越广泛。X 射线有两类，一类是带电粒子所产生的韧致辐射；另一类是特征 X 射线。前者是具有连续能谱的，后者是分立能量（因而具有特征性）的。由于大多数情况下遇到的 X 射线为连续谱，很难用公式准确地计算它们在物质中的减弱，一般通过实验测量出各种屏蔽材料中的减弱曲线，并借助于这些曲线来计算屏蔽厚度。屏蔽厚度的计算包括：防护有用射线束（经过过滤后的初级束）的主屏蔽层，防护泄漏辐射和散射辐射的次屏蔽层，以及天花板、门窗的屏蔽层。

X 射线屏蔽计算涉及以下几个参数：

（1）工作负荷 W。它是每周的工作负担，单位为 mA·min/周。在数值上等于每周的时间 $t(\min)$ 与管电流 $I(\mathrm{mA})$ 的乘积，即 $W = I \cdot t$。

（2）居留因子 T（也叫存在因子或停留因子）。它是表示工作人员在工作场所停留时间长短的因子，与工作负荷 W 的乘积，可用以校正有关区域的居留程度和类型。在屏蔽设计中，按全居留、部分居留和偶然居留 3 种情况选取 T 值。

全居留：$T = 1$。对于控制区，包括控制室、暗室、工作室、实验室、走廊、休息室、职业性照射人员常规使用的办公室及患者候诊室。对于非控制区，包括位于 X 机房邻近建筑物中用于居留的地方，如商店、办公室、居住区、运动场所等。

部分居留：$T = 1/4$。包括非控制区中日常非职业性照射人员所用的公共走廊、公共房间、休息室及娱乐室，电梯及无人管理的停车场。

偶然居留：$T = 1/16$。包括非控制区的公共浴室、楼梯、自动电梯、行人或车辆通行的外部区域。

（3）使用因子 U。它是表示射线利用程度的一个因数，即有用射线（初级束）射向有关点的工作负荷的份额，其值等于或小于 1。在不变方向水平照射的情况下，$U = 1$。

实际上常用的 X 射线源有加速器和 X 射线机两类。

当电子的动量（方向或速度）改变时，均会以韧致辐射的形式发射出能量，这就是 X 射线产生的原因之一。电子加速器中被加速的电子轰击靶，静电加速器中被反向加速的电子轰击阳极，皆是高速运动的电子受到阻尼而产生高能、高发射率的 X 射线的例子。所产生的 X 射线的最大能量，等于被加速电子的最大能量（几兆电子伏至几十兆电子伏）。

设 $\dot{H}_{\mathrm{Id},x}$ 为屏蔽后所考虑的那一点的剂量当量指数率，$\dot{D}_{10}$ 为 X 射线点源在 1 m 远处所产生的吸收剂量率（Gy·m²/min），那么设计时要求满足以下关系式：

$$\dot{H}_{\mathrm{Id},x} \leq \dot{H}_{\mathrm{M}} = \frac{\dot{D}_{10} \eta_x T}{(1.67 \times 10^{-5}) d^2} \tag{7.37}$$

$$\eta_x \geq (1.67 \times 10^{-5}) \left[\frac{\dot{H}_{\mathrm{M}} d^2}{\dot{D}_{10} T} \right] \tag{7.38}$$

式中，$\dot{H}_{\mathrm{M}}$ 为作为设计目标的剂量当量率（mGy/h）；η_x 为对 X 射线的屏蔽透射比，其物理意义类似于剂量减弱系数；d 为 X 射线源和参考点间的距离（m）；T 为居留因子；常数 $1.67 \times 10^5 = 1 \times 10^{-3}$（rad/mGy）$\times 1.67 \times 10^{-2}$（h/min）；$\dot{D}_{10}$ 与入射电子能量、束流强度（mA）、靶材料、X 射线角分布有关。

根据入射电子能量，从图 7.14 查出 X 射线的发射率 $\dot{D}_{10} I^{-1}$（Gy·m²·mA⁻¹·min⁻¹），乘以束流强度 I（mA）得出 $\dot{D}_{10}$，代入式（7.38）求出 η_x，最后由附图 7 至附图 11 查出所需的屏蔽厚度。

如果附图中刚好没有所需的透射比曲线时，可用 1/10 厚度法计算。方法是先算出 1/10 减弱层的数目 n，即

$$n = \lg(1/\eta_x) \tag{7.39}$$

再由下式计算所需的屏蔽厚度 R。

$$R = T_1 + (n - 1) T_e \tag{7.40}$$

式中，T_1 为靠近辐射源的第一个剂量当量指数 1/10 减弱层厚度；T_e 为第一个 1/10 减弱层随后的剂量当量指数 1/10 减弱层厚度，可近似为常数。

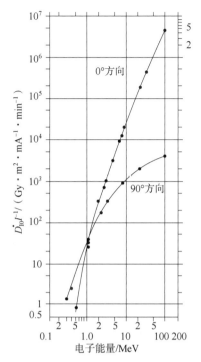

图 7.14　电子轰击高 Z 厚靶（$Z>73$）的 X 射线发射率

在混凝土、钢及铅中的 T_e、T_1 值见图 7.15~图 7.17。

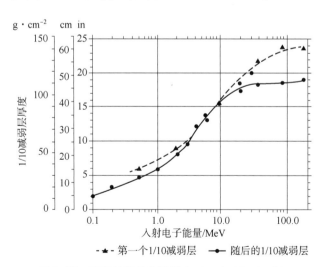

图 7.15　宽束 X 射线在混凝土（$\rho=2.35\ \text{g/cm}^3$）中的剂量当量指数 1/10 减弱层厚度和入射电子能量的关系

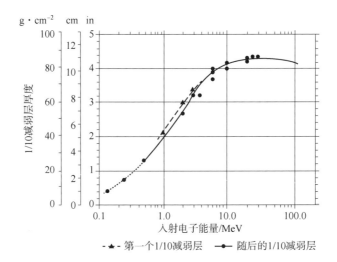

图 7.16 宽束 X 射线在钢（$\rho=7.8 \text{ g/cm}^3$）中的剂量当量指数 1/10 减弱层厚度和入射电子能量的关系

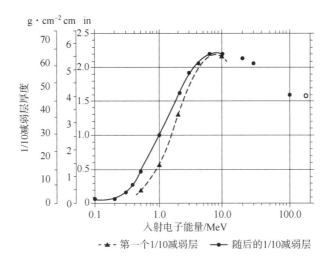

图 7.17 宽束 X 射线在铅（$\rho=11.3 \text{ g/cm}^3$）中的剂量当量指数 1/10 减弱层厚度和入射电子能量的关系

电子轰击低原子序数的厚靶时，其 X 射线的发射率可以用由图 7.14 查得的数据乘以表 7.9 所列出的修正因子。

例 7.5：2 mA、3 MeV 的电子束轰击高 Z（钨）靶，靶和参考点在 0°方向的距离为 5 m，屏蔽层外边为职业性照射控制区，$T=1$。求所需混凝土屏蔽层的厚度。

解：由图 7.14 查出 $\dot{D}_{10}I^{-1} = 1.1 \times 10^3 (\text{rad} \cdot \text{m}^2 \cdot \text{mA}^{-1} \cdot \text{min}^{-1})$，故 $\dot{D}_{10} = 1.1 \times 10^3 \times 2 = 2.2 \times 10^3 \text{ rad} \cdot \text{m}^2/\text{min}$，$d = 5$ m，$\dot{H}_M = 2.5$ mrem/h，由式（7.38）得

$$\eta_x(0°) \geq (1.67 \times 10^{-5}) \left[\frac{2.5 \times 5^2}{2.2 \times 10^3 \times 1}\right]$$

$$= 4.7 \times 10^{-7}$$

由图 7.15 查出 $T_1 = 26$ cm，$T_e = 23$ cm。
由式（7.39）得

$$n = \log \frac{1}{4.7 \times 10^{-7}} = 6.33$$

再由式（7.40）得

$$R = 26 + (6.33 - 1) \times 23$$

$$= 149 (\text{cm})$$

表 7.9 电子轰击低原子序数厚靶时，X 射线发射率的修正因子

靶材料	原子序数 Z	0°方向修正因子	90°方向修正因[①]
铁或铜	26 或 29	0.7	0.5
铝，混凝土	13	0.5	0.3

注：①当电子能量大于 10 MeV 时，图 7.14 在 90°方向的数据，可用于所有靶材料。

当采用的计算方法不确定度可能较大时可以考虑二倍安全系数，应加上一个半减弱层厚度 $\Delta_{1/2} = 7.4$ cm，故混凝土屏蔽层厚取 156 cm。

7.4 带电粒子外照射的防护

带电粒子一般可分为轻带电粒子和质量大于电子的重带电粒子两大类。前者包括电子、β±粒子，后者有 α 粒子、质子、π±介子等。

带电粒子同物质相互作用可能产生贯穿能力较强的次级辐射。例如，β 粒子与物质相互作用产生的韧致辐射；高能电子与物质相互作用除产生韧致辐射外，还可能产生光中子；低能质子、氚核与物质（T、Li、Cu、D 等）作用时，也会产生中子。因此，在带电粒子的屏蔽计算中，除了考虑对带电粒子本身的屏蔽外，还需考虑对它们在屏蔽材料中产生的次级辐射进行屏蔽。

7.4.1 带电粒子的剂量计算

一切带电的粒子，如电子、介子、质子、α 粒子和核都称为带电粒子，凡是其质量大于电子质量的称为重带电粒子。本章着重介绍 β 射线的屏蔽防护，首先对 β 粒子的剂量计算方法进行阐述。

β 粒子虽然其贯穿能力远小于 γ 射线，但是对人体表层组织的损伤是不可忽视的。同时由于它在屏蔽层中会产生轫致辐射，因此对它的屏蔽防护有其特殊性。

对 β 粒子的剂量计算远比 γ 射线复杂得多。主要原因是：β 粒子的能谱是连续谱，虽然它在物质中的减弱近似地遵守指数规律，但物质对它的散射很显著，而且散射情况同离辐射源的距离、源周围散射物的性质以及源的几何形状等因素有关，要进行严格的 β 粒子剂量理论计算是比较复杂的，在日常防护中通常都用经验公式作近似计算。

7.4.1.1 β 点源剂量计算公式

假设 β 辐射源可视为点源，且点源周围介质是均匀的，则离该点源距离 r（g/cm^2）处的吸收剂量率 $\dot{D}$ 可用下列近似公式计算：

$$\dot{D} = \frac{4.608 \times 10^{-8} A \cdot \rho^2 \cdot \nu \cdot \overline{E}_\beta \cdot \alpha}{r^2} \left\{ c \left[1 - \frac{\nu r}{c} e^{1-(\nu r/c)} \right] + \nu r e^{1-\nu r} \right\} \quad (7.41)$$

式中，$\dot{D}$ 是吸收介质中离 β 点源距离 r（g/cm^2）处的吸收剂量率，单位为 Gy/h；A 为 β 点源的活度，单位为 Bq；ρ 为介质的密度，单位为 g/cm^3；$\overline{E}_\beta$ 为 β 粒子的平均能量，单位为 MeV。

当 $\nu r \geq c$ 时，$\left[1 - \frac{\nu r}{c} e^{1-(\nu r/c)} \right] \equiv 0$。

式 (7.41) 中的 α 值可由下式确定：

$$\alpha = [3c^2 - (c^2 - 1)e]^{-1} \quad (7.42)$$

参数 c 和 ν，则由下面公式给出：

对空气 $$\begin{cases} c = 3.11 e^{-0.55 E_{max}} \\ \nu = \dfrac{16.0}{(E_{max} - 0.036)^{1.40}} (2 - \overline{E}_\beta / \overline{E}^*) \end{cases} \quad (7.43)$$

对软组织 $$\begin{cases} c = \begin{cases} 2 & 0.17\ MeV < E < 0.5\ MeV \\ 1.5 & 0.5\ MeV \leq E < 1.5\ MeV \\ 1 & 1.5\ MeV \leq E < 3\ MeV \end{cases} \\ \nu = \dfrac{18.6}{(E_{max} - 0.036)^{1.37}} (2 - \overline{E}_\beta / \overline{E}^*) \end{cases} \quad (7.44)$$

式中，参数 c 为量纲为 1 的量；E_{max} 为 β 粒子的最大能量，单位为 MeV；$\overline{E}_\beta$ 为 β 粒子的平均能量，单位为 MeV；$\overline{E}^*$ 为假定 β 转变为容许跃迁时，理论计算的 β 能谱平均能量，单位为 MeV。

比值 $\overline{E}_\beta/\overline{E}^*$，对 ^{90}Sr 为 1.17；对 RaE 为 0.77；对其他常用 β 放射性核素均为 1。式（7.41）的适用范围是 β 粒子的最大能量为 0.167~2.24 MeV。

表 7.10 给出了某些放射性核素 β 谱最大能量和平均能量。

对空气中的吸收剂量率，可利用下式作粗略的估算：

$$\dot{D} = 8.1 \times 10^{-12} A/r^2 \qquad (7.45)$$

式中，A 为 β 点源的活度，单位为 Bq；r 为离 β 点源的距离，单位为 m；$\dot{D}$ 的单位为 Gy/h。

表 7.10　某些放射性核素 β 粒子的最大能量和平均能量

核素	半衰期	β 粒子最大能量/MeV（分支比/%）	β 粒子平均能量/MeV
^{3}H	12.35 y	0.018 6（100）	0.005 71
^{14}C	5 730 y	0.156 1（100）	0.049 3
^{32}P	14.29 d	1.711（100）	0.695
^{35}S	87.44 d	0.167 4（100）	0.048 8
^{45}Ca	164 d	0.258 7（100）	0.077 8
^{60}Co	5.271 y	0.317 9（99.92）	0.095 8
^{63}Ni	96 y	0.065 87（100）	0.017 13
^{89}Sr	50.5 d	1.488（99.985）	0.581 5
^{90}Sr	28.5 y	0.546（100）	0.195 8
^{90}Y	64.0 h	2.284（99.984）	0.934 8
^{137}Cs	30.0 y	0.514 0（94.6）	0.174 3
^{147}Pm	2.62 y	1.176（5.4） 0.225（~100）	0.047 9 0.064
^{198}Au	2.696 d	0.285 3（1.3） 0.961 2（98.7）	0.079 6 0.314 8
^{204}Tl	3.78 y	0.763 4（97.45）	0.139
混合裂变产物		3.5	1.01
天然铀		2.32	0.865

例 7.6：设有一个活度为 3.7×10^{10} Bq 的 ^{90}Sr+^{90}Y β 点源，求离该点源 30 cm 处空气的吸收剂量率。

解：当 ^{90}Sr 衰变放出 0.546 MeV 的 β 粒子后转变为 ^{90}Y，而 ^{90}Y 衰变时又放出 2.284 MeV 的 β 粒子。

已知 ^{90}Y 发射的 β 粒子最大能量 E_{max} 为 2.284 MeV，平均能量 $\overline{E}_\beta$ 为 0.934 8 MeV，空气密度 ρ_a 为 1.293×10^{-3} g/cm^3，因此，以质量厚度表示的空气中距离 $r = 30 \times 1.293 \times 10^{-3} = 3.88 \times 10^{-2}$ （g/cm^2），$\overline{E}_\beta / \overline{E}^* = 1$。由式（7.43），得 $c = 3.11 e^{-0.55 E_{max}} = 0.89$。于是

$$\alpha = [3c^2 - (c^2-1)e] - 1 = 0.34$$

$$\nu = \frac{16.0}{(E_{max} - 0.036)^{1.40}} (2 - \overline{E}_\beta / \overline{E}^*) = 5.15 \text{ cm}^2/\text{g}$$

这样，$\nu r = 0.20$，$\nu r/c = 0.225$，$(\nu r/c) e^{1-(\nu r/c)} = 0.49$，$\nu r e^{1-\nu r} = 0.445$。将上述各量值及活度 $A = 1.85 \times 10^{10}$ Bq 代入式（7.41），得

$$\dot{D}_1 = \frac{4.608 \times 10^{-8} A \cdot \rho^2 \cdot \nu \cdot \overline{E}_\beta \cdot \alpha}{r^2} \left\{ c \left[1 - \frac{\nu r}{c} e^{1-(\nu r/c)}\right] + \nu r e^{1-\nu r} \right\}$$

$$= 1.55 [0.89(1 - 0.49) + 0.445]$$

$$= 1.39 \text{ Gy/h}$$

同理，计算 ^{90}Sr 发射的 β 粒子在 $r = 30$ cm 处的吸收剂量率 $\dot{D}_2 = 1.81$ Gy/h，因此，^{90}Sr+^{90}Y β 点源在 30 cm 处，空气中的总吸收剂量率可用下列公式估算：

$$\dot{D} = \dot{D}_1 + \dot{D}_2 = 3.20 \text{ Gy/h}$$

7.4.1.2 β平面源的剂量计算

对于一个半径为 a（cm）的 β 圆面源，其放射性核素的面活度浓度为 σ（Bq/cm^2），在其中心上方 r（g/cm^2）处的吸收剂量率为

$$\dot{D} = 2.89 \times 10^{-7} \nu \cdot \overline{E}_\beta \cdot \alpha \cdot \sigma \left\{ c \left[1 + \ln \frac{c}{\nu r} - e^{1-(\nu r/c)}\right] + e^{1-\nu r} - e^{[1-\nu(r^2+a^2)^{1/2}]} \right\} \tag{7.46}$$

当 $\nu r \geq c$ 时，$\left[1 + \ln \dfrac{c}{\nu r} - e^{1-\nu r}\right] \equiv 0$。

当半径 $a \to \infty$ 时，上述圆面源可视为无限大平面源，因此式（7.46）可简化为

$$\dot{D} = 2.89 \times 10^{-7} \nu \cdot \overline{E}_\beta \cdot \alpha \cdot \sigma \left\{ c \left[1 + \ln \frac{c}{\nu r} - e^{1-(\nu r/c)}\right] + e^{1-\nu r} \right\} \tag{7.47}$$

上述两式中，$\dot{D}$ 的单位是 Gy/h，r 的单位是 g/cm^2，其他符号意义同式（7.41）。

为了简单估算由具有较大线度的 β 源在空气中的吸收剂量率，可用下面的

近似公式：

$$\dot{D} = 2.7 \times 10^{-10} A_s \overline{E}_\beta \frac{\omega}{2\pi} \tag{7.48}$$

式中，A_s 为放射性活度浓度，单位为 Bq/g；$\overline{E}_\beta$ 为 β 粒子的平均能量，单位为 MeV；ω 为 β 源对测量点所张的立体角，单位为 sr；$\dot{D}$ 的单位为 Gy/h。

例 7.7：设皮肤表面被 ^{90}Sr+^{90}Y 放射性核素污染，皮肤表面污染物的面活度浓度 σ 为 3.7×10^4 Bq/cm²。求被污染皮肤所受的吸收剂量率。

解：对皮肤剂量来讲，通常以表皮基底所受的剂量为代表，辐射防护中基底层的平均深度取为 7 mg/cm²，它与源的尺寸相比要小得多，因此皮肤表面被污染可视为无限大平面源，它在 7 mg/cm² 深度处造成的剂量率可用式（7.47）计算（可分别对 ^{90}Sr、^{90}Y 用面活度浓度 σ 为 1.85×10^4 Bq/cm² 作出剂量计算）。

对 ^{90}Y：$E_{\max} = 2.284$ MeV，$\overline{E}_\beta = 0.9348$ MeV，$\rho = 1$ g/cm³，$\overline{E}/\overline{E}^* = 1$，$r = 7 \times 10^{-3}$ g/cm²。根据式（7.44），得 $c = 1$，于是，$\alpha = 0.33$。

$$\nu = \frac{18.6}{(E_{\max} - 0.036)^{1.37}}(2 - \overline{E}/\overline{E}^*) = 6.13 \text{ cm}^2/\text{g}$$

$\sigma = 1.85 \times 10^4$ Bq/cm²，$\nu r = 0.043$，$e^{1-\nu r} = 2.60$，$\frac{\nu r}{c} = 0.043$，$e^{1-(\nu r/c)} = 2.60$，$c/(\nu r) = 23.3$，$\ln \frac{c}{\nu r} = 3.15$。将所有各量值代入式（7.47），得

$$\dot{D}_1 = 2.89 \times 10^{-7} \nu \cdot \overline{E} \cdot \alpha \cdot \sigma \left\{ c \left[1 + \ln \frac{c}{\nu r} - e^{1-(\nu r/c)} \right] + e^{1-\nu r} \right\}$$

$$= 1.01 \times 10^{-2}(1.55 + 2.60)$$

$$= 4.19 \times 10^{-2} \text{ Gy/h}$$

对 ^{90}Sr，算得 $\dot{D}_2 = 3.3 \times 10^{-2}$ Gy/h，因此，最后得到皮肤的吸收剂量率为

$$\dot{D} = \dot{D}_1 + \dot{D}_2 = 7.49 \times 10^{-2} \text{ Gy/h}$$

7.4.2 带电粒子的屏蔽计算

带电粒子穿过物质时，主要通过激发、电离过程损失能量，它们在物质中沿其入射方向所穿过的最大直线距离称为带电粒子在该物质中的射程。对于带电粒子本身来讲，只要物质层的厚度大于或等于带电粒子在其中的射程，那么所有入射的带电粒子都将被吸收。但是当轻带电粒子的动量（速度及其方向）发生改变时，将伴随着发射出轫致辐射，后者的穿透本领要大于带电粒子。因此在考虑对带电粒子屏蔽防护的同时，必须同时考虑对轻带电粒子在屏蔽层中所产生的轫致辐射的屏蔽，否则可能带来安全隐患。

对轻带电粒子的屏蔽防护可以分两步来考虑：第一步考虑对轻带电粒子的屏蔽；第二步考虑对韧致辐射的屏蔽。

7.4.2.1 β粒子和单能电子束屏蔽层的计算

能量为 $E(\text{MeV})$ 的单能电子束，在低 Z 物质中的射程可由下列经验公式计算，即

$$R = 0.412 E^{(1.265-0.095\,41\,nE)} \qquad 0.01\ \text{MeV} < E < 2.5\ \text{MeV} \qquad (7.49)$$

$$R = 0.53 E - 1.06 \qquad 2.5\ \text{MeV} \leq E < 20\ \text{MeV} \qquad (7.50)$$

式中，R 为电子在低 Z 物质中的射程，单位为 g/cm^2。

β粒子的能谱是连续谱，它们的射程可以用其能量等于 β 粒子最大能量的单能电子的射程来代表。

带电粒子的射程常采用质量厚度（g/cm^2）来表示，这种表示的优点在于电子、β 粒子在常用轻材料（如铝、塑料、普通玻璃等）中以质量厚度表示的射程（可称为质量射程）几乎相同。求出所需质量厚度之后再分别除以材料的密度 $\rho(\text{g/cm}^3)$ 即可求得相应材料的屏蔽厚度 $d(\text{cm})$，即

$$d = R/\rho \qquad (7.51)$$

图 7.18 和图 7.19 分别给出单能电子和 β 粒子在物质中以质量厚度（g/cm^2）为单位的质量射程。

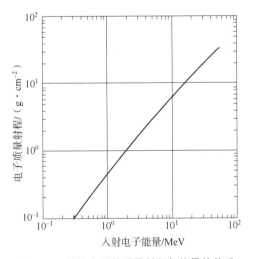

图 7.18　单能电子的质量射程与能量的关系

为了尽量减少电子、β 粒子在吸收过程中产生的韧致辐射，第一层用于阻止带电粒子的屏蔽材料最好选用诸如铝、有机玻璃、混凝土一类的低 Z 物质。表 7.11 给出了屏蔽电子或 β 粒子常用材料的密度和有效原子序数。

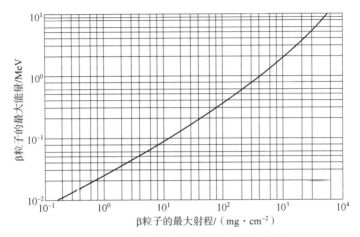

图 7.19 β 粒子的最大射程与能量的关系

表 7.11 屏蔽电子、β 粒子常用材料的密度和有效原子序数

材料	有效原子序数/Z_e	密度 ρ/(g·cm^{-3})	材料	有效原子序数/Z_e	密度 ρ/(g·cm^{-3})
空气	7.36	1.293×10^{-3}	混凝土	14	2.2~2.35
水	6.66	1	砖	14	1.7~1.9
普通玻璃	10.6	2.4~2.6	铜	29	8.9
有机玻璃	5.85	1.18	铁	26	7.1~7.9
铝	13	2.754	铅	82	11.34
塑料		1.4	钨	74	19.3
			铀	92	18.7

和 γ 屏蔽计算类似,当屏蔽层厚度小于 β 粒子的最大射程时,β 粒子在屏蔽材料中的减弱可用 β 粒子的半减弱层 $\Delta_{1/2}$ 方法来估算 (表 7.12)。

表 7.12 β 粒子在铝中的 $\Delta_{1/2}$ 值 (单位:mg·cm^{-2})

E_β/MeV	$\Delta_{1/2}$	E_β/MeV	$\Delta_{1/2}$	E_β/MeV	$\Delta_{1/2}$
0.05	0.8	0.6	24	1.8	121
0.07	1.3	0.7	30	2	140
0.10	1.8	0.8	37	2.5	173
0.15	2.6	0.9	45	3	210
0.20	3.9	1.0	53	3.5	244
0.30	7	1.2	70	4	280
0.40	11.7	1.4	87	4.5	313
0.50	17.5	1.6	107	5	350

β⁺粒子的屏蔽计算与β⁻粒子基本相似，但需注意对正、负电子结合时产生的湮没辐射的屏蔽。

7.4.2.2 β粒子所致韧致辐射屏蔽层的计算

当β粒子在屏蔽材料中被完全阻止时，转换为韧致辐射的能量份额近似为

$$F \approx 3.33 \times 10^{-4} Z_e E_{\max} = 1.0 \times 10^{-3} \overline{E}_\beta \cdot Z_e \qquad (7.52)$$

式中，$E_{\max}$和$\overline{E}_\beta$分别为β谱的最大能量和平均能量，单位为MeV；Z_e为吸收β粒子的屏蔽材料（或靶核）的有效原子序数，见表7.11。

由式(7.52)可知，β粒子转换为韧致辐射的能量份额与材料的有效原子序数成正比，因此屏蔽β粒子一定要采用轻材料。

韧致辐射具有连续能谱。在实际屏蔽计算时，可以假定韧致辐射的平均能量E_b等于入射β粒子的平均能量$\overline{E}_\beta$，可近似取作β粒子最大能量的1/3，即$E_b \approx E_{\max}/3$。

如果将韧致辐射源看成点源，且忽略它在空气中的减弱，则离β辐射源$r(\mathrm{m})$处，韧致辐射的能量注量率ψ为

$$\psi = 1.6 \times 10^{-13} A \cdot F \cdot E_b / (4\pi r^2) \qquad (7.53)$$

式中，A为该源的总活度，单位为Bq；ψ的单位是$\mathrm{J/(m^2 \cdot s)}$；1.6×10^{-13}是兆电子伏（MeV）与焦耳（J）的换算系数。

将式(7.52)、式(7.53)代入关于吸收剂量与注量率的基本关系式中，并注意$E_b = \frac{1}{3} E_{\max} = \overline{E}_\beta$，整理后可得

$$\dot{D} = 4.58 \times 10^{-14} A Z_e \left(\frac{E_b}{r}\right)^2 \cdot (\mu_{en}/\rho) \qquad (7.54)$$

式中，$\dot{D}$是屏蔽层中由β粒子产生的韧致辐射在$r(\mathrm{m})$处空气中的吸收剂量率，单位为Gy/h；μ_{en}/ρ为平均能量为$E_b = \overline{E}_\beta$的韧致辐射在空气中的质量能量吸收系数，单位为$\mathrm{m^2/kg}$；其他符号的意义同前。

韧致辐射的屏蔽计算方法和γ辐射相似，因此问题转化为γ屏蔽的计算。由屏蔽计算的一般方程可知，在厚度为d的屏蔽层后，到距屏蔽层$r(\mathrm{m})$处，产生的剂量当量率$\dot{H}_1(d)(\mathrm{Sv/h})$为

$$\dot{H}_1 = 4.58 \times 10^{-14} A \cdot Z_e \cdot \left(\frac{E_b}{r}\right)^2 \cdot \left(\frac{\mu_{en}}{\rho}\right) \cdot q \cdot \eta \leqslant \dot{H}_{L,h} \qquad (7.55)$$

可求得透射比

$$\eta \leq \frac{\dot{H}_{L,h} \cdot r^2}{4.58 \times 10^{-14} A \cdot Z_e \cdot E_b^2 \cdot (\mu_{en}/\rho) \cdot q} \quad (7.56)$$

式中，$\dot{H}_{L,h}$ 为离屏蔽层 $r(m)$ 处剂量当量率的控制水平；q 为居留因子。

算出透射比 η，就可求出与此相应的减弱倍数 $K = 1/\eta$，并取 $E_b = \frac{1}{3} E_{max}$，就可查得到屏蔽轫致辐射所需材料的屏蔽厚度。显然屏蔽轫致辐射应当采用原子序数大的重材料。

例 7.8：有一个活度为 3.7×10^{11} Bq 的点状 ^{32}P β 固体源，假若要求容器外 0.2 m 处空气中的吸收剂量率小于 25 μSv/h，如何设计它的容器厚度？

解：根据前面的原理，要设置轻材料和重材料两层屏蔽，选择第一层材料为铝，第二层为铅。^{32}P 源的 β 粒子的最大能量 E_{max} 为 1.711 MeV，平均能量 $\overline{E}_\beta$ 为 0.695 MeV。铝的密度 $\rho = 2.754$ g/cm^3，铝的有效原子序数即它本身的原子序数 Z 为 13。

第一步，求内层铝的厚度。前面已讲 β 粒子在铝中的射程为

$$R = 0.412 E^{(1.265 - 0.095\,4\ln E)}$$
$$= 0.412(1.711)^{[1.265 - 0.095\,4\ln(1.711)]}$$
$$= 0.790 \text{ g/cm}^2$$

与此相应铝的厚度为

$$d = R/\rho = 0.790/2.754 \approx 0.29 \text{ cm}$$

故可取 3 mm 厚铝皮做成一个小圆柱状内层放在铅容器中，作为 ^{32}P 发射的 β 粒子屏蔽层。

第二步，求铅屏蔽层厚度。从附表中可查到与轫致辐射光子平均能量 E_b 为 0.695 MeV 相应的空气质量能量吸收系数 μ_{en}/ρ 为 2.918×10^{-3} m^2/kg。用式（7.55）可算得空气中的吸收剂量率为

$$\dot{D} = 4.58 \times 10^{-14} A Z_e \left(\frac{E_b}{r}\right)^2 (\mu_{en}/\rho)$$
$$= 4.58 \times 10^{-14} \times 3.7 \times 10^{11} \times 13 \left(\frac{0.695}{0.2}\right)^2 \times 2.918 \times 10^{-3}$$
$$= 7.8 \times 10^{-3} \text{ Gy/h}$$

因 β 粒子的品质因数 Q 为 1，故

$$\dot{H}_1 = \dot{D} Q = 7.8 \times 10^{-3} \text{ Sv/h}$$

由式（7.56），得

$$\eta \leq \frac{\dot{H}_{L,h} \cdot r^2}{4.58 \times 10^{-14} A \cdot Z_e \cdot E_b^2 \cdot (\mu_{en}/\rho) \cdot q}$$
$$= 25 \times 10^{-6} / 7.8 \times 10^{-3} = 3.2 \times 10^{-3}$$

因此所需减弱倍数为

$$K = 1/\eta = 3.1 \times 10^2$$

查附表9，可得所需铅容器壁厚度近似为 5.5 cm。

7.4.2.3 重带电粒子的屏蔽计算

对重带电粒子而言，与轻带电子粒子不同，当它被物质吸收时，不会发射轫致辐射，因此只要屏蔽层厚度大于或等于重带电粒子在其中的射程，就可认为所有入射重带电粒子将在该材料中全部被吸收，无须考虑次级辐射的屏蔽。

能量为 $E(\text{MeV})$ 的重带电粒子在所用屏蔽物质中的射程 $R(E)$，可用下式近似计算：

$$R(E) = \frac{1}{Z^2} \cdot \frac{M}{M_p} \cdot R_p(E_{eq}) \tag{7.57}$$

式中，射程 $R(E)$ 的单位是 g/cm^2；Z 是入射的重带电粒子的电荷数；M 和 M_p 分别是该重带电粒子与质子的质量，见表 7.13；$R_p(E_{eq})$ 是能量为 $E_{eq} = (M_p/M)E$ 的质子在同一介质中的射程（E_{eq} 称为等效质子能量）。

因此只要查出具有等效能量的质子在该介质中的射程，就可以算出重带电粒子的程射了。

表 7.13 某些带电粒子的一些参数

名称	电荷数 Z	电量/ ($\times 10^{-8}$ C)	质量/ ($\times 10^{-27}$ kg)	平均寿命/ s	M/M_p
电子 $e^\pm$	1	$\pm 1.602\,189\,2$	$9.109\,534 \times 10^{-4}$	稳定	0.000 544 63
质子 p	1	1.602 189 2	1.672 648 5	稳定	1.000 000 0
μ介子 $\mu^\pm$	1	$\pm 1.602\,189\,2$	0.188 346	2.200×10^{-6}	0.112 612
π介子 $\pi^\pm$	1	$\pm 1.602\,189\,2$	0.248 812	2.55×10^{-8}	0.148 765
κ介子 $\kappa^\pm$	1	$\pm 1.602\,189\,2$	0.530 104	1.229×10^{-8}	0.526 274
氘核 D	1	1.602 189 2	3.343 380	稳定	1.999 007 6
氚核 T	1	1.602 189 2	5.007 051	12.5 年	2.993 716 7
^{3}He	2	1.602 189 2	5.006 108	稳定	2.993 152 7
α粒子 ^{4}He	2	3.204 378 4	6.644 252	稳定	3.972 599 3

7.5 辐射平衡与剂量互易原理

在很多实际情况下,利用辐射平衡与剂量互易原理可以使体积源内的剂量计算大为简化。

7.5.1 辐射平衡

辐射平衡与前面所述带电粒子平衡的概念是不同的。带电粒子平衡主要是对间接致电离粒子与物质相互作用所产生的次级带电粒子而言的;辐射平衡则是对物质中发射的初级辐射而言的(包括 α、β 及 γ)。

如图 7.20 所示,在放射性物质均匀分布的体积 V 内,假定其物质组成和密度是均匀的。在 V 内围绕 P 点取小体积 dV,因电离辐射有一定射程,故有在 dV 内产生的辐射会部分射出到 dV 以外,而在 dV 外产生的辐射又可以部分进入 dV 以内。当在小体积 dV 内产生的某种辐射因射出该体积造成的能量损失(如图中的 b)等于周围发射的辐射进入此小体积的能量所补偿(如图中的 a)时,就说 P 点存在着辐射平衡。

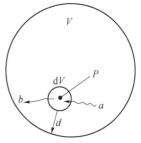

图 7.20 辐射平衡示意图

达到辐射平衡的条件是 dV 的边界到 V 的边界的距离 d 等于或大于该辐射在介质中的最大射程 R_{max}。当 $d<R_{max}$ 时,dV 内损失的能量得不到完全补偿,因此不能达到辐射平衡,这时 dV 边界上或边界附近的点不存在辐射平衡。当 $d>R_{max}$ 时,在大于 R_{max} 以外的区域的辐射不能达到 dV,不管这些区域的物质组成是否均匀,是否有放射性,对 P 点存在的辐射平衡皆无影响。

对于 α 或 β 射线(当轫致辐射可以忽略时),当 $d \geqslant R_{max}$ 时,P 点容易达到辐射平衡。

对于 γ 射线,由于它在物质中的减弱服从指数规律,理论上讲,没有射程的概念,在一般情况下不容易满足辐射平衡的条件,但在具体问题的处理时,只要 d 大于 3~5 个平均自由程(即其辐射强度将降至原来的 5% 以下所经过的路程)时,就可以认为大体上满足辐射平衡条件。

由辐射平衡的分析得出,在辐射平衡条件下,单位质量的物质所吸收辐射的能量(即吸收剂量),就等于单位质量内所放出的辐射能量。利用这一关系可以很容易算出物质中某一点的吸收剂量，无须通过分别计算扣除和补偿之后才能得到。

例 7.9：设有一瓶 ^{147}Pm 的水溶液，其活度浓度 S_v 为 3.7×10^8 Bq/m^3。求水溶液中的吸收剂量率（^{147}Pm 的 β 粒子平均能量为：$\overline{E}_\beta \approx 0.062$ MeV）。

解：已知 $\overline{E}_\beta \approx 0.062$ MeV，$S_v = 3.7\times 10^8$ Bq/m^3，设水溶液的密度 $\rho = 1$ g/cm^3。因为 ^{147}Pm 的 β 能量低，在水溶液中各点很容易达到辐射平衡。由辐射平衡原理得，其中任意点的吸收剂量率为

$$\dot{D} = \frac{3.7\times 10^8 \frac{\text{Bq}}{\text{m}^3} \times 0.062 \frac{\text{MeV}}{\text{Bq}\cdot\text{s}}}{1\times 10^3 \frac{\text{kg}}{\text{m}^3}} \times 3.6\times 10^3 \frac{\text{s}}{\text{h}} \times 10^3 \frac{\text{mGy}}{\text{Gy}} \times 1.6\times 10^{-13} \frac{\text{J}}{\text{MeV}}$$

$$= 1.3\times 10^{-2} \text{mGy/h}$$

7.5.2 剂量互易原理

如图 7.21 所示，设在放射性物质均匀分布的体积 V 内，活度浓度为 S_v Bq/m^3，则体积 dV 内产生的辐射在 P 点的微分吸收剂量率为

$$\text{d}\dot{D} = S_v \dot{D}(r)\text{d}V$$

上式对体积 V 积分得 P 点的吸收剂量率为

$$\dot{D} = \int_v S_v \dot{D}(r)\text{d}V \tag{7.58}$$

式中，$\dot{D}(r)$ 表示离 dV 的距离为 r 处，每 Bq 所产生的吸收剂量率。

若有两个任意形状的辐射源，其体积分别为 V_1 与 V_2，分别含有放射性活度为 A_1 及 A_2（图 7.22）。由式（7.58）得 V_1 内发射的辐射在 V_2 内 P_2 点产生的吸收剂量率为

$$\dot{D}_{p,2} = \frac{A_1}{V_1}\int_v \dot{D}(r)\text{d}V_1 \tag{7.59}$$

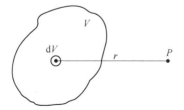

图 7.21 剂量计算示意图

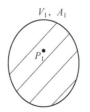

图 7.22 剂量互易原理示意图

使 $\dot{D}_{p,2}$ 对 V_2 积分再除以 V_2，得体积 V_2 内的平均吸收剂量率

$$\overline{\dot{D}}_2 = \frac{1}{V_2} \int_{V_2} \dot{D}_{p,2} dV_2$$

$$= \frac{A_1}{V_1 V_2} \int_{V_1} \int_{V_2} \dot{D}(r) dV_1 dV_2 \qquad (7.60)$$

同样，体积 V_2 内产生的辐射在 V_1 内产生的平均吸收剂量率为

$$\overline{\dot{D}}_1 = \frac{A_2}{V_1 V_2} \int_{V_1} \int_{V_2} \dot{D}(r) dV_1 dV_2 \qquad (7.61)$$

比较式（7.60）和式（7.61）可得

$$\overline{\dot{D}}_1 A_1 = \overline{\dot{D}}_2 A_2 \qquad (7.62)$$

若 $A_1 = A_2$，则

$$\overline{\dot{D}}_1 = \overline{\dot{D}}_2 \qquad (7.63)$$

由此可知，若含有同种放射性核素的两个源，且其总放射性活度相同，则其中一个源在另一个源内所产生的平均剂量率彼此相等，而和源的几何大小、形状及源的相互距离无关，这就是剂量互易原理的基本概念。

由剂量互易原理得出：

（1）在放射性物质均匀分布的无限大体源内，每点的吸收剂量率等于单位时间内在单位质量的物质中放出的辐射能量。

（2）任意形状的体源在某点所产生的吸收剂量率等于将该体积内的所有放射性活度都集中在此点而形成的点源在该体源体积中所产生的平均吸收剂量率。

剂量互易原理对 β，γ 源都适用。

例 7.10：如图 7.23 所示，设球壳内 β 活度浓度为 $C(\text{Bq/g})$，密度为 ρ。求球心 O 点的吸收剂量率。

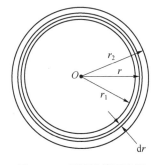

图 7.23 剂量计算示意图

解：由剂量互易原理知，厚度为 d 的球壳层源，在球心 O 点产生的微分剂量率 $d\dot{D}$ 等于此球壳层内的放射性活度集中在 O 点时，它在厚度为 dr 的球壳层内产生的平均剂量率。因此，

$$d\dot{D} = C\rho \dot{D}(r) dV$$

式中，$\dot{D}(r)$ 为点源剂量率分布函数；dV 为厚度为 dr 的球壳层体积元；ρ 为球壳层介质的密度；$C\rho dV$ 为体积 dV 内的总放射性活度。

将 $dV = 4\pi r^2 dr$ 代入上式，得 O 点吸收剂量率为

$$\dot{D} = \int_v d\dot{D}$$
$$= 4\pi C\rho \int_{r_1}^{r_2} \dot{D}(r) dr$$

7.6 外照射防护的一般方法

外照射防护的根本目的在于控制体外辐射源对人体的照射，把照射水平控制在可以合理做到的较低水平。

外照射防护的一般方法有以下 3 种：

1) 控制受照时间（时间防护法）

由于受照剂量的大小与受照时间成正比，在一定的照射条件下，照射时间越长，受照剂量就越大。因此在满足工作需要的条件下，应当尽量缩短受照时间。这一方面是为了满足防护监管要求，另一方面也是为了避免一切不必要的照射。

要控制受照时间，就要事先做好操作计划，加强操作过程中的监督，对于较为复杂的操作，还必须事先进行不加放射性物质的空白操作演练，以提高操作熟练程度和操作速度，从而达到有效缩短照射时间的目的。

2) 增大辐射源与操作人员之间的距离（距离防护法）

外照射剂量显然直接与距辐射源的距离相关。对于一个点源来讲，照射剂量与该点离源的距离平方成反比，因此假若离源的距离增加一倍，那么照射剂量将近似降低 4 倍，可见增大与源的距离是减少照射的有效方法。要实现距离防护，可利用各种保证加大距离的操作工具，如带长柄钳子、长把的监测仪、机械手和机器人等遥控装置。

3) 利用屏蔽材料（屏蔽防护法）

上述时间防护和距离防护法虽然是十分有效而且经济的方法，但存在着较大的局限性。当操作的空间有限，或源的强度很大时（如钴源辐照装置或反应堆），仅仅依靠时间或距离防护是远远不够的，就必须依靠加入必要的屏蔽材料来进一步降低照射。所谓屏蔽，就是在源和人之间插入必要的吸收物质，使屏蔽层后面的辐射场强度能降低到所要求的水平。

根据用途的不同，屏蔽体可以是固定式的，也可以是移动式的。屏蔽体的选材，可以是多种多样的，可以根据所要达到的屏蔽效能（取决于源的活度和射线的能量）、工作空间大小、结构性能要求、成本等因素来选择。对于屏蔽 γ 和 X 射线的材料，可以根据情况选用水、土壤、岩石、铁矿石、混凝土、铁、铅、铅玻璃、铀、钨等。例如，反应堆的主体屏蔽，从结构、屏蔽效能和经济实用等方面考虑一般采用混凝土；治疗用 γ 源，要求屏蔽体尽量小，可选用铅或铀钨合金等；移动式屏蔽一般选用铁皮内包铅或包铅玻璃。

对 β 射线的屏蔽，一般可选用有机玻璃等轻材料作为第一层，接着再用适当的重材料为第二层（详见 7.4 节）。

对外照射的防护设计，主要指对屏蔽体的设计，要根据辐射的种类、辐射场强度、用途等因素进行具体设计。设计内容可以包括屏蔽材料的选择、屏蔽层厚度的计算，同时合理注意散射和孔隙泄漏等问题。

| 复习思考题 |

1. 何谓窄束、宽束、点源、非点源？
2. 何谓累积因子？它与哪些因素有关？
3. 何谓减弱倍数、透射比、透射系数？
4. 计算距离活度为 3.7×10^8 Bq 的点状 ^{198}Au 源 0.8 m 处的照射量率和空气比释动能率各为多少？
5. 简述 β 粒子外照射防护的特点，如何考虑对 β 源的屏蔽设计？
6. 设计存放活度为 3.7×10^{12} Bq 的 ^{32}P 点状源的容器。设定用有机玻璃作内屏蔽层，铅作外屏蔽层。计算所需的有机玻璃和铅屏蔽层各为多厚？（假设离辐射源 1 m 处的剂量当量率控制水平为 7.5 μSv/h）。若内外层材料颠倒过来，效果怎么样？
7. 什么叫辐射平衡原理？什么情况下可以达到辐射平衡？

第 8 章
中子剂量的计算及其防护

8.1 中子剂量的计算

中子是一种间接致电离粒子,通过与物质复杂的次级相互作用而将能量传递给相互作用的物质。中子源进入人体内的机会较小,关于中子的剂量计算及对中子进行屏蔽防护时,主要考虑中子的外照射情况。中子剂量的计算,应该明确的是:在确定中子进入人体组织内的吸收剂量时,由组织吸收的总能量与入射中子的能量分布有密切关系;不同能量的中子在组织中沉积的能量所引起的辐射损伤差别较大,即当量剂量不同。例如,快中子通过与人体组织主要构成的氢、碳、氮、氧等原子核发生弹性和非弹性碰撞,不断地把能量传递给组织材料而被慢化,进而达到热能范围时,通过核反应被吸收。不同入射能量的中子在人体组织中发生弹性、非弹性散射的作用截面差别很大,中子传递能量的物理过程及对人体组织的损伤情况也有极大区别。人体组织中吸收热中子的核反应过程主要有 ^{1}H(n,γ)D、^{14}N(n,p)^{14}C。在最新的国际放射防护委员会建议书(ICRP 第 103 号报告)中,推荐用式(8.1)所表示的辐射权重因子来考虑有关中子的剂量计算问题。

$$w_R = \begin{cases} 2.5 + 18.2 e^{-[\ln(E_n)]^2/6}, & E_n < 1 \text{ MeV} \\ 5.0 + 17.0 e^{-[\ln(2E_n)]^2/6}, & 1 \text{ MeV} \leq E_n \leq 50 \text{ MeV} \\ 2.5 + 3.25 e^{-[\ln(0.04E_n)]^2/6}, & E_n > 50 \text{ MeV} \end{cases} \quad (8.1)$$

在吸收热中子的核反应过程中，^{1}H(n,γ)D 释放出 2.225 MeV 能量的光子，其部分能量沉积在人体中；^{14}N(n,p)^{14}C 产生 0.626 MeV 能量的质子，其全部能量将沉积在核反应位置的周围。关于中子剂量的计算，这里也就快中子和热中子分别讨论，最后给出中子剂量计算的比释动能和剂量换算因子的一般方法。

8.1.1 快中子剂量计算

快中子在组织中的能量转移机理主要是与轻元素（氢、氧、碳、氮）发生弹性散射，有 90% 以上的剂量是这些元素的反冲核对介质的电离作用产生的。其中，由质子产生的剂量占 70%~80%，主要原因是组织中氢元素占有最大数量的比例；与质子（氢核）碰撞反应中中子平均转移一半的能量，这也是能量转移中最大的分量。

首次碰撞剂量（first collision dose）概念是用来描述反冲氢核能量沉积的。快中子首次和氢核散射碰撞后，由于人体体积不足够大，散射的中子一般会直接飞出体外，即使快中子在人体内的能量平均损失只有初始能量的 25%，很少会在体内产生二次散射反应。首次碰撞剂量（first collision dose）不包括快中子俘获吸收反应和二次散射反应所损失的能量，损失的能量和首次碰撞的能量损失相比是相当小的。例如，5 MeV 的中子在软组织中的宏观截面是 0.051 cm^{-1}，即 5 MeV 的中子的自由飞行的距离是 1/0.051 = 20(cm)，也就说明，5 MeV 的中子在穿透人体之前也就有一次碰撞反应的机会。

例 8.1：计算单位注量的 5 MeV 中子在人体组织中与氢核发生散射反应的首次碰撞剂量。

解：组织中氢原子密度是 $5.98×10^{22}$ atom/cm^3，5 MeV 中子的弹性散射截面是 $1.5×10^{-24}$ cm^2，弹性碰撞平均能量损失是初始能量的一半，即 2.5 MeV，因此单位注量的中子与氢核发生散射反应的首次碰撞剂量为

$$D = 5.98×10^{22} × 1.5×10^{-24} × \frac{2.5 × 1.6022×10^{-6}}{100} = 3.6×10^{-9} \text{rad}/(\text{n}·\text{cm}^{-2})$$

首次碰撞剂量显然是反冲核能量转移的一部分，此后散射中子传输情况不再进行考虑。

8.1.2 热中子剂量计算

热中子在人体组织中的能量损失是通过俘获吸收反应完成的，因为弹性散射和非弹性散射在前期已基本完成，在热中子阶段主要考虑两个核反应：

^{14}N（n,p）^{14}C 反应产生 0.626 MeV 能量的质子；^{1}H（n,γ）D 反应释放出 2.225 MeV 能量的 γ 光子。

^{14}N（n,p）^{14}C 核反应中产生的质子能量（0.626 MeV）全部沉积于组织中，其辐射剂量率为

$$\dot{D}_{np} = \frac{\phi N_N \sigma_N E_p \times 1.602\ 2 \times 10^{-6}\ \text{erg/MeV} \times 3\ 600\ \text{s/h}}{100\ \text{erg/g} \cdot \text{rad}} = 9.846 \times 10^{-8} \phi$$

式中，每克组织中氮原子数 $N_n = 1.49 \times 10^{21}$/g，氮核热中子吸收截面 $\sigma_N = 1.83 \times 10^{-24}\ \text{cm}^2$）。

^{1}H（n,γ）D 反应释放出 2.225 MeV 能量的 γ 光子，其中只有部分能量可以认为是沉积在器官组织中。由于氢均匀分布在人体组织中，整个人体既是产生辐射的源器官又是接受辐射剂量的靶器官，因此中子产生的辐射剂量即转移为反应释放出 2.225 MeV 能量的 γ 光子在人体内产生的剂量。那么单位质量器官中每秒产生的 γ 光子数将取决于热中子辐射注量率，即 $\gamma/s \cdot g = \phi N_H \sigma_H = 1.99 \times 10^{-2} \phi$，其中 ϕ 为热中子注量率（n/cm$^2 \cdot$s），N_H 为组织中氢的原子密度 5.98×10^{22} atom/g，σ_H 为热中子与氢发生该反应的截面 $0.333b$。因此热中子在组织中产生的辐射剂量主要由这两部分组成，每种核反应有不同的危险系数。

因此，在确定中子的吸收剂量时，必须计算在快中子慢化过程和热中子核俘获过程中由组织吸收的总能量，也需要知道中子的注量、能量、组织成分的百分比以及各种反应截面。

8.1.3 中子剂量的比释动能计算方法

对于具有谱分布的中子源，比释动能 K 为

$$K = \int \frac{\mathrm{d}\phi(E)}{\mathrm{d}E} \left(\frac{\mu_{tr}}{\rho} \right) E \mathrm{d}E \tag{8.2}$$

积分号内的函数，表示中子能量在 E 到 $E+\mathrm{d}E$ 之间的比释动能，在带电粒子平衡条件下，它等于吸收剂量。因此相应中子剂量 H 为

$$H = D \cdot Q \cdot N = \int \frac{\mathrm{d}\phi(E)}{\mathrm{d}E} \left(\frac{\mu_{tr}}{\rho} \right) EQ\mathrm{d}E, \quad N = 1 \tag{8.3}$$

各种能量中中子能量下的有效品质因数见图 8.1。式（8.3）中，中子能谱 $\left(\frac{\mathrm{d}\phi(E)}{\mathrm{d}E} \right)$ 已知，$\left(\frac{\mu_{tr}}{\rho} \right)$ 可查表得知，Q 由图 8.1 给出，对全能谱进行积分求和便可得到 H 值。

对于单能中子的比释动能可用下式表示：

$$K = f_K \cdot \Phi \qquad (8.4)$$

式中，$f_K = \mu_{tr}/\rho \cdot E$ 是中子比释动能因子，它表示单位中子注量的比释动能；Φ 是对辐射场实际得到的单能中子注量。

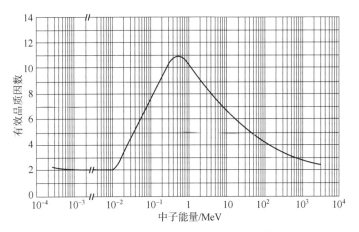

图 8.1　中子的有效品质因数与中子能量的关系

如果已知中子辐射场中某种物质（m）的比释动能 K_m，则在同一点上受到照射的一小块组织（T）的比释动能 K_T 可由下式求得：

$$K_T = \frac{(\mu_{tr}/\rho)_T}{(\mu_{tr}/\rho)_m} K_m \qquad (8.5)$$

在满足带电粒子平衡条件下，相关组织的中子吸收剂量，即

$$D_T = K_T = \frac{(\mu_{tr}/\rho)_T}{(\mu_{tr}/\rho)_m} K_m \qquad (8.6)$$

通过实测和计算得到单能中子的注量 Φ 后，查相关表获得与能量相对应的 f_K 值，即可算得比释动能 K。将比释动能值看作吸收剂量的近似值。对于能量低于 30 MeV 的中子，由于这种近似引入的偏差常可忽略。

8.1.4　中子剂量的换算因子计算方法

辐射场中某点处的周围剂量当量，是响应的扩展齐向场在 ICRU 球体内、指定方向 Ω 的半径上深度 d 处产生的剂量当量。对于强贯穿辐射，推荐的 d 值是 10 mm；对于弱贯穿辐射，推荐的值为 0.07 mm，其符号为 $H^*(d)$。实际应用中需要确立中子注量 ϕ 与剂量当量 H 之间的关系。国际放射防护委员会第 74 号报告给出了不同能量的中子，单位注量对应的中子周围剂量当量值见表 8.1。在 ICRP 第 116 号出版物中对中子转换系数进行了调整，在新的出版

物中使用了不同几何入射下解剖学计算模型上的单能中子，有效剂量与单位注量的对应关系（ICRP No.116，2010），具体可参见附表 22。

表 8.1 各能量单位注量中子对应的周围剂量当量值

中子能量/MeV	$H^*(10)/$ $(pSv \cdot cm^{-2})$	中子能量/MeV	$H^*(10)/$ $(pSv \cdot cm^{-2})$
1.00×10^{-9}	6.60	7.00×10^{-1}	375
1.00×10^{-8}	9.00	9.00×10^{-1}	400
2.53×10^{-8}	10.6	1.00×10^{0}	416
1.00×10^{-7}	12.9	1.20×10^{0}	425
2.00×10^{-7}	13.5	2.00×10^{0}	420
5.00×10^{-7}	13.6	3.00×10^{0}	412
1.00×10^{-6}	13.3	4.00×10^{0}	408
2.00×10^{-6}	12.9	5.00×10^{0}	405
5.00×10^{-6}	12.0	6.00×10^{0}	400
1.00×10^{-5}	11.3	7.00×10^{0}	405
2.00×10^{-5}	10.6	8.00×10^{0}	409
5.00×10^{-5}	9.90	9.00×10^{0}	420
1.00×10^{-4}	9.40	1.00×10^{0}	440
2.00×10^{-4}	8.90	1.20×10^{1}	480
5.00×10^{-4}	8.30	1.40×10^{1}	520
1.00×10^{-3}	7.90	1.50×10^{1}	540
2.00×10^{-3}	7.70	1.60×10^{1}	555
5.00×10^{-3}	8.00	1.80×10^{1}	570
1.00×10^{-2}	10.5	2.00×10^{1}	600
2.00×10^{-2}	16.6	3.00×10^{1}	515
3.00×10^{-2}	23.7	5.00×10^{1}	400
5.00×10^{-2}	41.1	7.50×10^{1}	330
7.00×10^{-2}	60.0	1.00×10^{2}	285
1.00×10^{-1}	88.0	1.25×10^{2}	260
1.5×10^{-1}	132	1.50×10^{2}	245
2.00×10^{-1}	170	1.75×10^{2}	250
3.00×10^{-1}	233	2.01×10^{2}	260
5.00×10^{-1}	322		

各种常用同位素中子源和单能中子的剂量换算因子 d_H 值列于表 8.2 中。知道某一源或确定能量的中子注量率 φ（中子$/(m^2 \cdot s)$），并从表 8.2 中查出相应的剂量换算因子 d_H，按下式可算出中子的剂量当量率 H。

$$H = \varphi d_H \quad (8.7)$$

表 8.2　各种常用同位素中子源的剂量换算因子（ICRU No.26）

中子能量 E_n/Mev	剂量换算因子 $d_H/(\times 10^{-15}$ Sv·中子$^{-1}\cdot m^{-2})$	有效品质因数 $\overline{Q}$	中子能量 E_n/Mev	剂量换算因子 $d_H/(\times 10^{-15}$ Sv·中子$^{-1}\cdot m^{-2})$	有效品质因数 $\overline{Q}$
2.5×10^{-8}	1.068	2.3	20	42.74	6.0
1×10^{-7}	1.157	2	50	45.54	5.0
1×10^{-6}	1.263	2	钋-硼源	33.1	8.0
1×10^{-5}	1.208	2	$\overline{E_n}^{①}=2.8$		
1×10^{-4}	1.157	2	钋-铍源	35.5	7.5
1×10^{-8}	1.029	2	$\overline{E_n}=4.2$		
1×10^{-2}	0.992	2	镭-铍源	34.5	7.3
1×10^{-1}	5.787	7.4	$\overline{E_n}=3.9$		
5×10^{-1}	19.84	11	锔-铍源	39.5	7.4
1	32.68	10.6	$\overline{E_n}=4.5$		
2	39.68	9.3	钚-铍源	35.2	7.5
5	40.65	7.8	$\overline{E_n}=4.5$		
10	40.85	6.8	锎-252源	33.21	9.15
			$\overline{E_n}=2.13$		

注：①$\overline{E_n}$ 表示中子源发射中子的平均能量。

例 8.2：求离中子发射率为 2.5×10^6 中子/s 的钋-铍源 0.3 m 处的剂量当量率。

解：从表 8.2 中查得钋-铍源的 $d_H = 35.5\times 10^{-15}$ Sv/(中子·m^{-2})；$A = 2.5\times 10^6$ 中子/s，$R = 0.3$ m，则

$$H = \varphi d_H$$

$$= \frac{2.5\times 10^6}{4\pi(0.3)^2}\times 35.5\times 10^{-15}$$

$$= 7.85\times 10^{-8} \text{ Sv/s}$$

8.2 中子的防护及屏蔽

中子和 γ 射线一样,是一种穿透力很强的间接电离粒子,对人体产生的危害比相同剂量的 X 射线、γ 射线更为严重。它在物质中的减弱是一个复杂的物理过程,在屏蔽计算时一般应该考虑这些物理过程。然而其中有些截面数据尚不完全清楚,因此给屏蔽计算带来了一定的困难。

中子源发射出来的中子几乎都是快中子,在屏蔽层中主要通过弹性散射和非弹性散射损失能量,最后被物质吸收,主要放出 γ 射线。因此,中子的屏蔽一般较为复杂,除考虑快中子的减弱和吸收过程外,还应考虑 γ 射线的屏蔽。

对于中子的屏蔽,除了反应堆、高能加速器、克级以上 ^{252}Cf 中子源需要进行较为复杂的精确计算外,一般小型的同位素中子源、中子发生器多采用较为简单的计算方法,如以实验为基础的张弛长度法、分出截面法、实验曲线法等。

8.2.1 中子屏蔽的机理

在辐射防护中,选择中子屏蔽材料的原则,是将中子慢化为低能中子。后者被具有大吸收截面的材料吸收。由于最有效的中子慢化材料是低原子序数的元素,所以含氢材料是绝大多数屏蔽材料的主要成分。常用的材料有水、石蜡、混凝土、聚乙烯、聚丙烯、聚苯乙烯、聚酯等。快中子在这类材料中的平均自由程一般为几十厘米。为达到充分慢化,要求其厚度不小于 1 m。

重元素或具有大吸收截面的元素及其化合物也可用以减速快中子并吸收次级 γ 射线。其中,重元素可阻滞快中子。截面大的元素能同时阻滞快中子并吸收慢中子,且不释放 γ 粒子。常用的重元素有铅、钨、铁、钡等。

中子被慢化后,再通过俘获效应将中子吸收。作为慢化剂用的含氢物质中的氢,也是一种很好的慢中子吸收剂,不过其俘获截面较小,所以热中子可能扩散相当距离后才被吸收,这样会降低屏蔽效果。另外氢俘获中子后,释放出一个 2.2 MeV 的 γ 量子。这对于很多核试验是不利的。为此,通常应在中子屏蔽材料内加入第二种成分——慢(热)中子吸收剂。它可以与慢化剂均匀混合,也可以作为吸收层置于慢化剂与被屏蔽空间之间。热中子吸收材料必须具有比较大的中子俘获截面。

作为慢中子探测的核反应 $^{10}B(n,\alpha)$ 及 $^{6}Li(n,\alpha)$ 都具有很大的慢中子吸收截面，因此硼和锂是中子屏蔽中常见的组成部分。硼对低能中子俘获截面很大，并且它很容易掺入石蜡或其他慢化介质中。大部分的硼俘获反应使产物核处于激发态，随后退激而释放出 0.48 MeV 的 γ 射线。对于那些对 γ 射线本底灵敏的应用场合，最好用锂代替硼。因为锂俘获中子之后不发射任何 γ 射线，反应产物核皆处于基态。^{3}He 对于慢中子的俘获也是很可取的中子屏蔽反应，但因氦是惰性气体，没有合适的化合物可用，无法用于中子屏蔽。

镉也是一种广泛应用的中子吸收剂，由于其对热中子的吸收截面很大，很薄的镉片对热中子基本不透明。例如，0.5 mm 厚的镉片便足以有效地吸收热中子。但是，中子俘获后的 γ 射线能量要大大超过硼，因此这一 γ 射线形成干扰，镉的采用也受到限制。

8.2.2 中子屏蔽的计算方法

8.2.2.1 张弛长度法

对现有文献中关于中子衰减的实验测量与理论计算结果进行分析后发现，中子注量率（或剂量当量率）在屏蔽材料内的衰减（不包括几何衰减）很好地符合指数规律，即

$$\varphi(d) = \varphi_0 \exp(-d/L) \tag{8.8}$$

式中，d 为屏蔽材料厚度；$\varphi(d)$ 为 d 处的中子注量率（或剂量当量率）；φ_0 为 $d=0$ 处的中子注量率（或剂量当量率）；L 为中子在该屏蔽材料中的张弛长度。

张弛长度是介质内由于中子同核相互作用而使中子注量率（或剂量当量率）衰减 e 倍的长度。一般情况下，它与源中子的能量、材料的厚度、屏蔽的几何安置、被探测中子的能量等有关。多数情况下，仅对 d 的某一确定变化范围，张弛长度 L 才与屏蔽厚度无关，因此给出 L 值时往往要注明适用的屏蔽厚度区间。各种材料对反应堆或裂中子的张弛长度值参见附表 24。中子注量率（或剂量当量率）应按下式求出：

$$\varphi(d) = \varphi_0 \exp\left(-\sum_{i=1}^{m} \Delta d_i / L_i\right) \tag{8.9}$$

式中，Δd_i 为第 i 屏蔽层厚度，相应的张弛长度为 L_i；m 为整个屏蔽被分成的层数。

8.2.2.2 分出截面法

分出截面法的基本出发点为：选择合适的屏蔽材料使得中子在屏蔽层中一

经散射便能在很短的距离内迅速慢化并保证能在屏蔽层内吸收。也就是说,那些经历了散射作用的中子被有效地从穿出屏蔽层的中子束中"分出"去了,使穿过屏蔽层的中子都是那些未经相互作用的中子。在这种情况下,即使是宽束中子,它在屏蔽层中的减弱也能满足简单的指数规律。

使用分出截面法,屏蔽材料必须满足下述条件:

(1) 屏蔽层足够厚,使得在屏蔽层后的剂量主要是由中子束中贯穿能力最强的中子的贡献造成的。

(2) 屏蔽层内含有像铁、铅之类的中等重的或重的材料,以使中子能量通过非弹性散射很快降到 1 MeV 左右。

(3) 屏蔽层内要含有足够的氢,以保证在很短的距离内,使中子能量从 1 MeV 左右很快降到热能,且使其在屏蔽层内吸收。

满足上述条件时,可用下述公式描述宽束中子在屏蔽体中的减弱:

$$\varphi_r(d) = \varphi_{r0} e^{-\Sigma_R d} \tag{8.10}$$

$$H_r(d) = H_{r0} e^{-\Sigma_R d} \tag{8.11}$$

式中,φ_{r0}、H_{r0} 是没有设置屏蔽体时,辐射场中某一点的中子注量率和剂量率;$\varphi_r(d)$、$H_r(d)$ 是设置厚度为 d 的屏蔽体后,辐射场中同一点的中子注量率和剂量率;Σ_R 是屏蔽材料对中子的宏观分出截面;d 是屏蔽层厚度。

对裂变中子,屏蔽材料的宏观分出截面 Σ_R 与其微观分出截面的关系为

$$\Sigma_R = \frac{0.602\rho}{M_A} \sigma_R \tag{8.12}$$

式中,Σ_R 的单位为 cm;M_A 为核素的摩尔质量,单位为 g/mol;ρ 为材料的密度,单位为 g/cm。

如屏蔽材料为混合物或化合物,则总的宏观分出截面为

$$\Sigma_R = \sum_i N_i \sigma_{R,i} = 0.602\rho \sum_i \frac{Q_i}{M_{A,i}} \sigma_{R,i} \tag{8.13}$$

式中,Q_i 是第 i 种核素在混合物中所占的质量百分比;$M_{A,i}$ 是第 i 种核素的摩尔质量,单位为 g/mol;$\sigma_{R,i}$ 是第 i 种核素的微观分出截面,b;$0.602\rho Q_i/M_{A,i}$ 是单位体积内第 i 种核素的原子个数 N_i。

表 8.3~表 8.5 分别列出了某些材料和若干元素对裂变中子的宏观分出截面值。虽然这些截面值是对裂变中子而言的,但在处理放射性核素中子源屏蔽问题时也可借用这些值。表 8.6 列出了某些材料对不同能量中子的微观分出截面。

表 8.3 对于裂变中子的宏观分出截面

材料	普通土含水 10%	石墨 $\rho=1.54$	普通混凝土	水	石蜡	聚乙烯	铁
$\sum_R$ /(cm^{-1})	0.041	0.078 5	0.089	0.103	0.118	0.123	0.157 6

表 8.4 若干元素对裂变中子的宏观分出截面

Z	元素	原子量 A	密度/(g·cm^{-3})	宏观分出截面 $\sum_R$ /(cm^{-1})
3	Li	6.940	0.534	0.044 9
4	Be	9.013	1.85	0.124 8
5	B	10.81	2.535	0.145 8
6	C	12.001	1.670	0.083 8
13	Al	26.982	2.699	0.079 2
26	Fe	55.847	7.865	0.156 0
27	Co	58.933	8.900	0.172 8
28	Ni	58.70	8.900	0.169 3
29	Cu	63.546	8.940	0.166 7
30	Zn	65.38	7.140	0.130 6
47	Ag	107.87	10.503	0.149 1
79	Au	197.0	19.320	0.204 5
82	Pb	207.2	11.347	0.117 6
92	U	238	18.700	0.181 6

表 8.5 某些化合物对裂变谱中子的宏观分出截面

化合物	化学式	密度/(g·cm^{-3})	$\sum_R$ /(cm^{-1})
轻水	H_2O	1.00	0.10
重水	D_2O	1.10	0.091 3
石蜡	$C_{30}H_{62}$	0.952	0.109
钢(1%碳)		7.83	0.163
沙		2.20	0.082
橡皮	$(C_5H_3)_n$	0.92	0.098
聚乙烯	$(CH_2)_n$	0.92	0.110
石油		0.876	0.107
氢化锂	LiH	0.92	0.140
氧化镁	MgO	3.65	0.120
汽油	C_8H_{18}	0.639	0.095

续表

化合物	化学式	密度/(g·cm^{-3})	Σ_R/(cm^{-1})
硼化铁	FeB	6.0	0.160
氧化铁	Fe$_2$O$_3$	5.12	0.134
氧化铝	Al$_2$O$_3$	4.0	0.132
二氧化硅	SiO$_2$	2.32	0.076
氧化钠	Na$_2$O	2.27	0.075
氧化钾	K$_2$O	2.32	0.060
碳化硼	B$_4$C	1.81	0.093
砾石			0.092

表8.6 中子微观分出截面 σ_R 值，b

元素	中子能量/MeV				
	0.5	1.0	1.2	3	15
Be	—	—	—	2.3±0.2	1.04±0.05
B	—	—	—	1.3±0.1	0.62±0.07
C	3.16±0.25	2.08±0.23	—	1.58±0.2	0.92±0.02
O	—	—	—	0.48±0.19	0.70±0.06
Na	2.5±0.5	2.5±0.3	2.8±0.4	—	—
Al	—	—	—	1.68±0.07	1.24±0.11
S	—	—	—	1.4±0.20	1.58±0.09
Ti	—	—	—	2.4±0.4	1.54±0.04
Fe	2.4±0.5	1.04±0.11	—	1.96±0.04	1.53±0.05
Ni	4.3±0.8	2.0±0.7	—	1.90±0.03	1.59±0.07
Cu	—	—	—	2.3±0.1	1.84±0.10
Zn	—	—	—	1.73±0.11	1.64±0.15
Zr	—	—	—	2.77±0.03	1.90±0.12
W	—	—	—	4.8±0.5	3.63±0.40
Pb	1.2±0.8	2.87±0.63	—	3.72±0.13	3.39±0.18
Bi	—	—	—	3.78±0.33	3.35±0.28

在进行中子屏蔽计算时会用到中子辐射透射系数、透射比、减弱倍数和十倍减弱厚度4个参数。

(1) 中子辐射透射系数：中子源发出的单位中子注量在屏蔽体后造成的剂量，单位是 $Sv \cdot cm^2$，用符号 ξ_n 表示。

(2) 中子透射比：中子辐射场中的某点，有屏蔽体时的剂量与没有屏蔽体时的剂量之比，用符号 η_n 表示，量纲为 1，且 $\eta_n < 1$。

(3) 减弱倍数：中子辐射场中，没有屏蔽体时的剂量与有屏蔽体时的剂量之比，它表示屏蔽材料对辐射的屏蔽能力，用符号 K_n 表示，K_n 是量纲为 1 的量，且与 η_n 互为倒数关系。

(4) 十倍减弱厚度：使沿入射方向的中子注量减少到原来的 1/10 的屏蔽体厚度称作十倍减弱厚度，用 $\Delta_{1/10}$ 表示。

不同能量中子在不同屏蔽材料中的有关参数曲线，可在有关书中找到。

反应堆中子屏蔽计算是一个十分复杂的问题，需使用复杂的程序和计算机才能得到满意的结果。这里只讨论放射性核素中子源的屏蔽计算，从中可以了解屏蔽计算的一般步骤。从偏保守考虑，对于厚度不小于 20 cm 的水、石蜡、聚乙烯一类的含氢材料，可以取 $B_n = 5$，$B_n = 3.5$；对铁 $B_n = 2.6$。

为使参考点上的中子注量率降低到 $\varphi_L(m^{-2} \cdot s^{-1})$，所需的屏蔽层厚度可按下式求得：

$$\varphi_r = \phi_0 B_n q e^{-\Sigma_R d} \leqslant \varphi_L \quad (8.14)$$

所以

$$d = \frac{1}{\Sigma_R} \ln \left(\frac{A_y B_n q}{4\pi r^2 \varphi_L} \right) \quad (8.15)$$

式中，d 为屏蔽层厚度，单位为 cm；Σ_R 为屏蔽材料的宏观分出截面，单位为 cm^{-1}；A 为放射性核素中子源的放射性核素的活度，单位为 Bq；B_n 为中子累积因子；q 为居留因子；r 为参考点离源的距离，单位为 cm。

8.2.3 中子屏蔽常用材料

屏蔽材料的选择和材料厚度的确定应依据辐射防护最优化原则，综合考虑材料的屏蔽性能、结构性能、稳定性能，以及经济成本几个因素。

屏蔽材料的最佳组合是含有一定数量的原子序数在中等以上的元素和适当数量的轻元素，尤其是氢。表 8.7 列出了某些常用屏蔽材料中的含氢量。在屏蔽材料中加入适量的 ^{10}B 和 ^6Li，能够有效地吸收热中子，且减少俘获辐射，使屏蔽层尺寸变薄。

表8.7 常用屏蔽材料中的含氢量

材料	化学组成	含氢量/(原子·cm^{-3})
水	H_2O	6.7×10^{22}
石蜡	$C_{30}H_{62}$	7.87×10^{22}
聚乙烯	$(CH_2)_n$	7.92×10^{22}
聚氯乙烯	$(CH_2CHCl)_n$	4.1×10^{22}
有机玻璃	$(C_4H_8O_2)_n$	5.7×10^{22}
石膏	$CaSO_4 \cdot 2H_2O$	3.25×10^{22}
高岭土	$Al_2O_3 \cdot 2SiO_2 \cdot 2H_2O$	2.42×10^{22}
95%聚乙烯+8%B_4C	$(CH_2)_n + B_4C$	7.68×10^{22}

常用的屏蔽材料有下列几种：

（1）水。它含有大量的氢，是一种非常好的中子慢化剂。氢的热中子俘获截面为 $332b$。俘获 γ 辐射能量为 $2.2\ MeV$。屏蔽体中为慢化快中子而含有的氢，足以捕获屏蔽体中的热中子。水缺乏结构性能，常把它注入各种容器内做成水门、水箱等。必须防止容器破裂，导致水泄漏而造成事故。

（2）混凝土。普通混凝土密度为 $2.3\ g/cm^3$，它是多种元素的混合物，如表8.8所示。它含有轻元素、重元素和一定数量的水分，所以对中子和光子都有较好的屏蔽作用。混凝土具有良好的结构性能，多用作固定的屏蔽体。但混凝土长期使用会失水，从而降低了对中子的防护性能。

表8.8 混凝土的元素成分（$\times 10^{21}$ 原子·cm^{-3}）

元素	碳质混凝土			硅质混凝土, 含水5.0%
	含水3.0%	含水5.5%	含水8.0%	
H	4.64	8.50	12.36	7.76
C	20.73	20.20	19.67	—
O	34.395	35.5	36.605	43.29
Mg	1.91	1.86	1.81	1.17
Al	0.62	0.60	0.58	2.35
Si	1.74	1.70	1.66	15.68
Ca	11.60	11.3	11.00	3.55
Fe	0.20	0.19	0.18	0.303

（3）石蜡。石蜡含有大量氢，价格便宜，容易成型，是很好的中子慢化剂。但气温高时易软化变形；气温低时大块石蜡容易收缩、干裂。结构性能

差、怕火、易燃，对γ射线防护性能差。经常和其他屏蔽材料配合使用。

（4）聚乙烯。聚乙烯含氢丰富，是较好的中子防护材料。它易于加工成型，但高温时易软化、易燃。常和其他结构材料混合使用。

（5）泥土。泥土含水较多，是一种廉价材料。为充分利用它的防护能力，有时将中子发生装置建造在地下室。

（6）锂和硼。它们的热中子吸收截面分别为 $940b$ 和 $3\,837b$。锂俘获中子后放出的γ辐射很少，可以忽略不计。硼虽在95%的俘获事件中放出 0.47 MeV 的γ辐射，但较易屏蔽。在没有特殊要求时，可使用价格较低的硼酸或硼砂。要求缩小屏蔽层体积时，可考虑使用含硼量较高的 B_4C。在要求低γ辐射产额的特殊情况下，可选用硼酸锂。

复习思考题

1. 已知锟-铍中子源（中子产额为 3.2×10^6 中子/(s·Ci)）的活度为 10 Ci，求离源 2.5 m 处的剂量当量率为多少。

2. 已知镭-铍中子源的活度为 500 Ci（中子产额为 1.5×10^7 中子/(s·Ci)），求离源 2.8 m 处的剂量当量率为多少？（考虑γ剂量）

3. 简述中子剂量估算的过程和方法。

第 9 章

内照射的估算、监测及其防护

9.1 概　述

内照射剂量估算的重要性是众所周知的。所谓内照射剂量，一般来说，是指被摄入人体内的放射性核素对人体所产生的剂量。由于放射性物质进入人体以后，将有相当一部分会在它们滞留体内期间直接和不间断地对人体组织产生照射，除了放射性蜕变和排泄以外，无法通过一般的控制方法（如外照射控制方法：时间、距离、屏蔽）来控制内照射。因此相对外照射来讲，内照射是更危险的照射，其剂量的确定也比外照射更复杂一些，它涉及更多的因素。

9.2 名词与术语

下面首先介绍几个重要的名词与术语。

摄入（量）（intake）——可以有以下两种含义：

（1）指放射性核素进入人体的过程，其主要摄入途径为吸入、食入、伤口或皮肤。

（2）指由于某一事件，或者在某一时间段内摄入体内的放射性核素活度。

吸收量（uptake）——放射性核素进入人体系统循环的量（或者可以说放射性核素从入体部位转移进入细胞外体液的量）。

含量（content）——存在于模式的某生物学隔室内的放射性核素的量。这种隔室可以是一个器官、一群组织、全身，或者某个排泄隔室。

生物半减期（Biokinetic Half-life）——从某一生物隔室（如器官、组织或全身）内仅仅通过自然过程（不是放射性核素自发核转变）而排出其已进入核素的 50% 所需时间。

有效半减期（Effective Half-life）——进入体内或某一特定器官的放射性核素，由于生物学代谢过程和自发核转变而减少到初始摄入量的一半所需要的时间：$T = \dfrac{T_r T_b}{T_r + T_b}$。

活度中值空气动力学直径（AMAD）——一个单位密度球在空气中的沉降末速度与一个其活度是所有气溶胶粒子活度中值的粒子的沉降末速度相同时，这个单位密度球体的直径值称为该气溶胶粒子体系的活度中值空气动力学直径。在沉积主要取决于惯性碰撞与沉降时使用,一般是 AMAD 大于 0.5 μm 的场合。

摄入滞留函数或摄入排泄函数（m(t)）——摄入单位活度放射性核素后的时刻 t,预期在器官、全身或每天排泄量中存在的核素活度（Bq/Bq 或 Bq·d^{-1}/Bq）。

年摄入量限值（ALI）——某一放射性核素的活度,当这样的活度被摄入后会使具有参考人特征的个人所接受的照射达到职业照射的年剂量限值。

待积剂量当量（H_{50}）——t_0 时刻摄入某一放射性核素后,在一个器官或组织中所产生的剂量当量率在 50 年内的时间积分。

$$H_{50} = \int_{t_0}^{t_0+50} \dot{H}(t)\,dt$$

剂量系数（Dose Coefficient）——在年龄 t_0 时发生的每单位摄入对组织的待积当量剂量 $H_T(\tau)$,或每单位摄入的待积有效剂量 $e(\tau)$。其中,τ 为以年为单位计算剂量的待积时间,即对成人来说为 50 年,对儿童来说为（70-t_0）年。$e(\tau)$ 的单位为 Sv/Bq。

9.3　器官（组织）待积当量剂量的计算

9.3.1　比有效能量 SEE（T←S）的计算

为了计算内照射剂量的需要,ICRP 第 30 号出版物开始引入比有效能量 SEE（T←S）的概念。它把器官（或组织）分为源器官（或源组织）和靶器官（或靶组织）两类。放射性核素摄入体内以后,含显著放射性核素量的器官,称为源器官,吸收辐射的器官称为靶器官。源器官和靶器官可以是同一器官也可以是不同的器官。例如,肺里沉积了 γ 放射性核素,故肺是源器官,而由肺中沉积的 γ 射线不但使肺本身受到照射,而是使邻近器官（如心脏）也受到照射,故肺和心脏都称为靶器官。所谓比有效能量,是指在源器官（S）内,每次核转变所发射的某一特定的辐射 i,授与每克靶器官的能量（MeV）,并用辐射权重因子进行修正后的值。

源器官 S 中的放射性核素 j 对靶器官 T 所产生的比有效能量 SEE（T←S）$_j$,用下式计算:

$$\text{SEE}(T \leftarrow S)_j = \sum \frac{Y_i E_i AF(T \leftarrow S)_i W_{R,i}}{M_T} \frac{\text{Mev}}{\text{g·转变}}$$

式中，Y_i 为放射性核素 j 每次核转变时产生辐射 i 的产额；E_i 为辐射 i 的能量或其平均能量（MeV）；$AF(T \leftarrow S)_i$ 为在源器官 S 中，每发射一次辐射 i，靶器官 T 所吸收的辐射能量的份额；$W_{R,i}$ 为辐射 i 的辐射权重因子；M_T 为靶器官 T 的质量（g）。

上式中包括了在源器官 S 中由放射性核素 j 每次转变所产生的所有辐射。

9.3.2 待积当量剂量的计算

靶器官的待积当量剂量可用下式计算：

$$H_{50}(T \leftarrow S)_j = 1.6 \times 10^{-10} \left[U_s \sum_i SEE(T \leftarrow S)_i \right]_j \text{ Sv}$$

式中，U_s 为摄入放射性核素后 50 年内，源器官 S 所含放射性核素 j 所发生的核转变数；$SEE(T \leftarrow S)_i$ 为源器官 S 中每次核转变所发射的辐射 i 授与靶器官 T 的比有效能量（MeV/g·转变）；1.6×10^{-10} 为每兆电子伏转换为 J，以及 g^{-1} 转换为 kg^{-1} 的系数。

若放射性核素 j 还有子体 j'，则应把子体 j' 的贡献加进去：

$$H_{50}(T \leftarrow S)_{j+j'} = 1.6 \times 10^{-10} \left\{ \left[U_s \sum_i SEE(T \leftarrow S)_i \right]_j + \left[U_s \sum_i SEE(T \leftarrow S)_i \right]_{j'} \right\} \text{ Sv}$$

对于一般情况，靶器官可以同时受到若干个源器官的照射，则公式变为

$$H_{50,T} = 1.6 \times 10^{-10} \sum_S \sum_j \left[U_s \sum_i SEE(T \leftarrow S) \right]_j \text{ Sv}$$

9.3.3 待积有效剂量的计算

对每个靶器官的待积当量剂量与相应的组织权重因子相乘后求和就得到待积有效剂量：

$$E = \sum_T W_T H_{50,T}$$

式中，W_T 为靶器官 T 的组织权重因子。

9.4 放射性核素进入人体的主要途径和在体内的生物动力学模型

放射性核素的摄入能通过吸入、食入、伤口、无损伤的皮肤途径发生。在

职业照射的情况下，摄入的主要途径是吸入，虽然沉积在呼吸系统中的一部分物质将转移到咽喉部并被吞食，造成在胃肠道被吸收的机会，可能发生由直接食入而摄入的情况，而某些放射性核素也可能通过无损伤的皮肤被吸收。皮肤的切口或其他伤口的损伤也可导致放射性核素的摄入（图9.1）。

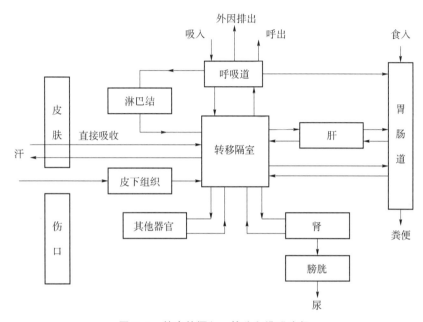

图 9.1　核素的摄入、转移和排泄途径

放射性核素进入人体后，除了继续发生放射性衰变以外，还会发生沉积、转移、吸收、排泄等一系列过程（图9.2）。这种过程的特征与摄入物质的物理、化学特性有关，也与人体的内部构造和功能有关。为了更好地便于用数学描述这种过程，常常需要借用一些根据实验或实测资料而概化出来的生物动力学模型。对职业受照的工作人员，国际放射防护委员会已开发出一套描绘通过吸入或食入进入体内的放射性核素的行为模型。这些模型能用于工作场所的监管。

对于其他照射途径，摄入多半只可能由于事故而发生，事故的确切性质是不易预测的。因而几乎还没有开发出国际上接受的同放射性核素通过无损伤的皮肤或通过伤口进入的模型，虽然关于后者的相关模型已经发表（NCRP No. 156）。氚化水是一个例外，它很容易通过无损伤的皮肤被吸收。这可以认为对工作场所照射来说，会导致氚的附加摄入（等于吸入的氚的放射性核素活度的50%），并且可以通过设定适当的导出空气浓度（DAC）来管理。因

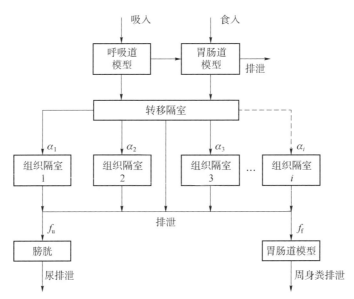

图 9.2 放射性核素在体内各隔室中的动力学模型

此，对空气中的氚化水更有用的参考值将是吸入途径 DAC 值的 3/2。

国际放射防护委员会第 30 号出版物叙述了用于根据吸入和食入很多种类不同化学形态的放射性核素的摄入量计算器官和组织的剂量当量的生物动力学模型。但是，第 30 号出版物给出的模型并没有全面描述体内放射性核素的生物动力学行为。它们通常是一些简单的隔室模型，叙述物质在用一阶动力学模拟的各室之间的转移。图 9.3 示出在第 30 号出版物中采用的模型结构的基础。这些模型的设计目的主要是用于根据体内结合的放射性核素计算预期剂量和设定摄入量限值。并不打算用它们来解释生物学分析的数据（虽然在第 54 号出版物中曾用于这个目的），当放射性核素摄入量很小时，这些模型对于防护目的是足够的。这些模型正不断被更多基于生理学的模型所取代。

国际放射防护委员会建立的生物动力学模型是计划用于正常情况下的，如用于根据常规监测计划进行的测量来估算剂量值。事故情况下剂量值的计算，需要更具体的关于摄入的时间和方式、关于放射性核素的物理化学形态以及关于个人的特征（如身体质量）等方面的信息。关于放射性核素的生物动力学方面的个人特有数据，可通过特殊监测即通过全身或特定部位的重复直接测量和排出量测量获取。

图 9.3 左上部为呼吸系统模型，右上部为胃肠道模型，中间有一个转移隔

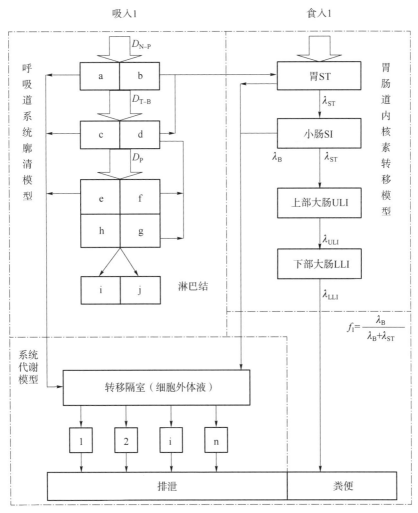

图 9.3 描述放射性核素的摄入、转移和排泄模式

室，其后为系统代谢模型。呼吸系统模型主要参数见表 9.1。

胃肠道模型被分为 4 个隔室：胃、小肠、上部大肠及下部大肠，其主要参数见表 9.2。

在该模型中，假定人体是由若干个单独的隔室所组成。但也有一些例外，如骨中的碱土放射性核素，任何一个器官或组织可以含有一个或几个隔室。隔室中放射性核素的减少服从一阶动力学规律。因此，一种元素在任何器官或组织中的滞留，通常可由一个指数函数项或者若干指数项之和来描述。估算物质在呼吸系统中的分布和滞留是以 ICRP 关于肺动力学的工作小组的报告（1966

年）中所提出的模型为依据的。该模型考虑了粒子的大小并且定义了 3 种滞留类别。它们部分反映了气溶胶的化学状态。该模型把呼吸系统分为 3 个不同部位——鼻通道（N-P）、气管和支气管（T-B）以及肺实质（P），假定沉积随气溶胶分布的空气动力学特性而变化，并且用 3 个参数 D_{N-P}、D_{T-B}、D_P 来描述吸入物质最初沉积在 N-P、T-B、P 部位中的份额。当然沉积情况和该气溶胶的直径有关。

ICRP 第 30 号出版物中的待积剂量当量都是对活度中值空气动力学直径（AMAD）为 1 μm 的气溶胶计算的。对于其他 AMAD 的待积剂量当量，要对粒径的影响修正。为了描述吸入的放射性物质从肺中的廓清，将吸入物质分为 D、W、Y 三类，这与它们在肺实质区域中的滞留有关。3 种类别采用的半排期范围为：D 类小于 10 天，W 类为 10~100 天，Y 类大于 100 天。上述 N-P、T-B 和 P 3 个部位中，每个又分为 2 个或 4 个隔室。每一个隔室都伴有一个特定的廓清途径，其半廓清期为 T 天，以这种廓清速率离开该部位的份额为 F（表 9.1）。因此，隔室 a、c 和 e 与吸收（入血）过程有关，而隔室 b、d、f 和 g 则与粒子的输运过程有关，其中包括黏液纤毛的输运，它使物质向胃肠道转移。

表 9.1 呼吸道系统廓清参数

部位	隔室	类别					
		D		W		Y	
		T/天	F	T/天	F	T/天	F
鼻通道 N-P (D_{N-P} = 0.30)	a	0.01	0.5	0.01	0.1	0.01	0.01
	b	0.01	0.5	0.04	0.9	0.40	0.99
气管、支气管 T-B (D_{T-B} = 0.08)	c	0.01	0.95	0.01	0.50	0.01	0.01
	d	0.2	0.05	0.2	0.5	0.2	0.99
肺实质区 P (D_P = 0.25)	e	0.5	0.8	50	0.15	500	0.05
	f	不适用	不适用	1.0	0.4	1.0	0.4
	g	不适用	不适用	50	0.4	500	0.4
	h	0.5	0.2	50	0.05	500	0.15
淋巴结 L	i	0.5	1.0	50	1.0	1 000	0.9
	j	不适用	不适用	不适用	不适用	无限大	0.1

表 9.2 胃肠道系统内核素转移参数

胃肠道的各段	壁的质量/g	内容物质量/g	平均停留时间/天	$\lambda/\text{天}^{-1}$
胃（ST）	150	250	1/24	24
小肠（SI）	640	400	4/24	6
上段大肠（ULI）	210	220	13/24	1.8
下段大肠（LLI）	160	135	24/24	1.0

只有进入细胞外体液（有时简称为入血）以后才算被吸收（uptake），才参加人体的系统循环。过去一般所说的体负荷量是指转移隔室以后的沉积量，不包括肺中胃肠道的内容物中的放射性核素沉积量在内。因此有人把它叫作系统负荷量，而把包括内容物中放射性含量在内的负荷量叫作该时刻的全身负荷量。

一般来讲，全身计数器测得的是包括内容物含量在内的全身负荷量，而尿排泄率测定结果则直接反映系统负荷量。

近年来，国际放射防护委员会已发表了用于辐射防护目的人类呼吸道新模型的细节，下面叙述这个新模型的主要特征。这个模型用于计算国际原子能机构安全丛书第 115 号《国际电离辐射防护和辐射源安全基本安全标准》（简称为 BSS）中给出的吸入剂量系数。和以前的模型一样，沉积和廓清是分别处理的。

方法上的主要差别是，在国际放射防护委员会的第 30 号出版物中，模型仅计算了对肺的平均剂量，而新模型计算了呼吸道（RT）特定组织的剂量，并考虑到了辐射灵敏度方面的差异。在新模型中，呼吸道被分为 5 个区（图 9.4 和图 9.5）。胸腔外气道分成前鼻通道 ET_1 以及由后鼻通道和口腔通道、咽和喉组成的 ET_2。胸腔区则是指支气管区（BB）、细支气管区（bb）和肺泡间质区（AI，气体交换区）。淋巴组织分别同胸腔外气道和胸腔气道相联系（LN_{ET} 和 LN_{TH}）。模型中规定了尺寸和换算因数的参考值。

对呼吸道各区计算吸入微粒沉积情况，既考虑吸入又考虑呼出。计算是由颗粒大小、呼吸参数和/或工作负荷的函数完成的，并假定与化学形态无关。对粒径在 0.6 nm 活度中值热力学直径（AMTD）到 100 μm 活度中值空气动力学直径（AMAD）的各种颗粒，给出了与年龄有关的沉积参数缺省值。在考虑日平均活度模式的基础上，给出了职业受照人员的沉积参数缺省值。BSS 中给出了 AMAD 为 5 μm（当前认为这是工作场所中放射性核素最恰当的颗粒粒径缺省值）的吸入剂量系数，也给出了 AMAD 为 1 μm 的剂量系数，AMAD 为 1 μm 是第 30 号出版物中所用的缺省值（见 BSS 的表 II 和表 III）。AMAD 为

1 μm被用作公众的缺省值（见 BSS 的表 I ~ 表 Ⅶ）。从呼吸道中廓清被看作是两个竞争的过程：颗粒输运（通过黏膜纤毛廓清或转移到淋巴结中）和血液的吸收。

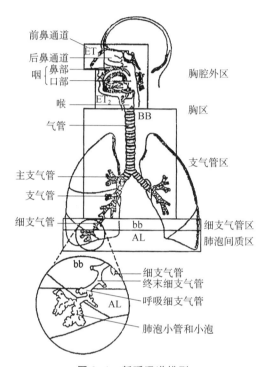

图 9.4　新呼吸道模型

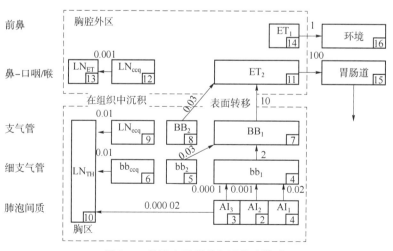

图 9.5　粒子在呼吸道各区转移模型

颗粒的输运可看成是呼吸道中沉积地点的函数，但与颗粒大小和物质无关。对于大多数区域，与时间有关的机械输运可通过将该区考虑成由不同廓清半排期的几个隔室组成来模拟。例如，AI 区可分为 3 个隔室，以约 35 700 天和 7 000 天的生物半排期廓清到 bb 区。同样，bb 和 BB 区有快和慢的廓清隔室。从 AI 区廓清还包括转换到淋巴组织。对于 bb、BB 和 ET，有一些表示物质被组织接收和输运到淋巴组织中的隔室。

人血液中的吸收量，取决于沉积在呼吸系统中的放射性核素的物理化学形态，但认为同沉积地点是无关的，不过 ET_1 除外，假设不从该区吸收。这个模型考虑到溶解和吸收到血液中的量随时间的变化。建议使用物质特有的溶解速度，但给出了吸收参数的缺损值，即 F 型（快速）、M 型（中速）和 S 型（慢速），供无法获得特有参数时使用。它们大致分别相当于第 30 号出版物中肺部缺省值的 D（天）、W（周）和 Y（年）的级别，不过肺的各种级别指的是从肺部的总廓清率。

不同吸收类型的吸收率，可用近似的生物半排期和沉积在各区中达到体液的物质的相应量来表示。对于所有这 3 种吸收类型，沉积在 ET_1 区中的所有物质借助外来手段（诸如擤鼻涕）排出。在其他区中，大多数没有被吸收的沉积物质通过颗粒输运廓清到胃肠道。转移到淋巴结中物质的少部分，以在呼吸中相同的速率继续被吸收入体液中。

ICRP 第 78 号报告给出的微尘吸入体内后的沉积和廓清情况见表 9.3 和图 9.6、图 9.7。不同吸收类型的生物半排期具体情况参见表 9.4。

表 9.3　"参考"工作人员气溶胶吸入后在不同区域的沉积份额

区域	5 μm AMAD 的沉积/%
ET_1	34
ET_2	40
BB	1.8
bb	1.1
AI	5.3
合计	82
（沉积份额是指吸入活度的百分数，取整数）	

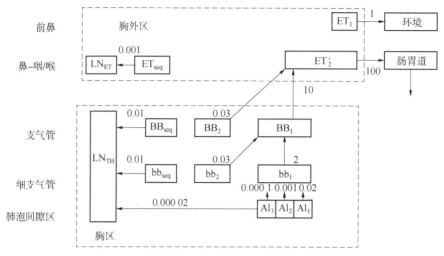

图 9.6 从呼吸道各区域迁移的时间依赖粒子输运

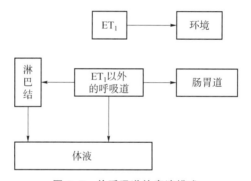

图 9.7 从呼吸道的廓清模式

表 9.4 不同吸收类型的生物半排期

	生物半排期	实例
F 型	100% 以生物半排期为 10 min 被吸收。几乎所有沉积于 BB、bb 和 AI 区中的物质都被快速吸收。沉积在 ET_2 中的半数物质通过颗粒输运廓清到胃肠道，半数被吸收	铯和碘的所有化合物
M 型	10% 以生物半排期为 10 min 被吸收，90% 以 140 天的生物半排期被吸收。沉积于 BB、bb 区物质的大约 10% 以及沉积在 ET_2 区物质的 5% 被快速吸收。沉积在 AI 区约 70% 的物质最终通过吸收达到体液中	镭和镅的所有化合物

续表

	生物半排期	实例
S型	0.1%以 10 min 的生物半排期被吸收，99.9%以 7 000 天的生物半排区被吸收。几乎不从 ET、BB 或 bb 吸收，沉积在 AI 区中约 10% 的物质通过吸收最终达到体液中	铀和钍的不可溶化合物

对于工作人员吸入的微粒形态的放射性核素，假定进入呼吸道以及在呼吸道中的区域性沉积情况仅由气溶胶颗粒的大小分布支配。对于气体和蒸气，情况则有所不同，此时在呼吸道的沉积是随物质而异的。几乎所有被吸入气体的分子都与气道表面接触，但通常会返回空气中，除非它们溶解在内表层中或与其发生反应。因此，沉积在各区中的吸入气体或蒸气的份额取决于其溶解度和反应率。但一般说来，气体或蒸气的区域性沉积特性不能机械地从物理和化学性质加以预测，而必须从活体实验研究中获取。

根据呼吸道沉积的初步模式，新的模型将气体和蒸气的溶解度/反应率（SR）分成表 9.5 所示的 3 个缺省类别。随后在呼吸道的滞留以及进入体液的吸收，取决于气体或蒸气的化学性质。国际放射防护委员会第 68 号出版物，介绍了将这个模型用于计算工作人员的剂量系数。

国际放射防护委员会和 BSS 给出的关于气体和蒸气的沉积和廓清的指导性意见类似于用于以微粒形态吸入的放射性核素的呼吸道廓清的意见。对于那些以气体或蒸气形态的放射性核素被吸入可能十分重要的元素，推荐了关于 SR 级别和吸收类型（F 型或 V 型，非常快吸收）的缺省值，在没有进一步信息的情况下，可用于气体和蒸气。仅仅考虑到质量浓度较低时的气体和蒸气的行为。

表 9.5　可溶性/反应性级别

级别	说明	实例
SR-0 级	不溶和不起反应：在呼吸道中的沉积可忽略不计	^{41}Ar, ^{85}Kr, ^{133}Xe
SR-1 级	可溶解或反应：在整个呼吸道可能发生沉积	氚气，^{14}CO，^{131}I 蒸气，^{195}Hg 蒸气
SR-2 级	高度可溶或反应：完全沉积在胸腔外气道（ET$_2$）。为计算目的，可能性认为它们是被直接注入血液中的	有机化合物和氚化水中的 ^{3}H

可见 1994 年国际放射防护委员会第 66 号报告建立的人体呼吸道模型比国际放射防护委员会第 30 号出版物中给出的肺模型复杂，并具有明显的优点，因为它更逼真地描述了被吸入放射性物质的行为，并能同物质特有的数据一起用

于剂量评估和解释生物学检验的信息。ICRP 第 100 号报告建立的消化道模型库室如图 9.8 所示。

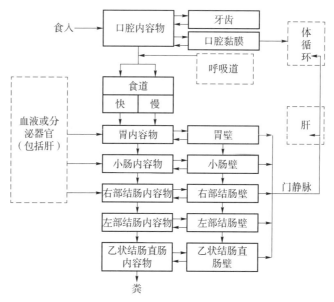

图 9.8 ICRP 第 100 号报告建立的消化道模型库室

通过伤口和无损伤皮肤的进入是放射性核素进入体内的另一些途径。不过大部分物质可能停留在伤口附近，可溶性物质能转移到血液中，从而能转移到身体的其他部分。不可溶物质将慢慢地转移到局部淋巴组织中，它们在那里逐步溶解，并最终进入血液。可变份额的不可溶物质，在这个人生命的剩下时间内，可能残留在伤口处或残留在淋巴组织中。如微粒物质直接进入血液，它主要沉积在肝、脾和骨髓的吞噬细胞中。

一些物质，诸如氚标记的化合物、有机碳化合物和碘化合物，能穿透无损伤的皮肤。在这些情况下，一部分放射性将进入血液。为评估这种摄入引起的剂量，需要开发专门的模型。例如，氚化有机化合物通过皮肤直接被吸收后的行为，与吸入或食入后的行为有很大区别。对于皮肤污染，需要考虑受污染皮肤区的当量剂量和有效剂量。

一旦全身吸收量已测定，国际放射防护委员会建立的生物动力学模型仅能用于计算可溶部分所产生的有效剂量。

1）周身性放射性活度

摄入量中进入周身循环的那部分称为吸收量。为计算 BSS 中的剂量系数，国际放射防护委员会推荐的模型已用于描述进入周身循环的放射性核素的行为。在对体内放射性核素行为的可得数据进行评审的基础上，国际放射防护委员会第 30 号出版物推荐的一些元素的模型已加以修正，正如第 56、67、69 和 71 号出版物中描述的那样。这些修正过的模型也已用于计算 BSS 中给定的工作人员剂量系数。许多修正过的用于成人的周身模型仍保持国际放射防护委员会第 30 号出版物给出的模型结构，只是对体内隔室之间的放射性核素分布以及滞留函数略加更改。

2）剂量系数

在 BSS 中，已对食入和吸入造成的摄入量给出了剂量系数（每单位摄入量的待积有效剂量）。

对于许多放射性核素，剂量系数是对不同的肺吸收类型和/或不同的 f_1 值给出的。

在重大的事故照射情况下，在评估组织或器官的当量剂量时，往往需要使用照射条件特有的和受照个人特有的参数值。同样，在常规情况下，可能有必要考虑到特定的照射环境而不是使用缺省参数。呼吸道新模型在没有具体资料可供利用时，采用 5 μm 活度中值空气动力学直径（AMAD）作为颗粒大小的缺省值。气载颗粒的局部沉积受到沉降、碰撞和扩散等机制的作用。整个呼吸系统的沉积量以及吸入剂量系数取决于气溶胶参数，如 AMAD。同样食入剂量系数取决于适当的 f_1 值的选定。

内照射剂量不能测量，只能基于活度测量结果然后利用规范的模式及其相关参数的计算方法获得。这类计算涉及面广、技术性强且工作量大，是辐射防护中最精密而又复杂的计算任务之一。对一般的实际应用来讲，都是在由 ICRP 的专门任务组计算给出各种规范的剂量转换因子的基础上完成的。

自 20 世纪 80 年代以来的 40 多年中，涉及内照射剂量计算的相关领域已发生了多方面的重要演变：

（1）剂量学计算模式与参数的改变（ICRP 第 103 号出版物等报告要求的演变为标志）：

①对辐射权重因子 W_R 和组织权重因子 W_T 的修正。

②确定采用以医学显像资料为基础的参考男人和参考女人体素模型，替代以前的数学模型。

③有效剂量采用参考男人和参考女人器官当量剂量的性别平均计算。

④在对 α、β 照射的靶器官剂量的计算中，明确了对辐射更敏感的部位。

（2）在生物动力学模型及参数方面：

①ICRP 第 68 号出版物提出的呼吸道模型以及近年出现的又一些修正，以替代原来 ICRP 第 30 号出版物呼吸道模型。

②ICRP 第 100 号出版物的消化道模型替代 ICRP 第 30 号出版物中的消化道模型。

③部分重要参数（如入血份额 f_1 等）的修正。

（3）ICRP 第 107 号出版物颁布了最新的核衰变相关参数。

（4）美国开发的伤口摄入途径生物动力学模型（NCRP No. 156）已被 ICRP 所采纳（ICRP No. 130）。

在综合以上各方面进展和改变的基础上，ICRP 从 2015 年左右（从第 130 号出版物开始）不断发布系列性报告。计算给出了在"新的计算框架"下的"比吸收份额""职业照射及公众照射剂量转换系数"，以及便于根据不同时间体内或排泄物中活度测量结果直接求得待积剂量的函数 $Z(t)$ 等最新结果，这些对于防护界来说都是应该高度关注的。

9.5 摄入滞留函数与摄入排泄函数

根据推荐的代谢模式，就可以算出体内各隔室中的核素活度。沿着各条转移链，假定物质从各个隔室中的廓清服从一阶动力学方程，那么就可以列出描述各隔室中放射性物质变化率的一组联立一阶微分方程。为了方便，仍以 ICRP 第 30 号出版物的模型为例，对于单次吸入后，物质从肺中的廓清可以用下列联立微分方程组来描述：

$$\frac{dq_a(t)}{dt} = \dot{I}(t) \cdot D_{N-P} \cdot F_a - \lambda_0 q_a(t) - \lambda_R q_a(t) \tag{9.1}$$

$$\frac{dq_b(t)}{dt} = \dot{I}(t) \cdot D_{N-P} \cdot F_b - \lambda_b q_b(t) - \lambda_R q_b(t) \tag{9.2}$$

$$\frac{dq_c(t)}{dt} = \dot{I}(t) \cdot D_{T-B} \cdot F_c - \lambda_c q_c(t) - \lambda_R q_c D(t) \tag{9.3}$$

$$\frac{dq_d(t)}{dt} = \dot{I}(t) \cdot D_{T-B} \cdot F_d + \lambda_f q_f(t) + \lambda_g q_g(t) - \lambda_o q_d(t) - \lambda_R q_d(t) \tag{9.4}$$

$$\frac{dq_e(t)}{dt} = \dot{I}(t) \cdot D_p \cdot F_e - \lambda_e q_e(t) - \lambda_R q_e(t) \tag{9.5}$$

$$\frac{dq_f(t)}{dt} = \dot{I}(t) \cdot D_p \cdot F_f - \lambda_f q_f(t) - \lambda_R q_f(t) \tag{9.6}$$

$$\frac{dq_g(t)}{dt} = \dot{I}(t) \cdot D_p \cdot F_g - \lambda_g q_g(t) - \lambda_R q_g(t) \tag{9.7}$$

$$\frac{dq_h(t)}{dt} = \dot{I}(t) \cdot D_p \cdot F_h - \lambda_h q_h(t) - \lambda_R q_h(t) \tag{9.8}$$

$$\frac{dq_i(t)}{dt} = F_i \lambda_h q_h(t) - \lambda_i q_i(t) - \lambda_R q_i(t) \tag{9.9}$$

$$\frac{\mathrm{d}q_j(t)}{\mathrm{d}t} = F_j \lambda_h q_h(t) - \lambda_R q_j(t) \tag{9.10}$$

式中，$q_a(t)$、$q_b(t)$ 等为 t 时刻在 a、b 等隔室中被吸入的放射性素的活度；$i(t)$ 为放射性核素活度的单次吸入速率；$\lambda_a \sim \lambda_i$ 为隔室 $a \sim$ 隔室 i 的生物廓清速率；λ_R 为放射性核素的放射性衰变常数；$F_a \sim F_j$ 为进入肺各部位的物质在该部位所包含的各个隔室中的分配份额。

要求出每个隔室中各时刻的核素活度，就要求解相应的微分方程组。它们的一般解有以下形式：

$$q_n(t) = \sum_{i=1}^{i=n} \left\{ \left[\left(\prod_{j=1}^{j=n-1} \lambda_{(j,j+1)} \right) \right] \sum_{j=i}^{j=n} \left[\frac{q_i^o \mathrm{e}^{-\lambda_i t}}{\prod_{\substack{p=i \\ p \neq j}}^{p=n} (\lambda_p - \lambda_j)} + \frac{p_i(1 - \mathrm{e}^{-\lambda_j t})}{\lambda_j \prod_{\substack{p=i \\ p \neq j}}^{p=n} (\lambda_p - \lambda_j)} \right] \right\}$$

$$\tag{9.11}$$

式中，$\lambda_{(j,j+1)}$ 为物质从隔室 j 转移到隔室 $j+1$ 的速率常数；$q_n(t)$ 为 t 时刻代谢链第 n 个隔室中的核素活度；q_i^o 为 $t=0$ 时，存在于第 i 隔室中的核素活度；p_i 为由系统外进入隔室 i 的核素活度的恒定摄入速率。

由于常见的情况是放射性核素只是在 $t=0$ 时瞬时沉积在该链的第一个隔室内，并且此后不再有放射性从系统外面摄入到核链的任何一个隔室中。由上式中 $q_i^o = q_1^o$ 即对于 $i=2$ 到 $i=n$ 的隔室 $q_i(0)$ 都等于 0，而 p_i 也都等于 0。此时，第 n 个隔室中的核素活度可简化为

$$q_n(t) = \left\{ \left[\left(\prod_{j=1}^{j=n-1} \lambda_{(j,j+1)} \right) \right] \sum_{k=1}^{k=n} \left[\frac{q_1^o \mathrm{e}^{-\lambda_k t}}{\prod_{\substack{p=1 \\ p \neq k}}^{n} (\lambda_p - \lambda_k)} \right] \right\} \tag{9.12}$$

利用式（9.11）和式（9.12）就可以求出各个隔室内任何时刻的放射性活度，也即可求得各器官内任何时刻的核素活度。

显然为了求得摄入滞留函数或摄入排泄函数，只要求得当摄入量为单位活度时（即 $q_i^o = 1$）的 $q_n(t)$（用 $I_n(t)$ 表示），即摄入滞留函数可以用式（9.13）的表达式求得。当然只要改变前面的参考量就可以得出不同的滞留和排泄函数，如对应于单位摄入量的，可以得出摄入滞留或排泄函数；对应于单位吸收量的，可以得出吸收滞留或排出函数。第 30 号出版物给出的代谢模式和参数也都是对应吸收量而不是摄入量的。这些滞留或排泄函数可用下式表示：

$$I_n(t) = \sum_c F_c \left[\prod_{p=1}^{n=1} K_{(p,p+1)} \left(\sum_{j=1}^{n} \frac{\mathrm{e}^{-k_j t}}{\prod_{\substack{p=1 \\ p \neq j}}^{n} (K_p - K_j)} \right) \right] \tag{9.13}$$

式中，$I_n(t)$ 为在一次单位摄入后时间 t 预期滞留在第 n 个隔室内的放射性核素

的份额，也即该隔室的滞留函数（或排泄函数）；C 为通向考虑的第 n 个隔室的衰变链中的一条；F_c 为沉积在衰变链 C 的第一个隔室中的摄入量份额；$K_{(p,p+1)}$ 为描述元素从第 p 个隔室转移到第 $p+1$ 个隔室的转移速率常数；K_j 为描述放射性元素从第 j 个隔室中总的转移特性的速率常数，它等于总的生物学转移速率常数 K_j' 和放射性核素的衰变常数 K_R 之和；K_p 和 K_j 类似。

基于新的呼吸道模型求得的函数可从 ICRP 78 号报告查得。例如，对 ^{60}Co 的摄入滞留或排泄函数见图 9.9。

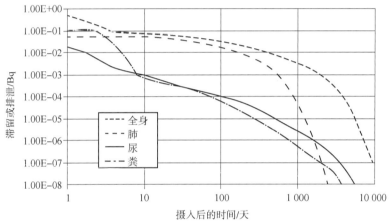

M 类 ^{60}Co 吸入：急性摄入后预期值（每 Bq 摄入，Bq）

（a）

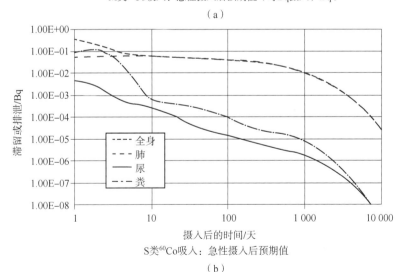

S 类 ^{60}Co 吸入：急性摄入后预期值

（b）

图 9.9　^{60}Co(M 类) 和 ^{60}Co(S 类) 的摄入滞留或排泄函数

（a）^{60}Co(M 类) 的摄入滞留或排泄函数；（b）^{60}Co(S 类) 的摄入滞留与排泄函数

9.6　内照射监测

内照射监测的一般目的是验证和记录工作人员的内照射危险得到足够防护，以及防护条件符合法规要求的情况。应当根据对相应内照射危险大小的评价来确定内照射监测的要求和监测计划的设计。从管理类型来看，监测分为常规监测、特殊监测、验证性监测及与任务相关的监测4类。

常规监测是为了确定正常情况下的照射水平，也即没有证据表明已发生过急性摄入，但慢性照射并不排除。常规监测基于这样的假定，即认为工作条件是基本稳定的，因而其摄入危险也是基本稳定的，常规监测是按事先确定的固定时间表进行的。

特殊监测是为了确定急性或可疑的异常事件之后所导致的重大照射水平。因此，相对常规监测来讲，摄入时间通常是比较清楚的，同时可以获得一些附加的信息，以帮助降低评价的不确定度。特殊监测的目的可以包括：帮助保护措施的决策（如促排治疗）；符合法规要求和协助改进工作场所的条件的措施。大多数情况下，特殊监测只是个别进行的，但是当怀疑摄入量可能超过限值时，为了推导个体的滞留和排泄函数以及生物动力参数进行延长期的测量是适当的。

验证性监测是为了检验以前所采用的测量程序的一些假定是否恰当而进行的，可以包括工作场所或个人监测。例如，为了调查体内污染的可能累积而偶然进行的测量。

与任务相关的监测运用于特殊的操作，其目的和剂量准则与常规监测的相同。

从形式上来看，内照射监测又可以分为集体监测、个人监测和工作场所监测3种。

其中，集体监测是对其工作条件在摄入危险方面具有代表性的一组成员所进行的监测。个人监测是指利用个体工作人员所佩带的设备，或者对个别工作人员体内或体上的放射性物质量的测量，或者对个别工作人员排出放射性物质的测量。工作场所监测是指针对该种工作环境所进行的监督性测量。

9.6.1　常规监测计划的设计

常规内照射监测是按固定的时间表对选定的工作人员进行的监测。在设计一个满足要求的常规监测计划时，应当考虑两个主要因素，即可能的照射大小

(不考虑个人防护的效果)以及当摄入事件发生时辨认事件的需要。

表 9.6 给出了确定监测计划需要的判断准则。所列出的标称水平是基于为了保证满足法规要求所需要的测量和剂量评价的典型不确定度。但这些数值是假定只有内照射危险时给出的,对于其外照射水平有可能超过内照射水平的情况,表中数值应当降低 2 倍。

表 9.6 按照照射情况确定监测计划的需要

所需监测的种类	标称情况	推荐的水平
工作场所监测	假若工作人员是受到职业性照射,并且评价表明来自内照射的剂量可能是显著的	假若可能的年待积有效剂量超过 1 mSv
个人监测	工作人员的内照射剂量可以超过剂量限值的 30%	假若可能的年总剂量超过 6 mSv

相应地,在估计照射的可能大小时,不考虑个人防护措施的效果。只要可能,可以根据以前的监测结果来估计照射的可能大小。假若没有其他可靠的数据可以参考,那么可能的年摄入量可以按平均年操作活度的 10^{-4} 来估计。这个份额是适用于正常的化学操作;情况不同时,可根据表 9.7 给出的相乘因子来修正。外加的防护措施可以引入减弱因子 0.1(通风柜)到 0.01(手套箱)。

表 9.7 估计可能的年摄入量时的相乘因子

操作工艺	相乘因子
贮存(贮存料液)	0.01
非常简单的湿式操作	0.1
可能发生溅溢的复杂湿式操作或简单干式操作	10
可挥发化合物操作或干式和发尘操作	100

假若工作人员有可能摄入一种以上核素,那么监测计划设计时可以不考虑那些其贡献可能小于 1 mSv/年的核素。在核素混合组成已知的情况,也可以选一种代表性核素作为基础。

9.6.2 测量方法

放射性核素的摄入量可由以通过直接法或间接法测定和摄入滞留或排泄

函数修正的方法来确定。对沉积于体内的放射性核素所发射的 γ 或 X 射线光子（包括韧致辐射）的直接测量通常称为活度体测量或全身计数。间接测量是测量样品中的放射性活度，样品可以是生物学样品（包括尿、粪便、呼气、血液、鼻涕、组织样品）或者实物样品（如空气过滤器及空气样品、表面样品）。每种类型的测量各有优缺点，选择何种测量方法，很大程度上取决于要测量的辐射的类型。直接测量只针对那些发射足够能量和足够数量的光子，从而能从体内逸出并被外部探测器测得的放射性核素有用。许多裂变产物和活化产物属于这一类。不能发射高能光子的放射性核素（如 ^{3}H、^{14}C、^{90}Sr/^{90}Y、^{239}Pu）通常只能用间接法测量。但是，有些 β 发射体，特别是那些能发射高能 β 的发射体，诸如 ^{32}P 或 ^{90}Sr/^{90}Y，有时能通过产生的韧致辐射直接测量。这种韧致辐射测量，由于其最小的可探测放射性活度较大，通常不适用于常规监测。直接测量具有快速和方便地估算出测量时体内或身体规定部位内的总放射性活度的优点，因此当它足够灵敏时，总会优先被采用。全身和单个器官的测量对生物动力学模型的依赖程度低于间接监测测量，但是它们存在较大的校准不确定性，特别是对那些低能光子发射体（图 9.10）。另外，直接测量可能需要工作人员脱离工作一段时间，而且通常还需要专门的、很好屏蔽的（因而昂贵的）设施和设备。直接测量对于定性及定量确定可能已被吸入、食入或注入的混合物中的放射性核素是有用的。另外，直接测量可通过体内放射性分布的测定而有助于识别摄入的方式。序列性测量，如可能的话，能揭示放射性的重新分布，并给出有关体内总滞留量和放射性核素在体内的生物动力学行为的信息。

间接测量主要是指生物样品分析，也叫离体测量。它们对工作人员的工作任务干扰较少，但需要利用一个放射化学分析实验室，这个实验室还可用于测量环境样品，但高放（如反应堆水化学）和低放（如生物学检验或环境样品）测量应在分开的实验室中进行。排泄物测量可测定放射性物质通过某一特定途径排出体外的速率，并且必须通过生物动力学模型将它与体内含量和摄入量关联起来。由于放射化学分析能探测出低水平放射性活度，所以排泄物的测量通常能灵敏地探测体内放射性活度。

空气样品的测量也是一种辅助手段，但对测量结果的解释不太容易。因为它们测量的是取样器所在地方的空气中而不一定是工作人员呼吸区空气中的放射性核素浓度。但是，置于工作人员衣领或防护帽上的个人空气取样器（PAS）能收集到代表工作人员吸入的空气中放射性浓度的样品。空气浓度测量与关于呼吸率和呼吸量的假定以及测得的照射次数合在一起,就能用于估算摄入量。

颗粒大小会影响呼吸系统对吸入微粒的沉积,因此关于颗粒大小分布的信息对于正确解释生物学检验结果及其后的剂量评估是需要的。在许多情况下,气载颗粒大小的分布应用级联冲击器或其他方法测定。最低限度,空气样品测量要对能被吸入的颗粒比例加以甄别。一般来说,能获得的针对具体现场和物质的信息越多,剂量评估可信度就越好。

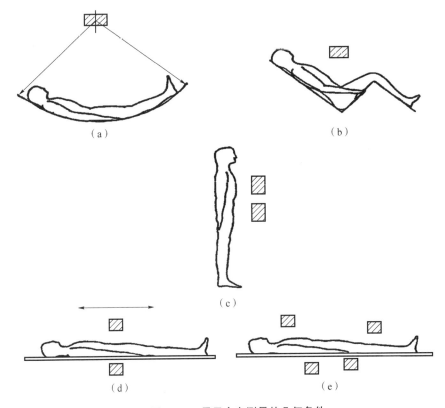

图 9.10　用于全身测量的几何条件

(a) 弧几何条件;(b) 椅几何条件;(c) 站立几何条件(扫描或静态);
(d) 扫描床几何条件;(e) 担架几何条件

9.6.3　监测频度

为了确定个人监测的适当频度和类型,应对工作场所的特性进行调查。使用中的放射性核素,以及如可能的话,它们的化学和物理形态也是调查的内容。如果这些形态在事故情况下很可能会改变(如释放到大气中的六氟化铀会产生 HF 和氟化铀酰），也应加以考虑。物质的化学和物理形态（如颗粒大小）决定被摄入的行为及其随后在人体内的生物动力学特性。这些情况反过来又决定了排出途径和排出率，并因此决定要收集的排泄物样品类型及收集的频度。

在制定生物学检验取样时间表时，首先要尽量使由于在监测期间内的具体摄入时间未知而带来的使摄入量估算不确定性降至最小。ICRP 建议，监测时段一般应这样选择，使得假定摄入发生在监测时段的中点时，将不会导致对摄入量的低估超过 3 倍。

在制定工作人员监测时间表时的另一个考虑（无论用直接法还是间接法）是，要确保超过预定水平的摄入不会被"测不到"。如果由于放射性衰变和生物廓清，放射性核素的体内含量或日排出量在摄入和测量之间的时间间隔内下降到低于测量的最小显著性放射性活度（MSA）水平，摄入可能测不到。留在体内的那部分摄入量（对于直接测得而言），即 $m(t)$，取决于放射性核素的物理半衰期和生物动力学特性，而且是自摄入起的时间的函数。因此，如果 $I\times m(t)$ 小于 MSA，那么就可能得不到摄入量 I 及由此产生的待积有效剂量 $E(50)$。一般来说，监测频度应这样确定，使相应于年剂量限值 5% 以上的摄入不会被漏掉。

因此，监测频度在很大程度上将由测量技术的灵敏度决定。虽然测量技术应尽可能灵敏，但应当把采用最灵敏技术的费用以及最短的可能取样时间间隔与如果采用灵敏度较差的方法或较低测量频度可能使剂量被低估或漏忘所造成的剂量的有关辐射危害加以权衡。

在任何情况下，采用的生物学检验方法和测量频度应能做到其所探测到的摄入量是与剂量限值某一规定份额相当的。在有些情况下，由于分析灵敏度不够、直接测量时不能接受的长计数时间或收集排泄物时不能接受的短取样时间间隔（特别是在粪便取样以监测不可溶微粒的吸入情况下），这个目标就不能实现。在这种情况下，应使用诸如改进的工作场所监测和个人空气取样这样的附加方法，以确保对工作人员的充分保护。

总之，监测方法的选择（首先是直接方法或间接方法）以及监测周期的确定，都应根据被操作放射性物质的特性和量及其物理化学形态，以及防护条件等具体情况来选定。国际标准化组织（ISO/DIS 20553）推荐的一些常见核素常规监测方法和最大时间间隔的推荐见表 9.8~表 9.10，表 9.11 则是给出了为特殊监测推荐的监测方法。

表 9.8 常规监测适用的方法和最大时间间隔

同位素	吸收类型	生物样分析	活体测量	
		尿样/天	全身/天	甲状腺/天
^{3}H	HTO	30	—	—
^{14}C	有机的 二氧化物	7 180	—	—
^{32}P	F	30	—	—
^{33}P	F	30	—	—
^{35}S	F	7	—	—
^{36}Cl	F	30	—	—
^{51}Cr	F	(15)	15	—
^{54}Mn	M	—	90	—
^{59}Fe	M	—	90	—
^{57}Co	S	(30)	180	—
^{58}Co	S	(90)	180	—
^{60}Co	S	(180)	180	—
^{63}Ni	M	15	—	—
^{75}Se	M	—	180	—
^{89}Sr	F, S	30	—	—
^{90}Sr	F, S**	F: 30, S: 180	—	—
^{110m}Ag	S	—	180	—
^{125}I	F	(90)	—	90
^{131}I	F	(15)	—	15
^{137}Cs	F	(180)	180	—
^{226}Ra	M	180	—	—

注:"**"表示"推荐的"。

表 9.9 对于铀化合物的常规监测适用的方法和最大时间间隔

物质	吸收类型	生物样分析		活体测量
		尿样/天	粪便/天	肺/天
天然/乏铀	F, M	90	—	—
六氟化铀	F	90	—	—
过氧化铀	F	30	—	—
硝酸铀	F	30	—	—
重铀酸铵	F	30	—	—
四氟化铀	M	90	180	180
三氧化铀	M	90	180	180
八氧化三铀	S	90	180	180
二氧化铀	S	90	180	180

注：铀化合物的放射性和化学毒性已经被考虑到，建议使用粪便取样而空气取样不能低估急性吸入。

表 9.10 对于锕系（除铀外）化合物的常规监测适用的方法和最大时间间隔

同位素	吸收类型	生物样分析		活体测量
		尿样/天	粪便/天	肺/天
^{228}Th	S	180	180	—
^{232}Th	S	180	180	—
^{237}Np	M	180	180	—
^{238}Pu	S	180	365	—
^{239}Pu	S	180	365	—
^{241}Am	M	180	365	180
^{244}Cm	M	180	365	—

注：建议使用粪便取样而空气取样不能低估急性吸入。

表 9.11 发生吸入后进行特殊监测推荐的监测方法（** 指推荐的，* 指附加的）

同位素	鼻擦		生物样分析			活体测量		
			尿样		粪便	器官		
	鼻出气	吸出空气	现场取样	24 h	72 h	全身	肺	甲状腺
^{3}H	**		**					
^{14}C		**	**	*				
^{32}P			**	*				
^{33}P			**	*				

续表

同位素	鼻擦		生物样分析			活体测量		
			尿样		粪便	器官		
	鼻出气	吸出空气	现场取样	24 h	72 h	全身	肺	甲状腺
^{35}S			**	*				
^{36}Cl				*		**		
^{51}Cr	**			**		**		
^{54}Mn	**			**	**	**		
^{59}Fe	**			**		**		
^{57}Co	**			**		**		
^{58}Co	**			**	**	**		
^{60}Co	**			**	**	**		
^{63}Ni	**			**		**		
^{75}Se	**					**		
^{89}Sr	**			**				
^{90}Sr	**			**				
^{110m}Ag	**			*	**	**		
^{125}I	**			**				**
^{131}I				**				**
^{137}Cs	**			**	*			
^{147}Pm	**			**				
^{226}Ra	**			**				
天然/乏铀	**		**	**	*		*	
六氟化铀	**		**	**				
过氧化铀	**		**	**				
硝酸铀	**		**	**				
重铀酸铵	**		**	**				
四氟化铀	**		**	**	*		*	
三氧化铀	**		**	**	*		*	
八氧化三铀	**			**	**		**	
二氧化铀	**			**	**		**	

续表

同位素	鼻擦		生物样分析			活体测量		
			尿样		粪便	器官		
	鼻出气	吸出空气	现场取样	24 h	72 h	全身	肺	甲状腺
^{228}Th	**	**		**	**			
^{232}Th	**	*		**	**			
^{237}Np	**			**	**			
^{238}Pu	**			**	**			
^{239}Pu	**			**	**			
^{241}Am	**			**	**		**	
^{244}Cm	**			**	**			

9.6.4 调查水平与记录水平

在辐射防护的管理中,设定某些管理用的不同层次的"水平"是有帮助的。它们可以用已测得的量来表示,或者用能与已测得的量相关联的其他量来表示,如这些被超过,应采取某种规定的行动或作出某种规定的决定。至于放射性核素的摄入量,参考水平通常是以待积有效剂量 $E(50)$ 为基础,相应于的剂量限值的不同份额,并在考虑到其他照射源的情况下加以确定。在职业照射情况下,调查水平和记录水平是与体内污染监测有关的。

调查水平是指"诸如有效剂量、摄入量或单位面积或体积的污染水平量值,达到或超过此值时应该进行调查"。对于放射性核素的摄入,调查水平同待积有效剂量值有关,超过这个值,就认为监测结果十分重要,以致有理由做进一步调查。管理部门设置的调查水平随不同计划的目的和所要进行的调查类型而异。

对于常规监测,放射性核素摄入量调查水平的确定,与监测的类型和频度以及摄入量的预计水平和变动情况有关。调查水平的数值取决于对工作场所情况的了解。可以常规地或临时地为从事某特定作业的个人确定调查水平,也可以为工作场所内的个人拟定一个调查水平而不考虑特定作业。

举例来说,对于有常规监测的常规作业,可以在一年摄入量所产生的待积有效剂量为 5 mSv(0.005 Sv)基础上来设定调查水平 IL。因此,对于每年 N 个监测周期,在任一监测周期中任一放射性核素 j 的摄入量的调查水平(以 Bq 为单位)将为

$$\mathrm{IL}_j = \frac{0.005}{Ne(g)_j} \tag{9.14}$$

式中，$e(g)_j$ 是相应于吸入或食入的剂量系数。

记录水平定义为"监管机构规定的剂量、暴露量或摄入量的水平，处于该水平或超过该水平时，工作人员所受的剂量、暴露量或摄入量的值要纳入他们的个人照射记录中"。举例来说，放射性核素摄入量的记录水平 RL 可以确定为相应于一年摄入量的待积有效剂量 1 mSv(0.001 Sv)。因此，对于每年 N 个监测周期，在一个监测周期中放射性核素 j 的摄入量的记录水平为

$$\mathrm{RL}_j = \frac{0.001}{Ne(g)_j} \tag{9.15}$$

在个人生物学检验计划中实际测得的量，是体内或排泄物样品中放射性核素的活度。因此，为测量结果本身确立管理用的水平是很方便的。这些水平称为导出调查水平（DIL_s）和导出记录水平（DRL_s）。这些是测量结果，它们意味着放射性核素摄入量或待积有效剂量处于相应参考水平。导出调查水平和导出记录水平是针对每个放射性核素分别计算的。它们随工作场所中的放射化学形态而异，而且是自摄入时起算的时间的函数。对于上面给出的例子：

$$\mathrm{DIL}_j = \frac{0.005}{Ne(g)_j} \times m(t_0) \tag{9.16}$$

其中，t_0 是在生物学检验样品取样时自摄入起所经过的典型时间，根据摄入发生在监测周期的中点的假定，t_0 一般计算为 $365/(2N)$ 天，则

$$\mathrm{DRL}_j = \frac{0.001}{Ne(g)_j} \times m(t_0) \tag{9.17}$$

应注意，即使导致的剂量低于相关的记录水平，测量结果总是应该保持在工作场所和个人的辐射监测记录中。在实际工作中，只要数据是有效的都应记录下来。在工作人员受到外辐射照射或多种放射性核素照射的情况下，管理部门可以适当降低单个核素的导出调查水平和导出记录水平。

9.6.5 摄入量和内照剂量的估算与评价

内照射剂量不能测定，只能利用直接或间接测量提供的存在于体内、身体一部分（诸如特定器官或组织）或排泄物生物样品中的放射性核素量的信息，先求得摄入量，再乘以公认的剂量转换因子计算获得。可见摄入量是可以测定的，因此它作为内照射评估的运行实用量。但由于测量通常是在摄入之后的某一时间进行的（常规监测还不易知道两者之间的时间差），因此为了计算摄入量 I，还必修利用摄入滞留或摄入排泄函数 $m(t)$ 对测量值 M 进行修正：

$$摄入量 \ I = \frac{M}{m(t)} \tag{9.18}$$

国际放射防护委员会（ICRP）第 78 号出版物等已发表了选定放射性核素在全身或某组织中或排出物中通用摄入滞留或排泄函数 $m(t)$ 值（如图 9.9）。图 9.11 简要地显示了通用的内照射剂量的计算与评估方法。

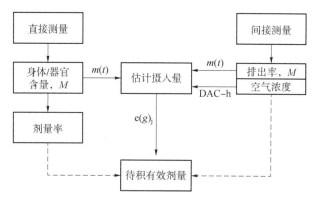

图 9.11　利用内照射监测测量结果进行内照射剂量计算与评价示意图
（虚线表示可能的备选计算方法）

当发生较大量的摄入时（一般需特殊监测），应尽可能收集受照个人特有的相关参数（如个人的排泄特性、摄入污染物物理化学特性等），同时尽可能做系列性多次测量，以便更精确地计算。如果有多次测量结果可供利用，那么由此可获得摄入量的一个最佳估算值。它通常是利用最小二乘法根据 X^2 统计量（测量值 M_i 和期望值 $<m(t)_iI>$ 的差的平方）对摄入量最佳估算值的微分为零推导出来，其表达式为

$$I = \frac{\sum_i m_i(t) M_i}{\sum m_i^2(t)} \tag{9.19}$$

式中，I 为摄入量的最佳估计值（mg 或 Bq）；M_i 为样品的测量值（mg 或 Bq）；$m_i(t)$ 为在第 i 次测量时摄入滞留或摄入排泄函数；i 为测量的次数。

根据监测结果可以算得放射性核素的摄入量，再乘以相应的剂量系数（在基本安全标准等文献中可查出相应的剂量系数），即可求得元素待积有效剂量。在获得待积有效剂量后，可通过它与调查水平（或剂量约束值）或更高水平时与剂量限值的比较对结果的重要性进行评价。

9.6.5.1　计算实例

例 9.1：某工作人员的一次常规全身计数监测（监测周期为一年）发现

有 ^{60}Co 和 ^{137}Cs 污染，它们的测量值分别为：M(^{60}Co) = 19 200 Bq，M(^{137}Cs) = 5 200 Bq。

根据对他们的操作情况分析，污染物化学形态分别为 M 和 F 类，最可能是吸入途径。

由于摄入时间无法获知，只能假定发生在监测周期（T = 1 年）的中点，即取 t = 183 天。

由 ICRP 第 78 报告提供的摄入滞留函数分别为：

$$m(^{60}\text{Co})(183) = 3.0 \times 10^{-2}; m(^{137}\text{Cs})(183) = 1.0 \times 10^{-1}$$

代入式（9.18）就可得到 ^{60}Co 和 ^{137}Cs 的摄入量分别为：

$$I(^{60}\text{Co}) = 19\ 200\text{Bq}/3.0 \times 10^{-2} = 640\ \text{kBq};$$

$$I(^{137}\text{Cs}) = 5.2\text{kBq}/1.0 \times 10^{-1} = 52\text{kBq}$$

基本安全标准提供的有效剂量转换因子分别为：7.1×10^{-9} Sv/Bq 和 6.7×10^{-9} Sv/Bq。

由此就可求得这次摄入产生的总待积有效剂量为

$$H_{50} = (640\ \text{kBq} \times 7.1 \times 10^{-9}\ \text{Sv/Bq}) + (52\ \text{kBq} \times 6.7 \times 10^{-9}\ \text{Sv/Bq})$$

$$= (4\ 544 + 348.4) \times 10^{-6}\ \text{Sv} = 4.9\ \text{mSv}$$

结果评价：

从以上的剂量计算结果看到，它已十分接近（前面 9.6.4 节）假定的调查水平（5 mSv），因此可以考虑对防护条件进行某些调查，必要时可作出改进。

例 9.2：某实验室一天发生了一次小规模的 ^{60}Co 溶液（M 类）气化泄漏事件，因此进行了一次 24 h 尿样的特殊监测，共做了 4 次监测（表 9.12）。对这种多次测量结果可以有以下不同的处理方法：

表 9.12　4 次 24 h 尿样监测结果及分别求得的摄入量

事件后到测量的时间 t/天	摄入排泄函数 $m(t)$	24 h 尿样监测值 M/Bq	由式（9.18）求得的摄入量 I/Bq
1	3.0×10^{-2}	101.0	3.4×10^{3}
5	4.0×10^{-3}	14.5	3.6×10^{3}
10	1.0×10^{-3}	3.4	3.4×10^{3}
50	5.0×10^{-4}	1.9	3.8×10^{3}

（1）简单平均法求摄入量 I。由表 9.12 中 4 次分别求得的摄入量取平均：

$$I = (3.4 + 3.6 + 3.4 + 3.8) \times 10^{3}\text{Bq}/4 = 3.5 \times 10^{3}\text{Bq}$$

可依此摄入量求得待积有效剂量为：3.5×10^{3} Bq $\times 7.1 \times 10^{-9}$ Sv/Bq =

24.9 μSv。

（2）利用式（9.19）求摄入量的最佳估计值：

$$I = \frac{\sum_i m_i(t) M_i}{\sum m_i^2(t)} = (3.03+0.058+0.0034+0.00095)/$$

$$(9.0\times10^{-4}+1.6\times10^{-5}+1.0\times10^{-6}+2.5\times10^{-8})$$

$$= 3.09/(9.17\times10^{-4}) \approx 3.4\times10^3 (\text{Bq})$$

同样，可依此摄入量求得待积有效剂量为：$3.4\times10^3 \text{Bq} \times 7.1\times10^{-9} \text{Sv/Bq} =$ 24.1 μSv。

对于以上数据，两种方法的计算结果差别不大，但对其他数据就可能出现较大的差异，原理上讲，式（9.19）应可获得较好的结果。

（3）利用个体化修正的 $m(t)$ 求摄入量的最佳估计值。以上计算中的 $m(t)$ 是采用通用的推荐函数，如果摄入量较大时就要求有更小的误差，就要做更多次测量并通过个体化的参数拟合和比较对通用的 $m(t)$ 进行修正而得到更接近个体特性的 $m(t)$ 函数，再用它来代替通用的 $m(t)$ 进行上述计算，这样可获得更好的结果。

本章前面已提到，ICRP 从 2015 年左右开始不断发布系列性报告（从第 130 号出版物开始）。在"新的计算框架"下计算了比吸收份额、职业照射及公众照射剂量转换系数等最新结果，同时还给出了在单次摄入单位活度的放射性核素后，t 时间时参考人器官或 24 h 排泄物样品中的放射性核素的活度含量函数 $Z(t)$ 对应的待积有效剂量 $Z(t)$（Sv/Bq）。由于 $Z(t) = e(50)/m(t)$，因此就可以避开 $m(t)$，而直接由某时刻的测量结果 M 与 $Z(t)$ 相乘而求得待积有效剂量：$E(50) = M \times Z(t)$。因此，估计以后计算可以更简单些。

另外一种方法是用计算得出的摄入量除于相应的年摄入量限值再乘以年剂量限值，也可求得待积有效剂量，即

$$H_{50}(g)_i = \frac{I_i}{I_{i,L}} \times L$$

9.6.5.2 内照射剂量计算不确定度相关问题

由于内照射剂量计算涉及因数多、个体差异大，常规情况下测量的计数水平低，不确定度通常较大，以下例举一些需关注的相关问题。

（1）本章以上提及的内容基本适用于常规管理情况，主要考虑随机效应危害，对事故情况下大量摄入急性内照射的评估需参考其他章节及其他文献。

（2）ICRP 第 103 号出版物明确认定："对于监管过程中的前瞻性评价，委

员会的立场是剂量学模型及其推荐用来根据工作场所和环境辐射场的定量信息或放射性核素的摄入量来确定剂量的参数，应被作为参考模型和参数。这些数值已经被约定作为固定的，是不具有不确定性的。"

因此在常规管理的内照射计算中，$m(t)$、$e(g)$ 等参考参数都可以不考虑它们的不确定度，只需考虑监测值 M 的不确定度（它们往往可能很大）。

当然，正像下面 9.6.6 节所要论述的，在大剂量区，如在事故照射后，或为了流行病学研究，需要有关个体和受照条件方面的更具体的信息。在这种情况下，对所有不确定度的来源均应予以考虑，包括个体解剖学和生理学数据的变异性，放射性核素源项、生物动力学及外照射入射方向等具体信息。

（3）当计算待积有效剂量这类进行积分计算的量时，要注意不同时间的系列计算中，上一时间的计算结果对下一时间结果的可能覆盖。如果两次计算的时间间隔与核素的有效半衰期相比还不够大从而对下一段计算值的贡献大于 10%，或者摄入后采用了促排干预措施时，都应对计算结果作相应的修正。

9.6.6 事故或事件后的评估

存在着某些涉及使用放射性物质，而在使用中运行控制失效的情况。事故或事件可能造成放射性物质释放到工作环境中，对工作人员造成高剂量的照射。

事故发生后，辐射后果可能因工作人员受到外伤或其他健康影响而复杂化。对伤处的医疗处理，特别是那些有可能威胁生命的损伤，通常要优先于放射性方面的步骤，包括对照射的评价。在这种情况下，事故后的照射评价应当在情况得到控制时再进行。

一旦内照射评价开始，应尽实际可能收集更多信息。例如，关于事件的时间、性质和所涉及的放射性核素，以及关于生物学检验样品和体内放射性测量的时间安排方面的信息。这些信息不仅对照射量评定是必要的，而且对于协助医疗评定、指导受害者的医疗处理（可能包括用螯合物的治疗和伤口的切除），以及对于以后事故或事件本身的重现和从长远来说，对受害者的医疗随访，也都是必要的。

由于与事故或事件有关的摄入可造成接近或超过剂量限值的待积有效剂量，照射评定通常需要受照个人和摄入物质特性的数据。这些数据包括关于放射性核素的化学和物理形态、颗粒大小、空气中的浓度、表面污染水平、受影响个人的滞留特性、鼻涕、擦脸物和其他皮肤污染水平以及外部剂量测量结果等方面的信息。各项数据往往是不一致的或矛盾的，特别是如果摄入期不能肯定时更是如此。只有在考虑了所有这些数据，尽可能解决了不一致的根源和确定了照射的最可能和最坏的情景以及摄入的量值之后，才能做出适当的剂量评估。

对于事故应急时的内照射评价，除了要考虑与随机性效应有关的常用量（剂量当量、待积有效剂量等）外，还需引入防止确定性效应有关的量（如 RBE 权重吸收剂量 AD_T 等）。这些有关量的情况可参考第 11 章及其他有关文献。

9.7 内照射防护

由于内照射危害是以污染物从包容中的泄出，及其在环境中的弥散为基础的，因此要确保内照射防护，必须以严格做好污染源的包容以及切断污染物的弥散途经为根本。相对于外照防护而言，它更加需要强调坚持"人的防护与源的包容并重"，以及"纵深防御"的原则。把内照射防护理解为"只要做好个人防护就行了"的看法是片面而有害的。从总体上看，要做好内照射防护必须从源头抓起，至少可以包含以下 5 个层次：

（1）有关内照防护的法规标准、规章制度、操作程序的执行。

（2）工程设计——保证：相关建筑物具有包容功能；操作设备（通风柜、手套箱、热室等）和各种容器具有很强的包容功能；墙壁、地面及各种设备表面要能防止污染集聚和沾污；通风系统按要求进行专门设计（排风过滤、稀释、气流导控）等。

（3）分级、分区、分流管理——实验室分级，工作场所分区，人流（或物流）运动路线的浊清分流。

（4）多层次的辐射监测——通过多种监测，如场所监测、人员内照射监测、出入口污染监测、流出物监测、环境监测等，及时发现污染的异常泄出或弥散，及时进行调查与补救。

（5）个人内照防护——个人内照射防护是"纵深防御"中最后一个十分关键的层次。如果这一层次没有抓好，那么人员得不到防护，就前功尽弃了。反过来也一样，如果前面的层次没有抓好，那么就要面临很高的污染水平以及不堪重负的个人防护要求，这不仅会使工作人员处在高风险环境下工作，而且必然也使"个人内照防护"方案变得复杂，设备多样而沉重。这不仅大大提高了经济成本，更可能使工作人员的工作效率与工作可靠性大为下降，导致工作时间拖长与发生事件的风险加大。

应该按工作环境的具体特性和风险大小先选择相应的个人内照防护用品类型。关于个人内照防护用品的分类可参见表 9.13。防护用品类型选定后，再根据相关的标准以及所需要的"防护因子"来选定防护用品的等级。所谓"防护因子"是指从空气污染防护用品穿戴者周围空气测到的平均污染浓度与透过和漏入防护用品内测到的平均污染浓度的比值。

表 9.13 常见个人内照辐射防护用品的参考分类

类别	防护用品		防护部位	是否复用	使用作业环境
一般防护用品	防护大褂		躯干	是	进入控制区的常规作业
	T恤衫		躯干	是	
	袖套		躯干	是	
	衬裤		躯干	是	
	安全帽		头部	是	
	纸帽		头部	否	
	细纱手套		手部	是	
	防护鞋		足部	是	
	防护袜		足部	是	
	口罩		呼吸	否	
专用防护用品	无通风污染防护服	普通纸衣	躯干	否	身体可能接触表面污染的作业
		防水纸衣	躯干	否	身体可能接触表面污染且较为潮湿环境作业
	通风防护服	隔绝供气式	全身/呼吸	一次性/复用	存在严重空气和表面污染局部空间的作业
		隔绝携气式	全身/呼吸	一次性/复用	存在严重空气和表面污染且大范围空间的作业
		过滤送风式	全身/呼吸	一次性/复用	存在较高空气和表面污染且大范围空间的作业
	呼吸防护用品	气头罩	呼吸	否	存在严重空气污染空间的作业
		自给呼吸器	呼吸	是	存在较高空气污染且大范围空间的作业
		全面罩	呼吸/眼面部	是/更换滤盒	存在中等放射性污染空间的作业
		半面罩	呼吸	是/更换滤盒	存在中等放射性污染空间的作业
	乳胶/丁腈手套		手部	否	手部接触表面污染的作业
	橡胶手套		手部	否	手部接触表面污染和腐蚀性物料的作业
	塑料鞋套		足部	否	地面存在松散污染空间的作业
	雨靴		足部	是	地面存在积水空间的作业

复习思考题

1. 什么叫内照射？相对于外照射来讲，内照射的特殊性在哪里？
2. 简述几个名词术语：摄入量、吸收量、生物半减期、有效半减期、待积剂量当量、年摄入量限值。
3. 放射性物质进入人体的主要途径有哪些？
4. 用于计算内照射剂量的代谢模型分为哪三大部分？
5. 什么叫摄入滞留函数？什么叫摄入排泄函数？
6. 内照射监测方法有哪两大类？各自的优缺点是什么？应该如何根据情况来选择监测方法？
7. 如何由监测结果评估内照射大小？
8. 如何做好对内照射的防护？

第 10 章
辐射照射监测与辐射照射评价

10.1 辐射照射监测的目的

辐射照射监测又可称为"辐射防护监测",是指"出于防护目的,为了估算和控制电离辐射或放射性物质所产生的照射"而进行的测量,是辐射防护工作中直接为辐射防护评价目的服务的重要组成部分。因此它们不同于一般单纯的测量,至少应包括以下3个环节:监测的设计(计划的制订)、测量(分析)技术的应用(测量过程)以及测量结果的解释。

其中,监测的设计(计划的制订)是指这种监测的设计必须以辐射防护原则为指导,充分考虑和体现防护评价的要求;测量(分析)技术的应用是指所采用测量技术、方法、量和单位、灵敏度等都需符合辐射防护评价的要求;测量结果的解释是指基于辐射防护评价的原则和要求对测量结果进行解释,为获得辐射防护评价性结论提供技术支持。

本章着重介绍"辐射防护监测设计"这一环节,有关监测技术方面的详细内容将在其他课程中讨论(关于具体的仪器仪表的选择可参见附录Ⅱ和Ⅲ)。

监测工作的规模和要求应随所监测的实践和设施的性质和规模而异。同时,还应注意监测的具体目的也可能有所不同,因此要通过"监测的设计"来保证体现下列几种不同的监测目的:

(1)对工作实践的良好程度(监督和培训是否充分),以及对标准的符合情况进行确认。

（2）提供有关工作场所和环境的安全状况信息。

（3）提供有关操作工艺改变所引起的辐射工作条件改善或恶化的识别方面的信息。

（4）提供有关事故性照射的信息。

（5）估计人员受到的照射，以证明符合监管要求。

（6）根据对收集到的个人和群体的监测数据的审查、评价来制定或改进操作规程。

（7）提供有利于工作人员了解他们是如何、何时、何地受到照射的信息，以促进他们自己设法降低所受的照射，等等。

当然，监测数据还可用于危害–利益分析、补充医学记录、流行病学调查等用途。

10.2 辐射照射监测的运行实用量

与人体受照相关的防护量（当量剂量和有效剂量）实际上是不可测量的，因此就要利用"运行实用量"（过去也称为"实用量"、"适用量"或"操作量"）来评价。运行实用量是可测量的量，可以用这些量对辐射监测仪表进行刻度并进行测量，因此常常在实际规程或导则中得到使用。据此即可对人员在通常受照条件下所受到的一次照射或潜在照射的相关防护量值提供一种合理保守的估计。在常规监测中，这些运行实用量的值可以分别当作对有效剂量和皮肤剂量等足够精确的评价，特别是在它们的值低于防护限值的情况下。

用于外照射的场所监测和个人监测的运行实用量，已由国际辐射单位与测量委员会（ICRU）定义如下：

场所监测用：周围剂量当量 $H^*(10)$，适用于强贯穿辐射；定向剂量当量 $H'(0.07,\Omega)$，适用于弱贯穿辐射。

个人监测用：个人剂量当量 $H_p(d)$，它是在人体上某指定点以下适当深度 d 处，ICRU（软）组织中的剂量当量。该指定点通常是指佩带个人剂量计的地方。用于评价有效剂量，选择深度 $d = 10$ mm 的 $H_p(10)$；用于评价对皮肤、手和脚的剂量，采用深度 $d = 0.07$ mm 的个人剂量当量 $H_p(0.07)$。对于监测眼晶体剂量的情况，已建议深度 $d = 3$ mm。但过去 $H_p(3)$ 很少被监测，而采用

$Hp(0.07)$ 替代 $Hp(3)$ 的监测。应加以关注的是，近年来主要的一些国际标准已降低对眼晶体剂量的限值（职业照射对眼晶体剂量的限值，由 150 mSv/年降到 20 mSv/年）。虽然我国的现行标准尚未对眼晶体剂量的限值作出修订，但实际情况是过去对 $Hp(3)$ 的监测普遍不够重视（没有规范性开展）。其实多数情况下的眼晶体照射都是可以通过强化管理和监测明显降低的。只要制定合理的剂量约束值，严格实施辐射防护最优化原则，加强监测，加强眼晶体防护，除了少数情况外，对多数情况都应可以满足新的限值要求，但加强和规范 $Hp(3)$ 的监测则仍然是应该关注的任务。2013 年发布的 IAEA 第 1731 号技术文件认为："对眼晶体当量剂量 H_{lens} 最精确的监测方法是使用佩戴在尽可能靠近眼睛，并经过代表头部模型上刻度过的剂量计测得的 3 mm 深度的个人剂量当量。当不易做到时，可通过佩在躯干上的剂量获得的 $Hp(10)$ 或 $Hp(0.07)$，或佩戴在靠近眼睛处的一个 $Hp(0.07)$ 剂量计，或测量 $H'(0.07)$，$H'(3)$ 或 $H^*(10)$ 的监测仪读数来估计 $Hp(3)$"。

对内照射，还没定义出相应的运行实用量。但一般情况下，可以把摄入量作为内照射情况下的运行实用量。

严格来讲，指示空气比释动能（率）或照射量（率）的仪表是不直接用于辐射防护监测的，应该根据被监测辐射能量的不同对测量的量进行适当修正，但国际组织（ICRP No. 74，1966）已利用 ICRU 球计算出由注量或空气比释动能转换为 $H^*(10)$ 和 $H'(0.07)$ 等运行实用量的转换因子。特别是由于 ICRP 和 ICRU 近年来的努力，已经基于 ICRP 第 103 号出版物的相关最新要求（采用以人体医学成像体素模型、有效剂量的参考人性别平均计算以及最新核参数等），以统一的体素模型和相关参数，采用 5 种不同的蒙卡程序进行计算，并对计算结果进行平均、光滑和拟合处理，较精确计算出了由入射注量直接转换为有效剂量、器官剂量（包括皮肤和眼晶体剂量）的转换系数（本书附表 18~23），这就避开了运行实用量的利用而大大简化了问题的解决（ICRP No. 116）。

10.3　辐射照射监测的分类

按监测目的的不同，监测可以分为以下 3 类：

（1）常规监测，它与连续操作有关，是按事先制定的时间表定期进行的监测。其目的是论证当时的工作条件（包括个人所受的剂量水平）是令人满意的，并符合监管要求。因此，常规监测在本质上大都是证实性的。

（2）与任务相关的监测，它可以为某种非常规性的特殊操作提供有关操作管理方面的决策依据，为辐射防护最优化提供支持。

（3）特殊监测，实质上是调研性的，通常是在缺乏足够的信息证明防护控制是充分时（已经或有迹象表明出现异常时）实施的。其目的是弄清楚某些问题，以及为确定今后的操作程序提供详细的信息。通常应在新设施运行阶段、在设施或程序做了重大变更后，或在异常（如事故）情况下进行特殊监测。

按监测对象的不同，监测又可以分为以下几类：

（1）个人监测，即利用个人所佩带的器件或者其他测量设备，对人员受到的外照射剂量、内照射和皮肤污染所进行的监测。

（2）工作场所监测，即利用固定的或可移动测量设备，对工作场所中的外照射水平、空气污染和地面、设备污染所进行的监测。

（3）环境监测，即利用直接测量、取样后实验室测量等各种方法，对设施周围环境中的辐射和放射性污染水平所进行的测量。

（4）流出物监测，即利用直接测量、取样后实验室测量等各种方法，对设施向环境的（气、液态）释放情况所进行的测量。

|10.4　个人监测|

10.4.1　需要进行个人监测的人员范围

根据国家标准 GB 18871—2002 的相关要求，对于任何在控制区工作的工作人员，或有时进入控制区工作并可能受到显著职业照射的工作人员，或其职业照射剂量可能大于 5 mSv/年的工作人员，均应进行个人监测。

对在监督区或偶尔进入控制区的工作人员，如果预计其职业照射剂量在 1~5 mSv/年范围内，则应尽可能进行个人监测。

10.4.2　外照射个人监测计划的设计

在外照射个人监测计划的设计中，应注意以下几点：

（1）应为每个需要个人监测的工作人员提供一个积分剂量计。在工作场所遇到的剂量当量率的变化可能超过 9 倍时，为了进行剂量控制，还应提供一个直读式剂量计和/或一个报警装置。

（2）如果辐射场含有大量的弱贯穿辐射（如 β 粒子或能量低于 15 keV 的光子），则 $H_p(0.07)$ 可以与 $H_p(10)$ 相比较，或明显大于后者；对于这种辐射场而言，剂量计应能够测定深度为 0.07 mm 处的剂量当量。

（3）在打算测定眼晶体所受剂量当量的场合，一般可以依据 $H_p(10)$ 和 $H_p(0.07)$ 的测定结果，保守评价个人剂量当量 $H_p(3)$。如果 $H_p(10)$ 和 $H_p(0.07)$ 低于各自的剂量限值，则人们可以看到，在绝大多数情况下，对于眼晶体而言，$H_p(3)$ 的值亦将低于剂量限值（150 mSv/年）。但由于国际上眼晶体所受剂量当量的剂量限值已降到 20 mSv/年，因此这种近似评估方法的评估水平必须相应降低，对于少数眼晶体受照剂量必须高度关注的场合，必须加强眼晶体防护，并采用更规范专门的 $H_p(3)$ 刻度和监测方法。

（4）在大多数情况下，佩戴在人体躯干上的单个剂量计已经够用。对于强贯穿辐射而言，应该把这种剂量计置于预计躯干表面会受到最强照射的位置上。对于主要来自躯干正面入射的辐射而言，或在预期这种入射是轴对称的或各向同性时，该剂量计应佩戴在躯干前面的两肩和腰部之间。用以评估眼晶体所受剂量的剂量计，应佩戴在眼睛附近（如前额或帽子上）。

（5）为了较好地评估在不均匀的辐射场中所接受的有效剂量，工作人员在身体其他部位上佩戴额外的剂量计是有益的。在某些特殊情况下（如在使用诸如铅围裙之类的防护衣的医疗照射场合），把一个剂量计置于防护裙的里面，并把另一个剂量计置于身体非屏蔽的部位上是可行的。使用这两个剂量计的目的在于测定身体的屏蔽部位和非屏蔽部位所接受的有效剂量。上述两种办法还可以结合起来使用，以便通过使用适宜的算法给出总的有效剂量。

（6）当肢体最大剂量预计至少大于全身表面剂量的 10 倍（肢体当量剂量限值 500 mSv 和全身一年有效剂量限值 50 mSv 之间相差 10 倍）时，应在适当部位佩戴一个或多个肢体剂量计，以测定预计会遭受最高剂量的部位所受的剂量。

10.4.3　外照射个人剂量计的选择

常规监测个人剂量计的选择，不仅取决于辐射类型，而且取决于与 $H_p(d)$ 监测相关的所需资料。实际上，人们可以使用下述类型的剂量计：

（1）光子剂量计，仅能给出关于个人剂量当量 $H_p(10)$ 的信息。

（2）β⁻光子剂量计，可给出关于个人剂量当量 $H_p(0.07)$ 和 $H_p(10)$ 的信息。

（3）甄别型光子剂量计，除给出关于$H\mathrm{p}(10)$的资料外，还给出某些关于辐射类型、有效能量以及高能电子探测方面的指示性信息。

（4）肢体剂量计，对于β^-光子辐射（以及中子，假若还操作中子源的话）而言，给出关于$H\mathrm{p}(0.07)$的信息。

（5）中子剂量计，给出关于$H\mathrm{p}(10)$的信息。

在只有光子辐射是重要的辐射场里，通常仅测量$H\mathrm{p}(10)$就足够了。因此，上述（1）条所述类型的简易剂量计适用于大多数实际情况。对于光子能量范围较宽的情况，可以使用热释光剂量计、辐射光致发光（RPL）玻璃或照相胶片剂量计，其前提是它们的能量依赖性能满足要求。此外，还可以采用许多电子剂量计，它们直接测量高于 20~80 keV（取决于类型）阈值的$H\mathrm{p}(10)$。再者，光学受激发光（OSL）技术已发展到一个先进阶段，目前已有大型的商业剂量测定服务部门使用该技术。关于个人外照射监测用的仪器仪表的选择见附录Ⅱ。

10.4.4 内照射个人监测计划的设计

10.4.4.1 内照射个人监测的对象和实例

对于内照射来讲，需要进行个人监测的照射水平同样要满足上面介绍的 GB 18871—2002 中规定的应当进行个人监测的总体要求。以下是一些有必要进行内照射个人常规监测的实践列举：

（1）大量气态或挥发性物质的处理，如大规模生产过程、重水反应堆和发光涂层中的氚及其化合物的处理。

（2）钚及其他超铀元素的加工处理。

（3）钍矿石的开采、加工和处理，以及钍及其化合物的使用。

（4）高品位铀矿石的开采、加工和精炼。

（5）天然铀和低浓铀的加工处理，以及反应堆燃料的制造。

（6）放射性同位素的大批量生产。

（7）在氡水平超过规定的行动水平的矿山或其他工作场所。

（8）大量医用放射性药物的处理。

（9）可能导致裂变产物和活化产物照射的反应堆维修等。

对于某些放射性核素，由于所发射的辐射类型和监测方法的探测灵敏度限制，个人监测可能是不适宜的，必须依靠工作场所的监测。

10.4.4.2 内照射个人监测的方法

在绝大多数情况下，为估算由于摄入放射性核素产生的内照射剂量而进行的监测,包括以下3种方法(详细情况可见第9章)。

(1)活体测量(或称直接测量),即利用仪器直接测定人体全身或特定器官内的放射性核素的种类及其量。其优点是快速、方便、灵敏。其局限性是只能测定发射 γ 辐射、高能 β 粒子的核素(后者是测量由 β 粒子产生的轫致辐射),某些伴随特征 X 射线的 α 核素。用于活体测量的仪器通常叫全身计数器、器官(肺、甲状腺)计数器。其探测器一般采用碘化钠、半导体、正比计数器、夹层探测器等。

(2)离体测量(或称间接测量),即对生物样品中的放射性核素进行的测量。其优点是不受辐射类型的限制,即使不发射 γ、X 射线的 α 核素或低能 β 核素也能分析。其缺点是一般需要花时间进行样品处理,排泄物样品收集也比较麻烦,测量误差较大。生物样品主要是尿样、粪便、鼻腔擦拭样或血液样。

(3)实物样品(如从个人防护面具或固定空气取样器取下的滤样,或者表面擦拭样)中放射性核素的测量。

显然,上述直接测量和间接测量法是内照射监测的主要方法,各有其优缺点,必须根据具体情况具体选择,最好是两种方法结合起来使用。至于上述第三种方法,基本上是一种补充性的辅助方法,用于确定摄入量的误差较大。

10.4.4.3 内照射摄入量的确定

上述直接或间接测量结果提供了存在于全身、部分器官、生物样品或工作环境样品中的放射性核素污染量的测量值 M。M 的用途是估算人员的放射性核素摄入量 I。由于体内污染一般是在不注意的情况下发生的,因此测量时刻一般并不就是摄入时刻,因此要由测量值 M 推导摄入量 I,还必须使 M 再除以在摄入后时间 t 时仍留在体内(或器官内)的滞留量(对直接测量而言),或已从体内排出的排出量(对于间接测量而言)占摄入量的份额 $m(t)$(前者称为摄入滞留函数,后者称为摄入排泄函数)。即按下式推导:

$$I(摄入量) = M/m(t) \tag{10.1}$$

式中,M 为放射性核素的测量值(Bq);$m(t)$ 为摄入滞留函数或摄入排泄函数(具体见 ICRP 第 78 号出版物)。

10.5 工作场所监测

工作场所监测一般包括中子、γ、X、β 的外照射监测、表面(特别是地面）污染监测、空气污染监测。

工作场所监测的性质和频度应满足以下要求：

（1）足以评价所有工作场所内的放射防护条件，足以进行控制区和监督区内的照射水平评价，足以检查控制区和监督区的划分是否适当。

（2）要和周围剂量当量和空气中放射性浓度的水平、它们的预期波动范围、潜在照射的可能性及其预期大小相适应。

10.5.1 工作场所外照射监测

工作场所外照射常规监测计划的制订，应当以新装置投入使用时，或现有装置发生了重要变化时所进行的全面调查为基础。工作场所外照射常规监测的频度取决于辐射环境的可能变化：

（1）若工作场所的防护屏蔽或所进行的操作过程预计不会发生重大改变，则应出于验核的目的只进行偶尔的常规监测。

（2）在预期工作场所里的辐射场变化不可能发生得很迅速或很激烈时，那么只要进行定期的或偶尔的核对性测量（主要在预先设定的点上）就可以充分而及时地发出警报；或者也可以使用个人监测的结果。

（3）在辐射场可能迅速地和不可预见地增大到严重的水平时，除使用个人剂量计外，还需要使用报警系统（工作场所或佩戴在身上），以防止短时间内出现大剂量当量累积的危险。

10.5.2 表面污染监测

在容易发生放射性污染的场所，应对其地面、设备表面等进行常规污染监测。另外，还应在更衣室和工作区出口处对工作人员体表进行污染监测，防止污染扩大。

一般可采用地表污染监测仪（便携式 α、β、γ 污染检测仪）进行直接表面污染测量。必要时，还可采用擦拭法等进行间接监测。

10.5.3 空气污染监测

空气污染监测的任务是对工作场所内的气载污染物（一般包括惰性气体和氚、气溶胶、碘）的种类和浓度进行测量。可采用固定式、移动式、个人佩戴的取样器（个人取样器）进行监测，要根据实际需要恰当地选择其中的一种或几种监测手段。一般来讲，对于那些在空气中容易弥散的化合物，诸如放射性气体和蒸气（如 $^{14}CO_2$ 和氚化水），合理配置的固定式取样器就可以较合理地提供有代表性的样品（特别是较小的工作场所）。但对于另外一些污染源，诸如悬浮尘埃，它们在空气中的浓度会由于产生、衰变、沉降、凝并、交换等各种作用而随时间和空间发生较大的变化，因此只依靠固定式取样器很难获得有代表性的样品。改进的办法是采用移动式取样系统在有代表性的呼吸带内取样。但最好的办法是采用个人取样器，它是佩戴在工作人员衣领或帽子上的一个自给能系统，它以合适的速率从最接近的呼吸带抽取样品。由于它始终跟随工作人员移动和一起工作，因此所抽取的空气浓度在时间、空间分布上具有更好的代表性。当然，即使是这样获取的样品，也可能导致高估或低估摄入量，主要是由于关于颗粒大小和呼吸速率的假设不一定适当。关于工作场所监测用仪器仪表详见附录Ⅲ。

10.6　环境监测

10.6.1　环境监测的对象和目的

所谓环境监测，即电离辐射环境监测，是指对操作放射性物质的设施周界之外的辐射水平和环境介质中的放射性核素浓度水平所进行的与该设施运行有关的测量。环境监测的对象是环境介质和生物。环境监测的目的在于检验核设施运行在周围环境中造成的辐射水平上和放射性污染水平是否符合国家的和地方的有关规定，并对人为的核活动所引起的环境辐射的长期变化趋势（其中包括由人为活动所造成的天然放射性核素的重新分布所引起的环境辐射水平的变化）进行监视。当然，环境监测所获得的大量数据也可用于有关科学研究。

具体来讲，随着情况的不同，环境监测的具体目的也可以有以下不同的侧重面：

（1）评价设施运行释放到环境中的放射性物质或辐射对人产生的实际的或潜在的照射水平，或估计这种照射的上限，并监视和评价其长期趋势，发现问题及时改进。

（2）收集设施运行状态与污染物进入环境的过程，产生的环境辐射水平等因素之间的相关性资料（特别要关注其中的"关键核素""关键途经""关键居民组"),注意发现尚未注意到的照射途径和释放方式,或其他释放源带来的影响。

(3) 异常释放或发生事故时,做出迅速响应,通过监测为后果评价和应急决策提供依据。

(4) 证明向环境的释放符合相应规程的要求,向公众提供相关信息,改善公众关系。

环境监测与流出物监测一样,都是为环境影响评价提供基础,它们对评价同样是重要的。

10.6.2 环境监测的分类

环境监测有以下几种不同的分类方法:

(1) 从管理角度来分,可以分为监督性环境监测和排污(营运)单位环境监测两大类。

①监督性环境监测由环境保护行政主管部门或所授权的单位负责进行,其主要任务是:

a. 对所监管地域的环境辐射总体质量进行监测,为公众提供安全信息,因此也可称为环境质量监测。

b. 监测污染源的排放情况,验核排污单位的排放量;检查排污单位的监测工作及其效能,从这个角度来看,监督性监测中的这一部分任务又属于污染源监测的任务。

②排污(营运)单位环境监测,是指围绕设施的附近环境由排污(营运)单位所负责进行的环境监测,其主要任务是监测本单位的运行和排放对周围环境所造成的可能影响。

《中华人民共和国放射性污染防治法》明确规定:"核设施营运单位应当对核设施周围环境中所含的放射性核素的种类、浓度以及核设施流出物中的放射性核素总量实施监测,并定期向国务院环境保护行政主管部门和所在地省、自治区、直辖市人民政府环境保护行政主管部门报告监测结果。国务院环境保护行政主管部门负责对核动力厂等重要核设施实施监督性监测,并根据需要对其他核设施的流出物实施监测。"

由此可见,监督性环境监测和排污(营运)单位环境监测,虽然从技术方法上有不少相同之处,但在其目的、范围及其责任部门来讲是并不相同的,因此在制订相应的监测计划时应当注意其差别。

(2) 从设施(或活动)的运行状态来分,可以分为正常状态环境监测与事故应急监测两大类。

（3）从运行阶段来分，可分为运行前辐射环境调查（或称辐射本底调查）、运行环境监测、退役环境监测（或称运行后环境监测）。

当然除了上面的分类方法以外，还有从其他角度的分类法（见表10.1）。

表 10.1　环境监测大纲的类型及其目的

大纲的类型	目的
基于地域： 　局地 　区域性 　全球性	为了评价单个设施对附近区域的影响。 为了评价来自若干设施对较大地区的综合影响。 为了确定世界范围的影响和趋势，如酸的沉降、臭氧层的破坏，核试验或泄漏全球沉降
基于监测目的： 　源相关 　人相关 　环境相关	为了确定单个源对公众的照射。 为了确定来自所有源对人的总照射。 为了确定若干源对环境特征（植物、树、建筑物、土壤、水体、生态等）的影响
研究相关	为了确定特殊污染物在环境介质之间的转移；评价它们在环境输运过程中的化学和生物学变异；识别污染物的生物指示物；验证关键居民组已被恰当地辨认；所采用的模式能恰当地代表所监测的环境
基于管理和法律要求： 　符合性相关 　公众信息	为了确定符合相关法规。 为了改善公众关系而提供数据和信息

10.6.3　几类环境监测简介

10.6.3.1　运行前辐射环境调查（辐射本底调查）

为确保核设施投入运行后所进行的环境监测的有效性，我国的环保法规均明文规定较大一些的核设施在正式投入运行之前某一段时间内需要进行运行前的辐射本底调查，还规定对于像核电厂这样的大型核设施，这种调查至少要连续进行两年。

运行前调查的主要任务：

（1）获得设施附近的自然环境和社会环境资料，包括水文、地质、生态、人口分布、生活习惯、交通、工农业生产、土地利用等。

（2）获得关于运行前环境中的辐射水平和放射性浓度及其变化规律的资料。

（3）识别可能的关键核素、关键途径及关键人群组，识别可能的生物指示体（即对放射性具有浓集作用而可以作为指示性监测对象的生物）。

运行前的调查对于以后制定有效的和经济的环境监测方案是十分重要的。因为只有通过运行前的调查才能了解该地区运行前的辐射"本底"水平和环境生态的"初始状态"，它们可以作为对运行后监测数据或环境状态进行解释的依据，也只有依据这些调查才能推导该厂址的一些有用的常规监测参考水平，并对环境评价中重点关注的关键核素、关键（代表性个人）等因素的确定提供有用的资料。

10.6.3.2 运行环境监测

运行环境监测是指核设施正式投入热运行（如反应堆装料）后所进行的环境监测。由于正式运行意味着放射性物质向环境释放的可能性已经存在，因此从理论上来讲，此后的环境状态已不能再被看作不受干扰的初始状态。一般来讲，运行阶段监测计划的内容应该是最全面的和详尽的，它的主要任务可以包括以下几方面：

（1）通过对监测结果的分析，监督核设施运行对周围环境所产生的即时影响或长期累积趋势，以便查找原因采取相应措施。

（2）通过对监测结果的分析，估算关键居民组（代表人）所受剂量当量或其可能上限。

（3）通过实际测量不断积累资料，以便进一步确认"三关键"，并确定监测时采用的各种水平值。

（4）通过对监测结果的分析，发现原来监测计划的不完善环节，加以评估并改进。

（5）发现异常释放时，尽快追踪监测，必要时转入事故应急监测。

（6）通过对监测结果的分析，并补充必要的研究工作，以便尽可能为摸索核素在环境中转移规律和参数收集有用的实际资料。

10.6.3.3 退役环境监测

退役环境监测是指核设施进入退役阶段后所进行的环境监测，又可以分为退役过程和退役终态两个阶段的环境监测。其目的是为相应阶段的环境评价提供依据，并证明退役过程和退役终态的环境影响符合国家相关标准的要求。

退役阶段环境监测的技术要求和运行阶段的环境监测有不少相同之处，但需要注意的是，退役操作与正常运行操作存在不少差别。特别是由于退役阶段的拆卸、移动和去污等活动会使得源项强度、空间分布、照射条件等都会发生不少变化，由此会引起监测系统响应特性及要求（如测点布位、本底扣除、探测效率因子等）的变化。因此整个退役阶段的监测程序和方法必须坚持"与源俱进"作出变动，而不能像运行阶段常规监测那样始终保持不变。另外，由于退役过程中各种设备的包容、屏蔽条件的退化以及人员靠近操作的增多也会带来污染泄漏和人员受照风险的增高，因此退役监测过程中的事故预防和人员防护必须给予更大关注。

退役终态环境监测的目的是要验证场址退役和开放后其环境影响符合国家场址开放（或部分开放）的相关要求。这时评价的对象已不再是流出物的影响，而是环境（主要是土壤）中残留放射性对今后相当长时间内的影响。因此，从照射情景、照射途径和监测灵敏度等方面来讲都会有所不同。

10.6.3.4 事故应急监测

进入事故应急状态后所进行的非常规性环境监测称为事故应急环境监测。对大、中型的核设施，在宣布进入应急状态后，随着应急响应体系的启动，环境监测也将根据应急监测实施程序的要求在统一指挥下逐步由"常规监测"转入"应急监测"。应急监测虽然与常规监测有联系和类同之处，但是其差别也是明显的。

应急监测的首要目的是尽可能及时地提供关于事故对环境及公众可能带来辐射影响方面的数据，以便为剂量评价及防护行动决策提供技术依据。当然由于时间的紧迫性以及对测量人员照射威胁的不同，不同事故阶段的应急监测的目的和任务也不尽相同。在事故早期，主要是尽可能多地获得关于放射性特性（烟羽的方向、高度、核素组成及其分布等），以及地面上的辐射水平（地表、空气中浓度）方面的资料。而在事故中、后期是要获得关于地面上的辐射水平以及与食物链（特别是水和食品）污染状况有关的资料。

相对于常规监测方法而言，对应急监测方法的要求应该特别注意以下两个方面：

（1）要有足够的测量速度。应急监测对速度的要求一般要比对常规测量更高。在事故早期，对取样代表性和测量精度的要求，只能在保证必要监测速度的前提下加以考虑。

（2）事故释放在环境中的时空分布是变化很大的，因此测量的设计要尽可能反映测量值的时空分布，以及它们与释放源项的相关性。

（3）应尽量与常规监测系统积极兼容。这样做不仅可以节约大量开支，更重要的是可以保证监测系统处于有人使用和维护的可运转状态，这对于保持应急监测能力是至关重要的。

10.6.4　制定环境监测方案的基本原则

根据国家环境保护行业标准《辐射环境检测技术规范》（HJ/T 61—2001）的相关要求，环境监测方案的制定应遵循以下基本原则：

（1）凡是不能被国家法规所豁免的辐射源和实践，均应按法规要求进行适当和必要的环境监测。

（2）环境监测的内容和要求，应随设施的类型、规模、环境特征等因素的不同而不同。

（3）在制定环境监测方案时，应根据辐射防护最优化原则和辐射环境污染源及周围环境的具体特征有针对性地进行优化设计，并随着时间的推移，在经验反馈的基础上进行不断改进。

（4）凡是同一场址具有多个污染源的情况，应遵循统一管理和统一规划的原则，以做到相互协调和节约资源。

10.6.5　制定环境监测方案要考虑的因素和步骤

环境监测方案的制定，要随核设施的具体类型、规模以及设施的运行阶段和监测目的而异，在制定环境监测方案时，需考虑以下主要因素：

（1）设施的类型、规模、潜在危害以及所要适用的运行阶段。

（2）释放核素的种类和量，以及它们的物理和化学形态、释放的方式和途径。

（3）被释放元素在环境中的迁移扩散运动规律，以及影响这些元素迁移运动的天然和人工因素，如气象、地质和水文状况，植物和水库、港湾及浓集生物等情况。

（4）农业、渔业、水和食物供给、工业和文化娱乐对环境资源的利用。

（5）人口分布及其按年龄、性别、饮食、职业、生活及文化娱乐习惯等方面的组成。

一些大型核设施环境监测方案设计的主要步骤见图10.1。

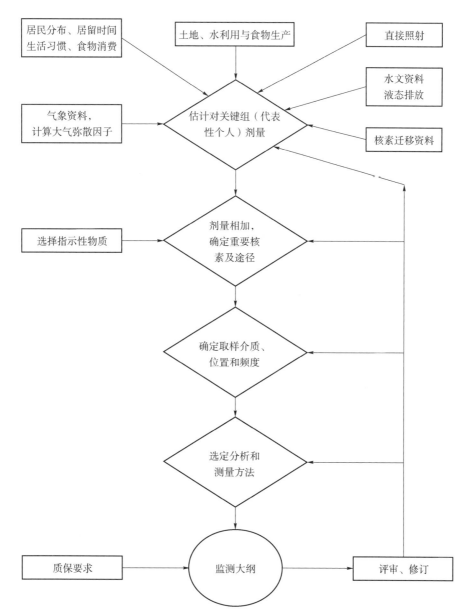

图 10.1　大型核设施辐射环境监测方案设计的主要步骤

10.6.6　环境监测方案的基本内容

虽然不同阶段和不同部门的监测方案有所不同，但它们涉及的基本内容一般包括：

(1) 监测介质:一般包括空气、水体及水生物、土壤及沉积物、动植物及其产品等。

(2) 监测内容:α、β、γ总活度;α、γ核素分析、剂量或剂量率;环境介质中核素活度、沉降率等。

(3) 监测地点(取样或监测点的分布)。

(4) 监测频度或时节。

(5) 取样、测量样品的量。

(6) 取样和测量方法及技术。

(7) 质量保证计划。

(8) 其他。

由于辐射防护的基本标准是根据污染核素对人所产生的剂量来控制的,因此环境监测的设计也是先计算出单位释放量的污染物在环境因素作用下经各种途径对周围居民产生的剂量大小,并找出其中对照射贡献最大的关键照射途径、关键核素和关键人群组(代表个人)。以这"三关键"为核心,并在全面考虑可能核素、途径、污染来源的基础上,经过优化分析制定出合理的监测方案(计划)。

10.7 流出物监测

10.7.1 概述

核设施在运行过程中,通过烟囱排出的气载放射性污物流,或通过管道、水渠排入污水接纳体的液态放射性污物流统称为放射性流出物。

为了控制和评价核设施放射性流出物对周围环境和居民产生的辐射影响,通过对流出物进行采样、分析或测量以弄清楚流出物特征而进行的监视性测量,称为放射性流出物监测。加强流出物监测具有特殊的重要性。首先,除了在某些特殊的环境介质中可能发生放射性物质浓集的情况以外,一般来讲,在排入环境之前,流出物中的放射性浓度都会比进入环境后的浓度高得多,因此流出物监测可以以较高的准确度来鉴别和确定释入环境的放射性核素的组成和量。其次,由于流出物与设施运行的归属关系十分清楚,因此进行流出物监测十分有利于对污染源的控制和评价。

当然，环境监测同样是重要的。首先，它能够提供有关公众受照射情况的直接估计；其次，它还可以提供有关环境污染水平的累积趋势，以及还可以发现尚未受到监测的其他污染源。因此，流出物监测和环境监测两者应该相互补充。这种相互补充可以将作为源项数据的流出物监测结果与作为环境污染后果数据的环境监测结果通过一定的模式定量地联系起来，这对于验证和改进放射性核素在环境中的转移模式和参数也是很重要的。

10.7.2 流出物的排放类型与控制要求

放射性流出物向环境排放，分为常规排放和事故（应急）排放两大类。核设施处于正常运行和受控情况下的排放称为常规排放；核设施处于事故工况或在限制排放的有关规定受到破坏情况下的排放称为事故排放。

显然，由于设施运行和受控状态的不同，常规排放与事故（应急）排放的核素组成、过程、排放量等都是不同的，因此相应的监测要求和方案也应该是不同的。

国标 GB 18871—2002 对放射性流出物向环境的排放，明确提出了以下控制要求：

（1）注册者和许可证持有者应保证，由其获准的实践和源向环境排放放射性物质时符合下列所有条件，并已获得审管部门批准：

①排放不超过审管部门认可的排放限值，包括排放量总量限值和浓度限值。

②有适当的流量和浓度监控设备，排放是受控的。

③含放射性物质的废液是采用槽式排放的。

④排放所致的公众照射符合标准所规定的剂量限制的要求。

⑤已按标准的有关要求使排放的控制最优化。

（2）不得将放射性废液排入普通下水道，除非经审管部门确认是满足下列条件的低放废液方可直接排入流量大于 10 倍排放流量的普通下水道，并应对每次排放做好记录：

①每月排放的总活度不超过 $10ALI_{min}$（ALI_{min} 是相应于职业照射的食入或吸入途经的年摄入量限值 ALI 中的较小者）。

②每次排放的活度不超 $1ALI_{min}$，并且每次排放后用不少于 3 倍排放量的水进行冲水。

10.7.3 流出物监测的法规要求

按照要求做好流出物监测，是我国相关法规的要求。《中华人民共和国放射性污染防治法》明确规定："核设施营运单位应当对核设施周围环境中所含的放射性核素的种类、浓度和核设施流出物中的放射性核素总量实施监测，并定期向国务院环境保护行政主管部门所在地省、自治区、直辖市人民政府环境保护行政主管部门报告监测结果"，还规定："国务院保护行政主管部门负责对核动力厂等重要核设施实施监督性监测，并根据需要对其他核设施的流出物实施监测。"

GB 18871—2002 则对流出物监测的要求规定得更加具体，对注册者和许可证持有者提出的主要要求有：

（1）制定并实施详细的监测大纲，以保证有关照射源所致公众照射的各项要求得以满足，并可以对这类照射进行评价。

（2）制定并实施详细的监测大纲，以保证有关放射性物质向环境排放的各项要求和审管部门所制定的各项要求得以满足，使审管部门能够确认在推导排放管理限值时的假设条件继续有效，并能依据监测结果估算关键人群组的受照剂量。

（3）按规定保存好监测记录。

（4）按规定期限向审管部门提交监测结果的摘要报告。

（5）及时向审管部门报告环境辐射水平或污染显著增加的情况；若这种增加可能是由其所负责源的辐射或放射性流出物所造成的，则应迅速报告。

（6）建立和保持实施应急监测的能力，以备事故或其他异常事件引起环境辐射水平或放射性污染水平意外增加时启用。

（7）验证对排放的放射性后果进行预评价时所作假设的正确性。

10.7.4　流出物排放的管理限值、运行限值、行动水平

为了给限制流出物的排放提供定量依据，每个核设施必须在正式运行之前制定好限制流出物排放的相应排放限值（又称管理限值）、运行限值和行动水平。

10.7.4.1　排放（管理）限值

排放（管理）限值，是由国家环境保护行政主管部门根据相关法规的要求，并结合核设施的具体情况所批准的核设施流出物中放射性核素成分的相应数量限值。一般是由设施的运管单位根据排放所致公众剂量不能超过规定的剂量约束值、辐射防护最优化分析，以及为今后的发展和剂量估算中的不确定度留有余地等因素提出申请值，后经国家审管部门批准。其数值将以书面形式包括在批准文件中，成为运管单位应当遵守的法定限值。它可以分别针对各种核素给出，也可

以以诸如惰性气体、卤素核素、总 α 或总 β 活度等分类的形式给出。

可通过下列公式的应用来确定排放（管理）限值的申请值：

$$\sum_i \sum_k (f_{i,k})_{模式} \cdot Q_{i,k} \leqslant \frac{E_{约束}}{Y} \quad (10.2)$$

式中，$(f_{i,k})_{模式}$ 为对关键组成员（代表人）的最大年剂量，它是核素（或核素组）i 通过排放途径 k 的单位活度（Bq）排放所致年剂量；$Q_{i,k}$ 为以 Bq 表示的、核素（或核素组）i 通过排放途径 k 的年排放量的限值；$E_{约束}$ 为对受控源的剂量约束值；Y 为考虑到计算剂量所采用的模式的不确定性而引入的安全系数，以便为源相关剂量约束值不会被超过提供足够的置信度。

10.7.4.2 运行限值

运行限值是为了确保达到排放（管理）限值的要求和运行管理的需要，而由运行单位制定的流出物中放射性核素的数量限值。运行限值在数值上要低于国家审定的排放限值。

除了以年排放限值作为基础以外，也可以设置较短期间内的运行限值，以便于：①开展调查行动；②防止引起明显的公众照射，即保证所采用的程序和估计剂量用的相应条件和假定保持有效，以防止在不良的环境扩散条件下，由明显高于正常的排放会引起明显高得多的公众剂量。

这种较短期间内的限值可以在考虑到源的特性和运行情况的基础上，视情况采用年限值的 50% 作为日历季度的限值，年限值的 20% 作为日历月的限值，或者年限值的 10% 作为周的限值。显然，如果这些较短期的限值被超过，不能简单地就视为违反了法定的值。但是当出现超过的情况时，运行单位应当通知审管部门；说明它们被超过的原因，并提出有关补救措施的建议。

行动水平是出于管理工作的需要，由运行部门根据确保排放限值得到遵守的原则而制定的流出物的某种阈值浓度。当流出物的浓度达到该阈值时，需采取行动。

10.7.5　流出物监测的目的

流出物监测的根本目的是要验证设施运行可以满足国家和地方流出物排放相关标准和规定。但不同类型的监测计划，其目的可以有不同的侧重。从核设施运行单位的监测来讲，具体目的包括：

（1）判明设施流出物中放射性物质的数量，以便与排放限值、运行限值及行动水平进行比较，以确保满足相关法规的要求。

（2）为采用适当的模式评价环境质量、估算公众所受剂量提供源项资料。

(3) 为判明设施的运行以及废物处理和控制系统工作是否正常有效提供数据资料。

(4) 使公众确信核设施的放射性释放是得到严格控制的。

(5) 迅速发现和确定计划外释放的性质（种类）和规模。

(6) 给出是否需要启动警报系统或应急警报系统的信息。

10.7.6 流出物监测计划编制的原则要求

根据有关法规对污染物排放控制的监测要求，核设施放射性流出物监测计划的编制要考虑以下原则要求：

(1) 凡是按法规要求需要进行流出物监测的设施，均应编制出相应的流出物监测计划，上级主管部门和审管部门备案。

(2) 监测计划的规模和要求，应根据设施的规模、特征及释放风险来确定。一方面要把可能有放射性污染的所有流出物都置于监测计划中；另一方面，除了考虑正常（设施运行和环境条件）情况下的常规释放，还必须考虑异常情况（净化装置完全失效和恶劣环境条件）下的潜在释放。

(3) 为了合理地评价监测结果，除了放射性监测以外，还应根据需要测量其他有关参数（如流出物的化学成分、粒度分布、排风量、污水流量、烟囱和取样管道内的温度和湿度，以及排放口的风向、风速度等）。

(4) 在保证满足基本的取样代表性和分析精确度要求的前提下，结合实际对不同方案进行优化分析，以制订出优化的监测计划。

10.7.7 不同类型设施的流出物监测内容

正如上节所说，流出物监测的要求应根据设施的规模、特征而异，下面只是简单介绍一下基本的监测内容和方法。

10.7.7.1 气载流出物监测

根据通风和排气系统的流程图（包括流量、压差、温度、湿度、流速等信息）选择有代表性的监测点，根据放射性物质的辐射特性选择最佳的取样和测量方法。常见核设施气载流出物的监测的基本内容和方法见表 10.2。

表 10.2 常见核设施的气载流出物监测的基本内容和方法

核设施类型	监测内容和方法
核动力厂	惰性气体、^{131}I、^{3}H、^{14}C 及微尘等的连续监测
核燃料后处理	惰性气体、^{131}I、^{3}H、^{14}C 及微尘的连续监测；^{3}H、^{14}C、^{131}I、^{129}I、锕系元素和其他放射性微尘的实验室定期分析

续表

核设施类型	监测内容和方法
铀钚操作	在烟囱排放口进行气溶胶连续监测
研究性反应堆	惰性气体、^{131}I、^{3}H、^{14}C及微尘的连续监测
放射化学设施（包括核医学和其他实验室）	视具体情况进行放射性卤素和气溶胶等监测
粒子加速器	微尘监测

10.7.7.2 液态流出物的监测

液态流出物的监测手段有连续监测和正比取样分析。连续监测可及时发现事故并采取相应措施。但根据国家相关法规的要求，核设施的液态流出物必须实行槽式排放，只有经过取样分析，证明槽中液体符合事先确定的标准后才容许排入环境。但为了验证排放符合标准，仍然需要对排放过程进行监测，这种监测的位置和对象见表10.3。

表10.3 液态流出物的监测

监测位置	监测对象
废液罐（池）和排放管线	样品的放射性核素活度和成分
废水排放口的下游	水体的放射性核素活度和成分

10.7.8 气载流出物监测计划的分级

不同规模的监测计划要求不同，气载流出物取样和监测计划是分级的，原则上应根据流出物在场外产生剂量的可能大小进行分级。

一般来讲，可以分为以下4个级别：

（1）其释放量导致的公众剂量可能明显超过法定剂量限值，因而需要对高水平污染进行快速探测。对这种最高级别的设施，流出物监测需综合采用连续监测、取样监测和在线监测3种方式。

（2）其释放量导致的公众剂量可能超过法定剂量限值的一小部分。对这一级别，可考虑采用连续取样和回顾性离线测量，也可能采用配有实时探测器的取样器来连续监测。

（3）其释放量导致的公众剂量不会大于法定剂量限制的一小部分，一般来讲可以进行定期的验证性测量。

（4）不存在可能污染流出物的放射性源项。对这一级别，可以不进行放射性气载流出物的取样，但应进行定期检验，以确认不存在放射性污染的情况未发生改变。对于过去操作过放射性的设施,其部分管道和设备有可能受到污染,因此最好再维持其监测规划一段时间。

正如上述,应视情况制订 4 种不同层次的取样与监测计划。美国国家标准《核设施烟囱和管道气载放射性流出物的取样和监测》中,给出了这种分级方法的一种例子(见表 10.4),方法是以流出物的阻滞或过滤设备在失效情况下可能出现的剂量后果类别为基础推荐的。

表 10.4 气载流出物分级取样和监测方法举例

环境影响类别	所需监测和取样分析程序	排放占容许限值的可能份额
I	记录排放的连续取样和在线、带报警功能的实时监测,考虑分开的事故监测系统	>0.5
II	记录排放的连续取样,带有回顾性的、离线定期分析	>0.01 和 ≤0.5
III	定期验证性取样和离线分析	>0.0001 和 ≤0.01
IV	采用对设施进行年度性管理评审,以确认没有其形态和量与规定的具体要求和限值不相容的放射性物质存在	≤0.0001

由于具体情况比较复杂,不存在可以适用于所有设施的一种统一分级方法。表 10.4 中给出的占容许限值的份额范围是示意性的,应当视审管要求来具体决定。

10.8 环境样品的采集、预处理及其管理

10.8.1 样品与样品的代表性

对于环境监测来说,实际上所能监测的只是环境的一小部分,因而无论是就地测量还是取样后的分析测量,都不可能直接获得监测对象的总体信息,都存在一个取样代表性问题。所谓取样,就是为了得到总体信息而从待研究总体中抽取出一组样品(或一组测量值)以供测量分析。要保证环境监测的质量,关键是要保证取样的代表性。所谓取样的代表性,就是指通过取样分析获得的数据是否能尽可能准确和精密地反映出监测对象的总体特性。

影响取样代表性的因素有很多，它们可能来自很多环节，因此必须做好记录。主要包括以下一些方面：

（1）待分析的放射性在环境中分布的均匀性及其分布的时空稳定性。

（2）采集样品的量。

（3）所分析的样本内容。

（4）取样条件和过程（采集、样品预处理、实验室样品制备）中的影响因素。

（5）环境状况因素，如气候、温度、湿度、风雨、水文、地质等自然条件。

对取样代表性的要求，应当随具体的监测目的、对象和要求而异，目前不能以一种统一的标准来界定。要保证环境监测的取样代表性，就必须对取样计划进行认真设计，必须考虑到取样计划应依据的基本原则。

10.8.2 取样原则

对取样工作的要求，是与监测取样的具体目的紧密联系的。不同的目的相应于不同的要求。总体上讲，按我国相关法规要求，样品的采集应遵从以下原则：

（1）从采样点布设到样品分析前的全过程，都必须在严格的质控措施下进行。

（2）采集的样品必须有代表性。

（3）根据监测目的、内容和现场具体情况有针对性地确定相应的监测方案，包括项目、采样容器、采集器具、方法、采集点的布置和采样量（采样量除保证分析用量以外，应当有足够的余量，以备复查）。

（4）采样器具和容器的选用，必须满足监测项目的具体要求，并符合国家技术标准的规定，使用前需经过检验，保证采样器和样品容器的合格和清洁。

（5）由于环境样品的活度在正常情况下都是很低的，因此在样品采集和制备过程中应特别严防交叉污染和制备过程中的其他污染，包括通过空气、水和其他与样品可能接触的物质带来的污染，以及加入试剂带来的干扰或污染。

（6）在取样计划的设计中，要尽可能考虑某些照射途径之间的相关性（如空气中污染浓度与当地土壤中沉降灰浓度之间的相关性）。

10.8.3 采样量的要求

采样量的大小直接影响取样代表性的好坏。对采样量的要求，是随采样目的、样品种类、分析测量内容、样品制备方法，以及分析测量方法的灵敏度不同而不同的，因此不能一概而论。从理论上来讲，取样对象（样品总体）本身越均匀、取样量（样本）的量占总体的份额越大、样品测量方法的灵敏度越高，取样的代表性就越好。因此，对采样量的具体要求必须考虑取样的具体目的（包括具体的容许偏差）和实际可行性（包括代价）。由于情况繁多，除了关于取样总数中必须保证有 5% ~ 20% 的平行样要求以外，目前尚未见到标准中有关取样量的统一定量准则。

影响采样量要求的主要因素有两种：从统计学角度来讲采样量越大，统计代表性越好；样品的分析测量方法灵敏度对最小采样量所提出的要求。因为任何一种取样，测量方法可探测的样品中放射性活度浓度与相关参量之间存在以下关系：

$$A_m = K \frac{t \cdot L_D}{V \cdot f \cdot r \cdot \eta \cdot t} \tag{10.3}$$

式中，A_m 为利用该程序定量测量的最小活度浓度，即该程序（测量方法）最小探测限（MDL）；t 为样品的测量时间；L_D 为利用给定的测量程序可探测到的真实样品的最小净计数率；V 为所收集样品的量（体积或质量）；f 为所收集样品量中用于制样（纯化）和计数的份额；r 为样品制备过程对所测核素的分析回收率；η 为探测器对所测核素的计数效率（每次衰变的计数）；K 为单位换算系数。

式中 V、$t \cdot L_D$、η、r 各项的值都受到监测程序中各相关硬件、软件、人员技术水平和可能付出的努力（成本、时间、实际可行性等）的制约。

由式（10.3）可知，为了保证某取样和分析程序能满足监测计划对介质中最小放射性度浓度 A_m 的要求而决定的最小取样量可由下式给出：

$$V = K \frac{t \cdot L_D}{A_m \cdot f \cdot r \cdot \eta \cdot t} \tag{10.4}$$

很显然，可以选择上式中各相关参数的不同组合来满足监测计划的要求。在实际工作中，为了提高统计精度，在能够满足最小 V 的前提下，常常会根据实际可能适当增大采样量。这就应当对取样和分析程序进行优化分析，应当评价多种参数的试用组合，再从这些方案中选择优化的方案。表 10.5 给出了表示采样量和高纯锗 γ 谱仪方法探测限之间关系的一个实例，其实际取样量还应考虑双样备用量和样品代表性要求而作相应的增加。

表 10.5　高纯锗 γ 谱仪方法采样量和方法探测限实例

样品	采样量	^{54}Mn	^{58}Co	^{60}Co	^{7}Be	^{134}Cs	^{137}Cs	单位
气溶胶	10^4 m^3	3.5×10^{-6}	3.4×10^{-6}	4.5×10^{-5}	6.4×10^{-5}	3.4×10^{-6}	3.9×10^{-6}	Bq/m^3
降水	50 L	3.0×10^{-3}	2.7×10^{-3}	3.2×10^{-3}	2.8×10^{-2}	2.8×10^{-3}	3.2×10^{-3}	Bq/L
土壤	0.25 kg	3.1×10^{-1}	3.0×10^{-1}	3.4×10^{-1}	2.8	2.9×10^{-1}	3.4×10^{-1}	Bq/kg
植物灰	50 g	1.6×10^{-3}	1.5×10^{-3}	1.7×10^{-3}	1.4×10^{-2}	1.4×10^{-3}	1.7×10^{-3}	Bq/g 灰
生物灰①	50 g	2.2	2.4	3.1	15	1.9	2.1	Bq/kg 灰

注：生物灰包括奶、陆生和水生动物及指示生物的灰。

10.9 辐射照射的评价

10.9.1 职业照射

在职业性外照射监测中，个人剂量计测量的是个人剂量当量 $H_p(10)$。在全身均匀照射的假定下，该测量值一般可视为对有效剂量的合理近似评估（对 γ 辐射适用性很好，对 β 和中子有能量限制，见第 3 章 3.4 节最后一段）。

在弱贯穿辐射对外照射会有显著贡献的少有情况下，除了评价有效剂量用的公式中所给出的项以外，还需要考虑皮肤剂量对有效剂量的贡献。来自氡同位素（主要是 ^{222}氡），以及它们的衰变子体的辐射剂量可能也需要在总剂量评价中予以考虑。

在某些情况下，并不通过个人剂量计来进行个人监测。诸如对航空机组人员的照射，可根据以周围剂量当量 $H^*(10)$ 表示的场所监测结果来评估他们的有效剂量，可以采用根据辐射场数据推导出来的适当因数来计算有效剂量，或者根据这些周围剂量当量数据直接计算出有效剂量。

对于内照射，待积有效剂量一般是根据对滞留在体内的活度，或每天排泄物中活度的分析所获得的放射性核素摄入量的评估来确定的。利用推荐的剂量系数就可以根据摄入量来确定辐射剂量（内照射剂量系数见附录 I 附表 15）。

为了验证剂量限值和约束值是否得到满足，要利用以下公式把根据对来自外照射和放射性核素摄入所产生的职业照射的评价所获得的剂量组合在一起，求出总的有效剂量值 E：

$$E \cong H_p(10) + E(50)$$

这里，$H_p(10)$ 是来自外照射的个人剂量当量，而 $E(50)$ 是来自内照射的待积有效剂量，它可以由以下公式求得：

$$E(50) = \sum_j e_{j,\text{inh}}(50) \cdot I_{j,\text{inh}} + \sum_j e_{j,\text{inh}}(50) \cdot I_{j,\text{inh}}$$

式中，$e_{j,\text{inh}}(50)$ 为单位活度的放射性核素 j 通过吸入途径所产生的待积有效剂量（称为剂量系数）；$I_{j,\text{inh}}$ 是放射性核素 j 通过吸入途径的摄入活度。

计算给定放射性核素的有效剂量时，还需要把摄入到人体内的物质的特性也考虑在内。

10.9.2 公众照射

评估公众成员有效剂量的基本原理与对工作人员的相同。公众成员的年有效剂量，等于一年内来自外照射的有效剂量与该年内来自放射性核素摄入所产生的待积有效剂量之和。与职业性照射情况相同，该剂量不是通过对个人照射的直接测量得到的，而主要是由流出物和环境测量、生活习性资料以及模式应用来计算确定的。来自放射性流出物排放的那部分，可以通过对现有装置的流出物监测，或者通过设计阶段对装置或源的流出物预期值来估计。利用流出物和环境中放射性核素浓度的有关资料，结合放射生态模式（环境迁移的途径分析，即通过空气、水体、土壤、沉积物、植物和动物到人）的应用，就可以对来自外照射和放射性核素摄入产生的剂量进行评价。

10.9.3 患者的医疗照射

用于患者照射计划和危险-利益评估的相关量，是当量剂量或受照组织的吸收剂量。采用有效剂量来直接评价患者照射的做法是受到严格限制的，在对医疗照射进行定量评价时必须考虑这点。但有效剂量用于不同诊断程序之间剂量大小的比较，以及同类技术和方法在不同医院和国家中的应用之间剂量大小的比较，以及对相同医疗检查中不同技术应用之间剂量大小的比较都是有用的。然而对于患者的照射计划，以及危险-利益分析而言，当量剂量或受照组织中的吸收剂量才是恰当的量。

当器官和组织只是部分受照，或接受非常不均匀照射时（尤其是 X 射线诊断这种情况），采用有效剂量来评价和解释患者的医疗照射是很成问题的。

10.9.4 有效剂量的应用

有效剂量在职业工作人员和广大公众的放射防护中的主要和基本应用有：

（1）用于计划目的和防护最优化分析的前瞻性剂量评价。

（2）用于验证符合剂量限值，或者与剂量约束值或参考水平进行比较的回顾性剂量评价。

从这种意义上讲，有效剂量在全世界都是用于监管目的。在实际放射防护应用中，有效剂量用于对工作人员和公众中随机效应危险的管理。有效剂量或外照射相应转换系数的计算，以及内照射剂量系数的计算，都是在吸收剂量、权重因数（ω_R 和 ω_T），以及有关人体及其器官和组织的模型和参数值的基础上完成的。有效剂量不是以个体人员的资料为基础的。在其一般应用中，有效剂量并不提供因人而异的剂量，而是给出给定照射条件下参考人的剂量。

在对可能显著超过剂量限值的特定个人的剂量进行回顾性评价时，有效剂量可以对其总体危害提供初步近似的度量。假若需要对辐射剂量和危险进行更精确的评价，那么必须对器官和组织的剂量做出进一步的特定估计，特别是在需要对特定个人进行不同器官的危险评估时尤其需要。

有效剂量旨在作为一种建立在参考值基础上的防护量使用，因此不推荐用于流行病学评估，也不应当用于详细具体的个人照射和危险的回顾性调查。相反，应当采用吸收剂量，并伴以最合适的生物动力学、生物效能和危险因子数据。对受照个体中的癌症诱发概率的评估，需要采用器官或组织剂量，而不是有效剂量。

10.9.5 集体有效剂量

集体有效剂量是按照在整个时间段内，或所考虑的操作期间内所有个人的有效剂量之和计算的。用于集体有效剂量的特定单位是"人·希沃特"。在优化过程中，对不同的放射防护措施和操作情景之间的比较，是根据对预期的个人和集体有效剂量的评估基础上完成的。

集体有效剂量 S 是以线性无阈的剂量效应关系（LNT 模型）假定为基础的。在此基础上才有可能把有效剂量视为可相加的。

集体有效剂量是用于比较不同放射防护技术和防护程序的优化工具。不要把集体有效剂量作为流行病学研究工具，把它用于危险预估是不合适的。这是由于隐含在集体有效剂量计算中的假定（例如，当采用 LNT 模型时）隐藏着巨大的生物学和统计学不确定性。特别是根据由大的人群的微小照射组成的集体有效剂量来计算癌症死亡率的做法是不合理的，应当加以避免。

为了防止诸如发生在很长时间段内和很大地理区域内的非常低的个人剂量的不恰当凝并，需要采用某些限制条件。应当对剂量范围和时间段加以规定。由处在 E_1 和 E_2 之间的个人有效剂量构成的集体有效剂量，定义为

$$S(E_1, E_2, \Delta T) = \int_{E_1}^{E_2} E \left(\frac{dN}{dE}\right)_{\Delta T} dE \qquad (10.5)$$

式中，$(dN/dE)dE$ 指在时间段 ΔT 内其受照的有效剂量处在 E 和 $E+dE$ 之间的人员数量。

当个人剂量的范围跨若干个数量级时，其分布应当按这样分区：把它的个人剂量分成若干个区间，每一个区间的覆盖范围不超过 2 或 3 个量级，对每个区间的分区考虑的是它们的人群大小、平均个人剂量和不确定度。

10.9.6 不确定度及其评估

在辐射剂量评价中，用以模拟外照射情况下的几何条件、放射性核素摄入

人体及其在体内的滞留生物动力学行为，以及关于人体解剖学特征的模式是必需的。在很多情况下，为了推导出模式参数值的"最佳估计"或"中央估计"值，已经通过实验调查和人体研究确定了这些模式以及它们的参数值。类似的考虑也适用于对组织权重因数和辐射权重因数的选择。已经认识到，某些参数值以及模式本身的表达式或结构存在着相当大的不确定性。

不确定度是指对某给定参数值或模式的预期结果可给予的置信水平。变异性是指所关心群体中的个体成员之间的定量差异。对于监管目的来讲，国际放射防护委员会所推荐的剂量学模式和参数值是一些参考值。按惯例它们被视为是固定的值，因此具有确定性。同样的，剂量评价所必需的生物动力学和剂量学模式，被定义为参考资料，因此也是固定的，应用时具有确定性。

通过对参考人的有效剂量的点估计来确定是否满足监管要求，认为这些点估计值是有确定性的，但在剂量可能接近或超过限值的回顾性评价中，对具体个人的剂量或危险进行估计，并在这些估计中考虑不确定度是合适的。

10.10 概率统计在放射性测量及数据处理中的应用

一定时间内放射性原子核的衰变数目，带电粒子在介质中产生的电子离子对数，γ射线与物质相互作用时发生光电效应、康普顿散射和电子对效应的概率，射线在闪烁探测器中产生荧光的数目，电子在光电倍增管中的倍增过程等，都具有统计性或统计涨落。由于这种统计性，在放射性的实际测量中必然会带来一定的统计误差，现在更多地用测量结果的不确定度来表示这种统计涨落。不注明误差或不确定度，放射性测量的数据是没有意义的。误差与测量密切相关，大多数误差是测量中引入的。随着科学技术的发展，测量技术也越来越先进，但由于参与测量的5个要素（测量装置、测量人员、测量方法、测量环境、被测对象）自身都不能完美无缺，这就使得任何量的测量结果与其真实值之间的差异无法绝对消除，也就是测量误差必然存在。

10.10.1 误差和不确定度的基本概念

10.10.1.1 基本概念

（测量）误差：测量值与被测量的真值之间的差。

测量误差表示为

$$\xi = x - \mu \tag{10.6}$$

式中，ξ、x 及 μ 分别表示某量值的误差、该量的给出值及客观真值。

实际上，真值虽说存在但很难获得，一般用具有适当不确定度的、赋予特定量的约定真值来代替。按照误差的特点与性质，误差可分为系统误差、随机误差和粗大误差。

（1）系统误差：在同一条件下，多次测量同一量值时，绝对值和符号保持不变，或在条件改变时，按一定规律变化的误差称为系统误差，如标准量值的不准确、仪器刻度的不准确而引起的误差。

（2）随机误差：在同一测量条件下，多次测量同一量值时，绝对值和符号以不可预定方式变化的误差称为随机误差，如仪器仪表中转动部件的间隙和摩擦、连接件的弹性变形等引起的示值不稳定。

（3）粗大误差：超出在规定条件下预期的误差称为粗大误差，或称"测量异常值"，如测量时对错了标志、读错或记错了数。

各类误差在一定条件下可以相互转化。对某项具体误差，在此条件下为系统误差，而在另一个条件下可为随机误差，反之亦然。掌握误差转化的特点，可将系统误差转化为随机误差，用数据统计处理的方法减小误差的影响；或将随机误差转化为系统误差，用修正方法减小其影响。误差转化内容本书不作深入讨论，可参见专门的文献资料。

测量不确定度：表征合理地赋予被测量之值的分散性，与测量结果相联系的参数。表示测量不确定度的参数可以是诸如标准差或其倍数，或说明了置信水准的区间的半宽度；不确定度恒为正值，当由方差得出时，取其正平方根。

标准不确定度：以标准差表示的测量不确定度。

不确定度的 A 类评定：用对观测列进行统计分析的方法来评定标准不确定度。

不确定度的 B 类评定：用不同于对观测列进行统计分析的方法来评定标准不确定度。

合成标准不确定度：当测量结果是由若干个其他量的值求得时，按其他各量的方差或协方差算得的标准不确定度。它是测量结果标准差的估计值。

置信概率：与统计区间或统计包含区间有关的概率值（$1-\alpha$），又称置信水平、置信系数、置信水准。用符号 p 表示，$p = 1 - \alpha$。

10.10.1.2 测量不确定度与测量误差的关系

测量误差与测量不确定度都是客观存在的，两者都是评价测量结果可靠性高低的重要指标，都可以作为判断测量结果可靠性的依据。

从概念而言，测量不确定度表明的是被测量进行多次测量所得到的结果的分散区间，而测量误差是表明测量结果偏离真值的程度。从影响因素而论，对于同一被测量物，不管测量方法是什么，也不管测量条件如何，相同测量结果就有相同的测量误差，但相同测量结果的测量不确定度却因方法和条件的不同而不同；当测量方法和测量条件一致时，对同一被测量物，尽管多次测量的测量值可能是不同的，但却有相同的不确定度。从计算方法来看，总误差是各误差分量的代数和；而在计算不确定度时，若各分量彼此独立，则不确定度为各分量不确定度的方根和，若各分量相关时还必须加入协方差。

值得注意的是，测量不确定度不能用来修正测量值，而测量误差可以用来修正测量值。

测量不确定度与测量误差主要有以下几方面区别：

（1）评定目的：测量不确定度是为了表明被测量值的分散性；测量误差是为了表明测量结果偏离真值的程度。

（2）评定结果：测量不确定度是无符号的参数，用标准差或标准差的倍数或置信区间的半宽表示，由人们根据实验、资料、经验等信息进行评定，可以通过 A、B 两类评定方法定量确定；测量误差为有正号或负号的量值，其值为测量结果减去被测量的真值，由于真值未知，往往不能准确得到，当用约定真值代替真值时，只可得到其估计值。

（3）（可测量的）量：现象、物体或物质的一种属性，对它们可以做定性区别与定量确定，如大小、长短等。量所表述的对象的属性是客观存在的，不受人的主观意识限定。

（4）测量结果：由测量所得到的赋予被测量的值。测量结果仅仅是被测量的最佳估计值，并非真值，而完整表述测量结果时，必须附带其测量不确定度。

（5）测量准确度：测量结果与被测量真值之间的一致程度。准确度是一个定性的概念。不能用术语"精密度"来表示"准确度"。精密度反映在规定条件下各独立测量结果间的分散性。多次测量同一量所得的分散性可能很小，但并不表明测得值与真值一致。

（6）（测量结果的）重复性：在相同测量条件下，对同一被测量进行连续多次测量所得结果之间的一致性。测量重复性可以用测量结果的分散性来定量表示。

（7）（测量结果的）复现性：在已改变的测量条件下，同一被测量的测量结果之间的一致性。复现性又称"再现性"。

10.10.2 概率统计初步知识

概率论及数理统计是一门内容丰富的学科，本书所述当然只能限于一些初步知识作为入门。下面介绍概率统计的基本概念和基本原理，以便在正确理解这些原理的基础上能够结合放射性测量的具体问题灵活运用各种概率统计方法。

10.10.2.1 随机变量

一个随机试验有多于一种结果，出现一定结果的可能性大小即其对应的概率。为了定量地研究随机试验的结果，揭示随机试验中客观存在的统计规律性，需要引入随机变量的概念。通常随机试验的不同结果可用一组实数来表示，如掷骰子试验中，试验结果"出现i点的"($i=1,2,3,4,5,6$)这一事件可用数字i表示。这就在随机试验的基本事件(出现i点，$i=1,2,3,4,5,6$)与一组数值1,2,3,4,5,6之间建立了一一对应的关系。一般地，随机试验样本空间的所有元素可用一组实数$x_1,x_2,\cdots$来表示。任何一次试验的结果可用一个实数X表示，X取值$x_1,x_2,\cdots$的概率可用$p(x_1),p(x_2),\cdots,p(x_i)$表示，是$x_i$对应的元素在随机试验中出现的概率。因此，$X$是定义在随机试验样本空间的变量。下面引入随机变量的定义。

设随机试验E的样本空间为S，对于S中任意元素e存在一个实数$X(e)$与之对应，得到一个定义在S上的单值实函数$X(e)$，称为随机变量。与样本空间S的所有元素$\{e\}$相对应，$X(e)$可取值的全体称为随机变量的取值域或值域。由定义可见，随机变量X与普通变量有本质的不同。普通变量定义在实数轴上，而随机变量是定义在样本空间上的函数（样本空间的元素不一定是实数）；普通变量的值一旦确定便是唯一的，而随机变量的取值是随机的，取某一数值的可能性取决于该数值所对应的概率。

引入随机变量后，随机事件可用随机变量描述，就能利用数值分析的方法研究随机试验。随机变量分为离散型和连续型两类。离散型随机变量的取值域是有限个或可列无限多个实数，如掷骰子这一随机试验，相应的随机变量的取值域是$\{1,2,3,4,5,6\}$6个数。连续随机变量的值域是一个区间中的所有值，无法一一列出。例如，在任何时刻观测时钟上某一指针的角度，则该随机变量的值域为$[0°,360°]$，这是一个连续随机变量。

10.10.2.2 随机变量及随机变量函数的分布

要了解一个随机变量X，不但要知道它的全体可取值，而且要知道它取任

一特定值 x 的概率 $p(x)$，也即它的概率分布特性。随机变量的概率分布特性可由它的累积分布函数和概率密度函数描述。

设 X 为一随机变量，其取值的下限和上限分别记为 $x_{\min}$ 和 $x_{\max}$，对于任一实数 x：$x_{\min} \leq x \leq x_{\max}$，随机变量 X 取值小于等于 x 的概率称为 X 的累积分布函数或分布函数，用 $F(x)$ 表示为

$$F(x) = P(X \leq x) \tag{10.7}$$

累积分布函数有以下性质：

（1）$F(x)$ 是非负函数，且有

$$0 \leq F(x) \leq 1 \tag{10.8}$$

（2）$F(x)$ 是非减函数，对于任何 $x_2 > x_1$，有

$$F(x_2) - F(x_1) = P(x_1 < x < x_2) \geq 0 \tag{10.9}$$

（3）
$$F(x_{\min}) = 0 \tag{10.10}$$
$$F(x_{\max}) = 1 \tag{10.11}$$

式（10.10）与随机试验的概率归一性相对应，也称为随机变量分布函数的归一性，表示随机变量的取值总落在其值域之内。

对于离散随机变量 X，它的可取值是分立的实数 $x_i, i = 1, 2, \cdots$，取值 x_i 的概率记为 $P(X = x_i) = p_i$，则由概率的定义可知，$p_i \geq 0, i = 1, 2, \cdots$

$$\sum p_i = 1 \tag{10.12}$$

根据分布函数的定义，离散随机变量的分布函数可表示为

$$F(x) = \sum_{x_i \leq x} p_i \tag{10.13}$$

设 t 为连续随机变量，其值域的上、下限分别记为 $x_{\max}$ 和 $x_{\min}$，若存在非负连续实函数 $f(x)$，对于任何实数 x 下式成立：

$$F(x) = \int_{x_{\min}}^{x} f(t) \, \mathrm{d}t \tag{10.14}$$

则 $f(x)$ 称为随机变量 X 的概率密度函数或概率密度。$f(x)$ 有以下性质：

（1）$f(x)$ 是连续非负函数，$f(x) \geq 0$。

（2）$\int_{\Omega} f(x) \, \mathrm{d}x = F(x_{\min}) = 1$，$\Omega$ 为随机变量的值域，该性质也称为概率密度的归一性。

（3）$\int_{x_1}^{x_2} f(x) \, \mathrm{d}x = F(x_2) - F(x_1)$ 对任意 $x_2 > x_1$ 成立。

（4）$f(x) = F'(x)$。

在放射性测量过程中，存在着许多随机过程。与此相对应，许多物理量都是随机变量，因而可以由其分布函数或概率密度来描述。

在研究概率统计问题时，经常会遇到随机变量的某个函数，该函数值取决于随机变量的随机试验结果，因此它也是随机变量。这时所面临的问题是怎样从原来的随机变量的分布及给定的函数关系找出新的随机变量的分布。

设 X 为一随机变量，函数 Y 是与 X 一一对应的变换：

$$y = y(x) \tag{10.15}$$

这时随机变量 Y 的分布可由 X 的分布导出。所谓一一对应，指的是对于每个变量值 x，只存在唯一的对应函数值 $y = y(x)$；反之，对于每个函数值 y，只存在唯一的对应变量值 $x = x(y)$，这里，$x(y)$ 是 y 的反函数，通过解方程 $y = y(x)$ 求出，因此也要求反函数 $x(y)$ 存在并且唯一。

若随机变量 X 为离散型随机变量。X 取值 $x_1, x_2, \cdots$ 的概率假定为 $p(x_1)$，$p(x_2), \cdots$，由于 Y 与 X 的一一对应关系，显然，Y 取值 $y_i = y(x_i)$ 的概率与 X 取值 x_i 的概率相等，即随机变量 Y 的概率分布可表示为

$$p(y_i) = p(x_i) = p(x(y_i)) \tag{10.16}$$

若随机变量 X 为连续随机变量，且其概率密度用 $f(x)$ 表示，则令 Y 的概率密度为 $g(y)$，那么 Y 在区间 (a, b) 之间的概率是

$$p(a < Y < b) = \int_a^b g(y) \, \mathrm{d}y \tag{10.17}$$

由于 X 与 Y 之间是一一对应的关系，这一概率应与 X 在区间 $x(y=a), x(y=b)$ 内的概率相等：

$$\int_a^b g(y) \, \mathrm{d}y = \left| \int_{x(y=a)}^{x(y=b)} f(x) \, \mathrm{d}x \right| \tag{10.18}$$

等式右边取绝对值是为了保证积分概率的非负性。将上式右边作 $x \to y$ 的变量代换

$$\mathrm{d}x \to \frac{\mathrm{d}x(y)}{\mathrm{d}y} \mathrm{d}y$$

得到

$$\int_a^b g(y) \, \mathrm{d}y = \int_a^b f(x(y)) \left| \frac{\mathrm{d}x(y)}{\mathrm{d}y} \right| \mathrm{d}y$$

该关系式对于任意 (a, b) 区间成立，因而可知，随机变量 Y 的概率密度为

$$g(y) = f(x(y)) \left| \frac{\mathrm{d}x(y)}{\mathrm{d}y} \right| \tag{10.19}$$

10.10.2.3 随机变量的数字特征

分布函数或概率密度完整地描述了随机变量的分布特性。但在许多实际问

题中，确定随机变量的分布函数或概率密度的具体函数形式相当困难，或者并不需要确切了解随机变量的分布函数，而只希望知道分布的某些特征。同时，对某些特定的随机变量，只要知道了它的一个或几个数字特征，其分布函数和概率密度就完全确定了。本节介绍几个重要的数字特征量。

1) 期望值

设 Y 是随机变量 X 的函数 $Y=g(x)$，g 是某个连续实函数。

X 是离散随机变量，取值 $x_i(i=1,2,\cdots)$ 的概率 $p(x_i)=p(X=x_i)$，则

$$E(Y)=E(g(x))=\sum_i g(x_i)p(x_i) \tag{10.20}$$

称为随机变量 Y 的期望值。

若 X 是连续随机变量，值域为 Ω，概率密度为 $f(x)$，则 Y 的期望值为

$$E(Y)=E(g(x))=\int_\Omega g(x)f(x)\mathrm{d}x \tag{10.21}$$

由上述定义式可见，为求得随机变量 X 的函数 $Y=g(x)$ 的期望值，并不需要知道 Y 的分布，而可以利用自变量 X 的概率密度求得。

随机变量 X 本身的期望值称为它的数学期望或平均值、均值，用符号 $E(X)$ 或 μ、m 表示为

$$\mu=E(X)=\sum_i x_i p(x_i) \quad 离散型$$

$$\mu=E(X)=\int_\Omega xf(x)\mathrm{d}x \quad 连续型$$

2) 矩和方差

如果随机变量 X 的函数 $g(X)=(X-C)^l$，其中 C 为常数，l 为正整数，则其期望值为

$$\alpha_l \equiv E\{(X-C)^l\} \tag{10.22}$$

称为随机变量 X 对于点 C 的 l 阶矩；当取 $C=0$ 时，则称 X 的 l 阶原点矩或代数矩，记为

$$\lambda_l \equiv E(X^l) \tag{10.23}$$

对平均值 μ 的 l 阶矩，称为 X 的 l 阶中心矩，表示为

$$\mu_l \equiv E\{(X-\mu)^l\} \tag{10.24}$$

其中，随机变量 X 的二阶中心矩为：

$$\mu_2 \equiv V(x) \equiv D(x) \equiv \sigma^2(x) \equiv E\{(X-\mu)^2\} \tag{10.25}$$

称为 X 的方差；它的平方根 $\sigma(x)$ 称为标准差或标准离差，表示 X 对于其数学期望 μ 离散程度的大小。

方差的概念可以推广到随机变量的函数。设 $g=g(X)$ 是随机变量 X 的函

数,则 $g(X)$ 的方差定义为

$$V\{g(X)\} \equiv E\{[g(x)-E(g(x))]^2\} \tag{10.26}$$

在物理实验中,如被测物理量是随机变量,测量结果常表示成 $\mu \pm \sigma$ 的形式,μ 和 σ 分别是均值和标准差的估计值,也称 σ 为统计误差或随机误差。

10.10.2.4　放射性测量中常用统计分布

1) 二项式分布

设某一事件 A 发生的概率为 p,不发生的概率为 q,如果试验次数为 N_0,那么其中 n 次是 A 的概率 $p(n)$ 为

$$p(n) = C_{N_0}^n p^n q^{N_0-n} = \frac{N_0!}{(N_0-n)!n!} p^n q^{N_0-n} \tag{10.27}$$

式中,$p^n q^{N_0-n}$ 为在 N_0 次试验中特定 n 次发生 A 的概率,$C_{N_0}^n$ 为 N_0 次试验中取 n 次的组合数。

式(10.27)称为二项式分布。二项式分布具有以下性质:

(1) 二项式分布是归一化的,即总概率 $\sum p(n) = 1$。

(2) 期望值或平均值 $m = pN_0$。

(3) 方差 $\sigma^2 = pqN_0 = m(1-p)$。

放射性原子核的衰变服从二项式分布。设在时间 $t=0$ 时有 N_0 个放射性原子核,根据核衰变的指数规律,t 时刻剩下的放射性原子核的数目为 $N(t) = N_0 e^{-\lambda t}$,衰变掉的放射性原子核的数目为 $\Delta N = N_0(1-e^{-\lambda t})$。一个放射性原子核衰变的概率为 $\frac{\Delta N}{N_0} = 1-e^{-\lambda t}$,不衰变的概率为 $e^{-\lambda t}$。根据二项式分布,在 t 时刻有 n 个放射性原子核衰变的概率为

$$p(n) = \frac{N_0!}{(N_0-n)!n!}(1-e^{-\lambda t})^n (e^{-\lambda t})^{N_0-n} \tag{10.28}$$

核衰变的平均值 $m = N_0(1-e^{-\lambda t})$,方差 $\sigma^2 = me^{-\lambda t}$。

2) 泊松分布

在 N_0 比较大,并且 $N_0 \gg m$ 和 $p \ll 1$ 时,二项式分布可以转化为泊松分布。将 $m = pN_0$ 即 $p = \frac{m}{N_0}$,$q = 1 - \frac{m}{N_0}$ 代入二项分布,化简可得

$$p(n) = \frac{m^n}{n!}e^{-m} \tag{10.29}$$

称为泊松分布。可以证明:

(1) 泊松分布是归一化的，总概率 $\sum p(n) = 1$。

(2) 期望值 m 等于平均值 $\bar{n}$：$m = \bar{n}$。

(3) 方差等于平均值：$\sigma^2 = m$。

泊松分布在 $N_0 \gg 100$ 和 $p(n) \approx 0.01$ 的条件下与二项式分布比较接近。在 $n = m$ 处，$p(n)$ 有极大值；当 m 变大时，泊松分布趋于对称。

3）高斯分布

高斯分布也称正态分布，其表达式为

$$p(n) = \frac{1}{\sqrt{2\pi}\sigma} e^{\frac{(n-m)^2}{2\sigma^2}} \qquad (10.30)$$

式中，m 为平均值；σ 为方差。

当 m 比较大时，高斯分布 u 可以从泊松分布推导出来。高斯分布是对称分布，有以下性质：

(1) 高斯分布是归一化的：$\int_{-\infty}^{\infty} p(n)\,\mathrm{d}n = 1$。

(2) 期望值等于平均值：$m = \bar{n}$。

(3) 方差等于平均值：$\sigma^2 = m$。

10.10.2.5 统计抽样及统计量

在统计学中，作为研究对象的全部个体所组成的集合称为总体，而总体中的一部分个体所组成的集合称为样本。样本中包含的个体数称为样本容量。在实际工作中常常遇到这样的问题：有很多个或无限多个个体组成一个集合，所研究或测量的是这些个体的某一指标，但实际上不可能或不容易对全部个体进行观察，而只能抽取其中一部分个体作为样本进行观察。如何合理地抽取样本，并且根据样本的结果来对集合或总体作出某些估计、分析和推断是统计学研究的基本问题。将从总体中抽取一个个体叫作抽样。从有限次抽样选出的个体来推断总体的性质，如总体分布函数或数字特征等，这类问题称为统计推断。

个体的某种指标的数值，记作 X。抽出来的一个个体的指标 X 可以取这个值或那个值，在观察之前不能预知它取什么值，所以 X 是一个随机变量。假如抽取由 n 个个体组成的一个样本，这个个体的指标是一个 n 元随机变量 $(X_1, X_2, \cdots, X_n)$，其中 $X_i (i = 1, 2, \cdots, n)$ 是第 i 个个体的指标。样本选定后，经过观测可知样本中各个个体的指标分别为 $X_1 = x_1, X_2 = x_2, \cdots, X_n = x_n$，那么 $(x_1, x_2, \cdots, x_n)$ 这一组确定的数值就是这个 n 元随机变量所取的一个值。

通常有两种抽样方法,第一种是先从 N 个个体所组成的总体中随机抽取出一个个体,进行观察后放回到总体中去,然后再从总体中抽出第二个个体,再放回总体,如此重复进行,直到抽出第 n 个个体,这种抽样方法叫作放回抽样;第二种抽样方法是抽出一个个体后不放回总体,就接连抽出第二个,直到第 n 个,或者从总体中同时抽出 n 个个体,这种抽样方法叫作不放回抽样。如果总体中的个体数 N 远远大于样本容量 n,那么这两种抽样方法所造成的差别很小。根据放回抽样而建立的理论也近似地适用于不放回抽样。

一个物理量的测量可以归结为抽样观察问题。对某一物理量(如某一放射源的强度)进行一次测量,由于不可避免的随机误差,将得到这样或那样的实验值,测量结果可以看作一随机变量。测量所得的可能值有无限多个,可以设想为组成一个无限总体。重复进行 n 次测量,就相当于从这个无限总体中抽取了 n 个个体,构成一个样本 $(X_1, X_2, \cdots, X_n)$。

样本是总体的"代表"或反映。在抽取样本后,为了推断总体的性质,需要对样本进行"加工""提炼",把样本中包含的有关总体的信息反映出来。这便是针对不同问题构造出样本的某种函数,来推断总体的有关性质。因为样本是关于总体信息的唯一来源,所以这些函数除了样本观测值外不应包含其他未知参数。这种函数一般称为统计量。

设 $X_1, X_2, \cdots, X_n$ 是总体 X 的一个样本,$g(X_1, X_2, \cdots, X_n)$ 是子样的连续函数。如果 g 不包含任何未知参数,则 $g(X_1, X_2, \cdots, X_n)$ 称为随机变量 X 样本的统计量。如 $x_1, x_2, \cdots, x_n$ 是子样 $X_1, X_2, \cdots, X_n$ 的观测值,则 $g(x_1, x_2, \cdots, x_n)$ 是统计量 $g(X_1, X_2, \cdots, X_n)$ 的一个观测值。由于随机变量的函数也是随机变量,显然统计量本身是随机变量,它有自己的分布函数、数字特征等。常用的统计量有样本平均值、样本方差等,下面分别给出其定义式。

1)样本平均值

$$\overline{X} = \frac{1}{n} \sum_{i=1}^{n} X_i \tag{10.31}$$

样本统计量的观测值是将样本 $X_1, X_2, \cdots, X_n$ 用其观测值代入。对样本平均值 $\overline{X}$,其观测值为

$$\overline{x} = \frac{1}{n} \sum_{i=1}^{n} x_i$$

统计量本身是随机变量,可以求取其数学期望及方差。对于样本平均值 $\overline{X}$,其数学期望与总体数学期望相同,证明过程如下:

样本平均值 $\overline{X}$ 的数学期望为

$$E[\overline{X}] = E\left(\frac{1}{n}\sum_{i=1}^{n} X_i\right)$$

$$= E\left(\frac{1}{n}(X_1 + X_2 + \cdots + X_n)\right)$$

$$= \frac{1}{n}(EX_1 + EX_2 + \cdots + EX_n)$$

样本中每一个个体来自同一总体,所以每个 X_i 的数学期望等于总体的数学期望(即总体的平均值) m,因此

$$E[\overline{X}] = \frac{n}{n}m = m$$

2) 样本方差

$$S^2 = \frac{1}{n-1}\sum_{i=1}^{n}(X_i - \overline{X})^2 = \frac{1}{n-1}\sum_{i=1}^{n}(X_i^2 - n\overline{X}^2) \quad (10.32)$$

S^2 平方根的正值定义为样本标准差 S。

样本方差观测值为

$$s^2 = \frac{1}{n-1}\sum_{i=1}^{n}(x_i - \overline{x})^2 = \frac{1}{n-1}\sum_{i=1}^{n}(x_i^2 - n\overline{x}^2)$$

样本平均值 $\overline{X}$ 的方差(记作 $\sigma_{\overline{X}}^2$)可推导出如下结果:

$$\sigma_{\overline{X}}^2 = D[\overline{X}] = D\left(\frac{X_1 + X_2 + \cdots + X_n}{n}\right)$$

$$= \frac{1}{n^2}D[X_1 + X_2 + \cdots + X_n]$$

$$= \frac{1}{n^2}[DX_1 + DX_2 + \cdots + DX_n]$$

每个 X_i 来自同一总体,所以每一个 $D[X_i]$ 等于总体方差 σ^2,因此有

$$\sigma_{\overline{X}}^2 = \frac{1}{n^2}n\sigma^2 = \frac{1}{n}\sigma^2, \text{ 或 } \sigma_{\overline{X}} = \frac{1}{\sqrt{n}}\sigma$$

显然,样本容量 n 越大,$\sigma_{\overline{X}}$ 越小。可以证明,即使总体不服从正态分布,只要样本容量足够大(一般 $n \geq 30$),样本平均值也近似服从正态分布。

下面对 σ、S、$\sigma_{\overline{X}}$ 所分别代表的标准差进行总结:

(1) 总体标准差 σ:衡量总体内个体与个体间的差异情况。对于给定总体来说,σ 是常数,不是随机变量。

(2) 样本标准差 S:衡量样本内个体与个体间的差异情况。由于 S 的值随样本而异,所以 S 是随机变量。

(3) 样本平均值 $\overline{X}$ 的标准差 $\sigma_{\overline{x}}$：衡量样本与样本间的差异，即衡量各样本平均值之间的差异，其值取决于 σ 和样本容量 n。对于给定的 n，$\sigma_{\overline{x}}$ 是一个常数，不是随机变量。

10.10.2.6　测量结果的记录及分析

进行一次物理测量，其可能得到的观测值不能预知，所以"指标" X 是一个随机变量。进行了 n 次测量相当于抽取了容量为 n 的一个样本，计算出平均值 $\overline{X}$ 和样本标准差 S，并且用 $\overline{X}$ 作为总体平均值 m 的估计值，用 S 作为总体标准差 σ 的估计值。

假定 X 是服从正态分布的，可以预知，如再进行单独一次测量，所得观测值有约 68.3% 的概率会落在 $\overline{X} \pm S$ 的范围内；如再进行 n 次测量，所得的平均值有约 68.3% 的概率会落在 $\overline{X} \pm \sigma_{\overline{x}}$ 的范围内。

在服从泊松分布的测量（如辐射测量）中，如果在 n 分钟内依次测得每分钟的计数为 $x_1, x_2, \cdots, x_n$，则总计数为

$$N = X_1 + X_2 + \cdots + X_n$$

标准差为 $\sigma = \sqrt{N}$，所得总计数的结果将记载为 $N \pm \sqrt{N}$。相对百分误差为

$$\frac{\sqrt{N}}{N} \times 100\% = \frac{1}{\sqrt{N}} \times 100\%$$

如先计算每分钟的平均数 $\overline{X}$，然后计算标准差，则得

$$\overline{X} = \frac{1}{n}(x_1 + x_2 + \cdots + x_n) = \frac{N}{n}$$

$$\sigma = \sqrt{m} \cong \sqrt{\overline{x}} = \sqrt{\frac{N}{n}}$$

$$\sigma_{\overline{x}} = \frac{\sigma}{\sqrt{n}} = \frac{\sqrt{N}}{n}$$

计数率记录为 $\overline{X} \pm \sigma_{\overline{x}} = \frac{1}{n}(N \pm \sqrt{N})$，计数率的相对百分误差记录为

$$\frac{\sigma_{\overline{x}}}{\overline{X}} \times 100\% = \frac{\frac{\sqrt{N}}{n}}{\frac{N}{n}} \times 100\% = \frac{1}{\sqrt{N}} \times 100\%$$

由此可见，所得到的计数率的标准差与总计数率的标准差不同，但计数率的相对误差相同。下面对辐射监测过程中实际测量时常见的几种典型方案进行

讨论，给出测量结果的表示方式。

1）单次测量的标准差及结果表示

在实际应用中，往往用单次测量的计数来表示测量结果。若用有限次测量计数的平均值 $\overline{N}$ 作为期望值 μ 的估计，则符合泊松分布的测量值标准差可以简单地表示为 $\sigma=\sqrt{N}$。如果在测量时间 t 内，可以认为源的活度不变，且平均计数 $\overline{N}$ 较大时，由于核转变的统计涨落，$\overline{N}-N \ll N$，则 $\sigma=\sqrt{\overline{N}}$ 可以写成 $\sigma_N=\sqrt{N}$。也就是说，在上述条件下，单次计数 N 的标准差近似等于 $\sqrt{N}$。因此，一次测量的结果可以表示为

$$N \pm \sqrt{N}$$

2）单次测量计数率的标准差及结果表示

设在测量时间 t 内，测得总计数为 N，则计数率为 $n=\dfrac{N}{t}$，根据误差传递关系，可知计数率的标准差为

$$\sigma_n = \frac{\sigma_N}{t} = \frac{\sqrt{N}}{t} = \sqrt{\frac{n}{t}}$$

则测得结果可表示为

$$n \pm \sqrt{\frac{n}{t}}$$

上式表明，测量时间 t 越大，计数率的误差越小。

例 10.1：长寿命样品 10 min 计数为 4 000，求计数率和计数率标准差。

解：计数率为 $r=\dfrac{4\,000}{10}=400\ \text{min}^{-1}$

计数率标准差 $\sigma=\dfrac{\sqrt{4\,000}}{10}=6.3\ \text{min}^{-1}$ 或 $\sigma=\sqrt{\dfrac{400}{10}}=6.3\ \text{min}^{-1}$

例 10.2：长寿命样品 10 min 计数 3 000，1 min 本底计数 40，求净计数率和净计数率标准偏差。

解：净计数率为 $r=\dfrac{C_{s+b}}{t_{s+b}}-\dfrac{B}{t_b}=\dfrac{3\,000}{10}-\dfrac{40}{1}=260\ \text{min}^{-1}$

净计数率标准差 $\sigma_{\text{net}}=\sqrt{\dfrac{C_{s+b}}{t_{s+b}^2}+\dfrac{B}{t_b^2}}=\sqrt{\dfrac{3\,000}{10^2}+\dfrac{40}{1^2}}=8.37\ \text{min}^{-1}$

3）多次测量平均计数的标准差及结果表示

设对一个放射性样品进行了 m 次测量，每次测量的时间都为 t，得计数 $N_1, N_2, \cdots, N_m$，总计数为 $N=\sum\limits_{i=1}^{m} N_i$，则

测量时间为 t 的平均计数为

$$\overline{N} = \frac{\sum_{i=1}^{m} N_i}{m} = \frac{N}{m}$$

由于标准差 $\sigma = \sqrt{N} = \sqrt{\dfrac{N}{m}}$，所以平均计数的标准差为

$$\sigma_{\overline{N}} = \frac{\sigma}{\sqrt{m}} = \sqrt{\frac{\overline{N}}{m}}$$

测量结果可表示为

$$\overline{N} \pm \sqrt{\frac{\overline{N}}{m}}$$

例 10.3：在 10 min 内测得样品的计数 $N = 2\,990$，求样品的测量结果表示。

解：$N = 2\,990$ 计数，$t = 10$ min。总计数的结果为

$$N \pm \sqrt{N} = (2\,990 \pm 55)\ \text{计数}$$

计数率为 $n = \dfrac{N}{t} = 299$ 计数/min，计数率的结果为

$$n \pm \sqrt{\frac{n}{t}} = 299 \pm \sqrt{\frac{299}{10}} = (299 \pm 6)\ \text{计数/min}$$

例 10.4：用 GM 计数管进行本底计数 30 min，每分钟记录一次，共得 30 个数据如下：29，36，19，26，24，37，35，29，30，34，27，24，32，21，14，33，30，27，28，30，35，30，27，25，24，32，23，27，33，24，求本底计数率及其误差。

解：这个实验可以看作容量为 $n = 30$ 的一个样本，每分钟的计数是一个个体。

样本平均值 $\overline{x} = \dfrac{1}{n}\sum x_i = \dfrac{1}{30}(29 + 36 + 19 + \cdots + 24) = \dfrac{845}{30} = 28.167$ 计数/min

标准差 $S_x = \sqrt{\dfrac{\sum(x_i - \overline{x})^2}{n-1}} = \sqrt{\dfrac{\sum(x_i)^2 - (x_i)^2/n}{n-1}}$

$= \sqrt{\dfrac{(29^2 + 36^2 + \cdots + 24^2) - 845^2/30}{30-1}}$

$= \sqrt{27.94} = 5.286$ 计数/min

标准误 $S_{\overline{x}}$（即平均值 $\overline{x}$ 的标准差）$= \dfrac{\sigma}{\sqrt{n}}$。由于总体标准差 σ 的数值未知，

用样本标准差 S_x 作为它的估就得到 $S_{\bar{x}} \cong \dfrac{S_x}{\sqrt{n}} = \dfrac{5.286}{\sqrt{30}} = 0.965$ 计数/min。

本底计数率的测量结果记载为

$$\bar{x} \pm S_{\bar{x}} = (28.167 \pm 0.965)\ 计数/min$$

标准差 S_x 是单次测量（一分钟计数）的误差，也就是说，如果再作第 31 次的一分钟计数，它的数值大约有 68% 的机会落在 $\bar{x} \pm S_x = (28.167 \pm 5.286)$ 计数/min 的区间之间。

标准误 $S_{\bar{x}}$ 是样本平均值（30 min 计数所给出的平均计数率）的误差，也就是说，如果做了很多次 30 min 的计数，得出很多个不同区间 $\bar{x} \pm S_{\bar{x}}$，在 100 次中大约有 68 次所得的区间能够把计数率真值包括进去。如果只有一个 30 min 总计数 845 的数据，根据泊松分布计算误差。一分钟记数的期望值 m 未知，用 $\bar{x} = \dfrac{854}{30} = 28.167$ 作为它的估计值，则

标准差 $\sigma = \sqrt{m} \cong \sqrt{\bar{x}} = \sqrt{28.167} = 5.308$ 计数/min

平均值标准差 $\sigma_{\bar{x}} = \sqrt{\dfrac{m}{n}} \cong \sqrt{\dfrac{28.167}{30}} = 0.969$ 计数/min

10.10.3 误差传递和在放射性测量中的应用

10.10.3.1 误差传递

间接测量 y 是 m 个随机变量 $x_1, x_2, \cdots, x_m$ 的函数 $y = f(x_1, x_1, \cdots, x_m)$，那么 y 的方差为

$$\sigma_y^2 = \sum_{j=1}^{m} \left(\dfrac{\partial f}{\partial x_j}\right)^2 \sigma_{x_j}^2 + 2 \sum_{j=1}^{m} \sum_{\substack{k=1 \\ k \neq j}}^{m} \left(\dfrac{\partial f}{\partial x_j} \dfrac{\partial f}{\partial x_k} \mathrm{cov}(x_j, x_k)\right)$$

$$= \sum_{j=1}^{m} \left(\dfrac{\partial f}{\partial x_j}\right)^2 \sigma_{x_j}^2 + 2 \sum_{j=1}^{m} \sum_{\substack{k=1 \\ k \neq j}}^{m} \left(\dfrac{\partial f}{\partial x_j} \dfrac{\partial f}{\partial x_k} \rho(x_j, x_k) \sigma_{x_j} \sigma_{x_k}\right)$$

例如，$y = cx$，则 $\sigma_y^2 = c^2 \sigma_x^2$；$y = x_1 \pm x_2$，则 $\sigma_y^2 = \sigma_{x_1}^2 + \sigma_{x_2}^2$。

10.10.3.2 放射性测量的两类错误

在辐射测量中，由于测量数据的统计涨落，经常需要对测量结果进行判断，如样品是否含有放射性、是否被污染等。

第一类错误：如果样品中没有放射性，而根据测量结果判断其有放射性。第一类错误的概率用 α 表示，称为显著性水平。

第二类错误：如果样品中实际有放射性，而根据测量结果判断其无放射性。第二类错误的概率用 β 表示，$1-\beta$ 表示检测出放射性的能力，称为检出力。

10.10.3.3 判断限

为判断样品中有无放射性而引入判断限 L_C，判断限用于检验测量结果是否在统计上与本底有显著性差异，或用于判断两个样品的差异性是否明显。判断限是允许发生第一类错误的概率为 α 时，判断样品中有放射性存在的样品净计数的最小测量值。用 σ_0 表示样品净计数的标准偏差，k_α 是对应显著性水平为 α 时的常数，可查单侧正态分布有关数据获得

$$L_C = k_\alpha \sigma_0 = k_\alpha \sqrt{\sigma_{s+b}^2 + \sigma_b^2}$$

10.10.3.4 探测限

为以预计的置信水平推断放射性的存在与否，引入探测限 L_D，探测限反映一种特定测量的技术指标，不用于表述测量结果。σ_D 是样品计数的标准偏差，k_β 同 k_α 一样，查单侧正态公布有关数据获得。

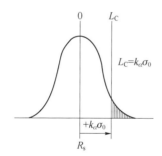
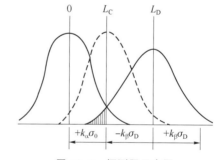

图 10.2　判断限示意图　　　图 10.3　探测限示意图

$$L_D = L_C + k_\beta \sigma_D$$

（1）在本底数学期望未知时：

$$\sigma_0 = \sqrt{N_{s+b} + N_b},\ \sigma_D = \sqrt{N_{s+b} + N_b}$$

$$L_D = L_C + k_\beta \sigma_D = (k_\alpha + k_\beta)\sqrt{N_{s+b} + N_b}$$

（2）在本底的数学期望已知时，$\mu_b = B$，则：

$$\sigma_D = \sqrt{N_{s+b} + N_b} = \sqrt{\sigma_{s+b}^2 + B} = \sqrt{\mu_s + 2B} = \sqrt{L_D + 2B}$$

$L_D = 2L_C = 4.65\sqrt{N_b}$，单位时间内 $L_D = 4.65\sqrt{\dfrac{n_b}{t_b}}$。

当样品的放射性活度等于或大于 L_D 时，虽然犯第二类错误的概率很小，但这时测量值的相对误差很大。在定量测量中还需要使用定量限 L_Q，定量限是在测量中达到预定精度时，要求样品中含有的最小放射性水平。在放射性测量中除了使用探测限、判断限外，更常用的是将测量计数转化成样品的最小放射性活度或最小可探测浓度等其他直接测量量。在本书中不再做更详尽介绍，可参考有关书籍。

|复习思考题|

1. 总体上讲，辐射照射监测的目的有哪些？
2. 按目的分，辐射照射监测有哪几类？
3. 辐射监测的运行实用量有哪些？
4. 环境监测的目的和分类有哪些？
5. 流出物监测的目的是什么？
6. 环境样品取样原则是什么？
7. 如何评价辐射照射？
8. 有效剂量的使用中要注意些什么？
9. 快速测量样品计数约为 3 500 c/m，本底计数约为 50 c/m，如果现在给定总测量时间为 10 h，应如何分配样品和本底测量时间？（8.93 h、1.07 h）
10. 快速测量样品 2 min 计数约为 800，已知探测系统本底为（100±2）c/m，如果根据精度确定 σ_{net} 为 3 c/m，则应测量样品最少时间为多少才满足要求？（80 min）
11. 一探测系统本底计数为（400±10）c/m，样品总计数 465 c/m，求 L_C 和 L_D。（23.3 c/m 和 46.5 c/m）

第 11 章
核或辐射应急准备与响应

11.1 概　　述

随着科学技术的不断发展，核设施、核活动的安全水平有了极大的提高，相对于其他工业而言，核工业的安全和清洁水平名列前茅。但是发生核事故出现应急情况的可能性不能完全排除，因此核或辐射应急工作受到十分普遍的关注。特别是近 40 年来发生了以下一些情况：

（1）20 世纪 80 年代在苏联发生的切尔诺贝利核电站特大核事故。
（2）21 世纪初美国遭到的"9·11"恐怖袭击。
（3）2011 年 3 月发生在日本的福岛核电站特大核事故。
（4）一段时间以来世界上发生的多起辐射源和辐射装置伤人事故。
（5）涉及核材料和放射性物质的非法活动。

以上这些情况的发生，极其深刻和震撼性地影响着核或辐射应急工作的发展，使得核或辐射应急工作的重要性提到了空前的高度，与核或辐射应急相关的理念、原则和工作体系得到长足的深化和发展，目前它已成为辐射防护与辐射源安全这门学科中不可分割和十分重要的组成部分。

11.1.1　核应急与辐射应急

根据国际原子能机构的定义，"应急"是指"某种非正常的状态或事件，此时必须立刻采取行动，以减轻对人的健康和安全、生活质量、财产或环境的危害或不良后果，这包括核与辐射应急，以及诸如火灾、危险化学品排放、风灾或地震等常规应急。它包括有必要立刻采取行动以减轻可觉察到危害影响的那些状态。"

一般所谓"核与辐射应急"中的"核应急"，是指"与核设施事故相关的应急"；其中的"辐射应急"，在我国主要是指"与辐射源与辐射装置事故相关的应急"，但常常可以合并简称为"核应急"。

11.1.2　应急响应的目标

在出现核或辐射紧急情况时，应急响应的实际目标是：

（1）重新控制形势，并减轻后果。
（2）拯救生命。
（3）避免或最大限度地减小严重确定性效应。
（4）提供急救，提供关键性医学治疗，以及管理对辐射损伤的治疗。
（5）降低随机性效应的风险。
（6）保持公众知情，并维持公众信任。
（7）尽实际可能减轻非放射后果。
（8）尽实际可能保护财产和环境。
（9）尽实际可能为恢复正常社会和经济活动做准备。

11.1.3　应急状态分级

为了有效地实施应急响应，需要对每一种应急状态进行评估，以确定所需采取的应急行动的级别，确定这种响应行动是否仅仅限于核设施厂房内的某一部分，或者是整个场区，或者需要扩大到场外，以便一旦出现某一具体的状态时可以立即采取相应的行动。不同类型的应急状态要求不同等级的响应。我国与国际原子能机构一样，将核电厂应急状态分成以下4级：

（1）应急待命。电厂的有关人员得到通知，进入准备应急的状态。
（2）厂房应急（应急状态的影响只限于电厂的部分区域）。厂内的人员行动起来，并通知场区外的有关机构。
（3）场区应急（应急状态的影响限于场区内）。场区内的人员行动起来，并通知场外的有关机构，场外的一些机构也可以行动起来。
（4）场外应急（应急状态的影响已超出场区边界）。执行整个场内、场外的应急响应计划。

对于核电厂以外的其他类型核设施，应根据设施的可能风险及环境条件等因素确定所需的应急状态分级。某些风险较小的核设施可以只有以上的2种或3种应急状态，而不是4种应急状态。

11.1.4 应急计划与准备阶段的主要工作

从应急管理的角度来看，整个应急工作可以分为两个大的阶段，即事故发生之前（即正常运行阶段）的"应急计划与准备阶段"，以及事故发生之后立刻转入的"应急响应阶段"。

其中，"应急计划与准备阶段"是一个漫长的所谓"设施正常运行阶段"，是抓紧时间为可能出现的"事故应急响应"做好各种充分准备的关键性时期，只有做好应急准备才能做好应急响应。"应急计划与准备阶段"的工作主要包括以下5个方面：

(1) 制订应急计划与执行程序。
(2) 建立应急组织。
(3) 建立应急资源：合格人员，经费，应急设施、设备及器材。
(4) 进行应急培训。
(5) 准备并实施应急演习。

11.2 应急计划及其编制基础

应急计划（或称应急预案）是一份需经过审批的文件，它描述了该文件的编制与实施单位的应急响应功能、组织、设施和设备，以及和外部应急组织之间的协调和相互支持关系。

应急计划要定期进行评审和修订，它文字简洁明了，只对若干主要方面给出原则性规定，其内容相对比较稳定。因此，为了按应急计划的要求对各种应急行动实施具体指导，必须通过比它低一个层次的各种"执行程序"来完成。"执行程序"可涵盖各个具体方面，包括应急准备与应急响应两个阶段，以及管理性与技术性两大类。虽然"执行程序"本身并不要求通过审批，但其标题目录必须作为应急计划的附件送审。

应急计划的分类，按层次可以分为国家、省、设施三级应急计划；按地域，分为场内和场外应急计划；按危害类型，可分为"其他应急"与"辐射应急"计划。为了确保实际的应急响应效果，各种不同应急计划的制订与响应行动之间的统一和协调是特别重要的。

应急计划的编制，要以识别核设施的危害并评估紧急情况的潜在后果为基础。国际原子能机构对作为应急计划制订基础的设施或活动的危害（应急准备）类型分级提出了建议（见表11.1）。这种危害（应急准备）分类可以作为所需应急计划的分类的基础。从表 11.1 可以看出，前面三类属于核设施的，第Ⅳ类是针对核活动的，第Ⅴ类是针对跨边界影响区域的。

表 11.1 危害（应急准备）类别

类别	描述
Ⅰ	核电厂等设施：对于这些设施，场内事件[a,b]（包括那些在设计中未考虑的事件[c]）假设可能导致场外严重确定性效应[d]，将需要采取预防性紧急防护行动、紧急防护行动或早期防护行动和其他响应行动，以便按照国际标准[e]实现应急响应目标；或者对于这些设施，此类事件已在类似设施中发生过
Ⅱ	用于为船舶（如轮船和潜艇）推动提供动力的一些类型研究堆和核反应堆等设施：对于这些设施，场内事件[a,b]假设可能导致场外人员受到某些剂量，将需要采取紧急防护行动或早期防护行动和其他响应行动，以便按照国际标准[e]实现应急响应目标；或者对于这些设施，此类事件已在类似设施中发生过。Ⅱ类（与Ⅰ类不同）不包括其场内事件（包括那些在设计中未考虑的事件）假设可能导致场外严重确定性效应或此类事件已在类似设施中发生过的那些设施
Ⅲ	工业辐照设施或一些医院等设施：对于这些设施，场内事件[b]假设可能需要在场内采取防护行动和其他响应行动，以便按照国际标准[e]实际应急响应目标；或者对于这些设施，此类事件已在类似设施中发生过。Ⅲ类（与Ⅱ类不同）不包括其场内事件假设可能需要在场外采取紧急防护行动或早期防护行动或此事件已在类似设计中发生过的设施
Ⅳ	以下活动和行动可以导致核或辐射紧急情况，需要采取防护行动和其他响应行动，以便按照国际标准[e]在无法预料的场所实现应急响应目标。这些活动和行为包括：（a）核或放射性物质的运输以及涉及工业射线照相源、核动力卫星或放射性同位素热电发生器等移动式危险源的其他授权活动；（b）危险源失窃和放射性散布装置或放射性辐照装置的使用[f]。这一类别还包括：（i）未知来源的辐射水平升高或受污染商品的探测；（ii）辐射照射所致临床症状的鉴定；（iii）未列入Ⅴ类中的来自另一国家核或辐射紧急情况的跨境紧急情况。Ⅳ类代表适用于所有国家和管辖区的危害水平
Ⅴ	一国针对另一国的Ⅰ类和Ⅱ类设施而设置的应急规划区和应急规划距离内的区域

注：a 即涉及放射物质的大气释放或水释放的场内事件，或源于场址上某一场所的外部照射（如由于失去屏蔽或临界事件）。
b 此类事件包括核安保事件。
c 这包括超设计基准事故的事件和适当时超设计扩展状况的工况。
d 见定义中的"确定性效应"。
e 关于应急响应目标和通用准则。
f 放射性散布装置是一种利用常规爆炸物或其他手段扩散放射性物质的装置。辐射照射装置是一种旨在故意使公众成员受到辐射照射的装有放射性物质的装置。它们可以是制造、改装或临时凑成的装置。

11.3 应急计划的主要内容

场内应急计划与场外应急计划的主要内容有相当部分是类同的，但也有不同的地方。

场内应急计划一般应包括以下几个方面的主要内容：
（1）应急组织与职责，以及应急组织间的协调。
（2）应急设施和设备（包括通信设施与设备）。
（3）应急行动水平与干预水平。
（4）应急响应行动，包括监测与评价、通知与报告、防护行动、医学救援、公众沟通等。
（5）应急响应能力的保持，包括应急计划的评审与修订、培训、演习、设施和设备的维护和检验等。
（6）应急执行程序目录。

下面简要介绍以上"应急组织与职责""应急设施""应急响应能力的保持"3个方面。

11.3.1 应急组织与职责

核设施营运单位的应急组织规模，应按核设施的类型和规模来确定。以核电站营运单位的应急组织为例，其组织框图见图11.1，一般是由一名指挥和若干名副指挥及成员组成指挥部，再在指挥部下设立若干个应急专业组。

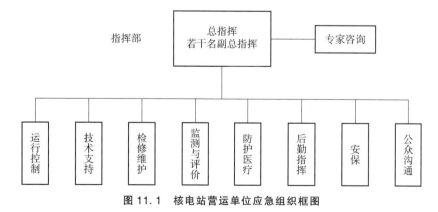

图 11.1 核电站营运单位应急组织框图

对于核电站以外规模较小的核设施，应急组织的规模可以相应缩小，应急专业组的数目也可适当合并减少,可以由一个组兼任一个以上职能。专业组的设置也可以不尽相同。

11.3.2 应急设施

对应急设施的要求,显然与应急计划的规模和类别(应急计划类别)有关,不能强求一律或盲目求大求全。我国相关标准对核电站的应急设施的设置有以下要求:

1) 应考虑的主要应急设施
(1) 控制室。
(2) 辅助控制点或备用控制点。
(3) 运行支持中心(或支持点)。
(4) 技术支持中心(或支持点)。
(5) 应急指挥中心(亦称应急控制中心、应急管理中心或应急运行中心)。
(6) 公众沟通中心。
(7) 监测评价系统。
(8) 应急通信系统。

以上前 5 种设施,称为关键应急设施,需要保证具有人员可居留性。

2) 辅助应急设施
(1) 场区办公楼。
(2) 培训中心。
(3) 维修设施。
(4) 物理化学分析实验设施。
(5) 环境监测设施。
(6) 场区医疗急救设施。
(7) 淋浴与去污设施。
(8) 安保设施。

其中关键应急设施所需要具备的基本功能见表 11.2。

表 11.2 关键应急设施的应急响应功能

应急响应功能		应急设施			
		控制室	运行支持中心（或支持点）	技术支持中心（或支持点）	应急指挥中心
基本功能	应急管理			√*	√
	应急运行	√			
	应急监测与评价	√		√	√
	防护行动建议	√*		√	√

续表

应急响应功能	应急设施			
	控制室	运行支持中心（或支持点）	技术支持中心（或支持点）	应急指挥中心
主要支持功能 — 技术支持	√*		√	√
运行支持		√	√	
堆芯损伤评价	√	√	√	
电厂系统评价	√	√	√	√
环境辐射评价			√	√
纠补行动确定	√*		√	√
维护与检修		√		
通知	√*		√*	√
通信联络	√	√	√	√
数据发送	√		√	√
行政管理和后勤支持				√
文件编写	√*		√*	√
实施程序支持			√	√
公众信息与新闻			√*	√

注：符号√表示应急设施应具备的功能；
符号*表示这些功能将在应急指挥中心启动之后被完全转移到应急指挥中心。

11.3.3 应急响应能力的保持

应急响应能力的保持是指建立必要的机制和采取必要的措施使应急响应的能力始终保持在一种"召之即来，来之能战"的高效状态，是保证应急响应切实有效的关键，因此是应急计划和准备的关键内容之一。

按我国相关法规要求，做好应急响应能力保持的主要环节有以下4个方面：

（1）应急培训。
（2）应急演习与练习。
（3）应急计划和执行程序的评审与修订。
（4）应急设施、设备、系统与器材的效能检查与维护。

关于应急培训，规定要对可能承担应急任务的各类人员（指挥人员、协调人员、各类专业人员、后勤人员，以及场外支持人员）进行与他们预计要完成的应急任务相适应的培训，包括应急计划和应急程序的培训、自我保护知识的培训等。同时，还对培训教材、频度和考核等提出具体要求。

关于应急演习，目的在于检验和提高应急组织的总体响应能力，分为针对操作技能和某个单项实施程序的练习和多项目、多方面的联合演习。演习要有频度、计划、评估等方面的要求。IAEA 在 2005 年发布的关于应急演习的文献（IAEA-EPR-EXERCISE）中，明确指出："一个好的演习不一定是万事进展顺利的演习，而是可以获得很多教训的演习。演习的目的不是去证明安排的高质量，而是去识别可以作出改进的弱点和环节。因此，演习是应急准备与响应可持续和连续改进的完整计划的一部分。"我国核电厂的应急演习开展已有 40 多年的历史，对推动我国应急准备工作起到十分重要的作用。但总的来看，对于应急演习的上述目的还普遍认识不足，因此总是只希望满足于演习"平安流畅"，而不关注"去识别可以作出改进的弱点和环节"。这就常常使我们的演习流于形式（有人戏称为演戏），得不到宝贵的东西，应该切实加以改进。

关于应急计划与程序的评审和修订，相关法规明确指出，要根据演习的反馈结果，协调方法的变更、法规标准的变化，组织和自然和社会环境以及其设施实际情况的变化而对应急计划和程序进行定期（或必要时，不定期）的评审和修订。一般来讲，每年对其中某单项或若干进行局部修订，每 2~3 年进行一次全面修订。修订一定要保持整个计划的协调性。修订整个过程要按相关规定的程序要求进行。

| 11.4 应急计划区 |

11.4.1 应急计划区的定义

所谓应急计划区（emergency planning zone，EPZ），就是根据核设施的危险大小和周围的具体条件而划出来的"为了在事故时能及时、有效地采取保护公众的防护行动，事先在核电站或某些核设施周围划定的、制订有应急计划并做好应急准备的区域"。

对于研究堆等较小的核设施，应急计划区可能是以反应堆为中心的一部分或整个场区。

11.4.2 应急计划区的类别

较大规模核设施的应急计划区分为：烟羽应急计划区、食入应急计划区。

IAEA 也提出过稍为不同的分法，主要是在场址附近又增加了一个预防性行动区，目的在于一旦出现较大事故，可以根据工况判断立刻在比较小范围内采取预防性防护行动，此时计划区分为以下 3 个（后 2 个分别相当于上面的烟羽应急计划区和食入应急计划区）：预防性行动区（PAZ）、紧急防护行动计划区（UPZ）、较长期防护行动计划区（LPZ）。

11.4.3 核电站应急计划区大小

核电站应急计划区的大小，目前还是按国标《核电厂应急计划与准备第 1 部分：应急计划区的划分》（GB/T 17680.1—2008）的如下建议值：

（1）应急计划区分为烟羽应急计划区和食入应急计划区。

（2）烟羽计划区以反应堆为中心，7~10 km 为半径，在此范围内需要依据实际情况做好实际防护措施的准备。在该范围内还要考虑在 3~5 km 为半径的区域内，做好人员撤离的准备。

（3）食入应急计划区以反应堆为中心，30~50 km 为半径。在此范围内应加强辐射监测，并做好食物和饮水控制的准备。

（4）当建造较低功率的核电厂时，可以考虑采用上述应急计划区的下界值，但必须经过论证。

我国部分核电站所确定的应急计划区大小见表 11.3；对研究堆的计划区大小建议值见表 11.4。

表 11.3 我国部分核电站应急计划区范围

应急计划区		计划采取的主要防护措施	秦山核电基地（秦山一、二、三期）	大亚湾核电站岭澳核电站	田湾核电站
烟羽应急计划区	内区	隐蔽、撤离、服用碘片	3 km	5 km	3 km
	外区	隐蔽、服用碘片	3~7 km	5~10 km	3~5 km
食入应急计划区		食物和饮水控制	30 km	50 km	20 km

表 11.4 研究堆应急计划区的推荐值[①]

额定热功率水平 P	应急计划区范围（以反应堆为中心的半径）
$P \leqslant 2\ \text{MW}$	运行边界[②]
$2\ \text{MW} < P \leqslant 10\ \text{MW}$	100 m
$10\ \text{MW} < P \leqslant 20\ \text{MW}$	400 m
$20\ \text{MW} < P \leqslant 50\ \text{MW}$	800 m
$P > 50\ \text{MW}$	视具体情况而定

注：①取自核安全导则：研究堆应急计划和准备（HAD002/06）。
②指场址边界内由反应堆运行主管部门管理的某个区域，通常是堆建筑物。

11.5 照射途径与防护措施

核应急时,假若有较大规模的大气释放,那么人员可以受到很多途径的照射(图11.2)。主要途径有:

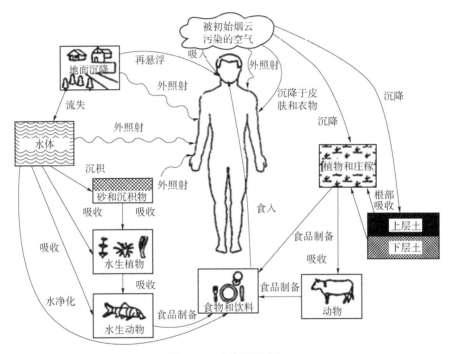

图 11.2 人类受照途径

(1) 来自辐射源的直接外照射。
(2) 烟羽浸没外照射。
(3) 烟羽吸入内照射(包括地面沉积再悬浮内照射)。
(4) 地面沉积外照射。
(5) 食入污染食物和水所致内照射。
(6) 皮肤、衣服沉积外照射。

针对各种照射途径应当采取不同的防护措施,见表11.5。

表 11.5　针对各种不同的照射途径可采取的防护措施

照射途径	防护措施
来自设施、烟羽和地面沉积的外照射 烟羽中放射性物质的吸入内照射 衣服和皮肤上的沉积物可能引起的内外照射	紧急撤离 隐蔽 出入口控制
地面沉积的外照射 食入受污染的食物和水 吸入再悬浮的放射性核素	暂时避迁和永久性再定居 提供临时呼吸道防护
食入受污染的食物和水	食物和饮水控制、限制和禁用
食入或吸入放射性碘	服用稳定性碘、碘化合物
内照射或（和）外照射	人体和衣物去污

采取隐蔽措施后对 γ 烟羽外照射和地表沉积外照射所可能提供的屏蔽因子大小分别见表 11.6 和表 11.7。服碘片可能带来的防护效果与服碘时间相对于释放时间的关系有关，可参见图 11.3。

表 11-6　对 γ 烟羽照射源典型的屏蔽因子

结构或位置	屏蔽因子[①]	典型范围
室外	1.0	—
车内	1.0	—
木结构房屋[②]（无地下室）	0.9	
木屋地下室	0.6	0.1~0.7[③]
砖石房屋（无地下室）	0.6	0.4~0.7[③]
砖石地下室	0.4	0.1~0.5[④]
大型办公楼或工业建筑物	0.2	0.1~0.3[③,④]

注：①指室内与室外剂量之比。
②附有砖、石饰面的木结构房屋，其屏蔽效果与砖石房相近。
③该变化范围主要由于不同的墙壁材料和几何条件引起。
④剂量减弱因子和人员处在建筑物内的位置有关（如在地下室或在内屋）。

表 11-7　对地表沉积照射源的典型屏蔽因子

结构或位置	典型的屏蔽因子
在完全去污过的 50 ft 宽道路上的汽车	0.25
火车	0.4
一层和两层木结构房屋（无地下室）	0.4[b]
一层和两层石坯和砖房（无地下室）	0.2[b]

续表

结构或位置	典型的屏蔽因子
房屋地下室，一边或两边屋墙完全受到照射	0.1^b
一层房，地下部分小于 2 ft 所有墙壁受到照射	0.05^b
两层房，地下部分小于 2 ft 所有墙壁受到照射	0.03^b
三层或四层建筑每层面积为 5 000~10 000 ft^2： 　第一层和第二层 　地下室	0.05^b 0.01^b
多层建筑，每层大于 10 000 ft^2： 　上层 　地下室	0.01^b 0.005^b

注：a：指室内与室外剂量之比。
　　b：远离门和窗户。

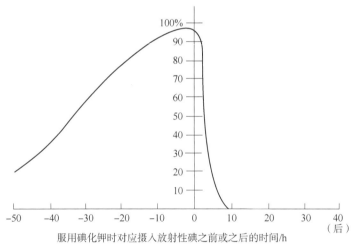

图 11.3　服 100 mg 碘后所提供甲状腺阻断百分数随时间的关系

11.6　应急干预原则和干预水平

11.6.1　干预原则

采取应急干预行动时所应遵循的原则称为干预原则，主要有以下 3 条：

1）应尽所有可能的努力来防止严重的确定性健康效应

如果所有公众成员的剂量保持低于确定性效应的阈值,就可以防止严重的确定性效应。由于剂量预测会有某种不确定度,因此防止这些效应的行动将在低于阈值以下采取。

2）干预应是正当的

在此意义上说,引入防护措施应使所获得的利益大于其有害方面。当采取行动,有纯利益时,干预便是正当的。由于对某些防护措施而言,干预的损失可能超过了避免照射所得到的利益,所以仔细考虑干预的利益和代价是重要的。

GB 18871—2002 第 10.3.2 条有以下规定:

"如果任何个人所受的预期剂量(而不是可防止剂量)或剂量率接近或预计会接近可能导致严重损伤的阈值(见表 11.8),则采取防护行动几乎是正当的。在这种情况下,对任何不采取紧急防护行动的决策,必须对其正当性进行判断。"(因此正当性有两种含义)

表 11.8　急性照射的剂量行动水平

器官或组织	2 天内器官或组织的预期吸收剂量/Gy
全身(骨髓)	1
肺	6
皮肤	3
甲状腺	5
眼晶体	2
性腺	3

注:在考虑紧急防护的实际行动水平的正当性和最优化时,应当考虑当胎儿在 2 天时间内受到大于约 0.1 Gy 的剂量时产生确定性效应的可能性。

3）干预是优化的

应对引入干预和后来撤销干预所依据的干预水平进行优化,以便使防护措施产生最大的净利益。某一防护措施的净利益可达到最大时,干预便是优化的。防护行动的干预水平值应该按能产生最大净利益的方法来选择。

11.6.2　应急情况下适用的 3 种剂量

(1) 预期剂量——不实施任何防护措施时个人将受到的最大剂量;预期剂量的概念可以用图 11.4 表示。

（2）可防止剂量——实施某种防护措施后所减少受到的剂量；可防止剂量是与防护行动相关的人群的平均剂量，它不是最大受照个人剂量。因此它是措施相关的，不是凝固不变的。可防止剂量的概念可以用图 11.5 表示。

（3）剩余剂量——实施防护措施后所仍然受到的剂量。

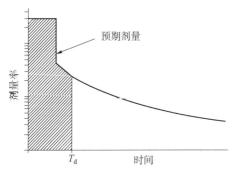

图 11.4　预期剂量概念的图形表示　　　图 11.5　可防止剂量概念的图形表示

11.6.3　适用于保护公众的干预水平

我国 GB 18871—2002 规定了以下干预水平，适用于早期紧急防护措施的干预水平见表 11.9，适用于中后期较长期防护行动的干预水平见表 11.10，适用于食物控制的行动水平见表 11.11。

表 11.9　为紧急防护措施推荐的通用干预水平

措施	通用优化干预水平（GIL）	备注
隐蔽	10 mSv	指 2 天以内由措施所减少的可防止剂量
撤离	50 mSv	指 1 周以内由措施所减少的可防止剂量
服碘	100 mGy	指服碘后甲状腺的可防止待积吸收剂量

表 11.10　较长期防护行动的干预水平

措施	通用优化干预水平	备注
避迁开始	30 mSv	当 1 个月内避迁的可防止剂量达到或超过此水平，则开始避迁
避迁终止	10 mSv	当 1 个月内避迁的可防止剂量回落到此水平以下时，则终止避迁，返回原地

续表

措施	通用优化干预水平	备注
永久再定居	当预计在 1 或 2 年内 1 个月避迁的可防止剂量不会降低到 10 mSv 以下时,或不采取避迁时终身累积剂量会超过 1 Sv 时,则实施永久再定居	

表 11.11　食物通用行动水平

放射性核素	一般消费品/(kBq·kg^{-1})	牛奶、婴儿食品和饮水/(kBq·kg^{-1})
^{134}Cs、^{137}Cs、^{103}Ru、^{106}Ru、^{89}Sr	1	1
^{131}I	1	0.1
^{90}Sr	0.1	0.1
^{241}Am、^{238}Pu、^{239}Pu	0.01	0.001

近 40 多年来,国际社会对已发生过的应急响应事件进行了评议和总结,发现若干方面的不足,特别是应急响应准则方面。因此决定在保持原有基本剂量准则不变的基础上,对应急响应准则体系做必要的扩展和完善,使之更具操作性。新推荐的准则(TECDOC—1432,GSG—2)见表 11.12 和表 11.13 等。

表 11.12　在紧急情况的任何情况下,为避免或最大限度地减小严重确定性效应,预期要采取防护行动和其他响应行动的短期内已受剂量的通用准则

通用准则		防护或其它响应行动示例
急性外照射 (<10 h)		如果是预期剂量:
AD$_{红骨髓}$^{a}	1 Gy	—(即使在困难条件下也要)立即采取预防性紧急防护行动,使剂量保持在通用准则以下
AD$_{胎儿}$^{b}	0.1 Gy	
AD$_{组织}$^{c}	0.5 cm 深处 25 Gy	—提供公众信息和警告
AD$_{皮肤}$^{d}	100 cm^2 面积 10 Gy	—开展紧急去污
急性摄入内照射（$\triangle$ = 30 d^e）		如果是已接受剂量:
AD($\triangle$)$_{红骨髓}$	对原子序数 $Z \geq 90^f$ 的放射性核素为 0.2 Gy 对原子序数 $Z \leq 89^f$ 的放射性核素为 2 Gy	—进行紧急医学检查、医疗咨询和指向性医学治疗
AD($\triangle$)$_{甲状腺}$	2 Gy	—进行污染控制
AD($\triangle$)$_{肺}$^{h}	30 Gy	—立即进行促排^g(如果适用)
AD($\triangle$)$_{结肠}$	20 Gy	—进行登记,为长期医学随访做准备
AD($\triangle'$)$_{胎儿}$^{i}	0.1 Gy	—提供全面的心理咨询

续表

注：a. AD（△）$_{红骨髓}$表示强贯穿辐射均匀场中的辐射给体内组织或器官（如红骨髓、肺、小肠、性腺、甲状腺）以及眼球晶体造成的相对生物效能平均加权吸收剂量。

b. 在 0.1 Gy 时，胎儿发生严重确定性效应概率极小，而且只是在怀孕后的一定时期（如在宫内发育的 8~15 周内），并且仅在高剂量率下受到这样的剂量。在怀孕后的其他时期和较低的剂量率情况下，胎儿对照射的敏感性相对较低。在 1 Gy 的剂量照射情况下，发生严重确定性效应概率高。因此，在以下情况下，1 Gy 被用作胎儿在短期内所受剂量的通用准则：(i) 危害评价目的是确认在核或辐射紧急情况下需要采取预防性紧急防护行动以避免或最大限度地减小严重确定性效应的设施和活动、场内区域和场外区域及场所；(ii) 确定照射对健康有危险的情况；(iii) 为避免或最大限度地减小严重确定性效应的发生就在场外采取紧急防护行动和其他响应行动做出决定而进行安排（如建立预防性行动区）。

c. 与放射源密切接触（例如，手持放射源或将放射源放入口袋中）导致的组织表层以下 0.5 cm 深处 100 cm^2 面积的剂量。

d. 100 cm^2 面积真皮（体表下 40 mg/cm^2（或 0.4 mm）深度的皮肤结构）所接受的剂量。

e. AD（△）是指将导致 5% 的受照个人产生严重确定性效应的摄入量（I_{05}）在时段 △ 期间产生的相对生物效能加权吸收剂量。

f. 使用不同的通用准则，以考虑在这两组放射性核素的摄入阈值下发生的照射所导致的相对生物效能加权吸收剂量中显著差异。

g. 促排是在化学或生物试剂的促进下的生物过程活动。促排能使已结合的放射性核素从人体内排出。促排的通用准则基于未促排时的预期剂量。

h. 就这些通用准则而言，"肺"指呼吸道的肺泡间质区。

i. 就这种特定情况而言，"△"指胚胎和胎儿的宫内发育期。

表 11.13　为降低随机性效应的风险在紧急情况下采取防护行动和其他响应行动的通用准则

通用准则		防护行动和其他响应行动实例^a
预期剂量超过以下通用准则时：采取紧急防护和其他响应行动		
$H_{甲状腺}$	第一个 7 天内 50 mSv^b	甲状腺碘阻断^c 隐蔽^e；撤离；预防无意食入；对食品、牛奶和饮用水施加限制^{g}以及食物链和供水系统施加限制；对食品以外的商品施加限制；污染控制；去污；登记；公众安抚
E^d	第一个 7 天内 100 mSv	
$H_{胎儿}{}^f$	第一个 7 天内 100 mSv	
预期剂量超过以下通用准则时：采取早期防护行动和其他响应行动		

续表

通用准则		防护行动和其他响应行动实例[a]
E^d $H_{胎儿}{}^f$	第 1 年内 100 mSv 整个宫内发育期 100 mSv	暂时避迁;预防无意食入;对食品、牛奶和饮用水[g]施加限制以及食物链和供水系统施加限制;对食品以外的商品施加限制;污染控制;去污;登记;公众安抚
已受剂量超过以下通用准则时: 采取较长期的医学行动,以查出并有处理辐射诱发的健康效应		
E^d $H_{胎儿}{}^f$	1 个月内 100 mSv 整个宫内发育期 100 mSv	基于特定辐射敏感器官的当量剂量开展健康筛查(作为较长期的医学随访的基础)[h],登记,心理咨询提供咨询,以针对具体情况作出合理的决策

注:a. 这些实例既不是详尽的,也不是相互排斥的方式分组的。
    b. 仅指放射性碘对甲状腺造成的当量剂量($H_{甲状腺}$)。
    c. 这个通用准则仅适用于实施甲状腺碘阻断。就甲状腺而言,甲状腺碘阻断是一项紧急防护行动,实施规定如下:如果涉及放射性碘的照射;放射性碘释放之前或释放之后不久;仅在放射性碘摄入之前或之后短时间内。
    d. 有效剂量。
    e. 作为干扰性较小的防护行动,只要适当考虑相关的参考水平,按照要求是正当和优化的,就可以在较低的剂量水平下实施隐蔽。
    f. $H_{胎儿}$是对胎儿的当量剂量,是由外照射剂量以及在相对于怀孕不同时间内摄入不同化合物对胚胎或胎儿的任何器官导致最大待积当量剂量加和计算出来的。
    g. 使用这些通用准则对食品、牛奶和饮用水施加的限制,要在对食品、牛奶和饮用水取样分析之前进行。只要可以获得食品、牛奶和饮用水的替代品,以确保限制不会导致严重的营养不良、脱水或其他严重的健康影响,就可以实施这些限制。
    h. 在健康筛查的结果显示超出表 11.13 准则时,就需要基于准则给予适当的医学关注。

11.6.4 应急工作人员的防护

对承担应急响应任务的工作人员,必须按要求进行防护。除了对他们的响应行动应当加强管理和剂量监督外,特别应当对他们可能受到的照射加以控制,必须按他们承担的行动的重要性来控制他们可能受到的照射水平(见表 11.14)。在工作人员开始应急任务之前,对他们可能受到的这种照射进行评估和批准,并应事先规定出相应的批准权限,对于较高水平的照射必须经应急组织较高级别负责人的批准。例如,对于第(三)类可能受到超大剂量照射的行动,可能要经应急总指挥批准。

表 11.14　应急工作人员照射控制 [GB 18871—2002]

应急行动类别	控制剂量水平/mSv	要求
（一）一般应急行动	50	尽可能不超过控制水平
（二）为避免大的集体剂量或为防止演变成灾难性情况	100	尽一切可能限制在控制水平以下，应急人员应是自愿的
（三）为抢救生命或避免严重损伤	500	应做出各种努力限制在控制水平以下，以防止严重确定性效应。只有行动给他人带来的利益明显大于本人所受危险时才采取行动，并且应急人员应是自愿的

11.6.5　关于国际上扩展的应急响应准则的讨论

本章前几节对国际上近来建议的扩展了的应急响应准则作了介绍（表11.12、表11.13）。我国现行基本安全标准 GB 18871—2002 中与"应急响应准则"对应的叫"干预水平"。与基本安全标准 GB 18871—2002 规定的干预水平进行比较，可以看出，两者虽然叫法不同，细化程度有别，但它们的基本剂量准则实际相同，并不矛盾。

例如，表 11.8 中 GB 18871—2002 给出的急性照射的剂量行动水平全身照射与 TECDOC-1432 给出的防止确定性效应的全身照射的准则都是 1 Gy。表 11.9 和表 11.10 中 GB 18871—2002 给出的降低随机效应的通用水平与 TECDOC-1432 给出的降低随机效应的通用准则也都相同。

再看表 11.11 中显示的 GB 18871—2002 给出的食物中放射性核素的活度浓度控制通用干预行动水平，和 TECDOC-1432 给出的干预食品、饮水和奶的应急准则，二者表达形式上存在区别，但它们均是参考国际原子能机构 GSG-2（1996）中制定食品的控制水平的基础剂量（10 mSv/年）推导而来的，因此二者针对食品干预水平的规定仍然具有一致的基础。

再看 GB 18871—2002、TECDOC-1432 和国际原子能机构 GSG-2 号通用安全导则（2011）针对应急工作人员的照射控制水平，除细节外基本一致。

因此从总体上可以说，国际上新推荐扩展的应急响应准则体系和我国现行的基本安全标准并不矛盾，具有相同的安全水平，是相互相容的。因此在我国现行基本安全标准体系下引入这些国际上新推荐的扩大应急响应准则是完全可行的、正当的。同时也必须指出，由于扩展的应急响应准则体系更加细化和完善，十分有利于实际的应急剂量评价和决策，因此尽早引入是有益而必要的。

11.7 核恐怖突发事件与突发事件综合预案

11.7.1 核或辐射恐怖事件

核或辐射恐怖事件是指恐怖分子采用或威胁采用可造成核或辐射后果的手段达到其威胁和破坏目的的突发事件。

这类事件种类很多，形式和后果各异，例如：

（1）投寄恐吓信，威胁使用放射性物质。

（2）偷盗放射源、放射性物质，以实施恶意行动。

（3）制造伤害事件，包括以隐蔽方式利用放射源或辐照装置对个人或人群实施照射。

（4）使用能散布放射性物质的装置，如以炸药为弹芯，外层充以放射性物质的所谓"脏弹"，或不会爆炸但会使放射性物质弥散的装置（radiological dispersal device，RDD）。

（5）攻击核设施或核活动（如攻击运输中的放射性物料或核电站）造成放射性物质大量外泄。这类攻击性破坏如果十分强大，那么就有可能造成超出一般核事故的后果。

（6）污染食物和水源。

（7）盗窃和偷运核材料，制造粗糙的核武器装置（improvised nuclear device，IND），其后果更为严重。

以上各种可能恶意活动中，虽然真正造成毁灭性后果事件（如粗糙核装置）的可能性是很小的，但是即使是一种辐射后果并不一定严重的威胁，其可能带来的社会心理影响也会是严重的，这一点应当特别注意。

核或辐射恐怖突发事件与一般的核或辐射应急事件相比，有其类同的地方，如：

（1）都是突发性事件，必须采取紧急应对措施。

（2）紧急应对措施的基本原则、内容基本相同。

（3）紧急应对措施的组织、设备、方法基本相同。

因此，两者存在着很多类同和可以兼容的地方，但也存在着不少差别，例如：

(1) 从发生的时间和地点来看,核恐怖活动的突发性更强,不像核设施事故应急那样,地点已知,时间上也有一定征兆。

(2) 释放的物质种类(核素、化学、生物)、物化形态更难以预料。

(3) 恐怖活动常常发生在人口更加密集、社会敏感性更大的地区,不像核设施周围那样人口相对稀少,并且事先已做好应急准备,因此造成的社会心理紊乱和后果更加严重。

(4) 恐怖活动常常发生在局部地形和气象条件比较复杂的城市地区,因此对后果评价、监测和防护措施的采取带来更多的困难。

(5) 由于情况不同,所采用的关于后果控制、清污、场址恢复以及干预(行动)水平方面的法规导则也与核事故应急情况会有所不同。

(6) 对恐怖活动,在危机管理中应当由公安部门发挥主导作用,在应对过程中充分注意对线索和罪证的搜集。

(7) 对事件的分级不同,要考虑威胁的可信度(见表11.15)。

表 11.15　IAEA 推荐的恐怖/犯罪威胁分级

级别	描述
不可信的恐怖/犯罪威胁	不认为是可信的威胁。在此水平下,被作为攻击目标的设施或个人得到通知,但无须附加的行动
可能是可信的恐怖/犯罪威胁	有迹象表明威胁可以是可信的,但可信度的评价不是结论性的,或者是不完全的。在这种水平下,设施将宣布待命;设施或其他可能的目标将采取行动改进安保;将任命一个事件的指挥。另外,还将采取其他一些措施以改进即时实施协调响应的能力,以防止或减少任何辐射的、心理的或经济的影响
可信的恐怖/犯罪威胁	已有迹象表明威胁是可信的。在这种水平下,设施将宣布待命并采取其他相应的行动。对于所有的威胁,包括那些与设施无关的威胁,将采取各种措施来协调国家组织和地方组织对犯罪活动的响应,以减少任何辐射的、心理的和经济的影响
恐怖/犯罪活动	某种恐怖或犯罪活动已经发生。在这种水平下,将按规定宣布待命,或厂区应急、场内应急,或场外应急,并采取行动以协调国家组织和地方组织对犯罪活动所作出的响应,以减少任何辐射的、心理的和经济的影响

核与辐射恐怖/犯罪突发事件的管理与一般核事故应急事件有所不同,可以分为前期的危机管理和后期的后果管理两大部分。危机管理可以定义为对事件的执法响应,包括为预防、阻止和消除恐怖/犯罪威胁或活动所采取的各种

行动。当然核与辐射恐怖/犯罪突发事件与一般恐怖/犯罪突发事件的不同之处，在于它涉及对核辐射的侦查，需要专门的技术支持。但在危机管理阶段，显然要以公安、司法部门的指挥为主体，其管理的对象是恐怖分子及其活动。所谓后果管理，是指为保护公众健康和安全的目的出发，采取各种措施将恐怖/犯罪活动所造成的公众和环境后果减到最小，管理的对象是事件的后果。

总之，我们一方面要充分利用恐怖/犯罪突发事件与一般核应急事件之间类同而可以兼容的地方，另一方面又要充分注意它们之间的差异，有针对性地做好应对准备。

11.7.2 突发事件综合预案

鉴于恐怖事件和公共事件等人为突发事件，以及频频发生的各类卫生和自然灾害突发事件的教训，近年来国际上已根据各类突发事件的共性逐渐形成应对各类突发事件的"综合预案"。这种"综合预案"充分利用了应对各类突发事件所需要的一些通用基本功能（基本的组织机构、通信通报功能、防护功能等），在充分发挥通用基本功能的基础上，保持不同突发事件之间必要的特殊性和相互协调性。

我国 2007 年 11 月发布并实施了《中华人民共和国突发事件应对法》，该法把突发事件定义为"突然发生，造成或者可能造成严重社会危害，需要采取应急处置措施予以应对的"事件，包括"自然灾难、事故灾难、公共卫生事件和社会安全事件"。

核应急事件，可以属于上述事故灾难或由自然灾难和社会安全事件（恶意破坏）引起的涉及核或辐射应急的事件。核应急预案，将属于上述综合预案中的一个专项预案，如图 11.6 所示。

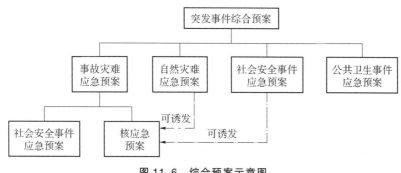

图 11.6 综合预案示意图

| 复习思考题 |

1. 什么叫核应急？我国核电站应急状态分为哪4级？
2. 什么是干预原则与干预水平？
3. 核事故时可能的照射途径和主要的防护措施有哪些？
4. 应急计划的内容主要有哪些方面？
5. 简述应急工作人员的照射控制水平。

第 12 章
实用辐射防护

12.1 概 述

辐射防护原则应贯穿核设施、核技术应用工作场所（以下统称为设施）的选址、设计、建造、运行、退役和场址修复等整个寿命期内，体现在设施安全保障的技术措施和方法之中。

选址需综合考虑自然环境和社会环境特征，还要结合行政管理要求和其他一些法律法规的要求等，这里不再进行阐述。

目前所有设施的辐射安全管理针对不同的设施有不同的内容，总体来说辐射防护的具体措施包括：设施布局设计；设施结构设计和材料的选择；内照射封隔系统的设计、安装和应用；外照射剂量最优化的系统设计、建造和运行等。

12.1.1 设施布局设计

设施布局必须便于设施运行、维护、视察和辐射控制；设施的设计必须达到保护公众、职业人员和环境的目的，考虑的内容有：放射性区域与非放射性区域的隔离，为避免直接的职业受照配备屏蔽设备，危险区域的出入口控制，放射性物质包容系统的设计，放射性物质排放量的确定、优化和控制，各种材料适于去污的设计等。

通常把辐射工作场所分为控制区和监督区，以便于辐射防护管理和职业照射控制。控制区是指需要或可能需要专门防护手段或安全措施的区域，设置区域范围能够控制正常工作条件下的正常照射或防止污染扩散，并预防潜在照射或限制潜在照射的发生。控制区边界的大小通常取决于正常照射的预计水平、潜在照射的可能性和大小、计划采取的防护手段和安全措施的性质和范围。控制区需要有严格的控制区管理程序，有效实施辐射防护措施限制进入控制区。监督区是指通常不需要专门的防护手段或安全措施，但需要经常对职业照射条件进行监督和评价的区域。

12.1.2 设施结构设计和材料的选择

当设计和选择核设施的构筑物（装置）时，要细心考虑和审慎评价所使用的辐照条件。例如，反应堆附近的电子元件必须能够在高 γ 射线、中子注量率条件下正常工作；废物处置过程中使用的设备不仅要能够耐受辐射照射，还要能够充分包容利用其进行处理或运输的放射性物料。

在强贯穿辐射所致的高剂量率场合中，必要时针对源项情况增加附加屏蔽，而且屏蔽层必须能够对辐射场提供充分的减弱效果，并使屏蔽材料的接合处和拐角可能产生的辐射场和"热点"尽可能少。设施设计过程中应该考虑所用装置要有利于去污和维修，还要考虑去污的操作方式（近距离去污或远程去污）。

表面材料的选择主要取决于去污的难易程度、所选择的去污方法等。所选择材料的表面必须相对光滑少孔。混凝土材料孔隙度高，并且难以去污，因此设施的混凝土建筑结构一定要进行表面处理。对于需要快速去污的区域和设备，通常采用可剥离油漆涂层的方法。

选择材料通常要权衡所选材料特性，根据去污的要求做出选择。例如，通常在长期应用的屏蔽墙面表层喷涂聚氯乙烯（PVC）、多乙酸乙烯（PVA）、聚乙烯（PE）等易剥离乳胶涂料。

12.1.3 内照射封隔系统的设计、安装和应用

放射性核素应用的安全问题一直备受关注，该领域设施的设计采用"包容和密封"概念，也就是在工作人员和放射源之间建立屏障体系，尽可能地减少职业照射，因此通常采用多层屏障的方法以达到安全的目标。放射源直接进行密封和利用，这种源通常就是密封源。一些源在具体的操作过程中需要和操作活动一起进行密封，这通常就是开放型放射工作场所使用的放射源情况，如手套箱、热室等密封设备。

密闭系统的设计必须保证在其中操作放射性物料能够使在正常情况和异常

情况下职业照射最优化,要使表面污染、空气微粒引起的内照射以及外照射导致的受照剂量最优化。一般地,控制内照射的方法和途径有通风、包容和利用防护用品等。

1)通风和过滤系统

设计良好的通风系统是控制职业照射的有效措施。通风系统可以分为总体通风系统和局部通风系统。局部通风系统通常用于净化源附近的污染物,这是有效的、节省能源的室内气体净化方法,因此优先采用。当局部通风系统不能对较大空间达到净化效果时,就要采用总体通风系统。在整个实验室中要保持良好的通风,气流方向只能从清洁区到污染区,从低放射性区流向高放射性区。根据工作的性质,实验室内要配备必要的工作箱和通风橱。通风橱操作口的截面风速要保证大于 1 m/s,结构上注意减少气流死角。密封操作箱内要保持一定的负压。

2)密闭和包容系统

密闭包容就是把可能成为污染源的放射性物质密封在一定的空间内。例如,将放射性物质置于密封容器内或者在密封的手套箱或热室内进行操作,使其与工作场所或环境隔离。

3)个人防护用品

个人防护就是工作人员进入工作场所时佩戴防护口罩、采用隔绝式或活性炭过滤式防护面具。当空气污染严重时工作人员可戴头盔或穿气衣作业。

12.1.4 外照射剂量最优化的系统设计、建造和运行

外照射防护的基本措施是时间防护、距离防护和屏蔽防护。

12.1.4.1 时间防护

在相同条件下,在辐射场停留的时间越长,辐射照射所致剂量就越大。由此可见,缩短受照时间是简易而有效的防护措施,为此应避免在辐射场内一切不必要的逗留,即使工作需要也尽量缩短停留时间。例如,工作前应周密计划、充分准备、熟练快速操作;在正式工作之前应该进行空白操作练习;必须在强辐射场所内工作时,应采用轮流、替换等方法,控制个人的受照射时间。

12.1.4.2 距离防护

通常关注点的剂量率随距辐射源的距离增大而降低。当放射源是点状源时,人体受到照射的剂量率接近与距离的平方成反比。因此,增加保护点与放射源的距离也是外照射防护的一种有效手段。在实际工作中常用远距离操作工具,如长

柄钳子、机械手、远距离自动控制装置等，以增大人体与辐射源的距离。

12.1.4.3　屏蔽防护

在辐射防护不可能无限制地缩短受照时间和增大与源的距离时，采用屏蔽防护是实用而有效的防护措施。

本章主要针对研究堆、医用加速器、开放型核设施进行分析和讨论，重点关注相应设施或活动的辐射危害特征、辐射安全设计和管理、辐射安全评价等内容。由于各个设施的工艺构成和特征不尽相同，因此各章节的结构和内容也有所差异。

12.2　研究堆的辐射防护

12.2.1　概述

研究堆是指利用易裂变核素的可控裂变链式反应所产生的中子束和 γ 射线束作为研究手段的核反应堆。堆芯中子注量率是研究堆的重要指标，目前世界上高性能研究堆的中子注量率高达 $1.0\times10^{15}\ \mathrm{cm}^{-2}\cdot\mathrm{s}^{-1}$。

研究堆（包括临界装置）用于特定的和其他各种目的，如研究、培训、放射性同位素生产、中子放射治疗和材料试验。这些目的要求研究堆具有不同的设计特点和不同的运行方式，因此有不同的源项。研究堆的设计和运行特征差别很大，因为实验装置的使用会影响反应堆的性能。此外，研究堆使用的灵活性要求也需要采用不同的方案来实现辐射防护。

与动力堆相比，大多数研究堆对公众造成危害的可能性较小，但它们可能对运行人员造成的危害较大。

要特别指出的是，由于研究堆是专门用于各种不同研究用途的反应堆（如不同样品照射，物理、热工、水力、元件考验、屏蔽等研究），因此常常要设置、增加、调整各种附加设备、孔道或回路等，并会把堆中辐射引出到这些附加设备中进行预期的作用。可见，在这点上研究堆的运行方式和核电站正常情况下常年保持密闭和不变的状态有较大的不同。这就必然会带来各种可能的附加安全和事件风险。因此对研究堆而言，其安全和防护不仅要考虑反应堆本身，还必须同时考虑反应堆应用中带来各种可能的附加安全和事件风险，这是十分重要的。

12.2.2 辐射防护目标和基本原则

12.2.2.1 辐射防护目标

在研究堆中建立并保持对放射性危害的有效防御，以保护放射性工作人员、公众和环境免受危害，这是研究的总的核安全目标。总的核安全目标由辐射防护目标和技术安全目标所支持，这两个目标互相补充、相辅相成。

辐射防护目标为保证在所有运行状态下研究堆内的辐射照射或由于该研究堆任何计划排放放射性物质引起的辐射照射，保持低于规定限值并且合理、可行、尽量低，保证减轻任何事故的放射性后果。

辐射防护目标不排除人员受到有限的照射，也不排除法规许可数量的放射性物质从处于运行状态的研究堆向环境的排放。此种照射和排放必须受到严格控制，并且必须符合运行限值和辐射防护标准。

尽管采取措施后将所有运行状态下的辐射照射控制在合理、可行、尽量低，并将能导致辐射来源失控事故的可能性降至最小，但仍然存在发生事故的可能性。这就需要采取措施以保证减轻放射性后果。这些措施包括专设安全设施和营运单位制定的厂内事故处理规程，必要时也包括国家和地方有关部门制定的厂外干预措施，目的是一旦发生事故减轻辐射照射。

12.2.2.2 辐射防护的基本原则

研究堆的设计、建造和运行要确保以下几个方面要求：

（1）尽量合理可能限制所有运行工况下的辐射照射、放射性释放和放射性废物的产生。

（2）防止可能对现场人员、公众和环境造成影响的事故。

（3）一旦发生事故，限制和缓解事故的后果。

按照从安全分析推导出的一整套可确定运行安全边界的运行限值和条件来控制研究堆的运行。在运行中，尽量减少并控制现场工作人员的辐射照射和放射性物质的释放。

要通过适当的设计措施和运行实践将放射性废物的产生（活度和体积）保持在实际可能的最低水平。采取与安全最终处置要求相一致的方式严格控制废物的处理和中间贮存。

研究堆的设计和退役计划要考虑将退役期间的照射限制在合理、可行、尽量低的水平。

12.2.2.3 辐射防护剂量标准

目前,关于研究堆运行期间职业照射和公众照射控制的管理目标值,国际和国内还没有统一的推荐值。在我国,绝大多数研究堆营运单位执行的职业照射控制的年个人有效剂量管理目标值为 5 mSv,公众照射控制的年个人有效剂量管理目标值为 0.05 mSv。

12.2.2.4 剂量控制

通过制定涉及辐射活动、作业或操作的剂量控制目标值或剂量约束值,控制职业照射。确定职业照射控制值或约束值的依据有以下几个方面:

(1) 参考同类活动的良好实践。
(2) 该项活动或作业的安全设计标准。
(3) 该项活动或作业过程的控制与管理水平,包括计划制订的科学性,现场个人剂量监测、场所监测、作业工具的自动化程度,作业现场局部屏蔽的有效性。

通过优化设计、严格行政管理和控制向环境的排放量,控制公众照射。主要措施如下:

(1) 控制废物的产生量。
(2) 废物的分类收集。
(3) 流出物监控排放。

12.2.3 降低照射的防护措施

12.2.3.1 厂址评价

研究堆厂址评价的主要安全目的是保护公众和环境免受放射性物质的正常释放和事故释放所引起的辐射。在评价研究堆厂址适宜性时,必须考虑下列因素:

(1) 厂址所在区域可能发生的外部事件的影响(这些事件可为自然事件或人为事件)。
(2) 可能影响所释放的放射性物质向人体迁移的厂址特征及其环境的特征。
(3) 与可能的应急措施和评价个人和群体风险有关的外围地带的人口密度、分布以及其他的特征。
(4) 厂址中的其他核设施。

(5) 厂址最终的热阱能力。

选择厂址时,要调查运行状态和事故工况下,可能受反应堆放射性释放的辐射后果影响的区域的环境特征。在分析所选厂址的适宜性时,应考虑新燃料、乏燃料及放射性废物的储存和运输问题。对于推荐的每个厂址,要评价在反应堆运行状态和事故工况(包括可能导致需要采取应急措施的状态)下,对厂址所在区域居民的潜在辐射后果。要对推荐作为厂址的区域进行研究,以评价当前的和规划的人口分布,因为人口分布会影响放射性释放对个人和群体可能造成的后果。必要时必须采取适当的措施,以确保与推荐厂址上的研究堆有关的总体风险保持在可接受的低水平。

拟选地区厂址特征的特定要求:掌握放射性物质在大气中的弥散数据,评价释放的放射性物质在大气中可能的弥散规律;掌握放射性物质通过地表水的扩散数据,评价地表水污染对关键人群组的可能影响;掌握放射性物质通过地下水的扩散资料,评价地下水污染对关键人群的可能影响;了解人口分布现状和未来资料,在对厂址中放射性物质的释放对公众的可能影响进行评价时应当利用人口分布资料;掌握所在地区土地利用和水的使用情况,评价拟建研究堆对厂址区域的可能影响;在研究堆调试之前,必要时确定厂址附近区域大气、水、土壤和生物中的环境放射性,以便能够连续评价研究堆对环境中放射性的影响。

12.2.3.2 与辐射防护有关的设计

在设计时,应当考虑下述要求:

(1) 设计中要根据制定的辐射防护大纲和辐射防护目标,在所有运行状态和设计基准事故工况下,为屏蔽、通风、过滤和放射性物质衰变系统(如衰变箱),以及控制区内外辐射和气载放射性物质的监测配备足够的仪表。

(2) 为设计目的所确定的剂量值必须留有充分的裕度,以确保不会超过规定的限值。反应堆及其相关设施的屏蔽、通风、过滤和衰变系统的设计要考虑实际运行以及所有运行状态和设计基准事故中的不确定性。

(3) 要认真选择结构材料(如堆芯底座、栅板和导向管),特别是在堆芯附近使用的结构材料,以限制在运行、检查、试验和维修以及退役期间对工作人员的照射剂量,并实现它们的其他功能要求。在制定厂内和厂外人员辐射防护措施时,必须考虑反应堆工艺系统中子活化所产生的放射性核素(如 ^{16}N、^{3}H、^{41}Ar、^{24}Na、^{60}Co)的影响。

(4) 按照材料的放射性、物理和化学特征考虑对其进行隔离的必要措施,以便于对材料的处理以及通过出入口控制来保护工作人员和公众。在设施范围内建立按剂量水平等分类的区域（监督区和控制区）。要设计便于去污的表面。

（5）对反应堆、实验装置和相关设施（如射束管、粒子导向装置或中子射线照相或硼中子俘获治疗设施）设计合适的屏蔽，并且要为安装与反应堆和其他辐射源未来应用有关的必要屏蔽制定措施。

（6）要配备用于运行状态和设计基准事故中的、带有适当过滤装置的通风系统。对许多研究堆而言，过滤通风系统对完成包容放射性物质的功能是非常重要的。

（7）通过在研究堆及其实验装置以及整个设施的设计和布置方面采取足够的措施对防护和安全进行优化，以限制所有放射源的照射和污染。这种措施必须包括限制检查、试验和维修期间所受照射的构筑物、系统和部件的适当设计，提供对直接辐射和分散辐射的屏蔽，提供对进出反应堆及其实验装置和整个设施的监测和控制手段。

（8）为研究堆所产生放射性废物的处理提供设备；为工作人员和设备提供适当的去污设施，并为去污活动所产生放射性废物的处理提供设施。

研究堆要设置辐射防护系统，以保证在运行状态、设计基准事故下以及在合理的超设计基准事故时为辐射防护提供适当的监测，该系统包括以下设备：

（1）固定式剂量率仪表。设置在运行人员常驻之处以及辐射水平可能发生变化的其他场所（如射束管区域），用以进行就地的辐射剂量率监测。

（2）宽量程固定式剂量率仪表。安装在适当地点，用以指示在预计运行事件、设计基准事故和在合理的超设计基准事故下总的辐射水平。

（3）气体放射性监测仪。设置在人员常驻之处及气载放射性水平可能高至要求采取防护措施的场所，用以测量空气中放射性物质的活度。

（4）固定式设备和实验室。用以在运行状态、设计基准事故下以及在合理的超设计基准事故下测定在流体处理系统中和取自研究堆设施或空间的气体和液体样品中所选定的放射性核素的浓度。

（5）固定式设备。用以监测向环境排放前或排放过程中的排出流。

（6）用于测量放射性表面污染的装置和放射性工作人员全身计数的装置。

（7）用于测量人员所受剂量和污染的装置和设备。

（8）在设施门口和其他可能的出口对未经许可而从反应堆厂房转移的或无意污染的放射性物质进行辐射监测的设备。

根据需要在控制室和其他适当的控制点提供所有运行状态、设计基准事故以及在实际可能的超设计基准事故下上述仪器的指示值。

除在设施内进行监测外，还要进行设施外环境监测。

12.2.3.3 运行中的辐射防护

1）总要求

研究堆设施的辐射照射必须遵守国家核安全监管部门或其他主管部门确定或批准的剂量约束值，以确保不超过相关剂量限值。在所有运行状态下，辐射防护的主要目标必须是避免不必要的辐射照射，保持剂量低于剂量限值，并保持合理、可行、尽量低的水平，同时要考虑社会和经济因素。

通过适当的专设安全设施、事故处理规程和应急计划中规定的措施将事故工况下的辐射后果保持在低水平。有关辐射防护的所有文件和活动都必须符合运行质量保证要求。

其安全和防护不仅要考虑反应堆本身，还必须同时考虑反应堆应用中带来各种可能的附加安全和事件风险。

2）辐射防护大纲

营运单位必须制定辐射防护大纲。大纲必须包括营运单位的政策声明、辐射防护目标和营运单位对优化防护原则的承诺。辐射防护大纲必须遵守《电离辐射防护与辐射源安全基本标准》（GB 18871—2002）的要求，并需经国家核安全监管部门的批准。辐射防护大纲必须在调试的适当阶段开始实施。在辐射防护大纲中，营运单位必须对以下方面负责：

（1）对因运行和使用研究堆而在现场的人员的辐射剂量进行控制。

（2）对研究堆释放到环境中的放射性物质总量和厂外辐射剂量水平进行控制。

（3）做好事故应急管理的准备和与厂外有关部门合作的准备。

辐射防护大纲必须遵守职业照射防护的要求，并特别包括以下措施：

（1）将厂区工作人员和一般公众的照射限制在规定限值内，并符合合理、可行、尽量低的原则。

（2）确保有足够的、合适的仪表和设备用于工作人员的监测和防护。

（3）确保有现场辐射的监测和调查。

（4）在预计到有辐射危害时，确保辐射防护人员与运行人员在编制运行规程和维修程序方面进行合作，并在需要时提供直接援助。

（5）为人员、设备和构筑物去污做准备。

（6）按有关规定，控制放射性物质运输。

（7）探测并记录放射性物质的排放。

（8）记录辐射源的总量。

（9）在辐射防护实践方面提供足够的培训。

（10）根据经验对大纲进行审查和更新。

3）辐射防护人员

配备具有运行方面辐射防护知识的合格人员。这些人员必须与反应堆运行小组合作，但具有独立于反应堆管理部门的、向营运单位报告的渠道。

指定一名合格的专家，针对遵守辐射防护大纲的情况向反应堆负责人提供咨询，并且能够与营运单位中负责制定和实施运行规程的管理人员接触。

设施中所有工作人员都必须各负其责，在各自活动领域内将辐射防护大纲中规定的辐照控制措施付诸实施。为此，必须对研究堆设施中的所有工作人员（可能包括非长期工作的人员，如实验人员、学员、访问学者和承包商）进行培训，使他们充分认识到辐射的危害和可供使用的防护措施。

4）参考水平

为了有益于反应堆管理，确保辐射剂量保持合理、可行、尽量低水平和不超过剂量约束值，营运单位必须设定低于规定释放限值的参考剂量水平和/或剂量率，以及放射性释放参考水平。这些参考水平必须包括在运行限值和条件中，并且必须根据辐射防护目标进行设定。如果超过参考水平，营运单位必须进行调查，以采取纠正行动。

如果超过职业性或公众照射剂量限值或放射性释放限值的情况发生，则必须根据有关要求通知国家核安全监管部门和其他主管部门。

5）控制职业性照射

按照国家核安全监管部门或其他主管部门的要求，对所有可能受到严重职业照射的人员进行剂量测量、记录和评价，并且这些记录必须可供国家核安全监管部门和国家法规授权的其他主管部门查询。

6）辐射工作场所分区

辐射工作场所分区是研究堆运行管理的基本要求。分区的目的是控制正常运行工况下的辐射水平、防止污染的扩散和转移、预防潜在照射和限制潜在照射的范围。《电离辐射防护与辐射源安全基本标准》（GB 18871—2002）将辐射工作区分为控制区和监督区。在设计阶段，根据辐射源大小及其分布、剂量场分布可能的作业，对辐射工作区进行初步分区。在运行阶段，根据现场的辐射防护监测与评价、运行经验的反馈、维修操作，进行确认、修订和变更。

在控制区出入口，要设置进入控制区的管理设施和防污染扩散的防护设备，建立相应的管理制度。

7）现场辐射监测

研究堆的现场辐射监测分为：辐射防护监测、流出物监测、放射性工艺监测和废物监测。

辐射防护监测包括放射性工作场所监测和个人剂量监测。放射性工作场所监测包括：中子和 γ 射线照射剂量监测、空气中放射性气体和气溶胶浓度监测以及表面污染监测。个人剂量监测包括外照射监测、体表污染监测和内照射监测。流出物监测包括气载流出物监测和液态流出物监测。放射性工艺监测主要包括元件破损监测，热交换器一、二侧之间破损泄漏监测，试验回路监测和覆盖气体监测。废物监测包括固体废物监测和液态废物监测。各种现场监测要根据研究堆的运行方式和任务的变化而变化。

8）辐射防护管理

建立各种制度和规程，并有效实施。辐射防护管理可分为 5 类：

（1）辐射防护管理制度。

（2）工艺安全操作规程。

（3）现场防护操作规程。

（4）废物管理操作规程。

（5）人员培训规程。

12.2.4　放射性废物管理

12.2.4.1　放射性废物管理要求

（1）落实研究堆设施中固体、液体和气体放射性废物及其从设施中最终转移的管理措施。根据质量保证大纲的要求进行放射性流出物和放射性废物方面的所有活动。

（2）对放射性流出物的释放进行监测并对结果进行记录，以验证是否符合适用的监管要求。根据国家核安全监管部门或其他主管部门的要求定期报告这些情况。

（3）遵守有关放射性废物的输送、处理、收集、整备、贮存、处置或转移的程序。必须根据国家核安全监管部门或其他主管部门的要求进行这些活动。

（4）妥善保存已储存、处理或从反应堆现场转移的放射性废物的数量、类型和特性的适当记录。

12.2.4.2　放射性废物处理系统

放射性废物处理系统应有足够的控制和监测措施，以使放射性释放保持在合理、可行、尽量低的水平并低于所规定的限值。运用适当的手段（如屏蔽和衰变系统）以减少工作人员所受剂量和向环境的放射性释放。

放射性废物处理系统应能监测放射性物质向环境的排放，如对放射性流出物的排放进行两级监测和取样测量。放射性废物处理系统应设置能为放射性废物的输送、收集、处理、贮存、从厂址移出以及处置的设施。在需要运输液态放射性废物时，有检漏和废物回收的设施。设置处理固体或浓缩的放射性废物并在厂区贮存适当时间的系统。

12.3 医用加速器治疗应用中的防护与安全

医用加速器是用来对肿瘤进行放射治疗等的粒子加速器装置。按加速粒子的种类可分为质子加速器、电子加速器、重离子加速器。按加速电场可分为高压型加速器、电磁感应型加速器和高频谐振型加速器。按粒子运动轨道的形状可分为直线加速器、圆形（或环形）加速器（包括回旋加速器）。医用加速器由于其能够实现精准治疗，副作用小，近年来广泛地应用于肿瘤治疗。

随着20世纪核技术的飞速发展，放射治疗在肿瘤治疗中的作用和地位日益突出，已成为治疗癌症的重要手段之一。国内外统计数字表明，60%~70%的肿瘤患者需要接受不同程度的放射治疗。2020年全球新发癌症病例1 929万例，其中中国新发癌症457万人，占全球的23.7%。随着我国经济的快速发展，居民收入水平的提高以及医保政策的全面覆盖，接受放射治疗的癌症患者越来越多。

20世纪以来，以医用电子直线加速器为代表的外照射放疗设备已成为重要的放疗手段。医用电子直线加速器是利用微波电场对电子进行加速，电子束或者射向靶以产生X射线，或者射向一个散射箔片产生具有足够穿透能力的电子束，最终作用在患者病灶。近年来随着世界各国治癌技术研究和开发的快速发展，质子/重离子治疗肿瘤技术由于布拉格峰效应带来的深度截止效应，能够更加精准地进行宽度方向的控制，从而实现精准治疗，已成为新一代更加有效的放疗技术。与传统X射线和电子线放疗方法相比，质子/重离子治疗能够使放射剂量集中在肿瘤靶区处，最大限度减少肿瘤周围正常组织所受的放射损伤，因此质子/重离子治疗系统也成为当前国际上肿瘤放射治疗的主流装备。根据国际粒子（质子）治疗协作委员会（PTCOG）最新统计，截至2021年6月，全球已建成运营的质子和重离子治疗中心共89家，其中我国共4家。在建的质子和重离子治疗中心共 35 家，其中我国共 10 家。

医用粒子加速器属于医用射线装置。根据其对人体健康和环境的潜在危害程度，原国家环境保护部、卫生和计划生育委员会在 2017 年颁布的《射线装置分类》中，将医用射线装置分为Ⅰ类、Ⅱ类射线装置，如表 12.1 所示。质子/重离子治疗系统属于Ⅰ类射线装置。本章重点针对质子重离子治疗系统的防护与安全进行描述。

表 12.1 医用射线装置分类

装置类别	医用射线装置
Ⅰ类射线装置	质子治疗装置 重离子治疗装置 其他粒子能量大于等于 100 Mev 的医用加速器
Ⅱ类射线装置	粒子能量小于 100 Mev 的医用加速器

12.3.1 质子/重离子加速器治疗应用的原理和操作环节

12.3.1.1 工作原理

一套完整的质子/重离子治疗系统由加速器系统、束流传输系统、治疗终端系统和治疗计划系统组成。加速器系统通常包括回旋加速器和同步加速器两种，用于产生治疗所需的质子/重离子束流，并由束流传输系统传输至各个治疗室，在治疗室终端得到可用于患者肿瘤治疗的束流。患者治疗时通常需要根据肿瘤本身深度和厚度选用不同能量的质子/重离子，质子治疗常用能量为 70~250 MeV，重离子治疗常用碳离子能量为 120~400 MeV/u。对于回旋加速器而言，由于其引出能量固定，因此在回旋加速器和治疗室之间需设置一个能量选择系统调节能量，如图 12.1 所示。同步加速器引出能量可变，不须外设能量选择系统，如图 12.2 所示。

治疗终端即患者接受放射治疗的治疗室。质子治疗的终端通常包括固定治疗室和旋转治疗室两类，其中旋转束治疗室内设有一个可围绕患者进行 360°旋转机架，可进行多野不同入射角的照射。重离子治疗的终端通常包括水平治疗室、垂直治疗室和 45°治疗室三类。治疗计划系统为治疗应用软件，医生根据患者的有关诊断信息，用该软件制定患者的治疗方案，并确定所有的治疗参数和设备运行参数。

第 12 章　实用辐射防护

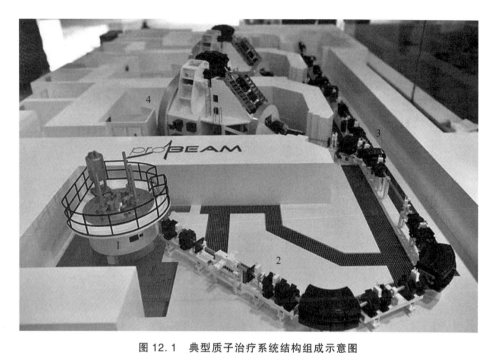

图 12.1　典型质子治疗系统结构组成示意图
1—回旋加速器；2—能量选择系统；3—束流传输系统；4—旋转束治疗室；5—旋转机架

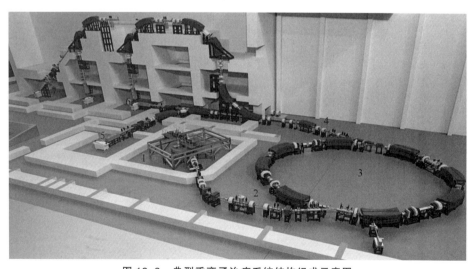

图 12.2　典型重离子治疗系统结构组成示意图
1—离子源和回旋加速器；2—中能输运线；3—同步加速器；4—高能输运线；
5—水平治疗室；6—垂直治疗室；7—45°治疗室

12.3.1.2 治疗流程

为确保治疗的精确性，在充分给予肿瘤照射剂量的同时，最大限度地减少周围其他正常组织受到的剂量，质子/重离子放射治疗从治疗计划的制订到实施是一个多环节的复杂过程，常规的质子治疗流程包括以下步骤：

（1）专家会诊。患者经专家医师会诊，判断其符合质子治疗适应证后，由质子治疗科室医生、物理师、技师联合讨论，制定治疗预案。

（2）治疗前模拟定位。对于首次预约质子治疗的患者，需要利用模拟定位机进行治疗前的模拟定位，采集患者肿瘤数据并确定肿瘤靶区中心。

（3）勾画靶区。由医生在模拟定位机采集的患者影像图基础上精确勾画和定义出不同结构，即肿瘤区、敏感器官、正常组织等，以便在后续照射时赋予不同的剂量。

（4）制订治疗计划。物理师利用治疗计划系统制订治疗计划，确定治疗参数，如照射次数、照射方向、照射剂量等。

（5）治疗计划验证。每名患者的治疗计划在正式使用前，为确保治疗安全，都需进行一次治疗前的计划验证，即利用治疗计划方案中规定的设备运行参数对装置进行水箱模拟治疗，再实测其治疗参数，再和治疗计划中规定的治疗参数进行比较，若差值在允许容差内，则允许正式用于患者治疗。

（6）治疗前患者精确定位。计划验证通过并获得批准执行后，患者可进入治疗室内准备治疗，由治疗技师对其进行摆位，并利用定位系统精确的位置验证，确保治疗头引出的束流能够精确地照射在肿瘤上。

（7）照射治疗。摆位验证完成后，在治疗控制室内启动质子束流进行治疗，一次完整的照射时间为 2~4 min。

（8）治疗结束。患者治疗结束后，治疗技师进入治疗机房内，对患者解除摆位并协助其离开机房，为下一个患者治疗做准备。

从专家会诊到治疗结束的每个环节都会直接影响到患者所受剂量的精确性、准确性、安全性，因此每个环节都应该制订质量保证计划。

12.3.2 质子/重离子治疗系统的辐射特征

质子/重离子治疗系统临床常用质子能量范围为 70~250 MeV，碳离子能量范围为 120~400 MeV/u，其主要的辐射源包括装置运行时产生的"瞬时辐射"和停机后依然存在的"残余辐射"。瞬时辐射是装置运行时粒子束流与靶材料发生核反应产生，特点是能量高、辐射强，但会随着装置停机而完全消失；残余辐射主要来自结构部件、冷却水、场所内空气等被束流或次级粒子轰击产生的活化产物，在停机后依然存在。残余辐射水平取决于加速粒子的能量、流强、运行时间、冷却时间和被照材料性质等诸多因素，准确计算其产生量较为困难，具体可根据设备运行后的实测数据确定。两类辐射如下：

1）瞬时辐射

质子重离子治疗系统开机出束期间损失的粒子束流撞击在装置的结构部件上与材料中的原子核发生核反应。高能粒子与物质的相互作用，以原子的电离和激发过程为主，同时穿过原子核的库伦势垒，进入原子核内部，发生核内级联，通过(p,n)、(p,pn)、(p,2n)、(p,γ)等核反应产生瞬发中子和γ射线。

2）残余辐射

残余辐射即感生放射性，初始粒子和次级粒子与结构部件、冷却水、周围空气等介质发生核反应，会使介质内部的稳定核素转变为带有放射性的核素，使其产生感生放射性，也称为"活化"。设备停机后，由于束流损失产生的瞬时辐射消失，但感生放射性依然存在。对于高能粒子加速器，在屏蔽良好的情况下，感生放射性通常是检修工作人员受照的主要来源，也是辐射防护的重点。

（1）结构部件的感生放射性。质子/重离子治疗系统运行时损失的束流作用在结构部件等部位，与结构部件材料发生核反应，使其产生感生放射性。用于建造加速器的主要材料为铁、不锈钢、铜等，相关实验研究表明，停机后活化结构部件中的核素主要是 ^{54}Mn、^{48}V、^{51}Cr、^{52}Mn 和 ^{60}Co 等半衰期较长的核素。结构部件的活化水平主要与粒子种类、能量和流强有关，活化结构部件也是质子/重离子治疗系统运行期间产生放射性固体废物的主要来源。

（2）空气的感生放射性。空气产生的感生放射性主要有3个来源：初始或次级粒子与空气分子的直接核反应、空气中灰尘或气溶胶、冷却水等蒸发到空气中。第一种方式产生的感生放射性占主导。加速器运行期间初级粒子与次级粒子与空气中的 N、O、H 等通过高能中子散裂反应、热中子俘获等产生 ^{3}H、^{7}Be、^{11}C、^{13}N、^{15}O 和 ^{41}Ar 等放射性核素。在场所保持通风的状态下，中长寿命核素如 ^{3}H、^{7}Be 的动态饱和浓度（有通风下的饱和浓度）远小于其静态饱和浓度（无通风下的饱和浓度），主要考虑 ^{11}C、^{13}N、^{15}O 和 ^{41}Ar 4 种核素。场所内空气感生放射性水平与场所的通风状态有关，通常情况下，场所内换气次数越大，空气感生放射性动态饱和浓度越低。除此之外，还与加速器类型、能量和束流损失功率相关，同等能量和束流损失条件下，质子重离子加速器产生的空气活化水平比电子加速器要高两三个量级。

（3）冷却水的感生放射性。质子重离子治疗系统上用于冷却磁铁等设备的冷却水在束流损失产生的中子的照射下会被活化。高能中子与冷却水中的氧发生散裂反应,主要产生 ^3H、^7Be、^{11}C、^{13}N、^{15}O 等放射性核素。除 ^3H 和 ^7Be 外,其余核素都是短半衰期核素。装置停机后,这些核素将迅速衰变,浓度也会很快降低,主要考虑半衰期较长的 ^3H 和 ^7Be,但由于其产生量有限,对环境的影响也较小。活化冷却水的影响对象主要是位于屏蔽体外冷却水管道周边的工作人员。装置运行期间,应采取一定的措施避免工作人员在冷却水管道周围等高剂量率区域内工作或尽可能限制工作人员在这些区域的工作时间,以降低工作人员的受照剂量。

(4)土壤和地下水的感生放射性。对于建于地下或半地下的质子/重离子治疗系统,部分屏蔽墙体直接与天然土层相邻,穿过这些屏蔽墙体的粒子可能会引起土壤及土壤中地下水的感生放射性。其中,^3H 和 ^{22}Na 是土壤中应重点关注的可渗出的放射性核素,其余核素如 ^{45}Ca、^{54}Mn 等由于其半衰期短,或不发生迁移可不予考虑。^3H 和 ^7Be 是地下水中应重点关注的放射性核素,这是由于它们具有较长的半衰期,且可溶于或存在于地下水中。对于地下水和土壤,粒子加速器常常不被认为是环境的潜在污染物。实际上,与反应堆相比,加速器产生放射性的水平是相当弱的。通过合适的屏蔽体厚度将进入土壤或地下水中的粒子量降到很低水平,则其对土壤和地下水的活化即可降到可以忽略的水平。

(5)治疗室终端的感生放射性。质子/重离子治疗系统运行期间产生的感生放射性中,治疗室终端由于束流与患者的人体组织直接作用产生的感生放射性也是一个不容忽视的辐射污染源。患者的感生放射性核素以 ^{11}C、^{13}N 和 ^{15}O 等短半衰期核素为主,照射结束时刻由于患者感生放射性所致 γ 辐射剂量率较高,但随时间而下降。

它的影响对象主要是需要与患者近距离接触进行摆位或解除摆位操作的技师,尤其是在双散射治疗模式下,在 2~3 个照射野(束流在人体表的照射范围)的照射期间,每照射完成一个照射野,技师需要进入到治疗室内对患者进行再次摆位。因此,需要在实际治疗时对治疗室终端患者的感生放射性进行科学合理的评估,采取相应的防护措施控制其影响范围。

12.3.3 相关法规中对质子治疗系统辐射安全与防护的规定

目前,关于医用加速器辐射防护的法规标准主要有:
(1)《电离辐射防护与辐射源安全基本标准》(GB 18871—2002)。
(2)《粒子加速器辐射防护规定》(GB 5172—1985)。
(3)《放射治疗辐射安全与防护要求》(HJ 1198—2021)。
(4)《放射治疗放射防护要求》(GBZ 121—2020)。

《电离辐射防护与辐射源安全基本标准》(GB 18871—2002)从医疗照射、职业照射和公众照射控制3个方面,提出了对于电离辐射在医学中3种类型照射防护与安全的原则和基本要求,也有从场所选址、布局和分区,场所辐射安全与防护要求,安全操作,放射性废物管理,辐射监测等方面的原则要求。其中,医疗照射主要指患者(包括不一定患病的受检者)因自身医学诊断或治疗所受的照射、知情但自愿帮助和安慰患者的人员(不包括施行诊断或治疗的执业医师和医技人员)所受的照射;职业照射主要是工作人员在实施放射治疗工作中所受的所有照射;公众照射是指除职业受照人员和医疗受照人员外的公众成员所受的照射。《放射治疗辐射安全与防护要求》(HJ 1198—2021)和《放射治疗放射防护要求》(GBZ 121—2020)等从场所选址、布局和分区,场所辐射安全与防护要求,安全操作,放射性废物管理,辐射监测等方面,规定了放射治疗过程中的辐射安全与防护的具体要求。本章节主要结合上述法规标准中的要求,从患者照射、职业照射和公众照射3个方面,分别阐述其防护措施。

12.3.3.1 降低患者照射的防护措施

国际放射防护委员会(ICRP)2007年建议书(第103号出版物)提出医疗照射的重点在于医疗程序的正当性和防护最优化,不建议对患者个人实施剂量限制,因为这可能会影响患者的诊断或治疗的效果,使得弊大于利。

但对于患者治疗中的受照还应该进行正当性判断和最优化管理。患者照射属于医疗照射,不属于职业照射,也不属于公众照射。患者受照要满足正当性和最优化的要求,没有剂量限值。患者的照料者如陪同病人一同进入治疗室,则其所受照射亦属于医疗照射的范畴(但是他们和患者治疗剂量的情况不同,其受照应有剂量约束)。应使患者所受的照射集中在靶区,而使位于靶区外的组织器官受到质子/重离子束流的照射以及肿瘤前后身体组织出现辐射损伤效应尽量低。如对怀孕或可能怀孕的妇女进行放疗,胚胎或胎儿可能受到辐射照射。放疗结束后,如果设备运行异常导致束流未切断,患者可能受到超量剂量。患者照射的辐射防护,是指在保证靶组织所需要治疗剂量的条件下,通过各种最优化措施使患者正常组织所受剂量尽可能低。

1)医疗程序的正当性

医疗程序的正当性是医疗照射防护的重要原则之一。医疗照射的首要目的是对患者带来的利大于弊,其次要考虑对放射工作人员和其他人员的辐射照射危害。医疗从业者有义务对某个特定程序的应用进行正当性判断。

2）防护最优化

在医疗照射中,使用参考水平来实现防护最优化的目的,而非采用剂量限值。有效剂量只能用于一定范围内评价医疗程序,如比较不同程序的剂量大小,比较相似患者群体,比较同类技术和方法在不同医院和国家的应用等。

为了保护患者,治疗中要控制照射结果偏离照射计划的可能性,如远超过计划的剂量、偏离靶组织使正常组织受照及其他受照情形。靶向治疗属于对患者防护的最优化。参照 GB 16362—2010,关键的患者防护措施包括:

（1）放疗前应根据临床检查结果制订详细的放疗计划,包括放疗的类型、靶组织剂量分布、分割方式、治疗周期等。

（2）制订患者放疗计划时,应对靶区外重要组织器官的吸收剂量进行测算,采用包括器官屏蔽在内的适当的技术和措施以保护正常组织与器官。

（3）对怀孕或可能怀孕的妇女及儿童应慎重采用放疗,在对孕妇实施放疗时应进行更为缜密的放疗计划,以使胚胎或胎儿所受照射剂量减至最小。

（4）应定期对患者进行检查与分析,根据病情变化的需要调整治疗计划,密切注意体外放疗中出现的辐射损伤效应与可能出现的放射损伤。

（5）照射过程中应采取措施保持患者体位不变,对于儿童患者可适当使用镇静剂或麻醉剂。照射过程中发现体位变化或其他情况,应及时停止照射。

（6）照射过程中应密切观察设备运行情况,发现异常时,应立即停止照射,详细记录并查明原因,及时修正,在修正完成前不应对患者进行治疗。

12.3.3.2　降低职业照射的防护措施

质子/重离子治疗系统的职业人员包括治疗操作的医务人员和非治疗运维人员两类。职业照射来源主要为在辐射区屏蔽墙体邻近区域工作期间受到的瞬时辐射以及在辐射区内部进行维修维护或摆位期间,这些区域内活化结构部件、活化冷却水、活化空气以及患者的活化对其造成的照射。其中外照射是主要受照途径,但在从事维修等工作期间受到的内照射也不能忽略。降低职业照射的防护措施如下:

1）工作场所分区

为防止无关人员进入辐射区和防止污染扩散,便于辐射防护管理和职业照射控制,质子/重离子治疗系统工作场所应根据《电离辐射防护与辐射源安全基本标准》（GB 18871—2002）中的要求按照控制区和监督区划分。加速器机房、束流输运线隧道和治疗室划分为控制区,与控制区相邻的、不需要采用专门防护手段和安全控制措施,但需采取适当的安全管理措施的区域为监督区。控制区进出口及其他适当位置处设有醒目的、符合 GB 18871—2002 规定的警告标志,通过管理手段和实体屏障(门禁和联锁装置)限制进出控制区。

2)辐射屏蔽

根据《放射治疗机房的辐射屏蔽规范第 5 部分:质子加速器放射治疗机房》(GBZ/T 201.5—2015)中的要求,质子/重离子治疗系统工作场所的屏蔽设计应按照临床可能使用的最高能量和最大束流强度、最大工作负荷等最不利的条件进行,同时充分考虑所有类型辐射对治疗场所邻近场所中驻留人员的照射,确保其周围各类人员的年有效剂量不超过相应的剂量管理目标值。屏蔽材料的选择应考虑其结构性能、防护性能和经济因素,符合最优化要求,新建机房一般选用普通混凝土,防护门采用聚乙烯等材料,但不限于此。此外,考虑到质子/重离子治疗系统长期运行造成部分结构部件活化程度较高,检修或维护时,需要根据工作需要增加临时局部屏蔽,降低活化区域的剂量率。

3)安全联锁系统

为防止误操作、防止工作人员和公众受到意外照射,质子/重离子治疗系统应设置安全联锁系统,系统的设计应遵循失效安全、硬件最可靠、最优切断、纵深防御、冗余设计、自锁、自我巡检、以人为本等设计原则。根据《放射治疗辐射安全与防护要求》(HJ 1198—2021)的要求,安全联锁系统的设计应符合以下要求:

(1)质子/重离子加速器大厅和治疗室应设置门-机联锁装置,防护门未完全关闭状态不能出束,出束状态下开门即停止出束。

(2)质子/重离子加速器大厅和治疗室应设室内紧急开门装置,防护门应设置防夹伤功能。

(3)治疗设备的控制室、治疗室迷道出入口及防护门内侧、治疗室四周墙壁和控制室内应设急停开关。急停开关应有醒目标识及文字显示,确保上述区域内的人员从各个方向均能观察到且便于触发。

(4)应设置清场巡检系统、门钥匙开关(身份识别系统)。质子/重离子加速器大厅和束流输运线隧道内建立分区清场巡检和束流控制的逻辑关系,清场巡检系统应考虑清场巡检的最长响应时间和分区调试情况的联锁设置。日常清场巡检时,如超出设定的清场巡检响应时间,需重新进行清场巡检。

(5)应考虑建立调试、检修、运行维护人员的人身安全联锁系统,将调试、检修、运行维护人员的受照剂量与进入控制区的权限实施联锁管控。

(6)安全联锁系统一旦被触发,须人工就地复位并通过控制台才能重新启动放疗活动;安装调试及维修情况下,任何联锁旁路应通过单位辐射安全管理机构的批准与见证下进行,工作完成后应及时进行联锁恢复及功能测试。

4) 通风系统

质子/重离子治疗系统运行期间会产生少量活化空气，为防止活化气体向非污染区域扩散，维持活化区域内部负压，在加速器大厅、束流输运线隧道和治疗室内都设有通风系统。此外，通风系统的重要功能还包括设备散热、调整工作场所温度使其适合人员工作。根据《放射治疗辐射安全与防护要求》（HJ 1198—2021）的要求，通风系统的设计通常遵循以下原则：

（1）治疗室内应设强制排风系统，采取全排全送的通风方式，换气次数不少于4次/h；质子/重离子加速器停机后，加速器大厅应加强通风排气，采取措施使人员延时进入，以降低空气的感生放射性水平，减少人员受照剂量。

（2）对不同的空气污染区，应使空气由低污染区流向高污染区。各污染区内部应保持一定的负压。

（3）合理布置进风口与排风口的位置，应形成对角设置，以确保室内空气充分交换，不存在死角。

（4）排风口的位置应结合周围环境分布情况、周围建筑的高度以及对周边公众受照剂量评估结果等因素进行综合考虑后确定，不能设置在门、窗和人流较大的过道等位置。

5) 运维检修人员的辐射防护

对于质子/重离子治疗系统来说，在按照我国法规标准的要求进行辐射屏蔽设计后，瞬时辐射对运维检修人员的影响通常小于其在检修期间受到感生放射性的影响，因此需要重点关注该类人员在检修期间的辐射防护。运维检修人员可能受到的剂量主要来源于加速器结构部件感生放射性引起的外照射以及结构部件表面脱落物、屏蔽墙体脱落物或控制区内被活化的灰尘和气溶胶引起的内照射：

（1）外照射防护。对于有可能接触高放射性水平活化结构部件（如回旋加速器内部、降能器、准直器）的工作，通常先对工作区域的剂量率进行监测并记录，再根据本次任务可能的工作时间，估算出工作人员的受照剂量，并以此为依据制订工作计划，通过增加停机等待时间、对辐射热点区增加局部屏蔽体、采用长柄工具进行远距离操作、限制工作人员的工作时间或安排多人轮换作业的方式，控制工作人员受照剂量。

（2）内照射防护。检修维护时，通常在质子/重离子治疗系统停机通风冷却一定时间后方可进入加速器区域内部工作，尽可能降低区域内被活化的空气、气溶胶、灰尘和脱落物的量。对于需要打开加速器等风险较高的工作，工作人员需佩戴个人呼吸道防护用品、手套等，降低可能受到的吸入内照射剂量。

(3) 工作人员在检修期间必须佩戴个人剂量计和直读式个人剂量报警仪。当监测的剂量率水平或工作人员某次任务期间的累积受照剂量超过报警阈值时，即发出报警信号。发生事故的情况下，必要时补充内照射监测。

6) 做好监测

做好工作场所监测和个人剂量监测。

12.3.3.3 降低公众照射的防护措施

公众包括患者陪同人员、质子/重离子治疗场所外活动的其他人员。公众照射来源主要为质子/重离子治疗系统运行期间产生的瞬时辐射以及排放的少量感生放射性气体、放射性废物等对其造成的照射。降低公众照射的防护措施如下：

1) 选址和布局

根据《放射治疗辐射安全与防护要求》（HJ 1198—2021）的要求，为降低对公众的影响，质子/重离子治疗场所宜单独选址、集中建设，或设置在多层建筑物的底层的一端，避开儿科病房、产房等特殊人群及人员密集区域，或人员流动性大的商业活动区域。

2) 放射性废物的管理

（1）气态流出物。质子/重离子治疗场所的通风系统的设计中，在满足设备散热等需求的前提下，应尽量降低加速器大厅运行期间的换气次数。通过自行衰变和停机后强排的方式，可在确保人员进入加速器区前的安全的同时效降低排入环境中放射性气体的量，进而降低气态流出物对公众的受照剂量。

（2）液态流出物。根据《放射治疗辐射安全与防护要求》（HJ 1198—2021）的要求，质子/重离子治疗系统事故或检修期间产生的活化冷却水不可直接排放，应按照放射性废液的管理要求设置暂存容器或设施对其进行妥善收集暂存。暂存衰变至低于豁免水平后可作为普通废液处理，并做好存档记录。

（3）固体废物。根据《放射治疗辐射安全与防护要求》（HJ 1198—2021）的要求，质子/重离子治疗系统调试和运行期间，活化后的回旋加速器、准直器、束流阻止器及加速器靶等组成部件，在更换或退役时，应作为放射性固体废物处理。拆卸后先放进屏蔽容器或固态废物暂存间衰变暂存，最终送交有资质的单位收储。低水平的活化部件如质子/重离子加速器治疗头器件、磁铁等，以及处理质子/重离子加速器冷却水的废树脂，集中放置在固态废物暂存间暂存衰变，经衰变后仍超出清洁解控水平送交有资质的单位收储。

3) 做好监测

做好环境监测。

12.3.4 辐射监测

除上述辐射防护措施外,为准确掌握质子/重离子治疗系统运行期间工作场所和环境的辐射水平,预防辐射环境突发事件,了解相关人员受到的照射剂量,使职业照射、公众照射和患者照射剂量能实现"合理达到的尽可能低"的原则,应在运行期间,对质子/重离子治疗系统的工作场所、工作人员和周围环境进行监测,确保工作人员、公众和环境安全。《放射治疗辐射安全与防护要求》(HJ 1198—2021)中对于辐射监测的相关规定如下:

1) 工作场所监测

根据《放射治疗辐射安全与防护要求》(HJ 1198—2021)的要求,应根据质子/重离子治疗系统的能量、使用方式等配备相应的辐射监测设备,对辐射工作场所的辐射水平进行监测,监测项目包括中子周围剂量当量率和 γ 辐射剂量率。监测点位应包括辐射工作场所四周屏蔽墙外 30 cm 处、屋顶、操作位、防护门等区域。监测设备应具备:

(1) 具有很强的中子、γ 甄别能力,即中子监测器对于 γ 不灵敏,γ 监测器对中子不灵敏。

(2) 中子宽能谱,中子监测器的能量响应范围宽,从热中子到高能级联中子。

(3) 探测器具备良好的可靠性,包括环境适应性、抗电磁干扰能力等特点。

(4) 带有可设置报警阈值的声光报警部件,在超过阈值时发出警报信号。

2) 工作人员个人剂量监测

质子重离子治疗工作人员个人剂量监测包括累积式个人剂量计和个人剂量报警仪,同时监测中子和 γ 剂量。累积式个人剂量计用于对工作人员的常规剂量监测,进入辐射工作场所必须佩戴。个人剂量报警仪能够实时显示工作场所的剂量率和工作人员某次工作的累积受照剂量,并在剂量率或累积剂量超过预定值时发出报警信号。

3) 环境监测

根据《放射治疗辐射安全与防护要求》(HJ 1198—2021)的要求,质子/重离子加速器主体建筑周围应根据加速器产生的辐射场在加速器机房屏蔽体外人员可达处、主要束流损失点屏蔽体外和需关注的敏感点等位置合理布置固定式环境辐射监测仪,并将辐射监测数据接入计算机管理系统。

12.3.4.1 剂量约束值

从事质子/重离子治疗的职业人员的剂量约束值和质子/重离子治疗活动引起的公众照射剂量约束值应符合 GB 18871—2002 中的相关规定。目前国内大多数质子/重离子医院执行的职业照射剂量约束值为 5 mSv，公众照射剂量约束值为 0.1 mSv。

12.3.4.2 职业照射评价

以国内某医院使用的某质子治疗系统（配备 4 间旋转束治疗室）为例，通常情况下，单次质子治疗的出束照射时间为 2 min，每小时治疗 2 人/次，每间治疗室饱和工作时间 16 h/天，年治疗天数为 250 天，则每间治疗室年治疗总人次为 8 000 人次，4 间治疗室的年治疗总人次为 32 000 人次，年总出束时间为 1 067 h。考虑每年进行质量保证时的出束时间 160 h，配备 4 间治疗室的质子治疗系统年出束时间约为 1 227 h。质子治疗主要的辐射工作人员为治疗技师和物理师。通过对工艺流程的分析，识别出可能产生较大职业照射剂量的关键操作环节，具体的照射情况和信息参见表 12.2。

表 12.2 正常情况下职业照射情景

职业工作人员类别	工作地点	工作内容
治疗技师	治疗室内部、治疗室的控制室	在治疗室内部进行患者摆位；在控制室内操作设备出束
物理师	治疗室内部、治疗室的控制室	治疗计划验证、质量保证

1. 治疗技师

1）在治疗室内部进行患者摆位

治疗技师在治疗室内部进行患者摆位工作包括治疗前摆位、治疗前的精确位置验证和治疗结束后的解除摆位。

（1）治疗前摆位。单次治疗前摆位时间按 10 min 计，每年进行治疗前摆位的次数为年治疗总人次 32 000 次，每年从事治疗前摆位时间约为 5 333 h。此时治疗室内的瞬时辐射需要考虑相邻治疗室照射（对于治疗室数量>1 的情况）和治疗室内空气感生放射性所致的浸没外照射剂量率之和。相邻治疗室照射对本治疗室所致瞬时剂量率可由 FLUKA 程序模拟计算所得，取值为 9.74×10^{-3} mSv/h，空气感生放射性剂量率由 FLUKA 程序计算所得的 ^{11}C、

^{13}N、^{15}O 和 ^{41}Ar 的空气饱和浓度与各核素的空气浸没外照射剂量转换因子相乘得出，取值为 4.91×10^{-4} mSv/h。该医院共配备 28 名治疗技师轮班，每次摆位由 2 名技师共同完成，每名治疗技师治疗前摆位的工作时间为 381 h。在考虑了相邻治疗室的使用因子（1/4）和旋转机架朝向该治疗室方向照射的照射因子（1/4）后，可计算得出治疗前摆位期间，治疗技师的年受照剂量为 4.19×10^{-1} mSv/年。

（2）治疗前精确位置验证。治疗前需要利用质子治疗系统自带的 X 射线定位系统进行精确位置验证，每次工作时间按 5 min 计，每年进行精确位置验证的次数为 32 000 次，每年从事治疗前精确验证时间约为 2 667 h。工作人员在治疗室内部的 X 射线控制室工作，此时该区域的瞬时辐射除前面所述相邻治疗室照射（对于治疗室数量>1 的情况）和治疗室内空气感生放射性所致的浸没外照射剂量率外，还需要考虑 X 射线定位系统出束时的瞬时辐射。X 射线控制室的屏蔽体为厚度不低于 2.5 mm 的铅板，由 X 射线定位系统出束所致的瞬时辐射剂量率保守取值 2.5×10^{-3} mSv/h。共 28 名治疗技师轮班，每次摆位由 2 名技师共同完成，计算得出每名治疗技师治疗前摆位的工作时间为 190.5 h。由此可计算得出治疗前精确位置验证期间，治疗技师的年受照剂量为 6.86×10^{-1} mSv/年。

（3）治疗后解除摆位。患者每次照射结束后，治疗技师需进入治疗室内部帮助其解除摆位，单次解除摆位的时间为 1 min，每年进行解除摆位的次数 32 000 次，则每年从事解除摆位的时间为 533 h。根据前面对于质子治疗系统辐射特征的分析，此时患者自身由于受到质子束流的照射产生的感生放射性会对治疗技师产生外照射。解除摆位期间，治疗技师与患者之间的距离约为 50 cm，通常在停机 1 min 后治疗技师可进入治疗室内部。根据照射时所用的束流条件（能量 226 MeV，流强 3 nA，照射时间 2 min），利用 FLUKA 程序可模拟计算停机 1 min 后，距离患者 50 cm 处的感生放射性剂量率为 4.29×10^{-2} mSv/h。共 28 名治疗技师轮班，每次解除由 1 名技师完成，计算得出每名治疗技师治疗前摆位的工作时间为 19 h。同时考虑相邻治疗室照射（对于治疗室数量>1 的情况）和该治疗室内空气感生放射性所致的浸没外照射剂量率后，可计算得出治疗结束解除摆位期间，治疗技师的年受照剂量为 8.36×10^{-1} mSv/年。

2）在治疗室控制室内操作设备出束

患者照射期间，治疗技师在治疗室控制室内部操作设备。控制室内的瞬时辐射剂量率可利用 FLUKA 程序模拟计算得出，取值为 2.03×10^{-3} mSv/h。受照时间取质子治疗系统的年出束时间 1 227 h。共 28 名治疗技师轮班，每次由 2 名治疗技师工作，由此可计算得出治疗技师在控制室内工作期间的受照剂量为 1.78×10^{-1} mSv/年。

由上述分析可知，治疗技师的年总受照剂量为 2.12 mSv/年，低于其个人剂量约束值 5 mSv/年。

2. 物理师

1）治疗计划验证

质子治疗系统每年治疗病人的数量按 1 500 人计，每个病人在治疗期间需进行 1 次治疗计划验证，则每年进行治疗计划验证的次数为 1 500 次。每次计划验证由 2 名物理师共同完成，该医院配备 14 名物理师轮班，则每名物理师每年进行计划验证的次数为 214 次。每次治疗计划验证的过程和患者每次治疗的过程基本一致，因此每次计划验证期间物理师的受照剂量可由治疗技师的年受照剂量 2.12 mSv/年和其年进行治疗次数（32 000/14 = 2 285 次）计算得出，为 9.19×10^{-4} mSv/次，进而计算得出物理师每年从事治疗计划验证期间的受照剂量为 0.2 mSv/年。

2）质量保证

每间治疗室每年进行日、周、月、年质量保证总次数保守按 365 次计，则 4 间治疗室每年质量保证的次数为 1 460 次。共配备 14 名物理师，每次质量保证由 2 名物理师共同完成，则每名物理师每年从事质量保证次数为 208 次。每次质量保证期间，物理师在治疗室内的工作时间保守按 1 h 计，每名物理师质量保证期间在治疗室内的工作时间为 208 h。物理师在治疗室内工作期间，假设相邻的治疗室正在出束，其出束造成该治疗室内瞬时辐射剂量率为 9.74×10^{-3} mSv/h，考虑相邻治疗室的使用因子（1/4）和旋转机架朝向该治疗室的照射因子（1/4）后，得出物理师在治疗室内工作期间的年受照剂量为 1.26×10^{-1} mSv/年。质子治疗系统年质量保证期间的总出束时间为 160 h，出束期间物理师在控制室内（瞬时辐射剂量率为 2.03×10^{-3} mSv/h）工作，可计算得出物理师在控制室内的年受照剂量为 4.57×10^{-1} mSv/年。

由上述分析可知，物理师的年总受照剂量为 0.37 mSv/年，低于其个人剂量约束值 5 mSv/年。

12.3.4.3 公众照射评价

质子治疗系统运行期间，对公众的辐射影响主要来自质子治疗系统开机出束期间产生的瞬时辐射外照射以及感生放射性气体的排放。

1）瞬时辐射外照射影响

瞬时辐射主要影响对象为质子治疗系统辐射工作场所周围近距离范围内活动的公众,考虑到质子治疗区通常单独选址、集中建设,其近距离范围内除公共的通道、道路外,不允许其他与质子治疗无关的公众人员进入。近距离范围活动的公众主要为患者陪诊人员和屏蔽墙体外公共道路上的公众。

（1）患者陪诊人员。每名患者按每年接受25次治疗计,每次治疗期间陪诊人员在等候区的停留时间按1 h计,利用FLUKA程序计算所得等候区的瞬时辐射剂量率为7.92×10^{-4} mSv/h,可计算得出陪诊人员的年受照剂量为1.98×10^{-2} mSv/年。

（2）公共道路上的公众。利用FLUKA程序计算所得屏蔽墙外道路的瞬时辐射剂量率为2.18×10^{-4} mSv/h,居留因子取1/16,年受照时间为1 227 h,计算得道路上的公众年受照剂量为1.67×10^{-2} mSv/年。

2）感生放射性气体排放的影响

感生放射性气体排放对公众的照射途径主要考虑空气浸没外照射和吸入内照射,分别由下式计算:

$$H_A = t \cdot S_F \cdot C_{a,i} \cdot G_A \cdot T \tag{12.1}$$

式中,H_A为空气浸没照射剂量,单位为Sv/年;t为年受照时间,单位为s/年,取值为质子/重离子治疗系统的年出束时间;S_F为建筑物屏蔽因子,通常保守取1;G_A为各空气感生放射性核素的空气浸没外照射剂量转换因子,4.89×10^{-14}(Sv/s)/(Bq/m³)(^{11}C),4.90×10^{-14}(Sv/s)/(Bq/m³)(^{13}N),4.91×10^{-14}(Sv/s)/(Bq/m³)(^{15}O),6.50×10^{-14}(Sv/s)/(Bq/m³)(^{41}Ar);T为居留因子;$C_{a,i}$为距离排风口x m处核素i的地面空气浓度,单位为Bq/m³,根据质子治疗系统运行期间每年向环境排放感生放射性气体的速率,2.35×10^{4}(Bq/s)(^{11}C),3.08×10^{4}(Bq/s)(^{13}N),5.53×10^{4}(Bq/s)(^{15}O),9.24×10^{2}(Bq/s)(^{41}Ar),利用国际原子能机构(IAEA)安全系列19号报告中的简单稀释模式,可计算得出各核素在关注点处的地面空气浓度,4.93×10^{1}(Bq/m³)(^{11}C),6.46×10^{1}(Bq/m³)(^{13}N),1.16×10^{2}(Bq/m³)(^{15}O),1.94(Bq/m³)(^{41}Ar)。

$$H_{h,i} = t \cdot C_{a,i} \cdot u \cdot g_{h,i} \cdot T \tag{12.2}$$

式中,$H_{h,i}$为年吸入内照射剂量,单位为Sv/年;t为年受照时间,单位为h/年,取值为质子治疗系统的年出束时间;u为公众个人正常情况下的呼吸率,单位为m³/h,通常成人呼吸率取值1.2 m³/h;$g_{h,i}$为吸入放射性核素i产生的待积有效剂量转换因子，$1.80×10^{-11}$ Sv/Bq；T 为居留因子。

计算结果显示，质子治疗系统正常运行期间排放的感生放射性气体对公众所致的最大年有效剂量为 $5.95×10^{-2}$ mSv/年，低于公众照射剂量约束值 0.1 mSv/年。因此质子治疗系统正常运行时对环境的影响较小。

12.3.5 事故和应急措施

《放射性同位素与射线装置安全和防护条例》（国务院令第 449 号）第四十条规定，根据辐射事故的性质、严重程度、可控性和影响范围等因素，从重到轻将辐射事故分为特别重大辐射事故、重大辐射事故、较大辐射事故和一般辐射事故 4 个等级。对于医用加速器一类的射线装置的事故分级方法如表 12.3 所示。

表 12.3　医用加速器失控所致事故分级

类型	事故后果
特别重大辐射事故	3 人以上（含 3 人）急性死亡
重大辐射事故	2 人以下（含 2 人）急性死亡或者 10 人以上（含 10 人）急性重度放射病、局部器官残疾
较大辐射事故	9 人以下（含 9 人）急性重度放射病、局部器官残疾
一般辐射事故	人员受到超过年剂量限值的照射

质子/重离子加速器系统通常不会发生大型事故，工作人员所受的剂量很小，但是有可能发生严重的医疗误照射，使得患者受到超剂量照射，造成患者很严重的辐射伤害后果。这类事故照射发生的原因包括：治疗剂量和照射时间计算不够准确，导致照射不足或超量；医疗照射中的质量控制与质量保证不够严格，导致靶点不准、照射位置偏移或剂量过大；违章操作或设备故障。在发达国家，受照剂量超过预定值 10% 的应按事故处理。此外，如果安全联锁系统失效，可能会导致工作人员进入机房时束流未切断受到误照射。

表 12.4 给出了两起医用加速器的照射事故。1985 年我国江苏省发生了一次医用加速器的严重事故。放射科医师在用电子束治疗时，违章操作，致使 24 名患者（其中恶性肿瘤患者 20 人，非肿瘤患者 4 人）受到高能量、超剂量照射，过量照射的剂量范围为 11.3~42.4 Gy。事故造成直接或加速 13 名病人死亡。1989 年辽宁省又发生一次医用加速器的照射事故，估计 50 名患者受到超剂量照射。

表 12.4 我国部分医用加速器照射事故概况

省、市	发生年份	装置或操作类型	受照的主要原因	受影响人数	照射性质和健康后果
江苏省[①]	1985	加速器	主管加速器技术人员，在机器经常自动停机、工作不正常情况下进行检修，检修后不检验辐射输出量，擅自切断安全联锁，改用手工操作，致使连续 2 天发生超剂量照射	13	直接或加速 13 名患者死亡
辽宁省[②]	1989	加速器	加速器板极出现故障，X 射线输出量波动，持续 2 个多月	50	患者受到超剂量照射

注：①数据来自：(a) 范深根，王宏涛，李晓颖. 我国辐射事故概况与分析 [J]. 中国辐射卫生，1998，7 (2)：84；(b) 胡莲芝. 江苏省肿瘤防治研究所违章操作医用加速器的特大事故. 全国放射性同位素与射线装置事故汇编（1954—1987）[M]，卫生部工业卫生实验所，1988，321.
②数据来自：范深根，贺青华，周启甫，等. 1988—1998 年全国放射事故总结与分析. 全国放射事故案例汇编（1988—1998）[M]，北京：中国科学技术出版社，2001，3.

我国 2001 年开始实施的《放射事故管理规定》要求，发生或发现放射性事故的单位和个人，必须尽快向卫生行政部门、公安机关报告，最迟不得超过 2 h。《放射事故报告卡》由事故单位在 24 h 内报出。发生人体超剂量照射事故时，事故单位应当迅速安排受照人员接受医学检查或者在指定的医疗机构救治，同时对危险源采取应急安全处理措施。事故发生地卫生行政部门接到事故报告后，应当立即组织有关人员携带仪器设备赶赴事故现场，核实事故情况，估算受照剂量，判定事故类型级别，提出控制措施及救治方案，迅速进行立案调查。事故发生地公安机关接到事故报告后，应当立即派人赶赴事故现场，负责事故现场的勘查、收集证据、现场保护和立案调查，并采取有效措施控制事故的扩大。

IAEA 第 SSG-46 号特定安全导则《电离辐射医学应用的辐射防护和安全》指出，应根据放射治疗设施安全评价识别的事件，针对可能发生的照射事件制定缓解程序，包括责任和资源的划分、程序的制定和实施以及为有关人员提供执行缓解措施的培训和定期再培训。应将缓解程序和应急程序张贴在治疗单元里，这些程序应确保患者尽可能快速、高效地从主要的束流下离开。

医用加速器都按相关法规要求设计有功能齐全、安全冗余的高安全等级的安全联锁系统，采用清场搜索、紧急停机、声光报警器、工作状态指示灯等安全设备和措施。通过搜索清场功能保障了人员在束流开启前及时离开辐射区，防止人员被困在辐射区内；通过急停按钮、紧急开门等功能保障万一发生人员被困或误入正在出束的辐射区内，或设备异常等情况时可以紧急关闭辐射源；声光报警和状态指示功能使工作人员了解工作情况，提示人员远离高辐射区。通过这些措施能够有效防止误入事故的发生。因此，人员误照射事故发生的概率非常小。此外，为防止各项安全联锁硬件设施失效，要求加速器使用单位定期检查并确认安全联锁设施的有效性。人员进入机房内部工作时应随身佩戴有效的剂量报警仪，以便随时了解机房内的辐射水平并在辐射水平超出阈值时发出报警信号。

12.4 开放型放射性设施的辐射防护

放射性物质在使用过程中，根据其存在的状态可以分为密封源和非密封源（开放型放射源）。密封源是密封在包壳里的或镀在金属片上的放射性物质，密封源在设计使用条件、磨损或在预计的事件条件下，均能保持密封性能，不会有放射性物质泄漏出来。

开放型放射源是指不满足密封源定义中所列条件的源，也称开放源。这种放射源通常没有被容器密封起来，有的不用时是密封的，使用时就打开它的密封容器，使放射性物质直接与周围环境的介质接触。在使用或操作开放型放射源的过程中，很容易发生放射性物质的溅、泼、洒、滴、扬和挥发等，并且其物理化学性质可能发生变化，如加温时固体可变成液体，液体可变成气体；当容器损坏时，液体会漏出扩散，造成表面污染。

放射性工作场所可分为封闭型和开放型两种类型。放射性核素（放射源）处于密封状态，不会逸出来污染环境的放射性操作场所称为封闭型放射性操作设施。通常在操作过程中所使用的放射源没有直接进行密封，能向工作场所和环境释放放射性核素，并可能污染环境的放射性操作场所称为开放型放射性工作场所。开放型放射性工作场所通常存在外照射和内照射的辐射风险，会产生废水、废气和固体废物，如果发生事故还会造成工作场所和环境污染。

12.4.1 开放型放射性设施的辐射防护原则

本节中重点对开放型放射性工作场所的辐射防护相关内容进行描述，这里主要的对象包括乏燃料后处理实验设施、放射性固体废物处理设施以及同位素生产设施。以下开放型放射性操作场所的辐射防护原则不适用于乏燃料后处理厂，但乏燃料后处理厂的辐射防护设计可以参考使用。

12.4.1.1 开放型工作场所的分级

在防护条件相同的条件下，操作的放射性活度（操作量）越大，可能造成工作场所和环境污染的程度越严重。为了便于对操作量不同的工作场所提出不同的防护要求，将非密封源工作场所按放射性核素日等效最大操作量的大小分为甲（$>4\times10^9$ Bq）、乙（$2\times10^7\sim4\times10^9$ Bq）、丙（豁免活度值以上$\sim2\times10^7$ Bq）3个等级。

放射性核素的日等效操作量等于放射性核素的实际日操作量（Bq）与该核素毒性组别修正因子的积除以与操作方式有关的修正因子所得的商。放射性核素的毒性组别修正因子分别为 10（极毒）、1（高毒）、0.1（中毒）和 0.01（低毒）。与操作方式有关的修正因子见表 12.5。

放射性核素毒性分组具体情况参见《电离辐射防护与辐射源安全基本标准》（GB 18871—2002）附录 D。

表 12.5 操作方式与放射源状态修正因子

操作方式	放射源状态			
	表面污染水平较低的固体	液体、溶液悬浮液	表面有污染的固体	气体、蒸汽、粉末、压力很高的液体、固体
源的储存	1 000	100	10	1
很简单的操作	100	10	1	0.1
简单操作	10	1	0.1	0.01
特别危险的操作	1	0.1	0.01	0.001

12.4.1.2 开放型工作场所辐射防护设计的一般原则

（1）在设计开放型工作场所设施时，必须遵循保证在设施建筑物内部工作的人员、设施建筑物外部的工作人员、相邻区域内的人员及公众所接受的辐射剂量均不超过为他们规定的相应剂量约束值这一原则，力求实现辐射防护最优化，把工作人员受的照射控制在合理、可行、尽量低的水平。

（2）外照射的防护设计，主要靠屏蔽层、增加与放射源之间的距离、限制照射持续时间或综合这些措施来实现。内照射的防护设计主要采用合理的布局、密封、负压技术、配备良好的个人防护用品、去污手段、通风、空气净化系统、妥善地处理放射性废物或综合采用这些措施来实现。

（3）设计必须执行国家颁布的安全、环境保护法规和标准。

（4）新建、扩建及改建的开放型工作场所的设计，需由主管部门授权的设计单位承担。辐射防护和三废处理设施与主实验室同时设计、同时施工、同时投产和同时验收。

（5）开放型工作场所辐射防护设计中，要有事故预防措施和事故发生后的处理措施，除注重那些概率小、后果严重的事故外，还应注意那些后果虽不严重但易出现的事故。

（6）辐射防护设计人员应参与工艺方案、设备布置、三废处理、去污检修等方案的论证，使辐射安全措施在方案中得以落实。

（7）开放型工作场所辐射防护设计中应考虑退役，为未来退役提供必要的方便条件。

12.4.1.3　剂量限值和辐射照射的控制

从事放射工作人员和公众的代表人的年剂量限值应满足 GB 18871—2002 的规定。该值是指一年内所受外照射有效剂量与摄入放射性核素所产生的待积剂量当量之和，不包括天然照射和医疗照射。

12.4.1.4　开放型工作场所的选址及总平面布置

（1）实验室选址时，必须调查研究当地自然条件、社会环境、实验室可能产生的污染源项及放射性物质和放射性废物的储存与运输等因素，进行最优化分析，对预选点进行综合评价，择优选定。

（2）甲级实验室的工作场所、乙级实验室从事干式发尘操作的工作场所应设在单独的建筑物内。乙、丙级实验室的工作场所可设在一般建筑物内，但应集中在建筑物的同一层或一端，与非放射性工作场所隔开。

（3）根据实验室的性质、规模和当地的环境条件，应在实验室周围划定适当大小的非居住区及限制区。

（4）实验室在总平面布置时，一般应将实验室区域分成控制区与监督区，所有可能从事放射性工作的实验室和房间都应设在控制区内。

（5）实验室一般应按当地最小或较小频率的风向布置在居民区的上风侧，控制区位于监督区的上风侧。

（6）实验室室外路线设计应合理布置人流和车辆道路，保障放射性工作人员只能按指定路线进入实验室，防止非工作人员进入，避免交叉污染。

（7）从事开放性放射性工作的各实验室布置上应相对集中，联系密切的实验室可布置在同一建筑物内或设通道连接，并设总卫生出入口。单独的实验室自设卫生出入口。

（8）经常运送放射性物质和放射性废物的实验室区域，应该设置专用道路。

12.4.1.5　开放型工作场所的分区与房间布置

所有实验室分区设计都把工作场所分为控制区和监督区，应结合工作场所的实际情况，考虑是否对控制区进行细化分区。例如，甲级实验室通常把控制区的工作场所细分为绿区、橙区和红区。

绿区是指实验室内从事隔离操作放射性物质的工作区，绿区一般包括热室、屏蔽工作箱、手套箱的操作房间或存有密封容器的房间。

橙区是指实验室内工作人员不经常停留的区域，只有在进行去污、检修和取样等工作时才进入；该区在正常运行时也会出现污染，污染一般能清除。橙区包括热室、屏蔽工作箱、手套箱的检修区、放射性污染物暂存间和去污间等。

红区是指实验室内放射性物质所在的区域，操作时外照射很强，空气污染严重。红区包括热室、屏蔽工作箱、手套箱的内部及辐照室等。正常操作情况下，必须严禁工作人员进入，设计上要控制该区对其他区域或外部造成污染，对外照射要进行屏蔽。只有在特殊情况下（如大修），经全面去污后，在剂量人员的严密监测下工作人员才能进入该区。

各区的布置原则是污染严重的区域应依次被污染较轻的区域包围起来。当红区仅仅靠墙壁或屋顶同外界分开时，不论是在正常操作还是在事故情况下，屏蔽体厚度和密封性均应足以屏蔽外照射和防止污染扩散。为避免交叉污染，对位于同一个区域内形成不同污染形式的操作，应分设在单独的房间；可能产生放射性气体污染的房间应该隔离布置，以防止污染的扩散。设计上各区应按规定的颜色区分开并设区级标志。

α污染严重的区域容易导致空气中α放射性气溶胶浓度的升高，因此在房间布置上和辐射安全设计中应采取相应的措施。

甲级实验室应设在独立的建筑物内或设在隔离的建筑物侧翼，放射性工作必须在专用房间内进行，实验室白、绿区之间应设卫生出入口，卫生出入口应有淋浴和存放专用工作服及个人衣物的地方，并配有剂量监测仪表；绿、橙区之间应设卫生闸门（或气闸），备有检修用品、剂量仪表及个人防护用品，并根据可能污染情况设气衣冲洗间。

乙级实验室工作场所按三区布置，可不设检修区。乙级实验室可设在建筑物的侧翼或单独的区域，在其房间组成中，必须设有卫生出入口。

12.4.1.6　开放型工作场所人流和物流

（1）设计上应该保证工作人员在不同区域间的通行，必须通过卫生出入口或卫生闸门。若实验室设事故出口，其位置及类型的设计，应保证对放射性污染保持可靠的控制，事故出口门的开关应灵活方便。放射性工作人员的进出要遵循一定的路线。

（2）放射性物料的流动应使污染扩散的危险降到最低限度，放射性物质和样品的运送通道应尽可能短捷且与工作人员的通道分开。

（3）放射性管道不允许通过白区、绿区。放射性固体废物应从橙区运出。废物的运输路线应避免通过白区和绿区，运输路线应尽量短，以便将照射的可能性和阻塞的可能性降至最小。放射性物质必须在封闭的容器内运输，容器的设计应保证事故时不易泄漏及具有屏蔽能力。运输应使用专用车辆，并保障运输容器在运输中的稳定性。

12.4.1.7　开放型工作场所放射性物质的密封和通风

（1）从事开放性放射性物质工作的各类设备和装置，设计上应采用密封技术。根据其工作特性分别提出密封要求，防止放射性液体泄漏和放射性气体及气溶胶逸出。

（2）操作易挥发的高毒、极毒放射性物质及产生大量放射性气体和气溶胶的工作，应尽可能把污染源局限于较小的工作容积内并高度密封，限制可能被污染的体积和表面。

（3）实验室的气流流向应是从放射性污染可能性小的方向流向污染可能性大的方向（从白区流向红区），各区之间维持一定的压差。为保障操作放射性物质的箱、室的负压，设计上可采用负压自动调节阀。

（4）设计上应保障每个房间有足够的换气次数。

（5）甲、乙级实验室工作场所的进风应当经过粗过滤器过滤，并且防止吸进来自实验室其他部位排出的气体。甲、乙级实验室的排风应经过过滤，红区的排风一般应经二级过滤，为使排风系统可能受到的污染最小，应把过滤器直接安装在手套箱、工作箱和热室的顶壁上。过滤器前后应留取样口，以确定过滤效果。丙级实验室进、排风无须过滤，但在设计上应考虑以后安装过滤器的可能性。风机能力的设计，应留有一定余量。若实验室内有两个或多个排风系统，这些排风系统的开启和关闭应设计成程序控制。

（6）需要建立烟囱的实验室，烟囱高度经计算确定，实验室屋顶的废气排出口需超过周围 50 m 范围内最高屋脊 3 m 以上。

（7）在排气烟囱内应设有气体取样口，取样口的设计必须使所取样品有代表性、容易实现取样和取样时无危险。

12.4.1.8 开放型工作场所设备设计

操作开放型放射性物质的特殊设备主要有通风柜、手套箱（工作箱）和机械手等。

（1）实验室所用放射性设备的设计，除满足工艺要求外，还应性能可靠、经久耐用、操作灵活、拆卸方便，应尽量使放射性设备的各个部位都能清洗去污等。

（2）放射性设备部件的设计必须考虑到运行和维修时使工作人员所受的照射保持在合理、可行、尽量低的水平。

（3）阀门和管道的连接应设计成尽可能少的死区以及易去污、检修和更换，并避免杂质集聚。放射性废液储罐的设计必须设有排气设施，以防储罐产生超压或真空状态。

（4）甲级实验室放射性物质的操作应在热室、屏蔽工作箱或手套箱内进行，乙级实验室放射性物质的操作应在屏蔽工作箱或手套箱内进行；丙级实验室放射性物质的操作一般在手套箱、通风柜或工作台上进行。

（5）甲、乙级实验室凡有污染风险的操作间，在其出口附近应该设置洗手池，并选用脚踏式或肘式开关。实验室操作间地面发生污染时，应采用干式去污。操作放射性物质的专用设备室内应设低放下水系统等。

12.4.1.9 开放型工作场所放射性废物处理

（1）开放型工作场所实验室工艺设计中，应力求减少放射性气体的产生量，使外排的放射性物质尽可能少。放射性气体和气溶胶在排入大气之前，应采取衰变、过滤等措施，并经烟囱排放。对所排气体应进行取样和监测，使排出的气体及气溶胶在不同地区空气中产生的污染不超过相应地区空气中的限值，并做到合理、可行、尽量低。

（2）开放型工作场所实验室工艺设计中，力求减少放射性液体的产生量，尽量采取复用手段。设计上应采用净化、浓缩及固化等处理措施，减少废液量和限制放射性物质排放量等。

（3）开放型工作场所放射性固体废物的处理场所，应设置脚踏式放射性固体废物收集桶。各类放射性实验室都应设有废物暂存设施。

12.4.1.10　开放型工作场所辐射屏蔽设计

（1）任何可能对工作人员产生外照射危害的辐射源均应考虑屏蔽，经屏蔽后的剂量率应符合设计规定值。设计屏蔽层时，应按设备可能操作的最大放射性活度、最危险的距离和可能工作的最长时间进行计算。此外还应考虑到可能出现的事故及未来的发展。计算墙壁、地板及天棚的屏蔽层时，除应考虑屏蔽室所在地区的辐射源外，还要考虑到相邻地区存在的辐射源的影响以及因散射辐射带来的照射。原则上不允许在屏蔽层中存在人与放射源相对的直通缝隙，由于穿管、物料通道等原因在屏蔽层内开孔，造成屏蔽效果的减弱，设计上应进行屏蔽补偿。

（2）当操作同时存在α、β和含强中子辐射的放射性物质时，除考虑该种射线自身的屏蔽外，设计上还应考虑（α，n）反应、轫致辐射及活化作用产生的辐射的屏蔽。

（3）设计上应对屏蔽材料性能提出要求，屏蔽层中不能出现空洞，此外还应注意材料的耐热性、耐火性、耐辐照性及经济性。设计上要考虑材料的多用性，如所选材料既能屏蔽γ射线又能屏蔽中子，还可作为结构材料。

（4）用铅做屏蔽材料时，要注意铅本身质量可能带来的蠕动，应保证其不发生形变，以免影响屏蔽效果。

（5）用水做屏蔽时，设计上需采取预防措施，以防止发生意外失水事故。

（6）在某些特定辐射情况下，必须考虑所用材料产生感生放射性的影响。

12.4.2　后处理设施的辐射防护

乏燃料后处理设施处理的对象是经过反应堆"燃烧"过的、经冷却的燃料元件（乏燃料），后处理的任务可以概括成三类：对乏燃料进行处理，提取和纯化未"燃烧"的和新生成的可裂变物质、可转换材料，这项任务由后处理设施的主工艺车间完成；提取有用的裂变产物和超铀核素；对放射性废物进行妥善处理和安全处置。后两种任务由后处理设施的辅助车间完成。

后处理设施（后处理厂和后处理实验设施）都是"开放型"放射化工设施，整个化工生产过程所处理的物料有极强的放射性，因此操作人员不可接近工艺设备，而且涉及放射性物料的装置必须安装在有良好屏蔽的密封防护建筑（构筑物）内，整个过程的化工操作必须采用远程控制。尽管采取辐射防护技术措施，但是在正常运行、去污检修时或发生事故期间，还有可能对工作人员造成不同程度的辐射危害，并对环境产生一定影响。因此，在后处理厂（实验设施）的选址、设计、建造和运行时采取正确的辐射安全原则和措施进行有效的管理，在确保辐射安全中有至关重要的作用。

12.4.2.1 后处理设施的辐射特征

乏燃料后处理工艺流程主要包括乏燃料首段处理（元件切割、元件溶解过滤调料）、铀钚共去污分离循环、高放废液分离、铀钚的纯化和转化、铀钚等产品回收储存和放射性三废处理等步骤。各工艺流程中产生的放射性气体和气溶胶，经二级过滤器过滤后通过高烟囱排入大气，放射性废液则送配套的放射性废液处理车间处理。后处理设施工艺流程简图如图12.3所示。

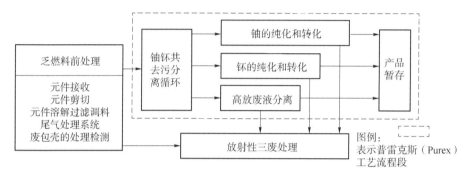

图12.3 后处理设施工艺流程简图

通常，后处理期间需要考虑的放射性裂变产物和超铀核素有三四十种。这些核素比活度较天然铀高 $10^3 \sim 10^4$ 倍，β-γ 比活度高 $10^5 \sim 10^6$ 倍。在后处理过程中各核素的走向主要由工艺流程和操作条件决定，因此不同工艺和设备的放射性核素组分相差悬殊，其辐射特点和辐射危害也各不相同。

1）元件首段处理

首段处理就是对"冷却"一定时间的辐照元件进行切割、溶解、调料等操作过程，使之能够达到共去污分离的工艺要求。乏燃料元件首段处理主要包括元件接收和剪切、元件溶解过滤和调料、溶解尾气处理系统、废包壳的处理与检测4个操作部分。该工序的任务为去除元件包壳，溶解燃料、芯体。

溶解后的废包壳，用酸加热漂洗后返回到元件接收、剪切热室下的暂存阱中暂存，待用电化学溶解法处理后转化为非 α 固体废物，经检测达标后送废物处理热室，包装后按中放固体废物处理。漂洗和电化学溶解废液送高放废液分离流程一并处理。

用化学法溶解包壳和铀芯时，产生的难溶于水的 ^{85}Kr、^{133}Xe 和 ^{131}I 等放射性气体释入工艺尾气系统。进入尾气系统的碘经净化后大部分返回废液中或吸附在除碘器上。溶解时产生的 ^{3}H 大部分留在溶解液中。该工序产生的废气、废液和废物均有很强的 β-γ 放射性，设备检修或发生事故时都将形成强 γ 辐射场。

2）铀钚共去污分离

共去污分离循环包括铀钚萃取共去污、铀钚分离、铀的反萃以及污溶剂的净化再生 4 个单元操作。铀芯溶解后的料液放射性比活度很高，β-γ 比活度达每升几十太贝可。溶解料液经过滤后进行化学分离和净化。料液存放于密闭容器中，接触这些强放射性溶液的设备、管道和仪表均设置在密闭的、有足够屏蔽厚度的设备和设备室内。正常运行情况下不会产生放射性污染和人员过量照射。在生产过程中检修或转移设备、仪表、被污染的容器、工具和其他物件时，难免造成放射性物质弥散。由于物料中裂变产物及超铀核素含量高，系统中微小的泄漏及化学处理过程的吹气、鼓泡和蒸发等操作时排出气体夹带的放射性雾滴均可能形成表面污染和空气污染。

该工序产生的污染物和沉积物浓集了大量裂变产物，成为极强的辐射源，辐照水平可达 $10^6 \sim 10^7$ mSv/h。若强放射性溶液散布在地面上就会形成强 γ 辐射场，这将是重要的外照射源。因此，必须从设备的设计、维修、日常操作和管理上采取严格的措施，防止污染的产生和转移。含钚料液在化学处理过程中被逐渐浓集，内照射危害也随之增加。此外还应密切注意防止临界事故的发生。表面污染和空气污染是内照射的主要途径。

3）铀、钚的最终纯化和转化

经溶剂萃取分离和净化得到的铀、钚溶液，还需要进一步纯化和转化，转化为金属或稳定化合物形式。由于净化后的料液中裂变产物越来越少，在铀和钚的最终纯化过程中，γ 外照射已不再是主要辐射危害。辐射监测表明，硝酸铀酰中含有的微量超铀元素的放射性比活度远高于铀的放射性比活度，所以铀回收工序空气中 α 放射性气溶胶仍以核素钚的贡献为主。进入最终纯化阶段的硝酸钚溶液钚含量浓缩到几十克以上时，临界安全最为重要。钚溶液经沉淀、焙烧等操作形成大量的固体微粒，若系统密封性差、负压不够或进行出料操作及更换手套、检修设备时都容易污染厂房空气。因此，该工序内照射是主要辐射危害方式。

4）高放废液分离

经过铀钚共去污分离操作之后产生了含有绝大多数裂变元素的高放废液和放射性尾气。为了保护环境，必须将其中的长寿命核素和 α 核素除去，以便于进行废液固化和尾气排放，从而提高废物储存的安全性。高放废液中含有的裂变元素和超铀核素对工农业、国防、医疗卫生和科学研究诸领域都具有很高的使用价值和经济意义。因此，提取裂变核素和超铀元素已成为后处理设施的任务之一。

后处理过程中 99% 以上的裂变产物最终经浓集进入高放废液，其 β-γ 比活度高达 100 TBq/L。从这些高放废液中提取出 ^{90}Sr、^{137}Cs、^{241}Am、^{243}Am、^{243}Cm、^{244}Cm 等核素后再进行固化，不但达到废物再循环再利用的目的，同时使固化后的废物释热量和毒性大大减小，从而实现安全处置废物的目的。高放废液在处理过程中会造成职业照射（内、外照射）。

5）三废处理

处理和处置放射性废液、废物和废气是后处理厂一项很重要的任务。为了便于储存、处理各类高、中放废液，除了中和处理外还需要蒸发浓缩，浓缩倍数在100以上。该过程需要注意防止腐蚀引起的泄漏污染。设备和仪表检修不仅会造成表面和空气污染，也会形成强 γ 辐射场。要严格防止废液处理车间的外照射危害。高、中放废液固化处理前的储存、保管对储罐的设计、材质、施工检验和运行管理都提出了严格要求，同时还要求完善的监测手段和足够的备用储罐，把储罐泄漏污染环境的可能性降到最小。

放射性固体废物包括废弃的阀门、设备、仪表和劳保用品及各种污染杂物。按照国家规定对废物进行分类处理和储存。一些强放废旧设备，如废料液过滤器累积放射性可达 1×10^5 mSv/h，更换和运输时必须采用屏蔽容器，防止滴漏造成污染，减弱强 γ 场造成的外照射。固体废物处理过程都必须采取有效的防护措施，防止外照射危害。

后处理工厂排出的废气中放射性主要来源于元件溶解、强放蒸发和钚纯化工艺尾气，其次是设备区排风。放射性废气经过多次过滤净化后由小烟囱排入环境中。工艺尾气中还要考虑回收一些有回收价值的物质如 ^{85}Kr、NO_x 等，回收工艺中则应考虑外照射的防护问题。

6）清洗去污和设备检修

由于腐蚀、磨损、老化及辐射损伤等原因，设备、仪表、管件等需要定期检修或更换。对一些辐射水平很高的设备采用远距离遥控操作或倒空溶液，清洗去污至允许水平再直接检修。直接检修布置在设备室内的阀门、管道、仪表和设备时，应采取临时屏蔽措施，防止局部强辐射部位的照射。检修人员需要防止受到全身和局部器官外照射。

设备仪表检修和设备、地面清洗去污时都可能有物料附着，由于 β-γ 比活度高的物料表面 β-γ 剂量贡献不同，距料液表面越近，β 剂量越突出，β-γ 剂量比达百倍以上，所以工作人员不仅要注意防止 γ 外照射，同时要高度重视 β 射线的直接照射。

检修强、中放系统的设备（如元件运输容器、剪切机、溶解器、蒸发器及相应的泵、阀等）时，外照射是主要危害。检修钚线和铀线的设备时，空气污染和表面污染严重，主要危险来自内照射。若有易燃、易爆物质（如氢、氨、煤油及有机溶剂），检修动火（动割、焊接）前，应先分析化验。在普雷克斯（Purex）流程中，可能产生叠氮酸和叠氮酸盐。叠氮酸盐若沉积在不常开关的阀门、管道内，检修时一旦受到撞击，将会发生爆炸。铀二循环萃残液蒸发尾气系统内，叠氮酸盐达到爆炸浓度的可能性较大，应特别引起注意。此外，检修某些设备时还有化学中毒的危险。

12.4.2.2 后处理设施的辐射防护措施

1）工艺厂房和设备的整体布置

工艺厂房和厂房内的设备，是根据职业受照剂量最优化的设计准则进行布置的，使放射性物质限制在厂房以及厂房内的多层屏障之内。

（1）辐射源的隔离。设施布局最大限度隔离操作区和辐射源。在优化厂房布置时，尽量把辐射水平不同的设备分开。布置设备要使得操作人员在操作和维修过程中受照时间最短。在各区间设置必要的卫生闸门和空气闸门，并保持一定的通气速度。放射性水平不同的设备分别布置在不同的设备室内。应尽可能将相同安全等级的建（构）筑物、系统和部件集中布置；尽可能采用实体分隔的原则，以增强建（构）筑物、系统和部件的独立性和可靠性。

（2）物料流动和人员通行管理。物料流动和人员通行采用不同的路线。制定工作人员通行管理制度，使人员在放射性区域内逗留时间最短，使操作人员在手套箱和通风柜周围走动不受任何阻碍。在直接维修热室和去污/维修车间之间留有一块便于移动设备的区域。

要从实体和行政管理两方面控制工作人员进出。为防止因疏忽造成工作人员放射性照射，可采用锁闭门控制人员进入。在需要经常维修的部件和设备附近设有一定的活动区，便于工作人员迅速进出，使维修人员尽量缩短照射时间。

（3）便于维修。远距离维修的设备要固定在便于使用的特定位置上。远距离维修时，为远距离操作跨接器提供必要的保护性措施。

核燃料处理及其放射性废液、废物的处理与处置工艺应尽量集中在一个或数个厂房，并应尽量接近，放射性污染区域与未污染区域分开。整个厂区应按放射性类型和水平高低分成若干区域。通过建筑物的适当布置将后处理厂与周围环境隔离，从而使后处理厂的出入口能永久地受到控制，防止未经批准的人员和物品进出厂区，避免扩大污染。应根据厂区地形、地貌和气象条件合理确定排风塔的位置。

2）工作场所分区和出入口控制

后处理设施的分区按照国家标准的要求把工作场所分为控制区和监督区。为了便于管理可以对控制区进行细分，通常可以把控制区再分为红区、橙区和绿区等。

进出甲、乙级实验室放射工作区的人员应经过卫生出入口，在此更换个人家庭服、佩戴个人防护用品或淋浴，以及进行表面污染检查。进出放射性检修区（橙区）的人必须经过卫生闸门，在此穿、脱橙区工作服，并根据需要更换个人防护用品，清洗去污及进行表面污染检查、监测。高放及中放厂房的设备区（红区）通常禁止人员进入，只有在设备倒空去污、辐射防护人员的严密监护下采取必要的防护措施后，才能允许工作人员短时间进入。为了防止污染扩散，进入红区检修的人员必须通过临时设置的活动卫生闸门。

3）屏蔽

屏蔽是降低外照射的主要手段之一。用于屏蔽设计的源项数值是根据设定的工艺条件确定的，这样算出的辐射水平比正常情况时高。屏蔽材料因辐射类型而异，屏蔽材质、形状（包括厚度）和用量取决于辐射类型和能量、放射源的形状和强度以及容许的剂量率。在后处理厂中 γ 辐射是屏蔽的重点对象。凡是 γ 辐射水平较高的设备、仪表、管道、物料、试样、废物等均应设置足够的屏蔽层，将照射量率降低到规定限值以下。

4）密闭系统和通风

密闭系统是操作开放源时防止放射性物质弥散的主要手段。密闭的基本原则是在放射性物质和外界环境之间必须设置密闭系统。密闭的程度取决于被密闭物质的危害性。毒性越高，危害越大，对密闭系统要求越严。可不同程度地利用实体密闭与处理系统、合理的工作场所分区和区域隔离实现有效的密闭。

（1）工艺系统的密闭。后处理厂通常采用三级实体密闭措施，某些特殊操作需采用四级密闭措施。直接与高、中放溶液、气体、物料接触的工艺设备和管道为一级密闭。手套箱、工作箱、取样柜、热室、设备室及其他设施的覆面为二级密闭。它们与外界密闭的门、窗、孔洞、缝隙、套管和接头等必须进行密封处理。箱室内部要保持一定负压，有爆炸危险时能承受事故产生的压力。强、中放设备室或热室覆面均为放化安全一级和抗震工类，覆面上有集液坑，覆面所包容的体积必须足以盛放单一故障产生的最大可信泄漏量，并保证临界安全。必须设置泄漏监测、液位报警和转送装置以及清洗去污装置。生物屏蔽层和厂房建筑物为三级密闭。设计中应采取措施，严防高放射性物料进入低放射性系统和放射性物料进入非放射性系统。

（2）通排风。应根据废气来源、特性及可能载带的放射性物质量和特性将各工艺排气分成若干组进行净化处理，各组相互独立，自成体系，避免串风和交叉污染。通风系统和废气处理系统需能承受在正常运行、维修、停车、试验和各种自然事件和设计基准事故下的环境条件。另外还需要注意一些特殊的要求，如在溶解排气系统至少设有两台串联的除碘吸附塔，并设有在线监测装置。还要注意密闭通风系统的安全分级、抗震分类和防火要求。

5) 设备、材料的选择

选择简单、可靠的工艺设备和仪表，对减少维修时间、降低事故发生率都有非常重要的意义。在屏蔽区域内应尽量采用新型结构的电动阀、气动阀或减小阀门用量。溶液输送应优先利用重力流。填料阀容易泄漏，只能在弱放厂房使用，测量放射性介质的流量、液位、温度、压力等参数的检测仪表，其探测部件通常装在人员不易接近的地方，为了减少维修人员所受照射，它们与放射性介质接触的部分要求简单、可靠，最好能长期运行而不需要维修，或者能在有防护的情况下快速更换和校准。静止设备存在腐蚀、去污性能、辐照稳定性和检修设备不适应问题，仪器仪表应着重发展非接触测量技术。

6) 设备维修设施的设计

实践表明，职业照射剂量大部分来自设备维修，因而对维修设施的设计应给予特别的关注：

（1）设备检修的方式和适用范围。设备检修的方式有 3 种，即直接检修、远距离检修和二者相结合的混合检修方式。远距离检修适用于放射性污染水平高，难以清洗去污的工序所用的设备，如首端处理、共去污、强放射废液固化等。对于这些高放工序的设备按最少维修原则，采用高可靠性设备或增加备用设备。另外，在设计时要考虑远距离检修的一些必备设施。

（2）维修设计特点。工艺区由远距离维修和直接维修热室组成，每种热室都有自己专用的操作系统的辅助设备。

7) 辐射监测

工作场所辐射监测，通常监测项目包括外照射监测、表面污染监测和空气污染监测。

（1）外照射水平监测。配备中子剂量当量率仪和固定式 γ 剂量监测仪、便携式 γ 剂量率仪对热室操作廊、工艺工作箱操作间、吹气仪表廊和检修廊、固体废物桶暂存间等进行监测和巡测。

（2）表面污染水平监测。通常采用 α、β 表面污染监测仪对工作场所的墙面、地面及设备进行 α、β 表面污染水平监测。特殊情况可以采用擦拭法进行取样监测。设施的卫生出入口的通道要设置全身污染监测仪，参观通道设置手脚污染监测仪；在橙区空气闸门处要设置手脚污染监测仪。

（3）空气污染监测。设施要设置固定管道取样系统，以滤布（或滤纸）为载体，抽取气溶胶样品，再用低本底气溶胶样品测量仪进行测量。设施要设置一套固定管道取样系统用于绿、橙区气溶胶样品的取样，真空泵安装在气溶胶检测抽气泵房，样品在剂量值班室测量；红区气溶胶样品用便携式气溶胶采样器取样，在剂量值班室测量。

（4）其他监测。个人剂量监测：分为外照射个人剂量监测和内照射个人剂量监测。监测项目有热释光剂量计，用于人员的 γ 剂量监测，还有内照射剂量监测（人体尿样）。流出物监测：对乏燃料后处理设施产生的气载放射性流出物，在排气总管道上设置放射性流出物监测系统；液态放射性流出物监测，通常在排放至低放废液暂存库前取样测量放射性浓度。放射性固体废物的监测：废物经装桶、表面污染水平监测合格后，送固体废物处理系统进行分类、压缩减容后装入相应的废物容器，再送固体废物暂存库暂存。

火灾自动报警系统由火灾自动报警控制器、离子感烟器探测器、手动报警按钮及火灾报警接线箱组成。火灾自动报警控制器安装在 A 座的一层值班室内。

8）其他辐射安全管理措施

后处理设施的辐射防护效果主要取决于安全保障工程设计和安全文化素养，工程设计主要在设施设计阶段完成。

安全文化素养的主要组成部分包括屏障完整性的检查和保证有效的净化处理系统检查的行政管理措施和方法，实现这两项检查可以通过安装监测仪器仪表和取样分析进行。安全文化素养通常强调管理，主要包括建立后处理设施的运行组织机构、运行人员资格和培训、运行规程以及其他运行辐射防护大纲等管理规定。

12.4.2.3 辐射安全评价

辐射安全评价是辐射防护的重要环节，主要包括对实践主体（辐射设备、核装置）的辐射防护措施的有效性进行评价，以及对职业照射影响和周边环境污染水平的评价。

下面以某个乏燃料后处理实验设施为例，对普雷克斯（Purex）工艺辐射安全的分析和评价进行概要性地说明。该后处理实验设施设计的核素年最大操作量是：一根 AFA3G 型乏燃料元件（燃耗 62 000 MWd/TU，冷却 5 年，装铀量 1.74 kg，^{235}U 富集度为 4.45%），其 β、γ 放射性总活度为 5.09×10^{13} Bq，α 放射性总活度为 1.29×10^{13} Bq；合计放射性核素的年操作量为 6.38×10^{13} Bq。此处及后面数据来自参考文献和理论计算。

该后处理实验设施采用普雷克斯（Purex）工艺，包括 3 个萃取循环，即共去污分离循环（铀钚与裂变产物、铀钚分离）、钚净化循环和铀净化循环（纯化、浓缩铀钚）。

1）实验设施源项

该后处理实验设施的整体工艺流程产生的放射性气体和气溶胶，经二级过滤器过滤后通过高烟囱排入大气；气载流出物将通过高烟囱排入环境。气载流出物核素的年排放量见表 12.6。放射性废液则送配套的废液处理车间集中处理，在运行过程中产生的放射性固体废物量很少，对公众和环境的影响很小。

根据乏燃料水法后处理普雷克斯（Purex）流程所需的热室数量，乏燃料后处理实验设施设置后处理工艺热室和废物处理热室，配备主从机械手进行操作，以完成上述的工艺流程的热实验。

表 12.6　气载流出物核素的产生量和排放量

Bq/年

核素	后处理产生量				其他来源	总计	过滤效率%	年排放量
	溶解	一循环	二循环	高放废液分离				
^{3}H	2.83×10^9	—	—	—	—	2.83×10^9	—	2.83×10^9
^{85}Kr	7.06×10^{11}	—	—	—	—	7.06×10^{11}	—	7.06×10^{11}
^{90}Sr	6.98×10^8	6.98×10^8	—	1.05×10^9	—	2.44×10^9	99.9	2.44×10^6
^{90}Y	6.98×10^8	6.98×10^8	—	1.05×10^9	—	2.44×10^9	99.9	2.44×10^6
^{106}Ru	1.89×10^8	1.89×10^8	—	2.84×10^8	4.50×10^7	7.07×10^8	99.9	7.07×10^5
^{106}Rh	1.89×10^8	1.89×10^8	—	2.84×10^8	4.50×10^7	7.07×10^8	99.9	7.09×10^5
^{125}Sb	4.14×10^7	4.14×10^8	—	6.21×10^7	—	1.45×10^8	99.9	1.45×10^5
^{134}Cs	4.90×10^8	4.90×10^8	—	7.35×10^8	—	1.72×10^8	99.9	1.72×10^5
^{137}Cs	1.08×10^9	1.08×10^9	—	1.62×10^9	4.63×10^6	3.78×10^9	99.9	3.78×10^6
^{147}Pm	2.27×10^8	2.27×10^8	—	3.40×10^8	1.19×10^7	8.06×10^8	99.9	8.06×10^5
^{154}Eu	1.10×10^8	1.10×10^8	—	1.65×10^8	—	3.85×10^8	99.9	3.85×10^5
^{155}Eu	5.37×10^7	5.37×10^7	—	8.06×10^7	—	1.88×10^8	99.9	1.88×10^5
^{238}Pu	6.23×10^7	6.23×10^7	6.23×10^7	—	3.01×10^8	4.88×10^8	99.9	4.88×10^5
^{239}Pu	2.16×10^6	2.16×10^6	2.16×10^6	—	2.15×10^6	8.63×10^6	99.9	8.55×10^3
^{241}Pu	1.11×10^9	1.11×10^9	1.11×10^9	—	1.34×10^8	3.46×10^9	99.9	3.46×10^6
^{244}Cm	1.05×10^8	1.05×10^8	—	—	—	2.10×10^8	99.9	2.10×10^5
^{129}I	3.36×10^7	3.36×10^7	—	—	—	3.36×10^7	99	3.36×10^5

续表

核素	后处理产生量				其他来源	总计	过滤效率%	年排放量
	溶解	一循环	二循环	高放废液分离				
^{144}Ce	9.96×10^7	9.96×10^7	—	1.49×10^8	4.16×10^7	3.90×10^8	99.9	3.90×10^5
^{144}Pr	9.96×10^7	9.96×10^7	—	1.49×10^8	4.16×10^7	3.90×10^8	99.9	3.90×10^5
^{240}Pu	2.66×10^6	2.66×10^6	2.66×10^6	—	—	8.47×10^6	99.9	8.47×10^3
^{241}Am	1.15×10^7	1.15×10^7		1.73×10^7		4.03×10^7	99.9	4.03×10^4
合计	7.22×10^{11}	5.69×10^9	1.18×10^9	5.99×10^9	4.95×10^8	7.22×10^{11}	—	7.10×10^{11}

2）辐射防护设计

（1）热室的设计。

热室按 α 密封型放化热室进行设计，正常操作和转运、检修、更换热室内易损件或工艺设备时均保持密封和负压。气体泄漏率等于或低于有关标准规定的允许值。

热室的型式为固定屏蔽层、固定箱体的台架式热室。用重混凝土、铸铁等构成固定的 γ 射线和中子屏蔽层，用固定的不锈钢箱体及相关部件构成密封层。在热室顶部有与台架转运箱连接的大型双盖门，当台架转运箱用厂房里的吊车吊至与之连接的连接口上对位、接装好后，热室便可以在保持密封和负压的情况下将拆除的旧台架转运出热室，用同样方法也可将新台架转运进热室。

热室后面连接双盖密封防护水平转运装置，用于放射性物质的运出或运进热室，例如将热室中的放射性废物转运至固体废物处理热室。容器既可满足 α 密封又能满足对 γ 外照射射线的屏蔽。热室线的端部设有两台物品转运手套箱。出料手套箱与热室线运输机通过双盖接口连接，便于热室内产品的运出。

在热室间预埋管道，可以采用泵或真空吸液的方式进行热室之间的料液输送；热室与非放料液系统之间采用计量泵输送料液，在热室的屏蔽层内预埋下几种规格的管道预埋件，可以满足将来的实验需要；热室和废液储存系统的储罐之间采用活动的管接头进行连接，采用泵或自流的方式将热室中的废液通过管道输送到相应废液储槽中，同时也可以采用真空吸液的方式，将设备室内储槽中的废液吸到热室中的储槽内。

温室按 α 密封型放化热室进行设计，正常工作及转运时均应保持密封和负压。气体泄漏率等于或低于有关标准的允许值。

为完成上述实验研究工作,本实验室设置了用于工艺研究和样品分析的工作箱、密封手套箱,还设置了一些特殊手套箱。

(2)放射性废液的管理。

后处理实验设施地下室设有4个设备室,设备室内分别放置不同等级的放射性废液储存罐,主要暂存热室、工作箱和手套箱实验过程中产生的高、中、低放废液和有机废液。工艺手套箱内产生的有机废液和低放水相废液通过管道自流到有机废液储槽和低放废液储槽。

设备室设置顶部吊装盖板和侧面开防护门。设备室内储罐的进料和出料采用间接操作。全面考虑了防护、通风、剂量监测、漏液处理、料液倒罐、储罐维修等问题,尤其是各类贯穿件的设置和连接。每个储罐都考虑液体进入和回取、取样、呼排气、液面测量等问题。

高放废液储槽设有独立的冷却系统、氢气检测和空气搅拌系统,保证高放废液暂存过程中的安全。每个设备室内都设有集水坑,并设有液位报警装置,当有废液泄漏或进行设备室清洗时,可以采用蒸汽喷射泵将集水坑中的废液送到每个设备室内的倒空槽中。

此外,为保证从热室或工艺温室内抽取设备室内各储槽内的废液,设置了一套真空系统,其主要由真空缓冲罐、水环式真空泵和循环水槽组成,循环冷却废水经取样检测后,定期排往低放废液储槽中。

(3)屏蔽设计。

本设施的辐射防护和辐射监测的设计是在遵循现行的相关国家标准,并根据工艺资料进行的。为了考虑乏燃料后处理实验设施将来开展实验研究工作的灵活性,元件剪切热室、元件溶解热室、第一化学和第二化学分离热室的辐射屏蔽保守选取 $3.7×10^{15}$ Bq 进行设计,其他化学分离热室和样品分装热室的辐射屏蔽按 $3.7×10^{14}$ Bq 进行设计。

γ屏蔽计算采用 QAC-CGA 程序,中子屏蔽计算选用快中子减弱分出截面法得到中子剂量推导。屏蔽材料采用普通混凝土,设计密度为 2.3 g/cm^3。在计算屏蔽层厚度时,还应考虑到各区域内工作时间及内照射影响,对于本设施的屏蔽设计拟采用的计算剂量率见表 12.7。

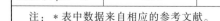

表 12.7 屏蔽计算拟采用的计算剂量率[*]

工作区域	非控制区(W)	监督区(绿区G)	橙区(A)	红区
剂量率/μSv·h^{-1}	≤0.5	≤2.5	≤20	≤100

注:*表中数据来自相应的参考文献。

按工艺提供的各主要热室、温室、工作箱的辐射源项，可以计算出 γ 屏蔽及有关中子屏蔽层的厚度。热室及部分工作箱的窥视窗既要考虑屏蔽 γ 射线，也要考虑屏蔽中子，γ 射线和中子产生的剂量率之和应小于或等于剂量率控制值。设计上采用铅玻璃屏蔽 γ 射线，在铅玻璃后衬有含氢材料甲基硅油或聚乙烯玻璃，用以屏蔽中子。

评价结果显示，各个工作场所的屏蔽材料和厚度的设计能够为工作人员和公众、环境安全提供充分的保障。

3）职业照射评价

后处理实验设施职工人数假定为 100 人。由于工程上所采取的安全措施和个人防护措施，工作人员在设施内吸入气溶胶所致的内照射剂量很小，职业照射的主要途径是外照射。剂量计算涉及的参数和计算结果列于表 12.8。

表 12.8 职业照射剂量计算

工种	工作场所停留时间/h			个人受照剂量/ ($mSv \cdot 年^{-1}$)	工作人员集体剂量/ (人·Sv)
	非控制区	监督区（绿区）	控制区（橙区）		
设施运行管理	1 120	800		2.566	5.12×10^{-3}
计算中心管理	1 600	320		1.6	3.20×10^{-3}
剂量安全防护监测	120	1 200	120	5.46	1.64×10^{-2}
保卫	200	80		1.2	4.80×10^{-3}
送风配电中心	1 500	30		0.825	4.13×10^{-3}
消防通信	1 920	192		1.44	5.76×10^{-3}
维修		1 200	240	7.8	1.56×10^{-2}
吊车运行	240	600	600	13.62	2.72×10^{-2}
平均				4.31	0.082

注：屏蔽计算拟采用的剂量率数据参见表 12.7。

保守计算显示，职业照射的个人平均剂量为 4.31 mSv/年，最大为 13.62 mSv/年，工作人员的年集体剂量为 0.082 人·Sv。因此后处理实验设施的正常运行不会超出国家规定的限值。

4）公众照射剂量评价

乏燃料后处理实验设施在正常运行时，放射性废气和废液主要产生于后处理工艺过程。其中放射性废液经净化处理，放射性浓度低于 10 Bq/L（除 ^3H 外）后槽式排放，否则储存待稳定化处理，因此液态流出物的影响很小，这里不再讨论。

乏燃料后处理实验设施正常运行主工艺的操作时间一般每年约 100 h，放射性废气经净化处理后通过 60 m 高烟囱排入环境。公众照射剂量的评价结果简述如下：

（1）照射途径。乏燃料后处理实验设施在正常运行时，气载流出物的排放对公众的照射途径如下：

①空气浸没外照射。

②地表沉积物外照射。

③空气吸入内照射。

④食入内照射。

（2）大气弥散和剂量估算模式。后处理实验设施气载流出物的排放属间歇排放。大气弥散估算采用间歇排放大气弥散因子，按常规排放计算出年均扩散因子作为 8 760 h 的扩散因子，按短期排放计算出短期大气扩散因子作为 1 h 的扩散因子，然后通过双对数内插求得 100 h 间歇排放的大气扩散因子。以上计算中用到的场址特定参数，这里没有具体列出，其他剂量转换因子等参数参照相关标准。

计算结果显示，后处理实验设施在正常运行时气态流出物的排放引起公众照射的关键核素为 ^{238}Pu，关键照射途径为吸入。公众成员所受的年有效剂量为 4.28×10^{-5} mSv，该值占剂量管理目标值的 0.612%。对周围 80 km 范围内的公众所致年集体剂量为 3.64×10^{-3} 人·Sv。因此，乏燃料后处理实验设施在正常运行时对环境的影响很小。

12.4.3 放射性固体废物处置前活动的辐射防护

世界各国在几十年的核能和核技术应用发展过程中，不可避免地产生大量的待处置废物。许多核设施正在退役或即将退役，也必然会产生大量放射性废物。目前世界各国在中、低放废物处置前的预处理方法不尽相同，最终都是采用把中、低放废物稳定化后进行浅地层填埋的处置方式。我国在中、低放废物处置方面，不断进行着各个方面的探索性研究工作，并已经取得显著成果。目前放射性废物处理处置的流程可以用图 12.4 概括。

废物管理流程包括废物的分类分拣、处理、整备、储存、运输和处置等过程，废物管理体系的各个组成部分构成了一个相互协调、相互补充的统一体系。在废物管理中，实施现场就地分类分拣与分类收集储存、就地清洁解控、采用优化处理工艺技术、采用有效的整备技术，就构成了实现废物管理最优化的重要技术环节。在正常运行过程中，设施产生的废物量通常不是很多，因此经过包装之后需要送到放射性废物暂存库存放。经过一定时间的累积，就要对

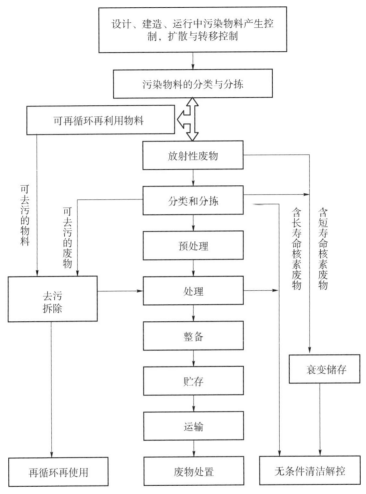

图 12.4　放射性废物管理流程

暂存的废物进行回取和整备等操作，达到稳定化的要求后进行储存、待处置。放射性废物管理涉及的具体操作环节参见图 12.5。

整备之后的废物贮存对环境影响较小，相应废物的运输辐射安全在后面的章节具体进行阐述。本节重点就是对不进行再利用的、暂时存放的放射性固体废物进行回取和整备等操作过程进行评价。

为了对已经暂存一定期限的中、低放固体废物进行处理，就要对固体废物暂存库进行改造，以利于对废物进行预处理和处理，改造完成后所有相关改建、扩建工程项目的组合，就构成了中、低水平放射性固体废物处理设施（以下简称废物处理设施）。

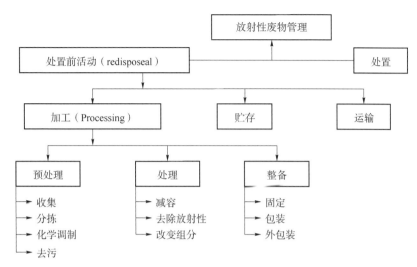

图 12.5　放射性废物管理涉及的操作环节

12.4.3.1　废物处理设施的工艺特征和辐射特征

废物处理设施主要目的就是对废物库内暂存的固体废物进行回取、分拣、切割、包装、压缩装桶处理、检测和标识以及水泥固定后待处置。

废物处理设施通常包括：废物库（坑等）、固体废物预处理车间（以下简称预处理车间）和减容与整备车间三部分。

1）废物库

该设施是放射性废物暂存场所。废物处理前，需要对废物库进行必要的辐射防护，增加技术和管理措施，保证废物处理过程的安全。通常在废物处理前废物库内需要采取的措施有搭建防护气帐，建立良好的通风系统，进行扩大坑口、配备切割平台和动力机械手等清理和准备工作，然后进行废物回取。

在气帐内通风系统开启后，打开坑盖，先用γ照相机测量坑内辐射场强度的分布，再用动力机械手携带随动摄像头查看坑内及周边情况，通过摄像头观察坑内废物的分布，查明情况后，进行回取工作。回取开始时，使用动力机械手首先抓取坑表面的废物，可先小后大，先易后难，逐层回取。必要时用动力机械手夹持一些辅助工具收集远距离的废物，如长把耙子、钩子、吸尘器等。

回取时，第一步，将转运容器放置在钢平台上，用动力手和吊车将盖子吊起并妥善放置，然后动力手通过专用工具将坑道内的废物放在切割平台上进行粗切割，或者不进行切割直接装入转运容器内，待装满后将盖子盖上。第二步，利用吊车将钢平台上的盖板吊开，使废物运输口打开，通过动力机械手将转运容器挂在吊钩上后,把转运容器从废物运输口吊至通道内进行检测,然后将盖板复原。第三步是转运容器返回废物库时,先将盖板吊开,再用动力手将吊车吊钩挂在运输小车上的转运容器上并吊回至气帐内,然后重复上述操作步骤。废物库内可能有不同的坑段,回取过程中要事先合理布局各个坑段的回取顺序。

在实施废物库废物回取与整备等操作时,工作人员可能会在废物库中受到 γ 外照射及因吸入 α 放射性气溶胶所致内照射,因此必须采取有效措施,降低辐射水平,减少放射性物质的摄入,以降低施工人员所受的辐射剂量。同时废物回取操作导致废物库内气溶胶浓度显著增大,因此回取废物时还要考虑环境影响问题。

2)预处理车间

预处理车间主要对来自废物库或其他设施的固体废物进行切割、分拣、包装(装桶)和(或)检测处理等,然后运出做进一步处理。主要操作程序有:放射性固体废物的接收和运入,废物的切割、分拣操作,废物桶的取封盖、检测和去污,桶的输送,γ 无损检测和 α 无损检测,废物桶的外运,空箱和大件废物的处理等。

从设计上考虑尽量将设备的传动和易损部件放在工作箱的外面,以方便维修。分拣切割工作箱内的某些部件(如等离子头和砂轮片等)需要经常更换,所以在分拣切割工作箱后面做一小室,需要更换的部件可以先放到小室内,更换时检修人员可以不必进入工作箱,而从小室内取出部件。在必要的情况下,检修人员可穿检修服、带防护面罩进入工作箱内进行检修工作等。预处理车间由于本身不含放射性物质,只是接收来自外界的经过初步包装的废物,因此只存在外照射问题。

3)减容与整备车间

减容与整备车间一般由焚烧或超压缩工艺操作、水泥固定(或其他固定工艺)以及包装设备等构成。焚烧是指以高温燃烧废物,使之分解并无害化的过程,是一种高温热处理技术,适用于不宜回收利用其有用组分而具有一定热值的可燃性废物。焚烧可有效破坏废物中的有害组分,实现放射性废物的减量化和无害化,最终通过焚烧将可燃性放射性废物氧化处理成灰烬或残渣。对于低放射性可燃废物,焚烧是理想的减容技术。通过焚烧通常可以减容 20~100 倍,同时可以减重 10~80 倍,从而可以有效地减少废物处置时所占的空间和费用。

压实减容通常借助机械力使废物密实化,提高废物的整体密度。减容与整备车间可对低放固体废物进行体积减少、固定、再包装和外运等操作。

减容与整备车间如果采用焚烧工艺进行减容,焚烧过程烟尘和气体排放可能导致放射性核素进入环境中,因此对公众和环境的影响相对来说就比较明显。如果采用超压缩工艺,减容与整备车间的辐射安全问题就与预处理车间相同,只存在外照射的问题。

12.4.3.2 废物处理设施辐射防护技术措施

为了对暂存的固体废物进行处理,首先就要对原有的暂存废物库(设施)进行改造,改造的整体思路就是对废物库增加辐射防护技术措施,以利于从中回取废物和进一步送往减容与整备车间和预处理车间进行整备。如果没有改造这一环节,这部分内容可以从简。

1) 废物库安全保障措施

利用气帐保证气流走向,控制气溶胶扩散;控制间和卫生控制间可以保证工作人员尽可能不会受到辐射危害;在此条件下,对废物实施远距离回取、粗分拣、拆箱、适当切割和转运操作。同时在原有的固体废物库内应当建立一套废物回取装置。这套装置包括气帐(密闭工作间)、动力机械手,并配备适用的切割工具。

为了便于回取操作,还要在废物库侧扩建辅助用房。房间包括工具间、汽车通道、气衣更衣间、更衣间、淋浴间、卫生间和控制室。其中,工具间内放置空气压缩机、液压站以及防火沙袋和灭火器等;在卫生出入口工作服间和家庭服间内各设置一台壁挂式表面污染监测仪;控制室内放置显示屏等。东侧新增一套电动滑升门,并设就地和控制室两种控制操作方式。在废物库至预处理车间之间新建废物转运通道,用以防止放射性污染扩散。通道内设有轨道,轨道顶标高与地面标高一致,轨道上有动力小车,小车上放置废物转运容器,送往预处理车间的废物是通过此废物转运通道来完成运输的。废物转运通道为封闭式建筑。

2) 辐射工作场所分区

参照国家标准 GB 18871—2002 的要求把废物处理设施的辐射工作场所分为控制区和监督区,以便于辐射防护管理和职业照射的控制。在控制区内配备有专门的防护手段或安全措施,控制正常工作条件下的职业照射或者防止污染扩散,并预防潜在照射或限制潜在照射的范围。把其他未被定为控制区的区域设置为监督区,经常对监督区的职业照射进行监督和评价。

3) 出入控制

本工程的排风过滤间设有人员出入口,放射性工作人员的进出要遵循一定的路线。

预处理车间和减容与整备车间的卫生出入口的控制流程与废物库出入口控

制的流程大致相同。在整个废物回取和整备等操作过程中，控制区的显著位置都悬挂有"当心电离辐射"的标牌，防止无关人员进入，以免造成不必要的照射。正常运行或检修时，工作人员应穿戴工作服、个人剂量监测装置等。

4）工作场所与个人的防护措施

废物处理设施设有卫生通过间。进入绿区的工作人员需经过卫生出入口，更换工作服，佩戴相应的个人防护用品；从放射性工作区出来时首先要经过剂量检测，上交剂量监测用品，脱去工作服，淋浴后进行体表放射性污染检查。工作服根据污染程度进行及时清洗。

3个子项的人流与物流分开进入库房，以减少工作人员受到不必要的辐射照射。气流走向为白区→绿区→橙区→红区。

（1）废物库。采用移动式气帐回取坑内废物，回取采用遥控动力机械手进行远距离操作，气帐内和废物库内都要通风，气流经过净化过滤后排出。

（2）预处理车间。本子项采用多层屏蔽，废物接收大厅的废物预处理在工作箱内完成，对放射性废物实现尽可能地密封，其外层是厂房建筑物，对放射性废物进行了二次屏蔽。

（3）减容与整备车间。

采用焚烧处理工艺时，通常焚烧炉需要保持一定的负压，同时通风烟囱设有高效过滤系统。建立完善的监测系统和质量保障系统，确保废物焚烧过程的运行安全。通常废物焚烧处理的安全包括一般废物焚烧的安全和放射性废物焚烧的特殊安全两个方面。

废物焚烧的一般安全问题通常包括焚烧废物产生的酸性成分对焚烧设备的腐蚀问题、烟气净化系统和排灰口堵塞、焚烧炉内局部过热危险、焚烧设施内火灾，以及燃烧尾气中危险物质排放等问题。这些问题在常规可燃废物发电等工艺中已经有比较成熟的控制技术，这里主要关注焚烧的特殊安全问题。

放射性可燃废物的特殊安全，主要包括焚烧设施的辐射防护、焚烧灰的临界安全问题。通常对于焚烧炉的辐射防护，常采用焚烧废物的活度限值（一般允许燃烧剂量率≤100 mSv/h 的低放废物），中放废物的焚烧采用屏蔽和远距离操作控制措施。放射性废物焚烧设施必须防止放射性物质的外泄，分拣、加料和卸灰都要通过专设手套箱进行操作。利用压差控制器保持操作区手套箱和设备室处于规定的负压水平。焚烧设施应设立独立的通风换气系统。焚烧 β、γ 废物时要注意外照射的防护，设置有效的屏蔽，特别是卸灰系统和装料系统。焚烧 α 废物时要保证设施的密封性，防止 α 核素的泄漏。焚烧含氚废物要关注氚的易扩散、易挥发和易渗透的特征。总而言之，包容、隔离、屏蔽和远距离操作是焚烧减容的有效防护措施。另外，焚烧含 ^{239}Pu 和 ^{235}U 废物时要有严格的临界控制措施。

放射性废物焚烧的辐射安全评价要综合焚烧工艺过程和特点,综合分析废物焚烧处置包括收集、运输、预处理和贮存的整个环节和细节,如收集运输工具、运输和贮存方式等。焚烧系统是焚烧处置过程的中心环节,根据国内外焚烧系统的设计和具体应用经验,结合焚烧的具体工艺和废物的种类和特征选有合适的焚烧炉。

采用超压缩工艺时,接收放射性废物桶或者钢箱的超压缩工段的墙壁都有足够厚的混凝土屏蔽墙,废物桶入口的门厅和废物钢箱出入口采用安全联锁防护门。

5) 辐射监测

辐射剂量监测是为控制和评价辐射危害而进行的测量,是使工作人员和公众所受照射尽可能低的手段之一。剂量监测包括工作场所辐射监测、工作场所气溶胶采样监测、卫生出入口工作人员表面污染监测和工作人员个人剂量监测。

(1) 工作场所辐射监测。设置一台壁挂式 γ 辐射探测器,对工作场所的 γ 辐射水平进行监测,测量参数及仪器状态就地显示。如果辐射水平超过设定的阈值,就会发生声光自动报警。

另外还设置便携式 γ 辐射剂量率仪和便携式 α、β 表面污染监测仪各一台,对工作场所的 γ 辐射剂量率和 α、β 表面污染水平进行定期巡检。

(2) 工作场所气溶胶采样检测。设置一台壁挂式气溶胶活度监测仪,能够自动采集气溶胶样品并实时测量样品的 α/β 放射性活度,通过设定可信阈值,实现就地声光报警。

(3) 卫生出入口工作人员表面污染监测。在卫生出入口工作服间和家庭服间各设置一台壁挂式表面污染监测仪,对淋浴后的工作人员进行手脚和全身表面污染监测,保证工作人员不把放射性污染带出污染控制工作区。

(4) 个人剂量监测。在卫生出口设置电子个人剂量计,工作人员进入绿区时必须佩戴电子个人剂量计。

12.4.3.3 辐射安全评价实例

下面以某放射性固体废物处理示范设施为例对固体废物处理的辐射安全进行评价和分析。该废物库长 24.48 m、宽 12.48 m、高 9 m,为单层砖混结构,建筑面积 600 m^2,建筑体积 3 210 m^3,设计库容为 994 m^3。全库为半地下结构,分为 8 个独立的储存坑段,每个库坑高 4.5 m,地表以上 3 m,地表以下 1.5 m。废物库的东墙、南墙和北墙 5 m 高处共设有 15 个用于采光的不可开启式玻璃窗，西墙未设窗。库顶为钢筋混凝土现浇屋顶，储存坑屏蔽盖板距离屋顶高度为 5 m。该废物库已经装满并停止运行。

1）废物处理设施的构成和源项

该废物处理设施由废物库、预处理车间和超压缩车间三部分构成。

废物库由于暂存废物时间较长，存放时没有考虑回取和整备问题，因此不能直接对废物库内废物进行回取。为了安全有效地回取废物，就需要对废物库进行改造，在废物库内建立一套废物回取装置。为了便于回取操作，在库东侧扩建 18.3 m×6 m×4 m 砖混结构的辅助用房。房间包括工具间、汽车通道、气衣更衣间、更衣间、淋浴间、卫生间和控制室。其中，工具间内放置空气压缩机、液压站以及防火沙袋和灭火器等；在卫生出入口工作服间和家庭服间内各设置一台壁挂式表面污染监测仪；控制室内放置显示屏等。东侧新增一套电动滑升门，并设就地和控制室两种控制操作方式。在废物库和预处理车间之间，另外新建废物转运通道，用以防止放射性污染扩散。通道内设有轨道，轨道顶标高与地面标高一致，轨道上是动力小车，小车上放置废物转运容器，送往预处理车间的废物是通过此废物转运通道来完成运输的。废物转运通道为封闭式建筑。

经预处理车间处理后的桶装废物或其他包装废物，送至超压缩车间。超压缩车间现有废物桶接收系统、超级压缩机、废物桶抓具、废物压饼旋转平台、密封仓与翻盖系统、废物压饼二次包装及水泥固定系统等装置和系统。

废物处理设施的废物库中共储存约 1145 m³ 的固体废物，其中坑内约 945 m³，盖板上面堆放约 200 m³。这些废物中可压实与可焚烧废物约占总量的 70%，主要有布、纸、棉纱、橡胶、工作服、手套以及口罩等；其余 30% 左右的废物主要是被污染的玻璃制品、过滤器芯、手套箱、热交换器、离子交换柱、工艺管道以及废放射性源等。

库存废物中所含放射性核素主要以裂变产物 ^{90}Sr、^{137}Cs 以及堆照产物 ^{60}Co 为主，也含有少量超铀核素 Pu、Am 等。这些废物多属于低、中水平放射性废物。

废物库库存废物中所含的主要污染核素包括 ^{137}Cs、^{90}Sr 和 ^{60}Co 等，也含有铀及微量的超铀核素 ^{239}Pu、^{241}Am 等。从废物的比活度来看，库存废物均属于低、中水平放射性废物。废物库回取废物时现场实测的 α 气溶胶水平 7.8 Bq/m³，β 气溶胶水平 300 Bq/m³。

（1）正常运行情况下的源项注意。

为确保公众可能受到剂量的上限低于评价结果，偏保守估算废物处理设施正常运行时的气溶胶源项，计算公式为

$$Q(\text{Bq}) = A_m \times N \times V \times K_3 \times K_4 \times \eta$$

式中，A_m 为废物库内实测放射性气溶胶浓度（Bq/m³）；N 为校正因子，$N = K_1 \times K_2$，K_1 为考虑安全系数的气溶胶浓度增大因子（量纲为1，$K_1 = 5 \sim 10$，取10），K_2 为考虑散装废物包放射性不均匀性及机械和人工操作差异的气溶胶浓度增大因子（量纲为1，$K_2 = 5 \sim 10$，取10）；V 为密封气帐与库坑体积，$V = 390 \text{ m}^3$；K_3 为气帐排气换气次数，$K_3 = 10$ 次/h；K_4 为年工作小时数，取 $K_4 = 250$ 天/年 $\times$ 8 h/天 = 2 000 h；η 为净化系统的泄漏率，$\eta = 0.1\%$。

由此估算正常运行时的气溶胶释放源项为：α 气溶胶 6.1×10^6 Bq/a（假定 α 活度均由 100% ^{239}Pu 的存在所致）；β、γ 气溶胶 3.1×10^8 Bq/a（^{137}Cs、^{90}Sr、^{60}Co 气溶胶）。

（2）事故情况下的源项。

废物处理设施事故分析显示，向环境排放最大的假想事故为高效过滤器失效事故。采用下列计算公式估算事故源项（Q'_s）：

$$Q'_s(\text{Bq}) = A_m \times N \times V \times K_3 \times T$$

式中，T 为事故（事件）持续时间，取 3 h，其他符号意义同正常运行时源项计算公式的符号。

由此估算的气溶胶事故释放源项为：α 气溶胶 9.1×10^6 Bq/年（假定 α 活度均由 100% ^{239}Pu 的存在所致）；β、γ 气溶胶 3.5×10^8 Bq/年（^{137}Cs、^{90}Sr、^{60}Co 气溶胶）。

2）废物处理设施的关键操作环节

（1）表面剂量率 > 5 mSv/h 的整箱废物，将存放在腾空的废物库坑内，待处理。

（2）表面剂量率 ≤ 5 mSv/h 的整箱废物，可直接送出气帐用运输小车通过运输通道运往废物预处理车间；表面剂量率 ≤ 5 mSv/h 体积过大的整箱废物，利用动力手夹持切割工具在气帐内拆箱、解体，废物按散装废物处理。

（3）废物箱体已经严重损坏无法吊运的废物，利用动力手挟持切割工具将其在库坑内解体，废物按散装废物处理。

（4）散装的中、低放废物，利用动力手回取并将其切割至能放入尺寸为 1 m³ 的转运容器内，经检测表面剂量率 ≤ 5 mSv/h 的废物用吊车装入运输小车通过运输通道往预处理车间。

（5）特殊大件废物，原则上不进行切割，在采取适当的表面污染固定措施后，通过工作间设备出入口转运并装箱，送超压缩车间水泥固定。

（6）发现裸露的废源，则将其装入屏蔽容器内运往废源库。

进行以上的切割解体工作时，要把切割工位清理干净，远离可燃物体，避免发生火灾。

3）辐射安全评价

（1）改扩建过程中的辐射安全评价。

该废物处理设施在运行前需要进行改扩建，因此需要对改扩建过程的辐射安全进行评价。在预处理车间、超压缩车间在改扩建过程中没有涉及放射性废物操作活动，因此改扩建阶段不考虑辐射影响。废物库在改造过程中的活动可以分为两部分：废物库内的改造活动和废物库东侧辅助用房等的扩建活动。其中废物库东侧辅助用房的扩建过程没有涉及放射性物质，也不考虑辐射影响。因此，改造过程中的辐射影响只考虑废物库内的改造活动产生的辐射照射。在改造过程中，废物库内具体活动包括以下方面：

①盖板上约 200 m³ 的箱（桶）装低放废物清理，这些废物运至其他废物暂存库。

②废物库内表面去污。

③气帐、动力机械手等设施安装和布置等。

3 种活动所涉及的受照对象分别有废物清理人员、运输人员、去污操作人员、设备安装布置人员等，具体活动和可能的受照对象的对应关系参见表 12.9。

表 12.9　具体活动和可能的受照对象的对应关系

实践活动	照射源[①]	受照对象和人数	受照类型
库坑表面去污	A、B、C	去污人员[②]，6 人	内照射、外照射
库坑盖板上废物清理	A、B、C	清理人员[②]，6 人	内照射、外照射
		运输人员[②]，6 人	外照射
气帐等安装和布置	B、C	安装人员，10 人，20 h/人	内照射、外照射

注：①表中 A、B 和 C 代表照射源。其中，A 表示盖板上约 200 m³ 的箱（桶）装低放废物；B 表示废物库坑中的废物；C 表示废物库内气溶胶和粉尘。
　　②去污、清理和运输人员共 6 人，都参与了 3 种活动，每人合计受到内外照射 20 h。

在安全评价中所关注的核素为：α 核素：^{239}Pu；β、γ 核素：^{137}Cs、^{90}Sr、^{60}Co。

①现场辐射防护措施。

a. 针对改扩建过程，制定相应的辐射安全操作规程，并严格实施培训工作，保证操作严格按照规程执行。

b. 进行去污、转移放射性废物的人员应为职业放射工作人员。

c. 施工过程中，要保证原有通风系统正常运行，过滤器有效。

d. 为减轻去污过程中的交叉污染，设置去污废物转移的专用通道。

e. 应加强对出入现场工作人员的监督管理，无关人员严禁入内，发现异常及时处理。

f. 按质量保证文件规定的要求，作好辐射监测与记录等。

②个人防护措施。

为减少因吸入或皮肤渗入所致工作人员的内照射，对参加现场去污和转移废物操作的工作人员应采取以下措施：

a. 工作人员上岗前应接受辐射安全知识教育及技能培训、合格上岗。

b. 进入现场前，每个作业者应佩戴口罩。

c. 作业人员进入现场时，应按要求佩戴个人剂量计；根据需要穿戴好防护衣物（如乳胶手套、工作鞋、工作服等）、佩戴呼吸面罩（或口罩）。

d. 工作过程中，一旦出现外伤，应立即撤离现场并进行救护或处理。

e. 工作场所内严禁吸烟或饮食。

f. 工作结束后由剂量防护人员对现场工作人员进行体表污染检查，达到合格时才予以解除人员控制。

③内照射估算模式。

工作人员因吸入所致的内照射剂量可由下式计算得出：

$$D_{in} = C_{air} \cdot t \cdot Q \cdot (1-f_1) \cdot f_2$$

式中，D_{in} 为内照射剂量，单位为 mSv；C_{air} 为气溶胶浓度，单位为 Bq/m^3；t 为工作时间，单位为 h，这里假设工作人员参加了去污、废物清理和设备安装等所有的废物回取之前的所有操作，总工作时间 $t = 40$ h；Q 为呼吸率，$1.2\ m^3/h$；f_1 为口罩的过滤效率，取 0.5；f_2 为剂量换算因子，1.2×10^{-4} Sv/Bq（^{239}Pu），3.9×10^{-8} Sv/Bq（^{137}Cs），3.6×10^{-8} Sv/Bq（^{90}Sr），3.1×10^{-8} Sv/Bq（^{60}Co）。

④外照射计算模式。

在库坑表面去污、库坑盖板上废物清理和气帐、动力机械手等安装和布置过程中，工作人员要受到库坑内放射性废物及库坑盖板上箱（桶）装废物的外照射。外照射计算方法如下：

$$D_{ex} = \dot{D}_{suf} \cdot t \tag{12.3}$$

式中，D_{ex} 为外照射剂量，单位为 mSv；$\dot{D}_{suf}$ 为放射性废物箱（桶）或库坑盖板处的表面剂量率，单位为 mSv/h；t 为工作时间，单位为 h。

去污操作收集的桶装废物表面剂量率水平小于 1 μGy/h，去污操作产生的外照射剂量按 10 h 的去污时间考虑，最大不会超过 0.01 mSv。

清理废物库库坑盖板上的 200 m^3 的箱（桶）装废物过程中，对库坑盖板、

200 m³ 的箱（桶）装废物分别检测了表面剂量率。废物库库坑盖板表面剂量率现场测量值不超过 40 μGy/h，保守选取库坑盖板表面剂量率为 50 μSv/h。

200 m³ 的箱（桶）装废物表面剂量率检测结果的分布范围是 0~200 μSv/h，放射性工作人员进行现场去污、库坑盖板上废物转移等操作共有 6 人共同完成。其中，剂量率为 200 μGy/h 的 2 m³ 的铁箱有 5 个，其他铁箱的表面剂量率水平较低。保守估计有 10 箱剂量率为 200 μSv/h 的铁箱。10 箱装箱等预处理总的时间取 8 h，其他箱装或桶装废物不再考虑辐射照射。从废物库运至箱装废物暂存库的运输路程为 500 m，装卸和运输总的时间保守估计 2 h。布置气帐等装置的操作时有 10 人共同完成，操作时间每人合计有 20 h。

工作人员在去污、清理过程中，在目前采取的防护措施情况下，由于气溶胶所致的内照射剂量为 0.72 mSv，受到的外照射剂量约为 3.91 mSv，内、外照射剂量之和为 4.63 mSv，低于本工程所定的剂量管理目标值 10 mSv。因此，本项目在改扩建过程中采取的安全防护措施能够切实有效地保证职业照射安全，工作人员所受剂量可以控制在管理目标值以内。

（2）正常操作情况下的职业照射。

通过对工艺流程的系统分析，以及相应源项的调查，在工艺过程中识别出可能产生较大职业照射剂量的关键操作环节，具体受照情景和信息参见表 12.10。

表 12.10 正常情况下的职业照射情景和防护措施

照射情景	操作方式	操作源项	职业工作人员防护措施
废放射源场内运输	汽车运输	40 个铅罐，表面剂量率为 44.4 mSv/（h·个），总表面剂量率取 1 000 mSv/h	场内运输使用防护容器，运输前每个铅罐会再屏蔽
特殊大件废物运输	叉车运输	2 个 2.4 t 热交换管，剂量率为 10.4 mSv/h	使用屏蔽设备
表面剂量率≤5 mSv/h 的废物容器吊运摘挂操作	手动摘挂	废物容器表面剂量率为 5 mSv/h	①移动屏蔽设备；②摘挂人员人数和操作次数控制；③专用长杆工具
表面剂量率≤2 mSv/h 的废物手套操作进行切割	手动切割	废物容器表面剂量率≤2 mSv/h	通过专用手套入口用操作手套进行切割控制，工作箱有屏蔽结构
水泥固定好的废物运输到专用废物库	叉车运输	水泥固定物应满足 GB 11806—2019 的要求，超标产物用混凝土容器再包装，直至达标	使用屏蔽设备

续表

照射情景	操作方式	操作源项	职业工作人员防护措施
更换过滤器受照	—		屏蔽设备；检修服、防护面罩
设备维修	—	实测库坑盖板剂量率50 μSv/h	检修服、防护面罩、缩短维修时间等

注：表中涉及的运输是指在场内进行的运输，间距较短，最大运输路径长度为1 200 m。

由于废物处理设施运行过程中操作步骤多，废物种类复杂，源项数据不完整和不明确，因此对正常操作时职业照射剂量的计算模式和相应的参数做了比较保守的估计，计算结果不代表所处位置人员的实际受照剂量，而是对该种工作情况下的最大受照剂量进行估算。

①点源计算模式。

当关心点与货包的距离 r 比货包尺寸大2倍以上时，使用修正的点源公式估算剂量率。一般地，点源公式为

$$\mathrm{DR}_\mathrm{g}(r) = \frac{S_\mathrm{p}}{4\pi r^2} \cdot \exp(-\mu r) \cdot B(\mu r) \cdot C \tag{12.4}$$

式中，$\mathrm{DR}_\mathrm{g}(r)$ 为距离源 r 处的 γ 剂量率，单位为 Sv/h；S_p 为光子或粒子发射率，单位为 n/s；$S_\mathrm{p}/(4\pi r^2)$ 为距离源 r 处的辐射通量，单位为 n/(s·m²)；μ 为环境介质中的线性衰减系数，单位为 m^{-1}；$B(\mu r)$ 为距离 r 处的剂量累积因子；C 为辐射通量与剂量率的转化因子。

由于 $\exp(-\mu r)B(\mu r)$ 不大于1，上式可以保守地表示为

$$\mathrm{DR}_\mathrm{g}(r) = \frac{S_\mathrm{p}}{4\pi r^2} C = \frac{k}{r^2}$$

式中，$k = S_\mathrm{p} C/(4\pi)$，其他参数同上。

如果将距离货包表面1 m远处的剂量率（DR_p）作为货包剂量一个量度，那么 k 可以重新写为 $k_0 \cdot \mathrm{DR}_\mathrm{p}$，最后得到修正的点源公式为

$$\mathrm{DR}_\mathrm{G}(r) = \frac{k_0}{r^2} \cdot \mathrm{DR}_\mathrm{p} \tag{12.5}$$

式中，$\mathrm{DR}_\mathrm{p}(r)$ 为离源 r 处的剂量率，单位为 Sv/h；k_0 为点源货包的形状因子，单位为 m²。

点源货包形状因子 k_0 的取值为 $k_0 = (1+0.5d_e)^2$；其中，d_e 为货包的有效尺寸，通过从实际的货包尺寸中选择一个特征尺寸 d_p 来确定。其取值为：

$$\begin{cases} d_e = d_p, & d_p < 4 \text{ m} \\ d_e = 1.5 \times (1 + 0.5 d_p) - 0.55 & d_p \geq 4 \text{ m} \end{cases}$$

②线源计算模式。

当关心点与货包距离 r 小于货包尺寸的 2 倍时，使用修正的线源公式。对于线源，类似于上面的方法可以得到修正的线源公式为

$$\mathrm{DR}_G(r) = \frac{k'_0}{r} \cdot \mathrm{DR}'_p \tag{12.6}$$

式中，DR'_p 为离线源 1 m 处的剂量率，单位为 Sv/h；k'_0 为线源货包的形状因子，单位为 m，k'_0 的取值为 $k'_0 = (1 + 0.5 d_e)$，其中 d_e 为货包有效尺寸，通过实际货包尺寸选择一个特征尺寸 d_p 来确定。

③废放射源场内运输。

利用修正的点源公式（12.5）作为废放射源的运输照射计算模式和参数，选取废源项中有代表性的参数进行保守计算。

运输转移路线短，运输距离约 1 200 m。保守估计，取驾驶员在装有废源的运输车辆上停留时间为 12 min。运输使用场内专用汽车进行，假定驾驶员与源的距离为 1 m。铅罐取为外半径 15 cm 的球壳。以废放射源每次运输 20 个铅罐计，总运输次数不会超过 5 次，取运输次数为 5 次（其中表面剂量率 44.4 mSv/h 的铅罐 3 次，表面剂量率 80 mSv/h 的铅罐 1 次，表面剂量率 46 mSv/h 的铅罐 1 次）。计算显示，废放射源运输利用 5 cm 厚的铅屏蔽时，屏蔽情况下总受照剂量为 0.08 mSv。

④特殊大件废物的场内运输。

对于特殊大件废物，使用修正的线源公式（12.6）估算。

该库中特殊大件主要有两个热交换器，各重 2.4 t，表面剂量率 10.4 mSv/h，热交换器侧面至中心的最大距离取 0.8 m。叉车运输时，取驾驶员与废物中心距离 1 m，驾驶员在车上停留时间为 12 min。

因为特殊大件废物可能的运输次数不会多于 5 次，因此铅屏蔽情况下运输人员受照剂量为 0.95 mSv，无屏蔽情况下的受照剂量为 8.5 mSv。

⑤吊运至过渡工位时工作人员摘挂操作。

废物容器运至预处理车间的废物接收大厅，需要操作人员进行吊运摘挂作业，由于是近距离操作，工作人员可能会受到较大的剂量。假定废物容器为 200 L 废物桶，废物桶内直径 560 mm，高 900 mm，所有经过吊运操作的废物桶表面剂量率保守选取最大值 5 mSv/h。

摘挂作业职业照射剂量使用修正的线源公式（12.6）进行估算。忽略废物桶壁和工作人员所着铅衣对废物桶中放射源的屏蔽作用，并取完成一次摘挂

操作的时间为 30 s。

预处理车间设计工作参数为每年工作 250 天,每天两班,每班工作 6 h,设计处理能力为每小时 1 桶;假设废物由 200 L 桶运入废物接收大厅,因此总的废物处理量为 3 000 桶/年。

按照预处理车间最大年处理量 3000 桶计算进行摘挂操作人员总受照剂量,利用 5 cm 厚的铅屏蔽时 3.9 mSv/年(1 m 处)、1.2 mSv/年(3 m 处)。在无铅屏蔽情况下,吊运至过渡工位时工作人员摘挂操作每天两班,每班一人进行操作时个人受照剂量没有屏蔽时为 18 mSv/年(1 m 处)、6 mSv/年(3 m 处),仍然处于国家标准 GB 18871—2002 职业照射剂量限值 20 mSv/年的范围内;每班两人每次操作一人完成时个人受照剂量为 9 mSv/年。利用铅屏蔽时计算得到的剂量值为 3 mSv/年,不会超出本项目设定的工作人员年有效剂量管理限值。

从上述分析可知,可以采取的防护措施有铅屏蔽,增加摘挂操作人数(建议每次一人摘挂操作,总人数不少于 4 人),增加摘挂操作距离,如利用长杆工具等。

⑥更换过滤器。

过滤器更换操作每年进行一次,每次更换时工作人员近距离(0.5 m)操作时间为 0.5 h。实测数据类比可知,每年从库内排出的 α 气溶胶总量为 6.7×10^4 Bq/年,β、γ(^{60}Co、^{90}Sr、^{137}Cs)气溶胶为 2.57×10^4 Bq/年。保守假定每年有 1×10^7 Bq 的 β、γ 气溶胶留在过滤器上,使用点源公式(12.4)对剂量 D(Gy)进行计算,有

$$D = DR(r)t = 8.69 \times 10^{-3} Xt = 8.69 \times 10^{-3} \frac{A\Gamma}{r^2} t$$

式中,$DR(r)$ 为距离 r 处的剂量率,单位为 Gy/h;X 为距离 r 处的照射量率,单位为 R/h;A 为活度,单位为 Ci;Γ 为照射量率常数,单位为 R·m²/(h·Ci);t 为受照时间,单位为 h。

从保守角度,照射量率常数取 ^{60}Co、^{90}Sr、^{137}Cs 中最大值 1.32 R·m²/(h·Ci),距离 r 为 0.5 m,A 取 0.27×10^{-3} Ci。忽略 α 气溶胶的外照射,计算得出更换过滤器时工作人员所受过滤器中放射性核素外照射的剂量为 6.2 μGy,有效剂量取 6.2 μSv。

如操作完全在库内进行,需考虑源库对工作人员的内外照射。内照射剂量模式和参数参见本书第 331 页的内照射剂量计算公式,具体参数如下:废物库内气溶胶浓度 C_{air} 用实测的最大浓度来表示,α 气溶胶浓度为 7.8 Bq/m³(以 ^{239}Pu 为例);β 气溶胶浓度为 300 Bq/m³(以 ^{90}Sr 计算);时间 t 为 0.5 h;呼吸率 Q 取 1.2 m³/h;口罩过滤效率 f_1 取 0.5;剂量转换因子 f_2 对 α,取 1.2×10^{-4} Sv/Bq(^{239}Pu),对 β,取 3.6×10^{-8} Sv/Bq。

保守计算结果更换过滤器产生的内照射剂量约为 0.284 mSv，外照射剂量采用点源剂量计算公式得到最大值为 0.0316 mSv。

所以更换过滤器产生的内外照射总剂量约为 0.316 mSv，但远低于项目设定的工作人员年有效剂量管理值 10 mSv。

表面剂量率小于等于 2 mSv/h 的废物手套操作进行切割受照、水泥固定好的废物运输到专用废物库驾驶员受照、设备维修受照等操作剂量较小，以设备在废物库内维修为例，实测的库坑表面剂量率最大为 50 μSv/h，在其中维修 10 h 受照剂量也只有 0.5 mSv。其他操作职业受照剂量很少，可不予以考虑。

（3）事故情况下的辐射安全评价。

通过对设施进行事故分析，气帐故障维修是产生职业照射有代表性的事件。

气帐故障时，需要工作人员进入气帐进行维修。在库内 15 cm 水泥板覆盖下，将使水泥板表面的剂量率减小至废物表面剂量率的约 1/4。假定工作人员停留时间为 20 min，废物表面剂量率取各坑段中的较大值 20 mSv/h，工作人员所受剂量率近似为水泥板表面剂量率，可以得到工作人员在无屏蔽条件下一次维修所受剂量为 1.7 mSv。最近对库坑盖板表面剂量率实测的结果最大只有 50 μSv/h，因此实际上气帐故障维修产生的职业照射剂量是比较小的。

计算时选用修正的点源计算模式公式（12.5），或采用修正的线源计算模式公式（12.6）。

12.4.4 同位素生产和应用的辐射防护

12.4.4.1 同位素生产和应用源项

目前广泛应用的各种放射性同位素几乎都是由反应堆和加速器生产的，部分放射性同位素从后处理厂的废液和废气中回收。下面首先介绍反应堆和加速器生产放射性同位素的基本知识以及辐射防护的规定，然后说明同位素应用的大致情况。

1）反应堆生产放射性同位素的原理

目前应用的放射性核素，按活度计算绝大多数是由反应堆生产的。反应堆是一个强中子源，将样品（靶料）置于反应堆辐照室（如活性区）或辐照管道（如孔道）内经中子辐照，利用 (n, γ)，(n, α) 及 (n, β) 等反应，使样品中的稳定同位素变为放射性同位素。例如，生产 ^{60}Co 放射性同位素时，将金属钴丝（或钴片、钴棒）装于不锈钢壳内，用氩弧焊密封，然后放入反应堆中照射，由 ^{59}Co(n, γ)^{60}Co 反应得到放射性同位素 ^{60}Co。反应堆生产放射性同位素主要包括制靶、反应堆照射、活度测量、分装等步骤。

2）加速器生产放射性同位素

（1）生产同位素的原理和产额计算。

利用加速器生产放射性同位素，特别是缺中子同位素方面愈益显示出其重要性，能够生产出反应堆不能生产的放射性同位素的品种。在国际上已确定为临床应用的放射性同位素中，加速器生产的有 40 多种，反应堆生产的有 25 种，足见加速器在医用同位素生产中的重要作用。

由加速器产生的具有一定能量的带电粒子，如质子、氘核和 α 粒子轰击靶料，通过 (p, n)、(d, n)、(d, 2n)、(d, d)、(d, p) 和 (d, n) 等反应得到放射性同位素。例如，用 CS-30 型回旋加速器产生的 26 MeV 质子轰击锌靶，由 ^{68}Zn (p, 2n) ^{67}Ga 反应得到放射性同位素 ^{67}Ga。加速器生产放射性同位素的工艺与反应堆的有所不同，主要包括制靶、轰靶、化学分离与精制、配置和分装等步骤。

加速器生产放射性同位素的产额取决于加速器加速粒子能量和束流强度、靶材的靶量和丰度、生成核素的核反应截面、打靶时间和生成核素的半衰期等。例如，用回旋加速器产生的能量为 11 MeV、束流 20 A 的质子入射在 2 mm 厚、体积为 0.4 mL、丰度为 85% 的 $H_2^{18}O$ 上照射 1 h，由 ^{18}O (p, n) ^{18}F 反应可得到 37 GBq（1Ci）的放射性同位素 ^{18}F。

（2）同位素分离设施。

同位素分离设施包括工厂、车间和热室。放射性同位素通过同位素分离设施从裂变产物或辐照产物中提取出来。

3）反应堆和加速器生产放射性同位素的特点

加速器生产的放射性同位素与反应堆生产的放射性同位素相比，具有以下一些特点：

（1）反应堆中主要用 (n, γ) 反应生产同位素，所生成的同位素与靶材料一般是同一元素。加速器用 (p, n)、(d, n)、(α, n) 等反应生产同位素，所生产的放射性同位素与靶材料元素一般不相同，故易于化学分离，可进行无载体同位素的生产，从而获得高纯度、高比度放射性同位素。

（2）加速器生产的同位素都是缺中子同位素，衰变时大多是电子俘获（EC）或发射正电子（$β^+$），通常不发射带电粒子（α、β 等），所以可用 γ 相机或正电子发射计算机断层扫描（PET）进行医学诊断，病人所受的剂量小。例如，甲状腺诊断采用加速器生产的 ^{123}I，病人所受剂量只有用反应堆生产的 ^{131}I 的 1%。

（3）构成生物机体的主要元素 C、N、O 的 (n, γ) 反应截面很小，用反应堆不能有效地生产临床诊断上很需要的这类同位素，而用小型回旋加速器很容易制备 ^{11}C、^{13}N、^{15}O 等短寿命同位素，并可设置在医院内就近使用，十分方便。

(4) 加速器操作简单，可以随时启动或停机，工作安全，检查维修方便，工作中放射性污染的危险性小。这是反应堆生产同位素不具备的特征。

4) 同位素应用

在科学研究中同位素的应用已深入到生物医学、遗传工程、材料科学和地球科学。医学应用在同位素诸多有益应用领域里最为活跃，广泛而又多样的工业应用覆盖了众多的工业部门，辐射育种、昆虫不育和食品保藏等技术促进了农业的可持续发展。其他应用还包括环境污染的监测与去除以及正在扩大的安全检查体系等。

（1）医学应用。

在医学上同位素主要用于显像、诊断和治疗，另外还包括医疗用品消毒、药物作用机理研究和生物医学研究。核素显像是利用γ照相机、单光子发射计算机断层（SPECT）或正电子发射断层（PET）来探测给予病人的放射性药物所产生的辐射，从而确定病灶部位。很多器官的γ显像，如肺、甲状腺、肾和脑可用于疾病诊断。

放射治疗方式可分为体内照射和体外照射两种：体外照射治疗通常采用X射线治疗机、^{60}Co治疗机、加速器等；体内照射治疗则用后装源（如^{192}Ir、^{252}Cf等后装源）治疗，或者用放射性籽源（如^{98}Au、^{125}I和^{103}Pd等籽源）植入治疗。目前锝药物显像剂在市场上的占有量达到60%~70%，其他用于γ显像的有^{131}I、^{133}Xe、^{111}In和^{67}Ga，此外^{57}Co、^{137}Cs和^{131}Ba还可用于校准医用核仪器。

（2）工业应用。

放射性同位素已经广泛在工业部门各个领域和阶段得到广泛应用，包括过程控制与最优化、测量与自动化、质量控制和各种测试等。在生产过程控制领域，采用^{241}Am、^{137}Cs和^{60}Co等放射源制成的同位素仪表，如密度计、料位计和称重计（核子秤），用于在线非破坏性测量。厚度计和比重计结合了^{241}Am、^{137}Cs、^{85}Kr、^{147}Pm和^{90}Sr放射源，主要用于钢铁制造、塑料工业和造纸工业。当然核电站等核能工业的工艺过程中也广泛采用了核仪器仪表进行在线监测和管理，使核能得以更加安全、有效地迅速发展。

在现场检测领域，同位素应用于γ照相机、X射线荧光分析仪及湿度、密度传感器。这些技术专门用于汽车制造业、飞机制造业、钢铁制造业、冶金工业和建筑工业。放射性同位素示踪技术在油田、环境、水文、地质等领域中广泛应用。在过程开发及最佳化领域，同位素示踪剂如^{127}Xe、^{99m}Tc、^{85}Kr、^{203}Hg、^{82}Br和^{131}I被用来进行液体流动测量和泄漏探测。

在造纸、印刷、汽车、涂料和磁带生产等工业部门，还使用了^{210}Po静电消除器，以消除静电的积累。

（3）农业应用。

同位素的辐射育种技术为农业提供了改进质量、增加产量的多种有效手段。辐射诱变已经产生更能抗病或更能适应地区条件生长的新品种，从而增加了谷物产量，并改进了食品的质量。利用同位素示踪技术，可用于检测并确定植物的最佳肥料吸入量和农药吸入量。昆虫不育技术基于用 γ 辐射使昆虫不育（丧失繁衍能力），已成功地用于铲除损害谷物的昆虫种类，这项技术对人类健康和环境无任何副作用。对食品进行辐照杀菌后储藏，已经得到比较广泛的应用，可控制微生物引起的食品腐败和食源性疾病的传播，增加食品储藏的期限。

（4）科研应用。

近年来许多前沿学科的研究活动都与同位素的应用有关。同位素标记原子在遗传研究中起着重要作用。同位素标记核酸和蛋白质已用于植物、动物和人体的生物医学研究中。这些同位素主要包括 ^{32}P、^{33}P、^{125}I、^{35}S（用于核酸）、^{14}C 和氚（用于氨基酸）。验证创新新药研发过程的 ^{3}H、^{14}C 标记化合物，生命科学研究用高比活度 ^{32}P、^{35}S 标记核苷酸制备技术已经成为必不可少的研究方法。同位素标记物还可用来示踪水流，如从水源源头到海洋。氚的测量可用于地质学。标记分子已广泛用于化学领域，它们能提供更为灵敏的分析方法。

（5）其他应用。

近年来同位素日益广泛地被应用到环境污染监测方面。同位素在测定 CO_2、硫氧化物和氮氧化物方面起了重要的作用。放射性示踪剂可用来测量水库污染和土壤污染，如被农药或油管泄漏造成的污染。γ 辐射源还可用来处理有毒废物。在一些安全场所，如飞机场、火车站和海关，^{252}Cf 中子源已广泛用于检查行李，以探测爆炸物和麻醉品。^{241}Am 的烟雾探测器作为火灾报警用已经得到广泛应用。通过 γ 射线处理，能够消灭物体内部的真菌、幼虫、成虫和细菌，而使物体不受损坏。这种技术也已应用于保存和修复艺术品以及人种学和考古学领域。在核能领域，作为核电站启动，生产过程控制和仪器校正使用了各类密封放射源，如一次中子源（$^{210}Po-Be$ 源或 ^{252}Cf 源）、二次中子源（$^{124}Sb-Be$ 源）、^{239}Pu 源和其他各类参考源等。在航天领域，同位素电池已成为一种性能良好的空间能源。所用同位素绝大多数为 α 发射体，如 ^{238}Pu、^{210}Po 等。

12.4.4.2 同位素生产和应用的辐射防护

由于同位素生产过程涉及反应堆、加速器或后处理的裂变产物提取工艺，因此生产阶段涉及的设施的辐射安全可以参照反应堆、加速器或后处理设施的安全防护和控制措施,这里对这部分内容不再进行过多的讨论,重点对同位素应用过程中的辐射安全进行描述。

1)放射性同位素生产过程中的辐射防护措施

为了确保人员的辐射安全,防止放射性污染,在辐照同位素操作过程中必须采取一系列安全措施。其中包括:

(1)必须使用远距离操作系统(如机械手)从辐照管道(或辐照室)提取同位素的样品盒,操作系统必须安全、可靠(主要针对用于同位素生产的反应堆,加速器的相应操作参照执行)。

(2)不管是用机械的、气动的还是用液压的方法,从辐照管道(或辐照室)内提取辐照样品时都不应损坏样品盒,使放射性物质逸出。

(3)从堆内提取的样品盒在运输过程中应有监测仪器进行监测。

(4)样品盒应严格密封,特别是对于那些容易泄漏的气态或挥发性的同位素,如 ^{3}H 和 ^{131}I 的样品盒,对其密封性必须进行严格的检查,必要时要采用双层密封。

(5)对于有腐蚀性的靶材,必须选用耐腐蚀性的样品盒,如生产 ^{203}Hg 时,由于汞能腐蚀金属,它的泄漏会直接影响反应堆的安全,必须予以充分重视。

(6)选择靶材时,必须全面考虑在受辐照后,其物理、化学性能的变化,如由于辐照分解、气体析出等引起样品盒内温度、压力的变化。在辐照时样品盒的爆炸将直接影响反应堆的安全。

(7)样品盒的结构形式及机械强度应便于提取和运输。

(8)在辐照管道(或辐照室)的排风管或其他适当的位置上应设置连续工作的放射性气体或微尘的监测装置,以便能及时发现样品盒的泄漏,并采取适当的安全措施。

2)放射性同位素在工业应用中的辐射防护

(1)辐射防护容器的设计和防护性能检验。

核仪表和 γ 射线探伤机等不使用时,放射源都位于防护容器内并锁在安全位置,此时防护容器外表面的比释动能率应符合国家规定的要求。

设计防护容器时,保护和操纵机构要灵活、可靠,要保证在使用过程中放射源不会松脱,更不能掉出。既要使放射源便于安装、更换,又要使无关人员无法打开。对辐射源防护容器,要在设计的最大装源量条件下,对防护容器的防护性能进行检验,确保符合国家标准。不符合安全性能要求的不应出厂。

(2)生产线核仪表安装、使用、维修和贮存中的辐射防护。

生产线上用的核仪表一般没有专用工作场所,应选择合适的安装地点,使射线束避开人员停留和经常经过的区域。源与工作人员的距离应大于 0.5 m 并便于安装、拆卸和检修。安装工作完成后,要检测放射源周围的辐射剂量情况,如剂量过高,要采取必要的防护措施。

仪表要经常维护,检查源的密封性,检查控制和安全保护系统的可靠性等。需在源附近长时间检修时,应将源锁在安全位置,必要时,可将源移至其他防护容器内暂时贮存。放射源不再使用时,要存放在源库中,加强安全保卫,防止丢失被盗,并及时返回生产厂家或送城市放射性废物库。

(3) 野外和施工现场作业时的辐射防护。

在野外和施工现场使用辐射仪表时,特别是辐射剂量较大的仪表(如 γ 射线探伤机等),要根据射线的辐射范围划出一定范围的警戒区域,并设置警戒线和标志,必要时需有专人负责警戒,以防无关人员进入辐射现场。在离道路、居民区和办公区较近地点进行辐照工作时,要尽量选择夜间或人员较少的时间进行工作,必要时,可与有关部门联系疏散人员后再开始工作。

工作结束,放射源使用完毕后,一定要检查放射源是否已收回防护容器,经监测确认放射源已收回防护容器后,才能离开现场。

(4) 废放射源的安全处置。

对已不能满足使用或不再使用的闲置源,不得自行处理,特别是不能任意丢弃、掩埋和挪做他用,应妥善保管,及时返回厂家或送城市放射性废物库。对关停并转的企业和单位,要有专人负责放射源的安全保卫工作,直至将放射源进行了安全处置。

3) 放射性同位素在医学应用中的辐射防护问题

(1) 放射源和辐照剂量的选择、控制。

在使用放射性同位素和放射源进行医学诊断和治疗时,要选择合适的放射源,制定合理的照射方案,仔细计算所需的照射剂量,防止病人接受过量照射。例如,镭是最早在医疗中广泛使用的放射性核素,但镭的毒性大,属于极毒组,其衰变产物氡是放射性气体,易泄漏。因此,在医用密封源中,镭具有的潜在危险最大。因此,应选择其他放射性核素(如 ^{60}Co、^{137}Cs、^{192}Ir 等)的源来代替镭源。

由于照射剂量的变化可引起生物效应的明显改变,因此必须准确地控制剂量,除精确计算外,还要加强对辐照剂量的监测。

(2) 对注射放射性药物的病人的管理。

设立注射放射性药物后的病人专用候诊室,病人必须在专用候诊室候诊,不得随意走动,病人家属和慰问者尽量远离患者,避免不必要的照射,也还应避免病人之间相互影响。对接受了 ^{131}I 治疗的患者,其体内的放射性活度降至低于 400 MBq 之前不得出院。

（3）放射源使用和贮存的安全。

使用β放射源作敷贴器时，当源的活度较高时，必须考虑对β粒子产生的韧致辐射的防护。敷贴器不用时，应放在有屏蔽能力的容器内。容器内壁应为塑料或有机玻璃等轻质材料，用以屏蔽β粒子；外壁用铅或铸铁屏蔽韧致辐射。由于敷贴器容易接触人体，应特别注意检查源是否泄漏。

使用后装机进行治疗时，要经常检查控制机构和接管的可靠性，防止卡源、掉源或送源不到位。治疗结束后，要用辐射监测仪检查源是否回到安全储存位置。

腔内治疗用的密封源很小，特别要防止在使用和贮存时源的丢失。治疗期间，要检查病人身上植入源的数量和位置；治疗完毕，要仔细清点放射源，防止病人将源带走。

（4）放射性废物（源）的处理处置。

在进行放射性药物影像诊断、^{131}I 治疗和放射免疫分析时，会产生放射性废水、废气和固体废物。

放射性废水除了操作工艺中可能产生少量放射性废水外，还有清洗器皿、工具等的废水，以及病人排泄物，一般采用衰变池或容器储存衰变方法，经检测达标后再排放。

放射性药物的制备、分装等，在密闭的手套箱或通风柜中进行操作。通风柜操作口的风速和通风管道的高度等应满足规定要求，必要时通风系统加高效过滤器。

固体废物主要包括污染的手套、口罩、工作服、注射器、针头、塑料管、原料瓶、棉签等。放射性废物分类存放在放射性废物暂存间，集中送城市放射性废物库。

（5）对工作人员、患者和公众的防护。

使用敷贴器时，尽量缩短操作时间。戴防护手套和有机玻璃面罩，以减少β射线对工作人员的照射。敷贴时应避免正常皮肤受到过量照射。若敷贴器的正反两面均能照射，当只利用一面时，另一面必须临时加上足够厚度的屏蔽，避免病人其他部位和周围人员受到不必要的β辐照。

使用密封源治疗的病人、病床和病房应有明显的标记，最好将这些病床和病房单独隔开，防止其他人员受到不必要的照射。

γ射线远距治疗机对病人进行照射时，除接受治疗的患者外，治疗室内不应有其他人员。治疗室必须与控制室分开。设计屏蔽厚度时应使相邻及附近地区的工作人员和居民所受的照射低于国家规定的限值。

（6）辐射监测。

β敷贴器的窗很薄，容易受腐蚀或机械损伤而破裂。为预防万一，治疗完毕最好用表面污染仪对病人及其衣服进行检测。

使用后装机进行治疗时，治疗结束后，要用剂量仪检查源是否回到安全储存位置。

为准确控制照射剂量，应加强对照射剂量的测量检查。定期测量有用线束的比释动能率。对放射性工作人员应进行个人剂量监测并建立个人剂量档案。每次照射完后，应用剂量仪检查治疗室内的辐射水平，以判断源是否回到安全储存位置，以免发生意外。

4）放射性同位素在农业和食品工业应用中的辐射防护

放射性同位素在农业和食品工业应用中的辐射防护问题主要针对γ辐射装置。

（1）外照射的防护。

γ辐射装置的装源量比较大，活度从 10^{12} Bq（10^2 Ci）量级至 10^{16} Bq（10^6 Ci）量级不等。农用钴 ^{60}Co 源的活度一般在 1.85 TBq（50 Ci）至 370 TBq（10^4 Ci）。因此，为了防止人员受到大剂量的射线照射，应该加强外照射的防护。设计屏蔽时，除了要保证工作人员自身接受的剂量低于剂量约束值外，还必须保证周围公众所接受的剂量不超过规定的限值。要设置安全可靠的安全联锁和警告、报警装置，防止人员误照射。农用辐照室可建于地下，利用地下四面泥墙作为天然防护屏蔽，室顶为钢筋混凝土，上面覆盖泥土。

用于农业和生物研究的钴 ^{60} 是野外γ辐射装置，在作物生长期间在田间敞开照射。主要利用距离防护，需要很宽的防护范围。在边界四周砌墙、筑坝或利用其他屏障以减弱直射辐射，可缩小防护区，并能防止无关人员接近。

为了保证工作人员和附近居民的安全，可在有用的照射区外划出一定范围作为控制区，设有醒目的辐射危险标志，控制区外边界上的辐射剂量应低于对公众的剂量约束值。

（2）防止贮源井水污染。

贮源水井是辐照室的重要安全设施，倒源、装源、换源等操作均在水下进行。因此，水的深度既要保证最大贮源量时井上人员的安全，又要保证水下操作时源上方仍有足够厚的水屏蔽层。为了防止井水被放射源污染，应选用符合国家标准要求的密封源；为了减少对源包壳的腐蚀，贮源井应使用去离子水；要加强贮源井水的监测，定期监测井水的放射性，以便及早发现水污染；为了防止贮源井水污染环境，水井应防漏、防渗并有液位监控；发现源有泄漏应尽快进行检查处理，对井水进行净化处理，以免污染环境。

(3) 源的升降机构的可靠性。

为了确保野外使用的辐射装置源升降的安全,要定期检查源的升降机构的可靠性,防止因灰尘、磨损、锈蚀、老化、辐射损伤或其他原因造成卡源事故。停止辐照期间,源及其控制系统要妥善保管,严防不了解情况的人任意将源提升、损坏或偷走。

(4) 倒源、装源、换源的辐射防护。

γ辐射装置使用的 ^{60}Co γ辐射源半衰期为 5.27 年,使用一定时间后,如果放射性活度已不能满足辐照要求,则需要更换放射源。倒源、装源、换源时要有足够的防护措施,有储源水井的均应在水下进行操作。操作应尽量简单、方便,在正式操作前用同样形状、尺寸和质量的假源进行模拟训练,以取得操作经验。退役的 ^{60}Co 源活度一般仍很强,不能自行处理,要按规定返回生产厂家或送城市放射性废物库。在处置前要存放在安全可靠的源库中,防止丢失、被盗。

12.4.4.3 辐射安全评价实例

放射性同位素生产和应用过程中的辐射防护问题涉及面比较宽,潜在受照人员比较广泛,因此对此进行安全评价和管理比较庞杂。下面以研制、生产用于核电站反应堆启动的 ^{210}Po-Be 中子源棒为例,对同位素生产过程中的辐射防护问题进行比较深入的了解。

1) 工艺概况和安全设计

(1) 主要原料和产品。^{210}Po-Be 中子源棒生产过程中使用的靶物质为 Bi_2O_3,其纯度为 98.9%,年用量为 104 kg。铍粉是生产中子源的重要原料,纯度为 99.9%,年用量约为 22 g。

(2) 生产工艺。该工程制造中子源棒的生产线的主要工艺如图 12.6 所示。

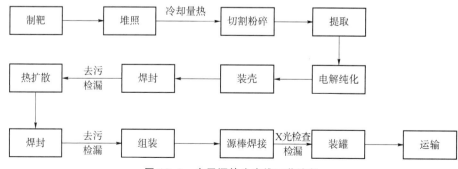

图 12.6 中子源棒生产线工艺流程

(3) 安全设计准则。

①力求布局合理、紧凑、完善配置，有利生产操作，便于管理，能有效控制污染范围。

②设备、仪表选型要可靠、实用、先进。

③主工艺在设计中应全面贯彻安全第一的思想，必须坚持辐射防护三原则，确保去污、暂存实施工作人员的安全。

④工程设计时对地面、墙壁尽量采用易去污材料；前后区隔断采用轻质材料；箱体连接以可拆卸连接为主等。

⑤与安全有关的其他物项的设计准则。

a. 危险化学物质的密封屏障。

（i）铍粉的操作严格在密封箱内进行，并实时保障箱内负压满足设计要求。

（ii）采用托盘和吸水纸，随时保证其撒漏的铍粉能最大限度地收集。

（iii）排风过滤器进出口设取样口，一旦发生异常或撒漏事故，均能取样进行测量。

（iv）操作铍粉的工作箱严禁用水冲洗去污。

（v）铍粉储存在红区，根据供应商最小包装量为 50 g，故可储存量最大不超过 50 g。

b. 通风系统及密封。

（i）气流流向应是从放射性污染小的方向流向污染可能性大的方向（从白区流向红区），各区之间维持一定负压，并设压差检测装置。

（ii）设计上各系统必须配有备用风机。

（iii）排风系统和送风系统进行联锁，先开启污染较重的排风系统，再开启送风系统。为防止气溶胶的扩散，在整个生产周期中，红区排风系统必须确保 24 h 运行。

（iv）红区排风应经两级过滤，橙区经一级过滤，排风过滤器采用高效纤维过滤器，其净化系数达 99.9%。运行过程中，通过对过滤器两端取样口定期取样，确保排风过滤器的净化效率在 99% 以上；当过滤效率降低 10% 时，对过滤器予以更换。

（v）各工艺箱体的密封应按 EJ 76—1975《工作箱技术条件》进行设计，要求达到 ISO 10648-2—1994《密封箱室密封性分级及其检验方法》中的三级标准。

c. 工艺尾气系统。

（i）为保证一级过滤器的有效性，对操作强酸的箱体，对酸性工艺尾气以负压方式进行收集,酸性尾气经冷凝洗气后再排入手套箱,而后经两级过滤器过滤后排入环境。

(ⅱ) 一级和二级过滤器两端需设取样口,并定期取样测量,当效率降低10%时,必须更换该过滤器。

d. 液态流出物。

(ⅰ) 采用不锈钢材料的输送管道及储罐保证寿期(50年)内不因腐蚀而造成破损泄漏。

(ⅱ) 储罐的设计容量应能满足生产需求,设计为60 m³储罐两个。

(ⅲ) 储罐应设计有防溢内衬及液面监视装置。

(ⅳ) 对工艺废水应采取液固分离措施,清液排入废水收储系统。液固分离后产生的固体废物中的放射性核素主要为 ^{110m}Ag、^{124}Sb 和少量 ^{210}Po,其比活度为 4.5 GBq/kg,先收集起来达一定数量后按中放固体废物处理。

两个不锈钢储罐的腐蚀余量大于 6 mm,故能满足使用要求。设计的 503-1 废水接收站中,每个储罐间的周边尺寸为 6.5 m×6.5 m,防溢内衬的高度为 1.5 m,扬液器、废水澄清槽及废水储罐的液位测量均采用 UCB-222 型静压式液位变送器和 XTM-104CH 数字显示仪进行液位监测。监测信号经电缆引入监控室,实行连续监测。

e. 防护屏蔽。

(ⅰ) 根据 EJ 080—1989《开放型放射性物质实验室辐射防护设计规范》的要求,各工艺箱体的屏蔽层设计应满足:白区不超过 $0.25×10^{-2}$ mSv/h;绿区不超过 $0.75×10^{-2}$ mSv/h;橙区不超过 $2.5×10^{-2}$ mSv/h;红区热室、工作箱、手套箱间的隔墙,在箱室内放射源不撤出情况下,相邻箱室产生的剂量率不超过 $(25~100)×10^{-2}$ mSv/h。

(ⅱ) 废靶筒的收集及转运容器表面 20 cm 处为 $(2.5~25)×10^{-2}$ mSv/h。

f. 人流、物流进出控制。

(ⅰ) 生产线按四区原则布置。

(ⅱ) 为避免交叉污染,同一个区域内形成不同污染形式的操作,应分设在单独房间。

(ⅲ) 根据 EJ 380—1989《开放型放射性物质实验室辐射防护设计规范》的要求,白、绿区之间应设卫生出入口,卫生出入口应有淋浴和存放专用工作服及个人衣物的地方,并配有剂量和污染监测仪表;绿、橙区之间应设卫生闸门,备有检修用品、剂量仪表及个人防护用品等。

(ⅳ) 根据安全保卫的要求,在工艺走廊入口处,设门禁管理系统。

(ⅴ) 为使污染扩散的危险及剂量水平降到最低限度,辐照后的靶及中子源的运送通道应尽可能短,且与工作人员通道分开。

(vi) 废物的运输路线应避免通过白区和绿区。

g. 辐射监测。

(i) 绿区设固定式气溶胶取样点,取样点要设在最易发现空气污染的地方。

(ii) 凡安装有过滤器的地方,在过滤器前后均应设取样口,以确定过滤器的效率。

(iii) 在 γ 和中子剂量率有可能超过该处设计值时,应设固定式仪表远距离监测。

(iv) 烟囱应设放射性气溶胶连续监测仪。

(v) 白-绿区的卫生出入口应设表面污染检查仪表,对工作人员的衣物、手和脚进行污染监测,防止污染的转移和扩散。

(vi) 在靶筒收集容器处,应设固定式 γ 剂量仪表,防止靶筒掉到容器外,工作人员不知情况而受到误照。

h. 实体保护。

(i) 保安监视电视及防盗报警系统:该系统由主控制台、摄像机、监视器、录像机、红外/微波探测器组成。

(ii) 门禁管理系统:该系统由感应卡读卡器、通道出入控制器、门禁/报警控制器、读卡器、门磁开关、门锁等组成。

(iii) 保安通信系统:该系统设有专用有线应急电话。

2) 工艺过程中的源项分析

生产线中各主要工艺箱体操作的放射性核素量参见表 12.11。辐照后的靶子经 7~10 天的冷却后,其主要的感生放射性核素及产品为 ^{60}Co、^{110m}Ag、^{124}Sb 和 ^{210}Po。

表 12.11 工艺箱体的放射性核素操作量

箱体号	核素与活度
01,02	^{60}Co:4.1×10^7 Bq ^{110m}Ag:1.8×10^7 Bq ^{124}Sb:3.2×10^7 Bq ^{210}Po:2.2×10^{11} Bq
03	^{110m}Ag,^{124}Sb,^{210}Po (活度同上)
04	^{110m}Ag:5.4×10^7 Bq ^{124}Sb:9.6×10^7 Bq ^{210}Po:6.6×10^{11} Bq

续表

箱体号	核素与活度
05	^{110m}Ag：5.4×10^{7}Bq ^{124}Sb：9.6×10^{7}Bq
06，07，08，09	^{210}Po：6.6×10^{11}Bq
10，11，12	中子：3.4×10^{7}n/s ^{210}Po：1.1×10^{12}Bq
中子源棒组装	中子：4.4×10^{8}n/s ^{210}Po：1.4×10^{13}Bq

注：01~03箱，每次操作1个靶件；04~09箱，每次操作3个靶件；10~12箱每次操作5个靶件。

3）职业照射安全评价

（1）靶筒中核素活度。

靶筒是由铝壳制成的，其主要材料是铝及微量的钴，靶筒经辐照取出后一般冷却7~10天，活化产物放射性铝因半衰期很短，冷却7~10天均已衰变，因此靶筒中主要是钴被活化产生的放射性。靶筒中^{60}Co的活度是采用取样法测其比活度，再根据靶筒总质量确定^{60}Co的活度，靶筒的^{60}Co活度为4.1×10^{7}Bq。

（2）靶物质的感生放射性活度。

靶物质Bi_2O_3中的主要杂质为Ag和Sb，其含量小于1×10^{-7}。在考虑靶核的同位素丰度、感生核素的半衰期后，确定^{109}Ag和^{123}Sb为主要靶核素，其丰度分别为48.2%和42.8%，其他感生核素忽略不计。一个靶物质总质量为860 g，活化产物的活度为

$$Q = 0.602\ 3\phi \cdot \sigma \cdot p \cdot m[1-\exp(-\lambda T)]/A \qquad (12.7)$$

式中，ϕ为靶体内的中子通量密度，单位为n/(cm^2·s)；σ为靶核的热中子(n,γ)反应截面，b；p为靶核的同位素丰度；m为靶核质量，单位为g；A为靶核原子量；λ为感生核素的衰变常数，单位为天；T为辐照时间，单位为天。

整个工艺流程核素的最大操作量和年最大操作时间列于表12.12，相应的核素照射量率常数列于表12.13。

表 12.12　整个工艺流程核素的最大操作量和年最大操作时间

工艺流程	一次最大操作量/Bq					年最大操作时间/h
	^{60}Co	^{110m}Ag	^{124}Sb	^{210}Po	中子（n/s）	
进靶切割	$4.1×10^7$	$1.8×10^7$	$3.2×10^7$	$2.2×10^{11}$	—	150
粉碎		$1.8×10^7$	$3.2×10^7$	$2.2×10^{11}$	—	150
提取	—	$5.4×10^7$	$9.6×10^7$	$6.6×10^{11}$	—	150
纯化	—	—	—	$6.6×10^{11}$	—	150
制源	—	—	—	$1.1×10^{12}$	$3.4×10^7$	150
中子源棒组装	—	—	—	$1.4×10^{13}$	$4.4×10^8$	30

表 12.13　核素照射量率常数

核素	γ射线能量/MeV	照射量率常数/($C·kg^{-1}·m^2·Bq^{-1}·s^{-1}$)
^{60}Co	1.25	$2.5×10^{-18}$
^{110m}Ag	0.66	$2.9×10^{-18}$
^{124}Sb	0.60	$1.8×10^{-18}$
^{210}Po	0.80	$1.0×10^{-23}$

（3）外照射剂量估算。

a. 场所 γ 剂量率。

场所 γ 剂量率由下式计算：

$$\dot{D} = 33.85 A \cdot \varGamma \cdot B_\gamma \exp(-\mu d)/r^2 \tag{12.8}$$

式中，$\dot{D}$ 为场所 γ 吸收剂量率，单位为 Gy/s；A 为核素活度，单位为 Bq；$\varGamma$ 为核素照射量率常数，单位为 $C·kg^{-1}·m^2·Bq^{-1}·s^{-1}$；$B_\gamma$ 为剂量累积因子，经计算在 1.94~2.4，偏安全取 2.5；r 为计算点距源的距离，单位为 m；μ 为 γ 射线的线性减弱系数，单位为 cm^{-1}；d 为屏蔽体厚度，单位为 cm。

b. 场所中子剂量率。

场所中子剂量率由下式计算：

$$H = F \cdot Q \cdot E \cdot B_n / (4\pi r) \tag{12.9}$$

式中，H 为场所中子剂量率，单位为 mSv/h；F 为中子注量率-剂量当量率换算因子，单位为 $(mSv/h)/(中子·m^{-2}·s^{-1})$（对 Po-Be 中子源取 $1.3×10^{-7}$）；

Q 为中子发射率，单位为 n/s；E 为屏蔽体对中子的减弱系数（500 mm 水 E = 0.004 09；300 mm 石蜡，E = 0.017 9；200 mm 石蜡，E = 0.068 6；9 mm 钢 E = 0.945）；B_n 为中子的剂量累计因子，取 5；r 为源至计算点的距离，单位为 m。

c. 职业外照射剂量。

职业照射剂量由下式计算：

$$D = \dot{D}T \tag{12.10}$$

式中，D 为职业照射剂量，单位为 mSv/年；$\dot{D}$ 为场所剂量率，单位为 mSv/h；T 为一年工作的小时数，单位为 h/年；

由于工作场所工作人员距源的操作距离一般不小于 1 m，计算时取 1 m，则可计算得到工作人员在各场所所受年剂量。

d. 职业内照射剂量估算。

根据核电站启动中子源棒研制中的工作场所气溶胶监测资料表明，绿区气溶胶浓度最大值为 13 Bq/m³，平均值为 0.26 Bq/m³，总监测次数为 74 次。假定：工作人员的年有效工作时间 t = 150 h；工作人员的呼吸率 Q = 1.2 m³/h；防护口罩的过滤效率 f_1 = 0.5；按气溶胶平均浓度 $\overline{C}$ = 0.26 Bq/m³ 计；^{210}Po 的剂量转换因子 f_2 取 6.1×10⁻⁷ Sv/Bq，则由气溶胶吸入所致的内照射剂量可以采用式（12.11）进行计算。

$$D = \overline{C} \times t \times Q \times (1-f_1) \times f_2 \tag{12.11}$$

计算结果显示，本工程各操作部位的剂量率除个别点（制源和源棒组装线）外，均低于设计目标值（橙区 1 m 处为 2.5×10⁻⁵ Sv/h，绿区 1 m 处为 7.5×10⁻⁶ Sv/h），由于年工作时间较短，故放射工作人员所受年剂量（含内照射）最大为 4.0 mSv（源棒组装线），该值仅为放射工作人员年剂量限值（10 mSv/年）的 40%。因此，该生产线的屏蔽设计及密封设计是符合要求的，工作人员的辐射防护是有保障的。

复习思考题

1. 编制设施安全分析报告时，通常要进行系统调查和计划，请简要描述编制安全分析报告过程需要调查和分析的内容。请简要概括安全分析的最终目的。

2. 加速器治疗应用中有哪些辐射危害因素？需要做哪些防护？

3. 在加速器治疗中，既要考虑工作人员的防护，又要考虑患者的防护，这两种照射的防护有哪些相同之处和不同之处？

4. 简要叙述固体废物处理设施在设计中是如何体现开放型放射性工作场所辐射防护设计原则的？

5. 请简要描述固体废物处理设施的辐射危害特征；针对固体废物处理设施的辐射危害特征，通常在辐射安全设计中具体采取哪些针对性的防护措施和方法？

6. 简要叙述固体废物处理设施在消除或缓解内外照射方面采取的措施和方法。

7. 简要叙述核技术应用设施是如何体现开放型放射性工作场所辐射防护设计原则的。

8. 请简要描述放射性同位素在工业、医学、工农业等领域应用中的辐射防护特征。

9. 简要叙述核技术应用设施在消除或缓解内外照射方面采取的措施和方法。

10. 在核技术应用设施的辐射防护设计中采取的准则有哪些？

附录 I

附表及附图

附表 1 γ 射线在某些元素和材料中的质量减弱系数（μ/ρ）和质量能量吸收系数（μ_{en}/ρ）

（单位：m^2/kg）（表内数值乘以 10，即化为以 cm^2/g 为单位的值）

光子能量/eV	氢 ^{1}H		碳 ^{14}C		氮 ^{7}N	
	μ/ρ	μ_{en}/ρ	μ/ρ	μ_{en}/ρ	μ/ρ	μ_{en}/ρ
1.0+03	7.217−01	6.820−01	2.218+02	2.217+02	3.319+02	3.318+02
1.5+03	2.148−01	1.752−0	6.748+01	6.739+01	1.092+02	1.091+02
2.0+03	1.059−01	6.643−02	2.917+01	2.908+01	4.796+01	4.785+01
3.0+03	5.611−02	1.694−02	8.711+00	8.644+00	1.451+01	1.443+01
4.0+03	4.546−02	6.549−03	3.643+00	3.589+00	6.105+00	6.036+00
5.0+03	4.194−02	3.278−03	1.844+00	1.798+00	3.100+00	3.042+00
6.0+03	4.042−02	1.996−03	1.057+00	1.016+00	1.776+00	1.727+00
8.0+03	3.914−02	1.160−03	4.422−01	4.089−01	7.348−01	6.959−01
1.0+04	3.854−02	9.849−04	2.298−01	2.003−01	3.779−01	3.446−01
1.5+04	3.765−02	1.102−03	7.869−02	5.425−02	1.207−01	9.422−02
2.0+04	3.695−02	1.355−03	4.340−02	2.159−02	6.063−02	3.753−02
3.0+04	3.571−02	1.864−03	2.541−02	6.411−03	3.035−02	1.069−02
4.0+04	3.458−02	2.315−03	2.069−02	3.265−03	2.276−02	4.934−03
5.0+04	3.355−02	2.709−03	1.867−02	2.360−03	1.974−02	3.181−03
6.0+04	3.260−02	3.053−03	1.751−02	2.078−03	1.814−02	2.517−03
8.0+04	3.091−02	3.620−03	1.609−02	2.029−03	1.638−02	2.200−03
1.0+05	2.944−02	4.063−03	1.513−02	2.144−03	1.529−02	2.225−03
1.5+05	2.651−02	4.813−03	1.347−02	2.448−03	1.353−02	2.470−03
2.0+05	2.429−02	5.255−03	1.229−02	2.655−03	1.233−02	2.664−03
3.0+05	2.112−02	5.695−03	1.066−02	2.869−03	1.068−02	2.872−03
4.0+05	1.893−02	5.860−03	9.545−03	2.949−03	9.555−03	2.951−03
5.0+05	1.729−02	5.899−03	8.712−03	2.967−03	8.720−03	2.969−03
6.0+05	1.599−02	5.875−03	8.058−03	2.955−03	8.064−03	2.956−03
8.0+05	1.405−02	5.739−03	7.077−03	2.885−03	7.082−03	2.885−03
1.0+06	1.263−02	5.555−03	6.362−03	2.791−03	6.366−03	2.791−03
1.5+06	1.027−02	5.074−03	5.177−03	2.548−03	5.181−03	2.548−03
2.0+06	8.770−03	4.649−03	4.443−03	2.343−03	4.450−03	2.345−03
3.0+06	6.923−03	3.992−03	3.562−03	2.045−03	3.579−03	2.054−03
4.0+06	5.807−03	3.523−03	3.047−03	1.847−03	3.073−03	1.863−03
5.0+06	5.049−03	3.173−03	2.708−03	1.707−03	2.742−03	1.731−03
6.0+06	4.498−03	2.904−03	2.469−03	1.605−03	2.511−03	1.636−03
8.0+06	3.746−03	2.515−03	2.154−03	1.467−03	2.209−03	1.500−03
1.0+07	3.254−03	2.247−03	1.960−03	1.379−03	2.024−03	1.431−03
1.5+07	2.539−03	1.837−03	1.698−03	1.259−03	1.783−03	1.328−03
2.0+07	2.153−03	1.606−03	1.575−03	1.203−03	1.673−03	1.284−03

续表

光子能量/eV	氧 ^{8}O μ/ρ	μ_{en}/ρ	铝 ^{13}Al μ/ρ	μ_{en}/ρ	铁 ^{26}Fe μ/ρ	μ_{en}/ρ
1.0+03	4.605+02	4.603+02	1.076+02	1.074+02	8.629+02	8.624+02
1.5+03	1.565+02	1.563+02	3.683+01	3.663+01	3.238+02	3.234+02
2.0+03	6.965+01	6.952+01	2.222+02	2.164+02	1.553+02	1.549+02
3.0+03	2.153+01	2.142+01	7.746+01	7.599+01	5.342+01	5.308+01
4.0+03	9.198+00	9.113+00	3.545+01	3.487+01	2.466+01	2.438+01
5.0+03	4.719+00	4.649+00	1.902+01	1.870+01	1.346+01	1.321+01
6.0+03	2.721+00	2.661+00	1.134+01	1.115+01	8.184+00	7.972+00
8.0+03	1.141+00	1.095+00	4.953+00	4.849+00	3.025+01	2.326+01
1.0+04	5.832−01	5.449−01	2.582+00	2.495+00	1.690+01	1.367+01
1.5+04	1.798−01	1.508−01	7.836−01	7.377−01	5.656+00	4.895+00
2.0+04	8.495−02	6.026−02	3.392−01	3.056−01	2.546+00	2.257+00
3.0+04	3.736−02	1.688−02	1.115−01	8.646−02	8.109−01	7.237−01
4.0+04	2.568−02	7.369−03	5.630−02	3.556−02	3.601−01	3.146−01
5.0+04	2.124−02	4.337−03	3.655−02	1.816−02	1.944−01	1.630−01
6.0+04	1.903−02	3.165−03	2.763−02	1.087−02	1.197−01	9.538−02
8.0+04	1.677−02	2.452−03	2.012−02	5.464−03	5.918−02	4.093−02
1.0+05	1.551−02	2.347−03	1.701−02	3.773−03	3.701−02	2.181−02
1.5+05	1.360−02	2.504−03	1.378−02	2.823−03	1.960−02	7.970−03
2.0+05	1.237−02	2.678−03	1.223−02	2.745−03	1.458−02	4.840−03
3.0+05	1.070−02	2.877−03	1.042−02	2.817−03	1.098−02	3.374−03
4.0+05	9.567−03	2.954−03	9.276−03	2.863−03	9.398−03	3.050−03
5.0+05	8.729−03	2.971−03	8.446−03	2.870−03	8.413−03	2.922−03
6.0+05	8.071−03	2.957−03	7.801−03	2.851−03	7.703−03	2.843−03
8.0+05	7.087−03	2.886−03	6.842−03	2.778−03	6.698−03	2.718−03
1.0+06	6.370−03	2.791−03	6.146−03	2.684−03	5.994−03	2.604−03
1.5+06	5.186−03	2.548−03	5.007−03	2.447−03	4.883−03	2.358−03
2.0+06	4.458−03	2.346−03	4.324−03	2.261−03	4.265−03	2.195−03
3.0+06	3.597−03	2.062−03	3.541−03	2.018−03	3.622−03	2.036−03
4.0+06	3.100−03	1.879−03	3.107−03	1.877−03	3.311−03	1.984−03
5.0+06	2.777−03	1.754−03	2.836−03	1.790−03	3.146−03	1.976−03
6.0+06	2.553−03	1.665−03	2.653−03	1.735−03	3.057−03	1.991−03
8.0+06	2.263−03	1.549−03	2.437−03	1.674−03	2.991−03	2.043−03
1.0+07	2.089−03	1.460−03	2.318−03	1.645−03	2.994−03	2.100−03
1.5+07	1.866−03	1.392−03	2.195−03	1.626−03	3.092−03	2.202−03
2.0+07	1.770−03	1.358−03	2.168−03	1.637−03	3.224−03	2.289−03

续表

光子能量/eV	钨 ^{74}W		铅 ^{82}Pb		铀 ^{92}U	
	μ/ρ	μ_{en}/ρ	μ/ρ	μ_{en}/ρ	μ/ρ	μ_{en}/ρ
1.0+03	3.683+02	3.672+02	5.210+02	5.198+02	6.626+02	6.612+02
1.5+03	1.643+02	1.632+02	2.356+02	2.344+02	3.381+02	3.368+02
2.0+03	3.921+02	3.911+02	1.285+02	1.274+02	1.865+02	1.852+02
3.0+03	1.902+02	1.893+02	1.965+02	1.954+02	7.691+01	7.581+01
4.0+03	9.565+01	9.481+01	1.251+02	1.242+02	1.329+02	1.319+02
5.0+03	5.534+01	5.459+01	7.304+01	7.222+01	8.890+01	8.801+01
6.0+03	3.514+01	3.447+01	4.672+01	4.598+01	6.284+01	6.204+01
8.0+03	1.705+01	1.650+01	2.287+01	2.226+01	3.108+01	3.041+01
1.0+04	9.692+00	9.242+00	1.306+01	1.256+01	1.791+01	1.735+01
1.5+04	1.389+01	1.177+01	1.116+01	8.939+00	6.527+00	6.148+00
2.0+04	6.573+00	5.732+00	8.636+00	6.923+00	7.106+00	5.586+00
3.0+04	2.273+00	1.998+00	3.032+00	2.550+00	4.128+00	3.293+00
4.0+04	1.067+00	9.289-01	1.436+00	1.221+00	1.983+00	1.632+00
5.0+04	5.949-01	5.100-01	8.041-01	6.796-01	1.121+00	9.303-01
6.0+04	3.712-01	3.095-01	5.020-01	4.177-01	7.034-01	5.830-01
8.0+04	7.809-01	3.164-01	2.419-01	1.936-01	3.395-01	2.767-01
1.0+05	4.438-01	2.254-01	5.550-01	2.229-01	1.954-01	1.541-01
1.5+05	1.581-01	9.833-02	2.014-01	1.135-01	2.591-01	1.218-01
2.0+05	7.844-02	5.133-02	9.985-02	6.229-02	1.298-01	7.352-02
3.0+05	3.238-02	2.056-02	4.026-02	2.581-02	5.191-02	3.250-02
4.0+05	1.925-02	1.146-02	2.323-02	1.439-02	2.922-02	1.847-02
5.0+05	1.378-02	7.722-03	1.613-02	9.564-03	1.976-02	1.226-02
6.0+05	1.093-02	5.882-03	1.248-02	7.132-03	1.490-02	9.025-03
8.0+05	8.065-03	4.151-03	8.869-03	4.838-03	1.916-02	5.917-03
1.0+06	6.616-03	3.360-03	7.103-03	3.787-03	7.894-03	4.473-03
1.5+06	5.000-03	2.528-03	5.222-03	2.714-03	5.586-03	3.022-03
2.0+06	4.432-03	2.286-03	4.607-03	2.407-03	4.876-03	2.612-03
3.0+06	4.075-03	2.253-03	4.234-03	2.351-03	4.446-03	2.493-03
4.0+06	4.037-03	2.368-03	4.197-03	2.463-03	4.391-03	2.585-03
5.0+06	4.103-03	2.503-03	4.272-03	2.600-03	4.463-03	2.711-03
6.0+06	4.211-03	2.631-03	4.391-03	2.730-03	4.583-03	2.835-03
8.0+06	4.472-03	2.853-03	4.675-03	2.948-03	4.879-03	3.034-03
1.0+07	4.747-03	3.021-03	4.972-03	3.114-03	5.194-03	3.190-03
1.5+07	5.384-03	3.272-03	5.658-03	3.353-03	5.926-03	3.399-03
2.0+07	5.893-03	3.379-03	6.205-03	3.440-03	6.511-03	3.465-03

续表

光子能量/eV	干燥空气（海平面附近）		水 H_2O		混凝土	
	μ/ρ	μ_{en}/ρ	μ/ρ	μ_{en}/ρ	μ/ρ	μ_{en}/ρ
1.0+03	3.617+02	3.616+02	4.091+02	4.089+02	3.366+02	3.364+02
1.5+03	1.202+02	1.201+02	1.390+02	1.388+02	1.214+02	1.211+02
2.0+03	5.303+01	5.291+01	6.187+01	6.175+01	1.434+02	1.396+02
3.0+03	1.617+01	1.608+01	1.913+01	1.903+01	4.896+01	4.795+01
4.0+03	7.751+00	7.597+00	8.174+00	8.094+00	2.381+01	2.321+01
5.0+03	3.994+00	3.896+00	4.196+00	4.129+00	1.718+01	1.631+01
6.0+03	2.312+00	2.242+00	2.421+00	2.363+00	1.036+01	9.880+00
8.0+03	9.721−01	9.246−01	1.018+00	9.726−01	4.935+00	4.645+00
1.0+04	5.016−01	4.640−01	5.223−01	4.840−01	2.619+00	2.467+00
1.5+04	1.581−01	1.300−01	1.639−01	1.340−01	8.185−01	7.582−01
2.0+04	7.643−02	5.255−02	7.958−02	5.367−02	3.605−01	3.217−01
3.0+04	3.501−02	1.501−02	3.718−02	1.520−02	1.202−01	9.454−02
4.0+04	2.471−02	6.694−03	2.668−02	6.803−03	6.070−02	3.959−02
5.0+04	2.073−02	4.031−03	2.262−02	4.155−03	3.918−02	2.048−02
6.0+04	1.871−02	3.004−03	2.055−02	3.152−03	2.943−02	1.230−02
8.0+04	1.661−02	2.393−03	1.835−02	2.583−03	2.119−02	6.154−03
1.0+05	1.541−02	2.318−03	1.707−02	2.539−03	1.781−02	4.180−03
1.5+05	1.356−02	2.494−03	1.504−02	2.762−03	1.433−02	3.014−03
2.0+05	1.234−02	2.672−03	1.370−02	2.966−03	1.270−02	2.887−03
3.0+05	1.068−02	2.872−03	1.187−02	3.192−03	1.082−02	2.937−03
4.0+05	9.548−03	2.949−03	1.061−02	3.279−03	9.629−03	2.980−03
5.0+05	8.712−03	2.966−03	9.687−03	3.299−03	8.767−03	2.984−03
6.0+05	8.056−03	2.953−03	8.957−03	3.284−03	8.098−03	2.964−03
8.0+05	7.075−03	2.882−03	7.866−03	3.205−03	7.103−03	2.887−03
1.0+06	6.359−03	2.787−03	7.070−03	3.100−03	6.381−03	2.790−03
1.5+06	5.176−03	2.545−03	5.755−03	2.831−03	5.197−03	2.544−03
2.0+06	4.447−03	2.342−03	4.940−03	2.604−03	4.482−03	2.348−03
3.0+06	3.581−03	2.054−03	3.969−03	2.278−03	3.654−03	2.086−03
4.0+06	3.079−03	1.866−03	3.403−03	2.063−03	3.189−03	1.929−03
5.0+06	2.751−03	1.737−03	3.031−03	1.913−03	2.895−03	1.828−03
6.0+06	2.523−03	1.644−03	2.771−03	1.804−03	2.696−03	1.760−03
8.0+06	2.225−03	1.521−03	2.429−03	1.657−03	2.450−03	1.680−03
1.0+07	2.045−03	1.446−03	2.219−03	1.566−03	2.311−03	1.639−03
1.5+07	1.810−03	1.340−03	1.941−03	1.442−03	2.153−03	1.596−03
2.0+07	1.705−03	1.308−03	1.813−03	1.386−03	2.105−03	1.591−03

续表

光子能量/eV	铅玻璃		硫酸亚铁剂量计溶液		硫酸铈剂量计溶液	
	μ/ρ	μ_{en}/ρ	μ/ρ	μ_{en}/ρ	μ/ρ	μ_{en}/ρ
1.0+03	4.804+02	4.794+02	4.077+02	4.075+02	4.085+02	4.083+02
1.5+03	2.086+02	2.076+02	1.386+02	1.384+02	1.392+02	1.390+02
2.0+03	1.311+02	1.294+02	6.169+01	6.157+01	6.204+01	6.192+01
3.0+03	1.594+02	1.584+02	2.063+01	2.043+01	2.098+01	2.077+01
4.0+03	9.935+01	9.858+01	8.893+00	8.778+00	9.068+00	8.948+00
5.0+03	5.823+01	5.745+01	4.594+00	4.512+00	4.694+00	4.609+00
6.0+03	3.711+01	3.647+01	2.664+00	2.599+00	2.790+00	2.716+00
8.0+03	1.807+01	1.757+01	1.129+00	1.080+00	1.214+00	1.161+00
1.0+04	1.028+01	9.882+00	5.812−01	5.413−01	6.288−01	5.863−01
1.5+04	8.557+00	6.867+00	1.821−01	1.517−01	1.982−01	1.669−01
2.0+04	6.567+00	5.268+00	8.732−02	6.114−02	9.467−02	6.807−02
3.0+04	2.305+00	1.936+00	3.943−02	1.738−02	4.185−02	1.961−02
4.0+04	1.093+00	9.261−01	2.759−02	7.693−03	2.868−02	8.687−03
5.0+04	6.134−01	5.152−01	2.306−02	4.594−03	2.610−02	6.022−03
6.0+04	3.842−01	3.167−01	2.078−02	3.398−03	2.265−02	4.430−03
8.0+04	1.869−01	1.469−01	1.842−02	2.677−03	1.927−02	3.236−03
1.0+05	4.216−01	1.686−01	1.708−02	2.581−03	1.753−02	2.910−03
1.5+05	1.549−01	8.607−02	1.502−02	2.767−03	1.516−02	2.882−03
2.0+05	7.820−02	4.754−02	1.367−02	2.962−03	1.373−02	3.015−03
3.0+05	3.294−02	2.013−02	1.183−02	3.184−03	1.184−02	3.199−03
4.0+05	1.984−02	1.155−02	1.058−02	3.269−03	1.058−02	3.275−03
5.0+05	1.429−02	7.927−03	9.657−03	3.288−03	9.654−03	3.290−03
6.0+05	1.138−02	6.094−03	8.929−03	3.273−03	8.925−03	3.273−03
8.0+05	8.421−03	4.350−03	7.841−03	3.195−03	7.836−03	3.193−03
1.0+06	6.915−03	3.536−03	7.048−03	3.090−03	7.043−03	3.088−03
1.5+06	5.208−03	2.669−03	5.737−03	2.821−03	5.732−03	2.819−03
2.0+06	4.569−03	2.389−03	4.925−03	2.595−03	4.922−03	2.593−03
3.0+06	4.082−03	2.281−03	3.959−03	2.272−03	3.957−03	2.270−03
4.0+06	3.937−03	2.325−03	3.396−03	2.058−03	3.395−03	2.058−03
5.0+06	3.919−03	2.401−03	3.026−03	1.910−03	3.027−03	1.910−03
6.0+06	3.958−03	2.481−03	2.768−03	1.802−03	2.769−03	1.803−03
8.0+06	4.108−03	2.623−03	2.429−03	1.657−03	2.432−03	1.659−03
1.0+07	4.295−08	2.736−03	2.222−03	1.568−03	2.226−03	1.570−03
1.5+07	4.768−03	2.902−03	1.947−03	1.446−03	1.954−03	1.450−03
2.0+07	5.164−03	2.965−03	1.821−03	1.392−03	1.829−03	1.396−03

续表

光子能量/eV	氟化锂 LiF		丙氨酸 $C_3H_7NO_4$		聚乙烯 $(C_2H_4)_n$	
	μ/ρ	μ_{en}/ρ	μ/ρ	μ_{en}/ρ	μ/ρ	μ_{en}/ρ
1.0+03	4.096+02	4.095+02	3.073+02	3.072+02	1.900+02	1.899+02
1.5+03	1.432+02	1.431+02	1.007+02	1.006+02	5.781+01	5.773+01
2.0+03	6.540+01	6.529+01	4.436+01	4.426+01	2.499+01	2.491+01
3.0+03	2.086+01	2.076+01	1.354+01	1.346+01	7.467+00	7.404+00
4.0+03	9.072+00	8.991+00	5.740+00	5.674+00	3.126+00	3.074+00
5.0+03	4.705+00	4.639+00	2.931+00	2.875+00	1.585+00	1.540+00
6.0+03	2.739+00	2.682+00	1.687+00	1.638+00	9.109−01	8.703−01
8.0+03	1.161+00	1.117+00	7.073−01	6.682−01	3.843−01	3.503−01
1.0+04	5.970−01	5.607−01	3.649−01	3.310−01	2.023−01	1.717−01
1.5+04	1.847−01	1.576−01	1.184−01	9.100−02	7.279−02	4.661−02
2.0+04	8.646−02	6.352−02	6.052−02	3.638−02	4.247−02	1.868−02
3.0+04	3.687−02	1.788−02	3.129−02	1.048−02	2.689−02	5.758−03
4.0+04	2.471−02	7.742−03	2.391−02	4.926−03	2.269−02	3.128−03
5.0+04	2.012−02	4.470−03	2.094−02	3.224−03	2.081−02	2.410−03
6.0+04	1.787−02	3.184−03	1.935−02	2.615−03	1.968−02	2.218−03
8.0+04	1.562−02	2.370−03	1.755−02	2.334−03	1.822−02	2.258−03
1.0+05	1.440−02	2.222−03	1.642−02	2.382−03	1.719−02	2.420−03
1.5+05	1.260−02	2.330−03	1.456−02	2.659−03	1.534−02	2.788−03
2.0+05	1.145−02	2.483−03	1.328−02	2.871−03	1.401−02	5.029−03
3.0+05	9.898−03	2.663−03	1.151−02	3.096−03	1.210−02	3.275−03
4.0+05	8.852−03	2.734−03	1.030−02	3.182−03	1.089−02	3.337−03
5.0+05	8.076−03	2.749−03	9.399−03	3.201−03	9.945−03	3.388−03
6.0+05	7.468−03	2.736−03	8.692−03	3.187−03	9.198−03	3.375−03
8.0+05	6.557−03	2.670−03	7.634−03	3.111−03	8.079−03	3.295−03
1.0+06	5.893−03	2.583−03	6.862−03	3.010−03	7.263−03	3.188−03
1.5+06	4.797−03	2.358−03	5.584−03	2.748−03	5.909−03	2.911−03
2.0+06	4.122−03	2.170−03	4.792−03	2.527−03	5.065−03	2.674−03
3.0+06	3.320−03	1.904−03	3.843−03	2.207−03	4.045−03	2.325−03
4.0+06	2.856−03	1.731−03	3.289−03	1.994−03	3.444−03	2.088−03
5.0+06	2.554−03	1.612−03	2.924−03	1.844−03	3.044−03	1.918−03
6.0+06	2.343−03	1.527−03	2.666−03	1.734−03	2.761−03	1.792−03
8.0+06	2.069−03	1.414−03	2.328−03	1.586−03	2.383−03	1.618−03
1.0+07	1.903−03	1.345−03	2.119−03	1.492−03	2.146−03	1.504−03
1.5+07	1.687−03	1.254−03	1.838−03	1.363−03	1.819−03	1.342−03
2.0+07	1.592−03	1.217−03	1.706−03	1.303−03	1.658−03	1.261−03

续表

光子能量/eV	聚甲基丙烯酸酯 $(C_5H_2O_2)_n$		软组织（ICRU$_{33}$）		密质骨（ICRU）	
	μ/ρ	μ_{en}/ρ	μ/ρ	μ_{en}/ρ	μ/ρ	μ_{en}/ρ
1.0+03	2.803+02	2.802+02	3.841+02	3.840+02	3.394+02	3.392+02
1.5+03	9.051+01	9.039+01	1.296+02	1.294+02	1.148+02	1.146+02
2.0+03	3.977+01	3.967+01	5.756+01	5.744+01	5.148+01	5.133+01
3.0+03	1.211+01	1.203+01	1.775+01	1.765+01	2.347+01	2.303+01
4.0+03	5.129+00	5.066+00	7.575+00	7.499+00	1.045+01	1.025+01
5.0+03	2.618+00	2.565+00	3.885+00	3.821+00	1.335+01	1.227+01
6.0+03	1.507+00	1.460+00	2.241+00	2.185+00	8.129+00	7.531+00
8.0+03	6.331−01	5.953−01	9.414−01	8.978−01	3.676+00	3.435+00
1.0+04	3.273−01	2.944−01	4.835−01	4.464−01	1.966+00	1.841+00
1.5+04	1.077−01	8.083−02	4.527−01	1.235−01	6.243−01	5.726−01
2.0+04	5.616−02	3.232−02	7.485−02	4.942−02	2.797−01	2.450−01
3.0+04	3.006−02	9.391−03	3.568−02	1.404−02	9.724−02	7.290−02
4.0+04	2.340−02	4.500−03	2.595−02	6.339−03	5.168−02	3.088−02
5.0+04	2.069−02	3.020−03	2.216−02	3.922−03	3.504−02	1.625−02
6.0+04	1.921−02	2.504−03	2.021−02	3.016−03	2.741−02	9.988−03
8.0+04	1.750−02	2.292−03	1.811−02	2.517−03	2.083−02	5.309−03
1.0+05	1.640−02	2.363−03	1.687−02	2.495−03	1.800−02	3.838−03
1.5+05	1.456−02	2.656−03	1.489−02	2.731−03	1.490−02	3.032−03
2.0+05	1.328−02	2.872−03	1.357−02	2.936−03	1.332−02	2.994−03
3.0+05	1.152−02	3.099−03	1.175−02	3.161−03	1.141−02	3.095−03
4.0+05	1.031−02	3.185−03	1.051−02	3.247−03	1.018−02	3.151−03
5.0+05	9.408−03	3.204−03	9.593−03	3.267−03	9.274−03	3.159−03
6.0+05	8.701−03	3.191−03	8.871−03	3.252−03	8.570−03	3.140−03
8.0+05	7.642−03	3.115−03	7.790−03	3.175−03	7.520−03	3.061−03
1.0+06	6.869−03	3.014−03	7.002−03	3.071−03	6.758−03	2.959−03
1.5+06	5.590−03	2.751−03	5.699−03	2.804−03	5.501−03	2.700−03
2.0+06	4.796−03	2.530−03	4.892−03	2.579−03	4.732−03	2.487−03
3.0+06	3.844−03	2.207−03	3.929−03	2.255−03	3.826−03	2.191−03
4.0+06	3.286−03	1.992−03	3.367−03	2.041−03	3.307−03	2.002−03
5.0+06	2.919−03	1.840−03	2.998−03	1.892−03	2.970−03	1.874−03
6.0+06	2.659−03	1.729−03	2.739−03	1.783−03	2.738−03	1.784−03
8.0+06	2.317−03	1.578−03	2.400−03	1.637−03	2.440−03	1.667−03
1.0+07	2.105−03	1.481−03	2.191−03	1.545−03	2.263−03	1.598−03
1.5+07	1.819−03	1.348−03	1.913−03	1.421−03	2.040−03	1.508−03
2.0+07	1.684−03	1.285−03	1.785−03	1.364−03	1.948−03	1.474−03

附表2 γ射线在某些元素和材料中的质量能量转移系数 (μ_{tr}/ρ)

(单位: $m^2 \cdot kg^{-1}$)

光子能量/MeV	氢	碳	氮	氧	铝	氩	铁	铜	空气	水
1.0−02	9.91−04	1.98−01	3.38−01	5.39−01	2.55+00	6.23+00	1.42+01	1.60+01	4.61−01	4.79−01
1.5−02	1.10−03	5.38−02	9.08−02	1.44−01	7.47−01	1.91+00	4.93+00	5.94+00	1.27−01	1.28−01
2.0−02	1.36−03	2.08−02	3.62−02	5.75−02	3.06−01	8.02−01	2.28+00	2.82+00	5.11−02	5.12−02
3.0−02	1.86−03	5.96−03	1.05−02	1.65−02	8.68−02	2.31−01	7.28−01	9.50−01	1.48−02	1.49−02
4.0−02	2.31−03	3.07−03	4.94−03	7.34−03	3.57−02	9.62−02	3.17−01	4.24−01	6.69−03	6.78−03
5.0−02	2.71−03	2.34−03	3.19−03	4.38−03	1.84−02	4.88−02	1.64−01	2.22−01	4.06−03	4.19−03
6.0−02	3.05−03	2.12−03	2.56−03	3.22−03	1.11−02	2.84−02	9.61−02	1.32−01	3.05−03	3.20−03
8.0−02	3.62−03	2.05−03	2.23−03	2.49−03	5.62−03	1.28−02	4.14−02	5.73−02	2.43−03	3.62−03
1.0−01	4.06−03	2.16−03	2.24−03	2.37−03	3.86−03	7.35−03	2.19−02	3.02−02	2.34−03	2.56−03
1.5−01	4.81−03	2.46−03	2.48−03	2.51−03	2.86−03	3.77−03	8.14−03	1.06−02	2.50−03	2.77−03
2.0−01	5.25−03	2.66−03	2.67−03	2.68−03	2.76−03	3.04−03	4.95−03	5.97−03	2.68−03	2.97−03
3.0−01	5.69−03	2.88−03	2.87−03	2.88−03	2.83−03	2.78−03	3.35−03	3.70−03	2.88−03	3.19−03
4.0−01	5.86−03	2.96−03	2.95−03	2.96−03	2.87−03	2.75−03	3.08−03	3.18−03	2.95−03	3.28−03
5.0−01	5.90−03	2.98−03	2.97−03	2.98−03	2.88−03	2.73−03	2.95−03	2.98−03	2.97−03	3.30−03
6.0−01	5.87−03	2.97−03	2.96−03	2.96−03	2.86−03	2.70−03	2.87−03	2.87−03	2.96−03	3.29−03
8.0−01	5.74−03	2.90−03	2.89−03	2.89−03	2.79−03	2.62−03	2.75−03	2.72−03	2.89−03	3.21−03
1.0+00	5.55−03	2.80−03	2.80−03	2.80−03	2.70−03	2.53−03	2.64−03	2.61−03	2.80−03	3.11−03
1.5+00	5.07−03	2.57−03	2.57−03	2.57−03	2.47−03	2.32−03	2.41−03	2.37−03	2.57−03	2.85−03
2.0+00	4.65−03	2.35−03	2.36−03	2.36−03	2.29−03	2.15−03	2.25−03	2.22−03	2.36−03	2.62−03
3.0+00	3.99−03	2.06−03	2.07−03	2.08−03	2.06−03	1.98−03	2.12−03	2.11−03	2.07−03	2.29−03
4.0+00	3.53−03	1.78−03	1.89−03	1.91−03	1.93−03	1.89−03	2.09−03	2.11−03	1.89−03	2.09−03
5.0+00	3.19−03	1.74−03	1.77−03	1.79−03	1.85−03	1.85−03	2.11−03	2.14−03	1.78−03	1.95−03
6.0+00	2.92−03	1.64−03	1.67−03	1.71−03	1.81−03	1.84−03	2.15−03	2.20−03	1.68−03	1.85−03
8.0+00	2.53−03	1.51−03	1.56−03	1.60−03	1.77−03	1.86−03	2.26−03	2.34−03	1.57−03	1.70−03
1.0+01	2.27−03	1.43−03	1.49−03	1.54−03	1.76−03	1.90−03	2.38−03	2.48−03	1.50−03	1.62−03

附表 3　中子在某些物质中的比释动能因子 f_K

（单位：$10^{-2}\ \mathrm{Gy \cdot cm^2}$）

E_n/MeV	ΔE_n/MeV	近似组织	骨（股骨）	肌肉（ICRU）	标准人	干燥空气	水	尼龙 6, 6/6	有机玻璃
0.110−04	0.600−05	0.145−11	0.127−11	0.147−11	0.129−11	0.287−10	0.146−12	0.484−11	0.108−12
0.200−04	0.120−04	0.120−11	0.106−11	0.122−11	0.109−11	0.214−10	0.241−12	0.371−11	0.178−12
0.360−04	0.200−04	0.111−11	0.969−12	0.112−11	0.103−11	0.159−10	0.415−12	0.298−11	0.308−12
0.630−04	0.340−04	0.120−11	0.101−11	0.122−11	0.114−11	0.120−10	0.714−12	0.261−11	0.529−12
0.110−03	0.600−04	0.154−11	0.121−11	0.156−11	0.150−11	0.916−11	0.124−11	0.260−11	0.917−12
0.200−03	0.120−03	0.233−11	0.171−11	0.237−11	0.230−11	0.689−11	0.224−11	0.312−11	0.166−11
0.360−03	0.200−03	0.386−11	0.269−11	0.393−11	0.387−11	0.526−11	0.402−11	0.444−11	0.298−11
0.630−03	0.340−03	0.651−11	0.440−11	0.662−11	0.650−11	0.421−11	0.701−11	0.694−11	0.520−11
0.110−02	0.600−03	0.112−10	0.742−11	0.114−10	0.112−10	0.357−11	0.122−10	0.115−10	0.906−11
0.200−02	0.120−02	0.200−10	0.132−10	0.204−10	0.200−10	0.336−11	0.221−10	0.202−10	0.164−10
0.360−02	0.200−02	0.356−10	0.233−10	0.362−10	0.356−10	0.370−11	0.394−10	0.357−10	0.292−10
0.630−02	0.340−02	0.612−10	0.399−10	0.622−10	0.611−10	0.476−11	0.677−10	0.612−10	0.503−10
0.110−01	0.600−02	0.101−09	0.676−10	0.106−09	0.104−09	0.688−11	0.115−09	0.104−09	0.853−10
0.200−01	0.120−01	0.180−09	0.117−09	0.183−09	0.179−09	0.108−10	0.199−09	0.179−09	0.148−09
0.360−01	0.200−01	0.298−09	0.194−09	0.303−09	0.297−09	0.170−10	0.330−09	0.297−09	0.246−09
0.630−01	0.340−01	0.463−09	0.302−09	0.470−09	0.462−09	0.256−10	0.512−09	0.462−09	0.382−09
0.820−01	0.400−02	0.558−09	0.365−09	0.567−09	0.557−09	0.307−10	0.617−09	0.558−09	0.462−09
0.860−01	0.400−02	0.577−09	0.377−09	0.587−09	0.576−09	0.318−10	0.638−09	0.577−09	0.478−08
0.900−01	0.400−02	0.596−09	0.389−09	0.665−09	0.594−09	0.328−10	0.658−09	0.595−09	0.493−09
0.940−01	0.400−02	0.614−09	0.401−09	0.624−09	0.613−09	0.338−10	0.678−09	0.614−09	0.509−09

续表

E_n/MeV	ΔE_n/MeV	近似组织	骨（股骨）	肌肉(ICRU)	标准人	干燥空气	水	尼龙6.6/6	有机玻璃
0.980-01	0.400-02	0.631-09	0.412-09	0.641-09	0.630-09	0.349-10	0.697-09	0.631-09	0.523-09
0.105+00	0.100-01	0.661-09	0.432-09	0.672-09	0.660-09	0.367-10	0.730-09	0.661-09	0.548-09
0.115+00	0.100-01	0.701-09	0.458-09	0.713-09	0.700-09	0.394-10	0.775-09	0.701-09	0.582-09
0.125+00	0.100-01	0.740-09	0.483-09	0.752-09	0.738-09	0.420-10	0.317-09	0.740-09	0.615-09
0.135+00	0.100-01	0.777-09	0.509-09	0.789-09	0.776-09	0.445-10	0.858-09	0.777-09	0.646-09
0.145+00	0.100-01	0.813-09	0.532-09	0.825-09	0.811-09	0.470-10	0.897-09	0.813-09	0.675-09
0.155+00	0.100-01	0.846-09	0.554-09	0.860-09	0.844-09	0.495-10	0.934-09	0.846-09	0.704-09
0.165+00	0.100-01	0.878-09	0.575-09	0.892-09	0.876-09	0.520-10	0.969-09	0.878-09	0.730-09
0.175+00	0.100-01	0.910-09	0.597-09	0.924-09	0.907-09	0.544-10	0.100-08	0.910-09	0.757-09
0.185+00	0.100-01	0.939-09	0.615-09	0.954-09	0.937-09	0.568-10	0.104-08	0.939-09	0.782-09
0.195+00	0.100-01	0.968-09	0.634-09	0.983-09	0.965-09	0.592-10	0.107-08	0.968-09	0.806-09
0.210+00	0.200-01	0.101-08	0.662-09	0.103-08	0.101-08	0.627-10	0.111-08	0.101-08	0.841-09
0.230+00	0.200-01	0.106-08	0.697-09	0.108-08	0.106-08	0.674-10	0.117-08	0.106-08	0.886-09
0.250+00	0.200-01	0.111-08	0.733-09	0.113-08	0.111-08	0.720-10	0.123-08	0.111-08	0.929-09
0.270+00	0.200-01	0.116-08	0.764-09	0.118-08	0.116-08	0.764-10	0.128-08	0.116-08	0.970-09
0.290+00	0.200-01	0.121-08	0.795-09	0.123-08	0.121-08	0.809-10	0.134-08	0.121-08	0.101-08
0.310+00	0.200-01	0.126-08	0.825-09	0.128-08	0.125-08	0.856-10	0.139-08	0.125-08	0.105-08
0.330+00	0.200-01	0.130-08	0.857-09	0.132-08	0.130-08	0.907-10	0.144-08	0.129-08	0.109-08
0.350+00	0.200-01	0.135-08	0.887-09	0.137-08	0.135-08	0.965-10	0.149-08	0.133-08	0.112-08
0.370+00	0.200-01	0.140-08	0.920-09	0.142-08	0.139-08	0.104-09	0.155-08	0.137-08	0.116-08
0.390+00	0.200-01	0.146-08	0.956-09	0.148-08	0.145-08	0.116-09	0.162-08	0.142-08	0.120-08
0.420+00	0.400-01	0.160-08	0.104-08	0.162-08	0.158-08	0.166-09	0.178-08	0.149-08	0.128-08
0.460+00	0.400-01	0.162-08	0.106-08	0.164-08	0.160-08	0.133-09	0.179-08	0.154-08	0.132-08
0.500+00	0.400-01	0.158-08	0.104-08	0.160-08	0.158-08	0.143-09	0.174-08	0.160-08	0.133-08

续表

E_n/MeV	ΔE_n/MeV	近似组织	骨（股骨）	肌 肉 (ICRU)	标准人	干燥空气	水	尼龙 6.6/6	有机玻璃
0.540+00	0.400−01	0.163−08	0.107−08	0.165−08	0.162−08	0.979−10	0.179−08	0.165−08	0.138−08
0.580+00	0.400−01	0.169−08	0.112−08	0.171−08	0.168−08	0.100−09	0.185−08	0.171−08	0.143−08
0.620+00	0.400−01	0.175−08	0.116−08	0.177−08	0.174−08	0.154−09	0.192−08	0.177−08	0.148−08
0.660+00	0.400−01	0.181−08	0.119−08	0.183−08	0.180−08	0.230−09	0.198−08	0.184−08	0.152−08
0.700+00	0.400−01	0.186−08	0.123−08	0.189−08	0.185−08	0.167−09	0.204−08	0.188−08	0.157−08
0.740+00	0.400−01	0.191−08	0.126−08	0.194−08	0.191−08	0.148−09	0.210−08	0.193−08	0.161−08
0.780+00	0.400−01	0.196−08	0.130−08	0.199−08	0.196−08	0.140−09	0.216−08	0.197−08	0.165−08
0.820+00	0.400−01	0.202−08	0.133−08	0.204−08	0.201−08	0.136−09	0.222−08	0.202−08	0.170−08
0.860+00	0.400−01	0.207−08	0.137−08	0.210−08	0.206−08	0.133−09	0.223−08	0.207−08	0.174−08
0.900+00	0.400−01	0.214−08	0.141−08	0.217−08	0.213−08	0.133−09	0.235−08	0.212−08	0.179−08
0.940+00	0.400−01	0.224−08	0.147−08	0.227−08	0.222−08	0.141−09	0.247−08	0.217−08	0.185−08
0.980+00	0.400−01	0.241−08	0.158−08	0.245−08	0.239−08	0.203−09	0.269−08	0.224−08	0.195−08
0.105+01	0.100+00	0.245−08	0.160−08	0.248−08	0.242−08	0.251−09	0.271−08	0.231−08	0.199−08
0.115+01	0.100+00	0.242−08	0.160−08	0.246−08	0.241−08	0.194−09	0.267−08	0.239−08	0.202−08
0.125+01	0.100+00	0.252−08	0.166−08	0.256−08	0.251−08	0.193−09	0.278−08	0.248−08	0.210−08
0.135+01	0.100+00	0.261−08	0.172−08	0.265−08	0.260−08	0.378−09	0.287−08	0.260−08	0.217−08
0.145+01	0.100+00	0.265−08	0.175−08	0.269−08	0.264−08	0.357−09	0.291−08	0.267−08	0.222−08
0.155+01	0.100+00	0.273−08	0.180−08	0.277−08	0.272−08	0.291−09	0.300−08	0.274−08	0.229−08
0.165+01	0.100+00	0.283−08	0.187−08	0.287−08	0.282−08	0.285−09	0.312−08	0.282−08	0.236−08
0.175+01	0.100+00	0.287−08	0.190−08	0.291−08	0.286−08	0.385−09	0.315−08	0.290−08	0.241−08
0.185+01	0.100+00	0.298−08	0.197−08	0.303−08	0.297−08	0.341−09	0.328−08	0.297−08	0.249−08
0.195+01	0.100+00	0.300−08	0.199−08	0.304−08	0.299−08	0.300−09	0.329−08	0.302−08	0.252−08
0.210+01	0.200+00	0.309−08	0.207−08	0.313−08	0.309−08	0.328−09	0.338−08	0.317−08	0.264−08
0.230+01	0.200+00	0.314−08	0.210−08	0.318−08	0.314−08	0.393−09	0.342−08	0.325−08	0.268−08

续表

E_n/MeV	ΔE_n/MeV	近似组织	骨（股骨）	肌肉(ICRU)	标准人	干燥空气	水	尼龙 6.6/6	有机玻璃
0.250+01	0.200+00	0.326-08	0.220-08	0.331-08	0.327-08	0.406-09	0.356-08	0.339-08	0.280-08
0.270+01	0.200+00	0.341-08	0.232-08	0.346-08	0.341-08	0.583-09	0.370-08	0.358-08	0.295-08
0.290+01	0.200+00	0.355-08	0.246-08	0.360-08	0.356-08	0.678-09	0.382-08	0.384-08	0.317-08
0.310+01	0.200+00	0.368-08	0.251-08	0.373-08	0.367-08	0.848-09	0.399-08	0.382-08	0.313-08
0.330+01	0.200+00	0.401-08	0.278-08	0.406-08	0.400-08	0.976-09	0.433-08	0.415-08	0.348-08
0.350+01	0.200+00	0.410-08	0.287-08	0.415-08	0.409-08	0.116-08	0.440-08	0.434-08	0.362-08
0.370+01	0.200+00	0.420-08	0.294-08	0.425-08	0.419-08	0.110-08	0.452-08	0.438-08	0.367-08
0.390+01	0.200+00	0.413-08	0.290-08	0.418-08	0.413-08	0.126-08	0.443-08	0.439-08	0.360-08
0.420+01	0.400+00	0.425-08	0.296-08	0.431-08	0.424-08	0.141-08	0.460-08	0.441-08	0.360-08
0.460+01	0.400+00	0.425-08	0.293-08	0.431-08	0.424-08	0.110-08	0.463-08	0.433-08	0.354-08
0.500+01	0.400+00	0.448-08	0.307-08	0.455-08	0.446-08	0.991-09	0.492-08	0.441-08	0.367-08
0.540+01	0.400+00	0.437-08	0.303-08	0.444-08	0.437-08	0.860-09	0.478-08	0.446-08	0.366-08
0.580+01	0.400+00	0.457-08	0.316-08	0.464-08	0.456-08	0.851-09	0.502-08	0.456-08	0.379-08
0.620+01	0.400+00	0.469-08	0.328-08	0.475-08	0.469-08	0.988-09	0.510-08	0.479-08	0.398-08
0.660+01	0.400+00	0.481-08	0.330-08	0.489-08	0.479-08	0.820-09	0.531-08	0.464-08	0.389-08
0.700+01	0.400+00	0.501-08	0.342-08	0.510-08	0.498-08	0.944-09	0.556-08	0.473-08	0.399-08
0.740+01	0.400+00	0.529-08	0.367-08	0.537-08	0.526-08	0.120-08	0.583-08	0.506-08	0.432-08
0.780+01	0.400+00	0.522-08	0.374-08	0.529-08	0.522-08	0.111-08	0.564-08	0.540-08	0.458-08
0.820+01	0.400+00	0.517-08	0.364-08	0.525-08	0.516-08	0.104-08	0.565-08	0.516-08	0.436-08
0.860+01	0.400+00	0.534-08	0.371-08	0.542-08	0.531-08	0.108-08	0.588-08	0.512-08	0.436-08
0.900+01	0.400+00	0.544-08	0.387-08	0.551-08	0.542-08	0.113-08	0.592-08	0.544-08	0.465-08
0.940+01	0.400+00	0.548-08	0.397-08	0.555-08	0.548-08	0.118-08	0.591-08	0.568-08	0.485-08
0.980+01	0.400+00	0.561-08	0.400-08	0.568-08	0.559-08	0.131-08	0.610-08	0.558-08	0.477-08
0.105+02	0.100+01	0.574-08	0.408-08	0.582-08	0.571-08	0.147-08	0.626-08	0.564-08	0.483-08

续表

E_n/MeV	ΔE_n/MeV	近似组织	骨（股骨）	肌 肉（ICRU）	标准人	干燥空气	水	尼龙 6.6/6	有机玻璃
0.115+02	0.100+01	0.616−08	0.439−08	0.624−08	0.611−08	0.174−08	0.672−08	0.592−08	0.514−08
0.125+02	0.100+01	0.614−08	0.448−08	0.621−08	0.612−08	0.196−08	0.661−08	0.621−08	0.534−08
0.135+02	0.100+01	0.638−08	0.467−08	0.645−08	0.635−08	0.219−08	0.686−08	0.642−08	0.556−08
0.145+02	0.100+01	0.663−08	0.489−08	0.670−08	0.659−08	0.239−08	0.709−08	0.674−08	0.588−08
0.155+02	0.100+01	0.682−08	0.511−08	0.687−08	0.679−08	0.254−08	0.721−08	0.713−08	0.626−08
0.165+02	0.100+01	0.691−08	0.521−08	0.695−08	0.688−08	0.265−08	0.725−08	0.737−08	0.647−08
0.175+02	0.100+01	0.701−08	0.528−08	0.705−08	0.698−08	0.278−08	0.736−08	0.746−08	0.656−08
0.185+02	0.100+01	0.711−08	0.537−08	0.715−08	0.708−08	0.294−08	0.745−08	0.761−08	0.671−08
0.195+02	0.100+01	0.724−08	0.547−08	0.727−08	0.720−08	0.310−08	0.757−08	0.771−08	0.681−08
0.210+02	0.200+01	0.739−08	0.565−08	0.742−08	0.735−08	0.328−08	0.765−08	0.797−08	0.706−08
0.230+02	0.200+01	0.737−08	0.574−08	0.739−08	0.735−08	0.341−08	0.762−08	0.810−08	0.717−08
0.250+02	0.200+01	0.733−08	0.581−08	0.734−08	0.732−08	0.348−08	0.752−08	0.822−08	0.726−08
0.270+02	0.200+01	0.735−08	0.591−08	0.736−08	0.736−08	0.357−08	0.753−08	0.827−08	0.733−08
0.290+02	0.200+01	0.723−08	0.595−08	0.724−08	0.726−08	0.359−08	0.734−08	0.836−08	0.738−08

附表4　各向同性点源的照射量累积因子 B_x

材料	E_γ/MeV	μd						
		1	2	4	7	10	15	20
水	0.255	3.09	7.14	23.0	72.9	166	456	982
	0.5	2.52	5.14	14.3	38.8	77.6	178	334
	1.0	2.13	3.71	7.68	16.2	27.1	50.4	82.2
	2.0	1.83	2.77	4.88	8.46	12.4	19.5	27.7
	3.0	1.69	2.42	3.91	6.23	8.63	12.8	17.0
	4.0	1.58	2.17	3.34	5.13	6.94	9.97	12.9
	6.0	1.46	1.91	2.76	3.99	5.18	7.09	8.85
	8.0	1.38	1.74	2.40	3.34	4.25	5.66	6.95
	10.0	1.33	1.63	2.19	2.97	3.72	4.90	5.98
铝	0.5	2.37	4.24	9.47	21.5	38.9	80.8	141
	1.0	2.02	3.31	6.57	13.1	21.2	37.9	58.5
	2.0	1.75	2.61	4.62	8.05	11.9	18.7	26.3
	3.0	1.64	2.32	3.78	6.14	8.65	13.0	17.7
	4.0	1.53	2.08	3.22	5.01	6.88	10.1	13.4
	6.0	1.42	1.85	2.70	4.06	5.49	7.97	10.4
	8.0	1.34	1.68	2.37	3.45	4.58	6.56	8.52
	10.0	1.28	1.55	2.12	3.01	3.96	5.63	7.32
锡	0.5	1.56	2.08	3.09	4.57	6.04	8.64	
	1.0	1.64	2.30	3.74	6.17	8.85	13.7	18.8
	2.0	1.57	2.17	3.53	5.87	8.53	13.6	19.3
	3.0	1.46	1.96	3.13	5.28	7.91	13.3	20.1
	4.0	1.38	1.81	2.82	4.82	7.41	13.2	21.2
	6.0	1.26	1.57	2.37	4.17	6.94	14.8	29.1
	8.0	1.19	1.42	2.05	3.57	6.19	15.1	34.0
	10.0	1.14	1.31	1.79	2.99	5.21	12.5	33.4
钨	0.5	1.28	1.50	1.84	2.24	2.61	3.12	
	1.0	1.44	1.83	2.57	3.62	4.64	6.25	(7.35)
	2.0	1.42	1.85	2.72	4.09	5.27	8.07	(10.6)
	3.0	1.36	1.74	2.59	4.00	5.92	9.66	14.1
	4.0	1.29	1.62	2.41	4.03	6.27	12.0	20.9
	6.0	1.20	1.43	2.07	3.60	6.29	15.7	36.3
	8.0	1.14	1.32	1.81	3.05	5.40	15.2	41.9
	10.0	1.11	1.25	1.64	2.62	4.65	14.0	39.3
铀	0.5	1.17	1.30	1.48	1.67	1.85	2.08	
	1.0	1.31	1.56	1.98	2.50	2.97	3.67	
	2.0	1.33	1.64	2.23	3.09	3.95	5.36	(6.48)
	3.0	1.29	1.58	2.21	3.27	4.51	6.97	9.88
	4.0	1.24	1.50	2.09	3.21	4.66	8.01	12.7
	6.0	1.16	1.36	1.85	2.96	4.80	10.8	23.0
	8.0	1.12	1.27	1.66	2.61	4.36	11.2	28.0
	10.0	1.09	1.20	1.51	2.26	3.78	10.5	28.5

续表

材料	E_γ/MeV	μd								
		1	2	4	7	10	13	15	17	20
铁	0.25	1.95	2.91	5.08	9.11	14.1	19.9	24.4	29.3	37.6
	0.5	2.00	3.15	6.07	12.0	19.7	20.1	36.3	44.4	57.8
	0.662	1.94	3.06	5.88	11.6	18.9	27.8	34.5	41.9	54.1
	1.0	1.85	2.86	5.34	10.1	15.9	22.7	27.7	33.0	41.6
	1.25	1.80	2.74	4.99	9.18	14.2	19.9	24.0	28.5	35.4
	1.5	1.76	2.63	4.67	8.35	12.6	17.3	20.7	24.2	29.7
	1.75	1.72	2.53	4.41	7.72	11.5	15.6	18.6	21.6	26.3
	2.0	1.68	2.45	4.20	7.26	10.7	14.5	17.2	20.1	24.4
	2.5	1.62	2.30	3.85	6.54	9.61	13.0	15.4	18.0	21.9
	3.0	1.56	2.18	3.56	5.94	8.62	11.6	13.6	15.8	19.2
	4.0	1.47	1.99	3.14	5.12	7.37	9.86	11.6	13.5	16.5
	5.0	1.40	1.84	2.81	4.51	6.45	8.64	10.2	11.9	14.5
	6.0	1.35	1.73	2.57	4.07	5.84	7.86	9.35	11.0	13.5
	8.0	1.27	1.56	2.24	3.48	5.00	6.83	8.22	9.76	12.3
	10.0	1.22	1.45	2.01	3.07	4.43	6.16	7.52	9.99	11.8
铅	0.25	1.08	1.14	1.21	1.30	1.37	1.42	1.45	1.49	1.57
	0.5	1.22	1.38	1.61	1.88	2.09	2.26	2.36	2.47	2.68
	0.662	1.29	1.50	1.84	2.25	2.60	2.88	3.06	3.25	3.57
	1.0	1.37	1.67	2.19	2.89	3.51	4.07	4.43	4.79	5.36
	1.25	1.39	1.74	2.36	3.25	4.10	4.92	5.47	6.02	6.88
	1.5	1.40	1.77	2.41	3.43	4.38	5.30	5.90	6.52	7.44
	1.75	1.40	1.78	2.50	3.59	4.68	5.78	6.51	7.27	8.43
	2.0	1.39	1.77	2.54	3.75	5.05	6.43	7.39	8.40	9.98
	2.5	1.36	1.73	2.51	3.84	5.36	7.06	8.31	9.64	11.8
	3.0	1.33	1.68	2.44	3.79	5.41	7.30	8.71	10.3	12.8
	4.0	1.27	1.57	2.27	3.61	5.38	7.63	9.45	11.5	15.2
	5.0	1.23	1.48	2.10	3.39	5.26	7.90	10.2	13.0	18.4
	6.0	1.19	1.40	1.95	3.15	4.99	7.76	10.3	13.6	20.3
	8.0	1.14	1.30	1.74	2.79	4.61	7.76	11.0	15.6	26.3
	10.0	1.11	1.24	1.59	2.51	4.29	7.70	11.6	17.6	33.9
混凝土[1]	0.25	2.60	4.85	11.4	27.3	52.2	88.3	119.6	157.3	227.0
	0.5	2.28	4.04	9.00	20.2	36.4	58.0	75.5	95.5	129.8
	0.662	2.15	3.68	7.86	16.9	29.2	45.0	57.2	70.9	93.7
	1.0	1.99	3.24	6.43	12.7	20.7	30.1	37.1	44.5	56.5
	1.25	1.91	3.03	5.76	10.9	17.2	24.4	29.6	35.1	43.9
	1.5	1.85	2.86	5.25	9.55	14.5	20.1	24.0	28.1	34.4
	1.75	1.80	2.73	4.86	8.57	12.7	17.3	20.5	23.8	28.8
	2.0	1.76	2.62	4.56	7.88	11.6	15.6	18.3	21.2	25.8
	2.5	1.69	2.44	4.08	6.82	9.80	13.0	15.2	17.4	20.8
	3.0	1.63	2.30	3.73	6.03	8.45	11.0	12.7	14.4	17.0
	4.0	1.54	2.10	3.26	5.07	6.94	8.87	10.2	11.5	13.5
	5.0	1.47	1.95	2.92	4.42	5.95	7.52	8.57	9.65	11.2
	6.0	1.42	1.84	2.68	3.96	5.26	6.58	7.47	8.37	9.72
	8.0	1.34	1.68	2.35	3.37	4.40	4.45	6.16	6.89	7.97
	10.0	1.29	1.57	2.13	2.98	3.86	4.77	5.38	6.01	6.96

注：1) $E_\gamma = 1.25$ MeV，$\mu R = 25$ h，$B_x = 60.7$

附表5 单向平面源（垂直入射）的照射量累积因子 B_x

屏蔽材料	μd	E_γ/MeV							
		0.5	1.0	2.0	3.0	4.0	6.0	8.0	10
水	1	1.93	1.78	1.65	1.57	1.49	1.41	1.36	1.32
	2	2.97	2.64	2.27	2.15	1.97	1.79	1.73	1.59
	4	5.70	4.69	3.58	3.36	2.81	2.51	2.40	2.11
	7	11.52	8.02	5.75	4.94	4.25	3.62	3.21	2.84
	10	11.99	12.26	8.45	6.33	5.53	4.30	3.75	3.61
	15	33.88	21.51	12.89	9.52	7.71	6.36	4.93	4.91
混凝土	1	1.90	1.77	1.64	1.56	1.49	1.38	1.33	1.28
	2	2.87	2.58	2.25	2.13	1.93	1.77	1.65	1.56
	4	5.07	4.46	3.55	3.30	2.86	2.47	2.33	2.01
	7	9.32	7.55	5.72	4.87	4.15	3.71	3.12	2.84
	10	13.44	11.20	8.36	6.40	5.34	4.71	3.94	3.62
	15	28.56	18.57	12.34	9.53	8.06	6.04	5.11	4.36
铁	1	1.82	1.71	1.61	1.54	1.45	1.33	1.27	1.22
	2	2.58	2.44	2.19	2.07	1.86	1.69	1.55	1.46
	4	4.18	4.14	3.44	3.15	2.82	2.33	2.16	1.93
	7	6.89	6.70	5.60	4.89	4.25	3.73	3.22	2.93
	10	9.64	9.91	8.17	6.46	5.69	4.84	4.47	4.02
	15	16.53	16.35	12.78	9.96	8.55	7.80	6.49	6.38
铅	1	1.22	1.35	1.38	1.32	1.30	1.19	1.15	1.11
	2	1.36	1.64	1.73	1.63	1.58	1.39	1.31	1.24
	4	1.56	2.07	2.35	2.25	2.20	1.88	1.71	1.56
	7	1.78	2.67	3.41	3.27	3.41	2.95	2.53	2.33
	10	1.89	3.15	4.32	4.40	4.80	4.28	3.79	3.60
	15	2.05	3.64	6.01	6.52	6.60	8.36	8.56	7.48

附表 6 各向同性点源 γ 射线减弱 K 倍所需的水屏蔽层厚度

$\rho = 1.00 \text{ g/cm}^{-3}$ （单位：cm）

水衰减倍数 K	E_γ/MeV															
	0.25	0.5	0.662 (^{137}Cs)	1.0	1.25 (^{60}Co)	1.5	1.75	2.0	2.5	3.0	4.0	5.0	6.0	8.0	10.0
1.5	22.7	20.2	19.3	19.0	19.2	19.6	20.1	20.4	21.0	21.8	23.5	23.9	24.5	25.6	26.2
2.0	27.7	26.9	26.7	27.5	28.3	29.3	30.3	31.0	32.4	34.0	36.5	38.4	39.8	42.1	43.6
5.0	40.8	43.6	45.3	49.0	51.7	54.9	57.0	59.3	63.3	67.3	74.2	79.5	83.8	90.7	95.4
8.0	46.8	51.1	53.6	58.7	62.3	65.8	69.3	72.3	77.6	82.9	92.0	99.2	105.0	114.2	120.8
10	49.5	54.5	57.3	63.1	67.1	71.7	74.9	78.2	84.2	90.1	100.2	108.2	114.8	125.2	132.6
20	57.5	64.6	68.5	76.3	81.6	86.8	91.8	96.2	104.1	111.9	125.1	135.8	144.7	158.8	168.9
30	62.1	70.4	74.9	83.8	89.8	95.7	101.3	106.4	115.4	124.2	139.4	151.6	161.8	178.1	189.8
40	65.2	74.3	79.3	89.0	95.5	101.9	108.0	113.5	123.8	132.9	149.3	162.7	173.8	191.6	204.5
50	67.7	77.4	82.7	92.9	99.9	106.7	113.2	119.0	129.4	139.7	157.0	171.2	183.1	202.1	215.9
60	69.6	79.8	85.4	96.2	103.5	110.6	117.3	123.4	134.4	145.0	163.3	178.8	190.7	210.6	225.1
80	72.7	83.7	89.7	101.2	109.0	116.6	123.9	130.4	142.1	153.5	173.1	189.5	202.5	224.0	239.7
1.0×10^2	75.0	86.7	93.0	105.1	113.3	121.3	128.8	135.7	148.1	160.0	180.6	197.5	211.6	234.3	250.9
2.0	82.2	95.7	103.2	117.0	126.5	135.6	144.3	152.2	166.4	180.1	203.9	223.4	239.8	266.1	285.6
5.0	91.5	107.5	116.5	132.5	143.5	154.1	164.4	173.6	190.3	206.3	234.2	257.8	276.6	307.8	330.9
1.0×10^3	98.5	116.2	125.7	144.0	156.2	168.5	179.3	189.6	208.1	225.9	256.9	282.5	304.2	339.0	365.0
2.0	105.3	124.8	135.3	155.3	168.8	181.8	194.2	205.4	225.8	245.3	279.4	307.6	331.5	370.0	398.8

续表

水 $\rho=1.00\ \mathrm{g\cdot cm^{-3}}$

衰减倍数 K	E_γ/MeV														
	0.25	0.5	0.662 (^{137}Cs)	1.0	1.25 (^{60}Co)	1.5	1.75	2.0	2.5	3.0	4.0	5.0	6.0	8.0	10.0
5.0	114.2	136.0	147.8	170.2	185.3	199.7	213.6	226.1	248.9	270.7	308.9	340.6	367.5	410.8	443.3
1.0×10^4	120.8	144.4	157.4	181.3	197.6	213.2	228.1	241.7	266.3	289.9	331.1	365.3	394.5	441.4	476.7
2.0	127.4	152.7	166.5	192.4	209.9	226.6	242.6	257.2	283.6	308.9	353.7	390.0	421.4	472.0	510.1
5.0	136.0	163.6	178.3	206.9	225.9	244.6	261.6	277.5	306.3	333.9	382.2	422.4	456.7	512.7	554.0
1.0×10^5	142.5	171.8	187.8	217.8	238.0	257.4	275.9	292.7	323.4	352.7	404.0	446.9	483.4	542.4	587.1
2.0	149.0	180.0	196.8	228.6	250.0	270.5	290.1	307.9	340.4	371.4	425.8	471.3	510.0	572.6	620.1
5.0	157.3	190.7	208.8	242.9	265.8	287.8	308.8	328.0	362.8	396.1	454.5	503.4	545.0	612.5	663.7
1.0×10^6		198.7	217.7	253.6	277.7	300.8	322.9	343.0	379.6	414.7	476.2	527.6	571.5	642.5	696.5
2.0		206.7	226.7	264.2	289.6	313.7	336.9	358.1	396.5	433.8	497.8	551.8	597.9	672.6	729.4
5.0			238.4	278.2	305.2	330.8	355.4	377.9	418.6	457.6	526.2	583.6	632.7	712.2	772.6
1.0×10^7			247.3		317.0	343.7	369.3	392.9	435.3	476.6	547.7	607.7	659.0	742.6	805.3
2.0			256.4		328.8	356.4			452.0	494.4	569.1	631.3	685.2	771.9	837.9
3.0			267.8		344.4	373.3				518.6	597.4	663.3	719.7	811.3	880.9

附表7 各向同性点源γ射线减弱K倍所需的混凝土屏蔽层厚度

$\rho = 2.35 \text{ g} \cdot \text{cm}^{-3}$ （单位：cm）

衰减倍数 K	E_γ/MeV																	
	0.25	0.5	0.662 (^{137}Cs)	1.0	1.25 (^{60}Co)	1.5	1.75	2.0	2.5	3.0	4.0	5.0	6.0	8.0	10.0	^{198}Au	^{192}Ir	^{226}Ra
1.5	7.7	8.2	8.3	8.6	8.8	9.1	9.4	9.6	9.8	10.2	10.6	10.8	10.9	11.0	11.0	3	3	5
2.0	10.0	11.3	11.7	12.6	13.2	13.8	14.3	14.7	15.4	16.1	17.0	17.6	17.9	18.3	18.4	4	7	8
5.0	16.0	19.3	20.6	23.1	24.7	26.1	27.5	28.7	30.6	32.5	35.3	37.1	38.5	40.2	41.0	10	10	17
8.0	18.7	22.9	24.7	27.9	29.9	31.9	33.6	35.2	37.8	40.2	43.9	46.5	48.4	50.9	52.1	13	13	22
10	20.0	24.6	26.5	30.1	32.3	34.5	36.4	38.1	41.0	43.7	47.9	50.8	53.0	56.0	57.4	14	16	24
20	23.8	29.5	32.1	36.7	39.6	42.4	44.9	47.1	51.0	54.5	60.1	64.1	67.1	71.2	73.4	19	20	32
30	25.9	32.4	35.2	40.4	43.7	46.8	49.7	52.2	56.6	60.6	67.0	71.6	75.2	80.0	82.6	21	23	35
40	27.5	34.3	37.4	43.0	46.6	50.0	53.1	55.8	60.5	64.9	71.9	77.0	80.9	86.2	89.1	23	24	39
50	28.6	35.8	39.1	45.0	48.8	52.4	55.6	58.6	63.6	68.2	75.6	81.0	85.2	91.0	94.2	24	26	41
60	29.5	37.0	40.5	46.6	50.6	54.3	57.7	60.8	66.1	70.9	78.7	84.4	88.8	94.9	98.3	25	27	42
80	31.0	39.0	42.6	49.2	53.4	57.3	61.0	64.3	69.9	75.1	83.4	89.6	94.4	101.0	104.7	27	29	45
1.0×10^2	32.1	40.4	44.3	51.1	55.6	59.7	63.5	67.0	72.9	78.4	87.1	93.6	98.7	105.7	109.7	28	30	48
2.0	35.6	44.9	49.3	57.1	62.2	66.9	71.3	75.2	82.0	88.3	98.5	106.0	111.9	120.2	125.0	33	35	55
5.0	40.1	50.8	55.8	64.9	70.8	76.2	81.4	85.9	93.9	101.3	113.2	122.2	129.3	139.2	145.1	38	41	65
1.0×10^3	43.4	55.1	60.7	70.7	77.1	83.2	88.9	93.9	102.8	111.0	124.3	134.3	142.2	153.5	160.2	43	45	72
2.0	46.7	59.4	65.5	76.4	83.5	90.1	96.3	101.9	111.6	120.6	135.2	146.3	155.1	167.6	175.2	47	50	79

续表

混凝土 $\rho = 2.35\ \text{g}\cdot\text{cm}^{-3}$

衰减倍数 K	E_γ/MeV																	
	0.25	0.5	0.662 (^{137}Cs)	1.0	1.25 (^{60}Co)	1.5	1.75	2.0	2.5	3.0	4.0	5.0	6.0	8.0	10.0	^{198}Au	^{192}Ir	^{226}Ra
5.0	51.0	65.0	71.7	83.8	91.7	99.1	106.0	112.2	123.2	133.2	149.6	162.1	172.0	186.2	194.9	52	56	88
1.0×10^4	54.2	69.2	76.4	89.4	97.9	105.9	113.3	120.0	131.8	142.6	160.4	174.0	184.7	200.2	209.7	56	60	95
2.0	57.4	73.3	81.1	95.0	104.1	112.6	120.6	127.8	140.4	152.0	171.1	185.8	197.4	214.1	224.5	61	65	102
5.0	61.6	78.8	87.2	102.3	112.2	121.4	130.1	138.0	151.7	164.4	185.3	201.3	214.0	232.5	243.9	66	71	112
1.0×10^5	64.8	82.9	91.8	107.8	118.3	128.1	137.3	145.6	160.3	173.7	195.9	213.0	226.6	246.3	258.6	71	76	119
2.0	67.9	86.9	96.3	113.2	124.3	134.7	144.4	153.2	168.7	183.0	206.5	224.6	239.1	260.1	273.2	75	80	126
5.0	72.0	92.3	102.3	120.4	132.3	143.4	153.8	163.3	179.9	195.2	220.5	239.9	255.5	278.2	292.4	80	86	136
1.0×10^6	75.1	96.3	106.8	125.8	138.2	149.9	160.9	170.8	188.3	204.4	231.0	251.5	268.0	291.9	307.0	85	91	143
2.0	78.2	100.3	111.3	131.1	144.2	156.4	167.9	178.3	196.7	213.5	241.5	263.1	280.4	305.6	321.5			
5.0			117.2	138.2	152.1	165.0	177.2	188.3	207.7	225.6	255.3	278.3	296.7	323.6	340.6			
1.0×10^7					158.0	171.5	184.2	195.7	216.1	234.8	265.8	289.8	309.1	337.0	355.1			
2.0					163.9				224.4	243.8	276.2	301.2	321.4	350.8	369.5			
5.0					171.7									368.6	388.5			

附表 8　各向同性点源 γ 射线减弱 K 倍所需的铁屏蔽层厚度

$\rho = 7.8\ \text{g/cm}^{-3}$　　　　　　　　　　　　　　　　（单位：cm）

铁衰减倍数 K	E_γ/MeV																
	0.25	0.5	0.662 (^{137}Cs)	1.0	1.25 (^{60}Co)	1.5	1.75	2.0	2.5	3.0	4.0	5.0	6.0	8.0	10.0	^{192}Ir	^{224}Ra
1.5	1.20	1.84	2.00	2.23	2.36	2.47	2.55	2.60	2.63	2.66	2.62	2.55	2.45	2.30	2.16	1.5	2.0
2.0	1.73	2.66	2.94	3.36	3.60	3.80	3.96	4.08	4.20	4.29	4.31	4.24	4.12	3.90	3.58	2.0	3.2
5.0	3.16	4.86	5.46	6.41	6.96	7.44	7.84	8.17	8.60	8.92	9.23	9.28	9.17	8.85	8.46	3.5	6.5
8.0	3.84	5.89	6.64	7.82	8.52	9.13	9.66	10.1	10.7	11.1	11.6	11.7	11.7	11.3	10.9	4.5	8.0
10	4.15	6.36	7.18	8.47	9.24	9.91	10.5	11.0	11.6	12.1	12.7	12.9	12.8	12.5	12.0	5.0	8.7
20	5.09	7.79	8.80	10.4	11.4	12.3	13.0	13.6	14.5	15.2	16.0	16.4	16.4	16.1	15.5	6.2	11.0
30	5.63	8.59	9.72	11.5	12.6	13.6	14.4	15.1	16.2	17.0	18.0	18.4	18.4	18.1	17.6	7.0	12.0
40	6.01	9.16	10.4	12.3	13.5	14.5	15.4	16.2	17.3	18.2	19.3	19.8	19.7	19.6	19.0	7.5	13.2
50	6.30	9.59	10.9	12.9	14.1	15.2	16.2	17.0	18.2	19.2	20.3	20.9	21.0	20.7	20.2	8.0	13.8
60	6.54	9.94	11.3	13.4	14.7	15.8	16.3	17.7	18.9	19.9	21.2	21.7	21.9	21.6	21.1	8.2	14.3
80	6.91	10.5	11.9	14.1	15.5	16.7	17.8	18.7	20.1	21.1	22.5	23.1	23.3	23.1	22.5	8.5	15.2
1.0×10^2	7.20	10.9	12.4	14.7	16.2	17.4	18.6	19.5	20.9	22.1	23.5	24.2	24.4	24.2	23.6	9.2	16.0
2.0	8.08	12.2	13.8	16.5	18.1	19.6	20.8	22.0	23.6	24.9	26.6	27.5	27.8	27.6	27.4	10.5	18.3
5.0	9.21	13.9	15.8	18.8	20.7	22.4	23.9	25.1	27.1	28.6	30.7	31.7	32.2	32.2	31.6	12.2	21.2
1.0×10^3	10.1	15.1	17.2	20.5	22.6	24.5	26.1	27.5	29.7	31.4	33.7	34.9	35.5	35.5	34.9	13.5	23.5
2.0	10.9	16.4	18.6	22.2	24.5	26.5	28.3	29.9	32.3	34.2	36.7	38.1	38.7	38.9	38.3	14.8	25.6

续表

混凝土 $\rho = 2.35 \text{ g} \cdot \text{cm}^{-3}$

衰减倍数 K	E_γ/MeV																
	0.25	0.5	0.662 (^{137}Cs)	1.0	1.25 (^{60}Co)	1.5	1.75	2.0	2.5	3.0	4.0	5.0	6.0	8.0	10.0	^{198}Au	^{192}Ir	^{226}Ra
5.0	12.0	18.0	20.4	24.5	27.0	29.2	31.2	32.9	35.6	37.8	40.7	42.3	43.0	43.3	42.8	16.5	27.6	
1.0×10^4	12.9	19.2	21.8	26.1	28.8	31.2	33.4	35.3	38.2	40.5	43.6	45.4	46.2	46.6	46.1	17.8	30.8	
2.0	13.7	20.4	23.2	27.8	30.7	33.6	35.6	37.6	40.7	43.2	46.6	48.5	49.5	49.9	49.4	19.0	33.0	
5.0	14.8	22.0	25.0	30.0	33.1	35.9	38.4	40.6	44.0	46.7	50.4	52.6	53.7	54.3	53.8	20.8	36.0	
1.0×10^5	15.6	23.2	26.3	31.6	34.9	37.9	40.5	42.8	46.5	49.4	53.6	55.7	56.9	57.6	57.1	22.0	38.0	
2.0	16.4	24.4	27.7	33.2	36.7	39.9	42.7	45.1	48.9	52.0	56.3	58.7	60.0	60.8	60.4	23.5	40.5	
5.0	17.5	25.9	29.5	35.4	39.1	42.5	45.5	48.1	52.2	55.5	60.1	62.8	64.2	65.1	64.7	25.0	43.5	
1.0×10^6	18.3	27.1	30.8	37.0	40.9	44.4	47.6	50.3	54.7	58.2	63.0	65.8	67.3	68.4	68.0	26.5	45.5	
2.0	19.1	28.3	32.1	38.6	42.7	46.4	49.7	52.6	57.1	60.8	65.8	68.8	70.5	71.6	71.3			
5.0	20.1	29.8	33.9	40.7	45.1	48.9	52.5	55.5	60.3	64.2	69.6	72.8	74.6	75.9	75.6			
1.0×10^7	20.9	31.0	35.2	42.3	46.8	50.9	54.5	57.7	62.8	66.8	72.5	75.9	77.7	79.1	78.8			
2.0	21.7	32.1	36.5	43.9	48.6	52.8	56.6	59.9	65.2	69.4	75.3	78.9	80.8	82.3	82.1			
5.0	22.8	33.7	38.2	46.0	50.9	55.4	59.4	62.8	68.4	72.8	79.1	82.8	84.9	86.5	86.3			

附表 9　各向同性点源 γ 射线减弱 K 倍所需的铅屏蔽层厚度

$\rho = 11.34 \text{ g} \cdot \text{cm}^{-3}$ （单位：cm）

铅衰减倍数 K	E_γ/MeV																	
	0.25	0.5	0.662 (^{173}Cs)	1.0	1.25 (^{60}Co)	1.5	1.75	2.0	2.5	3.0	4.0	5.0	6.0	8.0	10.0	^{198}Au	^{192}Ir	^{226}Ra
1.5	0.07	0.30	0.47	0.79	0.97	1.11	1.20	1.23	1.25	1.23	1.15	1.06	1.00	0.89	0.82	0.2	0.2	0.8
2.0	0.11	0.50	0.78	1.28	1.58	1.80	1.96	2.03	2.07	2.06	1.95	1.81	1.70	1.53	1.40	0.3	0.3	1.3
5.0	0.26	1.10	1.68	2.74	3.36	3.84	4.19	4.38	4.54	4.58	4.42	4.16	3.94	3.56	3.28	0.7	0.8	3.1
8.0	0.33	1.40	2.13	3.45	4.22	4.83	5.27	5.52	5.76	5.82	5.66	5.35	5.08	4.61	4.25	0.8	1.2	3.8
10	0.37	1.54	2.34	3.78	4.62	5.29	5.78	6.05	6.32	6.40	6.25	5.92	5.63	5.11	4.71	1.0	1.4	4.4
20	0.48	1.97	2.98	4.80	5.86	6.70	7.32	7.68	8.06	8.19	8.04	7.66	7.31	6.67	6.16	1.3	1.8	5.8
30	0.54	2.22	3.35	6.38	6.56	7.51	8.21	8.62	9.05	9.22	9.08	8.67	8.29	7.58	7.01	1.5	2.1	6.7
40	0.59	2.40	3.61	5.79	7.06	8.08	8.83	9.28	9.76	9.94	9.81	9.39	8.99	8.23	7.62	1.6	2.3	7.3
50	0.62	2.54	3.81	6.11	7.45	8.51	9.31	9.78	10.3	10.5	10.4	9.95	9.58	8.73	8.09	1.7	2.5	7.6
60	0.65	2.65	3.98	6.37	7.76	8.87	9.71	10.2	10.7	11.0	10.8	10.4	9.97	9.15	8.48	1.8	2.6	8.0
80	0.69	2.82	4.23	6.77	8.25	9.43	10.3	10.9	11.4	11.7	11.6	11.1	10.7	9.81	9.09	2.0	2.8	8.5
1.0×10^2	0.73	2.96	4.43	7.09	8.63	9.87	10.8	11.4	12.0	12.2	12.1	11.7	11.2	10.3	9.56	2.1	3.0	9.0
2.0	0.83	3.38	5.05	8.06	9.81	11.2	12.3	12.9	13.6	13.9	13.9	13.4	12.9	11.9	11.1	2.5	3.5	10.3
5.0	0.98	3.93	5.86	9.33	11.3	13.0	14.2	14.9	15.8	16.2	16.1	15.6	15.1	14.0	13.1	3.2	4.0	12.1
1.0×10^3	1.08	4.34	6.48	10.3	12.5	14.3	15.6	16.4	17.4	17.8	17.9	17.3	16.8	15.6	14.6	3.8	4.5	13.5
2.0	1.19	4.75	7.08	11.2	13.6	15.6	17.0	17.9	19.0	19.5	19.6	19.0	18.4	17.2	16.1	4.5	5.0	14.8

续表

铅 $\rho = 11.34 \text{ g} \cdot \text{cm}^{-3}$

衰减倍数 K	E_γ/MeV															^{198}Au	^{192}Ir	^{226}Ra
	0.25	0.5	0.662 (^{137}Cs)	1.0	1.25 (^{60}Co)	1.5	1.75	2.0	2.5	3.0	4.0	5.0	6.0	8.0	10.0			
5.0	1.33	5.30	7.88	12.5	15.1	17.3	18.9	19.9	21.1	21.7	21.8	21.2	20.6	19.3	18.2	5.5	5.5	16.6
1.0×10⁴	1.44	5.71	8.49	13.4	16.3	18.6	20.3	21.4	22.7	23.3	23.5	22.9	22.3	20.9	19.7	6.5	6.0	18.0
2.0	1.54	6.12	9.09	14.3	17.4	19.8	21.7	22.9	24.3	25.0	25.1	24.6	23.9	22.5	21.3	7.7		19.3
5.0	1.68	6.66	9.88	15.6	18.9	21.5	23.6	24.8	26.3	27.1	27.3	26.8	26.1	24.7	23.4	9.5		21.1
1.0×10⁵	1.79	7.07	10.5	16.5	20.0	22.8	25.0	26.3	27.9	28.7	29.0	28.4	27.7	26.3	25.0			22.5
2.0	1.89	7.48	11.1	17.4	21.1	24.1	26.3	27.8	29.5	30.3	30.8	30.1	29.4	27.9	26.5			
5.0	2.03	8.01	11.9	18.7	22.6	25.7	28.2	29.7	31.5	32.5	82.8	32.3	31.6	30.0	28.6			
1.0×10⁶	2.14	8.42	12.5	19.6	23.7	27.0	29.6	31.2	33.1	34.1	34.5	33.9	33.2	31.6	30.2			
2.0	2.24	8.83	13.1	20.5	24.8	28.3	30.9	32.6	34.6	35.7	36.1	35.5	34.3	33.3	31.8			
5.0	2.38	9.37	13.8	21.7	26.3	29.9	32.7	34.5	36.7	37.8	38.3	37.7	37.0	35.4	34.0			
1.0×10⁷	2.49	9.77	14.4	22.6	27.4	31.2	34.1	36.0	38.2	39.4	39.9	39.3	38.6	37.0	35.6			
2.0	2.60	10.2	15.0	23.6	28.5	32.4	35.5	37.4	39.7	40.9	41.5	41.0	40.2	38.6	37.2			
5.0	2.73	10.7	15.8	24.8	30.0	34.1	37.3	39.3	41.7	43.0	43.7	43.1	42.4	40.7	39.3			

附表 10　各向同性点源 γ 射线减弱 K 倍所需的铅玻璃 NZF_1 屏蔽层厚度

（单位：cm）

铅玻璃	$\rho = 3.86\ \mathrm{g\cdot cm^{-3}}$							
减弱倍数 K	E_γ/MeV							
	0.5	0.662	1.0	1.25	1.5	2.0	2.5	3.0
1.5	1.39	1.96	2.85	3.33	3.70	4.13	4.29	4.38
2.0	2.24	3.11	4.51	5.26	5.86	6.59	6.91	7.11
5.0	4.74	6.52	9.37	10.9	12.2	13.9	16.8	15.4
8.0	5.96	8.17	11.7	13.7	15.3	17.4	18.6	19.4
10	6.53	8.93	12.8	14.9	16.7	19.1	20.4	21.3
20	8.26	11.2	16.0	18.7	20.9	24.0	25.7	27.0
30	9.26	12.6	17.9	20.9	23.3	26.8	28.8	30.2
40	9.96	13.5	19.2	22.4	25.0	28.8	30.9	32.5
50	10.5	14.2	20.2	23.6	26.4	30.3	32.6	34.3
60	10.9	14.8	21.0	24.5	27.4	31.5	34.0	35.7
80	11.6	15.7	22.3	26.1	29.1	33.5	36.1	38.0
1.0×10^2	12.2	16.5	23.3	27.2	30.4	35.0	37.7	39.7
2.0×10^2	13.8	18.7	28.4	30.8	34.4	39.6	42.8	45.1
5.0×10^2	15.9	21.5	30.5	35.5	39.7	45.7	49.4	52.1
1.0×10^3	17.6	23.7	33.5	39.0	43.6	50.2	54.4	57.4
2.0×10^3	19.2	25.8	36.4	42.5	47.5	54.7	59.2	62.5
5.0×10^3	21.3	28.7	40.4	47.0	52.5	60.6	65.6	69.3
1.0×10^4	22.9	30.7	43.3	50.4	56.3	65.0	70.4	74.4
2.0×10^4	24.5	32.9	46.2	53.9	60.1	69.4	75.2	79.5
5.0×10^4	26.7	35.7	50.1	58.4	65.2	75.2	81.6	86.2
1.0×10^5	28.3	37.8	53.0	61.7	68.9	79.5	86.6	91.3
2.0×10^5	29.9	39.9	56.0	65.1	72.7	83.9	91.0	96.3
5.0×10^5	32.0	42.7	59.8	69.6	77.8	89.6	97.2	102.9
1.0×10^6	33.6	44.8	62.7	72.9	81.4	93.9	101.9	107.9
2.0×10^6	35.2	46.9	65.6	76.3	85.1	98.2	106.6	112.8
5.0×10^6	37.4	49.7	69.4	80.7	90.1	103.9	112.9	119.5
1.0×10^7	39.0	51.9	72.3	84.1	93.8	108.3	117.6	124.5
2.0×10^7	40.7	54.0	75.2	87.4	97.5	122.5	122.2	129.4
5.0×10^7	42.8	56.8	78.9	91.6	102.2	117.9	128.0	135.6

附表 11　各向同性点源 γ 射线减弱 K 倍所需的铅玻璃 FZ_6 屏蔽层厚度

（单位：cm）

铅玻璃 减弱倍数 K	$\rho = 4.77\ g\cdot cm^{-3}$ E_γ/MeV							
	0.5	0.662	1.0	1.25	1.5	2.0	2.5	3.0
1.5	0.98	1.42	2.17	2.57	2.88	3.22	3.33	3.38
2.0	1.59	2.29	3.45	4.09	4.59	5.17	5.39	5.50
5.0	3.41	4.85	7.24	8.57	9.65	11.0	11.6	12.0
8.0	4.61	6.10	9.07	10.7	12.1	13.8	14.7	15.2
10	4.73	6.68	9.91	11.7	13.2	15.1	16.1	16.7
20	6.01	8.45	12.5	14.8	16.6	19.1	20.4	21.2
30	6.74	9.46	14.0	16.5	18.6	21.3	22.8	23.7
40	7.26	10.2	15.0	17.7	19.9	22.9	24.5	25.5
50	7.66	10.7	15.8	18.6	21.0	24.1	25.8	26.9
60	7.98	11.2	16.4	19.4	21.8	25.1	26.9	28.1
80	8.49	11.9	17.5	20.6	23.2	26.7	28.6	29.9
1.0×10^2	8.89	12.4	18.2	21.5	24.2	27.9	29.9	31.2
2.0×10^2	10.1	14.1	20.7	24.4	27.5	31.6	34.0	35.5
5.0×10^2	11.7	16.3	23.9	28.2	31.7	36.5	39.3	41.1
1.0×10^3	12.9	18.0	26.3	31.0	34.8	40.2	43.3	45.3
2.0×10^3	14.1	19.6	28.6	33.8	38.0	43.8	47.2	49.4
5.0×10^3	15.7	21.8	31.7	37.4	42.5	48.5	52.3	54.8
1.0×10^4	16.9	23.4	34.1	40.1	45.1	52.1	56.2	58.9
2.0×10^4	18.1	25.0	36.4	42.9	48.2	55.6	60.0	63.0
5.0×10^4	19.7	27.2	39.5	46.5	52.2	60.3	65.1	68.3
1.0×10^5	20.9	28.8	41.8	49.2	55.3	63.8	68.9	72.3
2.0×10^5	22.1	30.5	44.1	51.9	58.3	67.3	72.7	76.3
5.0×10^5	23.7	32.6	47.2	55.5	62.3	71.9	77.7	81.6
1.0×10^6	24.9	34.3	49.5	58.2	65.3	75.4	81.4	85.6
2.0×10^6	26.1	35.9	51.8	60.9	68.3	78.9	85.2	89.5
5.0×10^6	27.7	38.1	54.9	64.5	72.4	83.5	90.2	94.8
1.0×10^7	28.9	39.7	57.2	67.2	75.4	87.1	94.0	98.8
2.0×10^7	30.2	41.4	59.5	70.0	78.4	90.5	97.8	102.8
5.0×10^7	31.8	43.6	62.5	73.4	82.3	94.8	102.4	107.7

附表 12　各向同性点源 γ 射线减弱 K 倍所需的钨屏蔽层厚度

(单位：cm)

钨减弱倍数 K	$\rho = 19.3\ \text{g}\cdot\text{cm}^{-3}$ E_γ/MeV											
	0.5	0.6	0.7	1.0	1.25	1.50	2.0	3	4	6	8	10
1.5	0.28	0.38	0.43	0.70	0.80	0.90	1.00	0.9	0.80	0.60	0.50	0.50
2.0	0.36	0.43	0.56	0.93	1.1	1.2	1.4	1.4	1.3	1.0	0.90	0.85
5.0	0.76	0.92	1.1	1.8	2.2	2.5	2.8	3.2	2.9	2.4	2.1	2.0
10	1.1	1.3	1.6	2.4	3.0	3.5	3.8	4.3	4.1	3.4	3.1	2.9
20	1.4	1.7	2.0	3.0	3.7	4.4	4.7	5.4	5.2	4.4	4.0	3.7
30	1.6	1.9	2.3	3.4	4.2	4.9	5.3	6.1	6.0	5.0	4.6	4.2
40	1.7	2.0	2.4	3.7	4.5	5.2	5.7	6.6	6.5	5.4	5.0	4.6
50	1.8	2.2	2.6	3.9	4.7	5.5	6.0	6.9	6.9	5.8	5.3	4.9
60	1.9	2.3	2.8	4.0	4.9	5.7	6.3	7.2	7.2	6.1	5.5	5.1
80	2.0	2.4	2.9	4.3	5.2	6.1	6.7	7.7	7.6	6.5	6.0	5.4
100	2.1	2.5	3.0	4.5	5.6	6.4	7.0	8.1	8.0	6.8	6.3	5.7
2.0×10^2	2.4	2.9	3.4	5.1	6.2	7.2	8.0	9.2	9.2	7.8	7.2	6.6
5.0×10^2	2.7	3.3	4.0	5.9	7.2	8.3	9.2	10.7	10.6	9.1	8.5	7.8
1.0×10^3	3.0	3.7	4.4	6.5	7.9	9.1	10.2	11.8	11.9	10.2	9.4	8.7
2.0×10^3	3.3	4.0	4.8	7.2	8.7	9.9	11.1	12.9	13.0	11.1	10.3	9.6
5.0×10^3	3.8	4.5	5.4	8.0	9.7	11.0	12.4	14.4	14.6	12.5	11.6	10.8
1.0×10^4	4.0	4.9	5.8	8.5	10.4	11.8	13.4	15.5	15.7	13.5	12.5	11.7
2.0×10^4	4.3	5.2	6.2	9.3	11.1	12.6	14.3	16.6	16.7	14.4	13.4	12.5
5.0×10^4	4.7	5.7	6.8	10.1	12.1	13.7	15.6	18.1	18.3	15.8	14.7	13.7
1.0×10^5	5.0	6.1	7.2	10.7	12.9	14.5	16.6	19.2	19.5	16.8	15.6	14.6
2.0×10^5	5.3	6.5	7.7	11.4	13.7	15.3	17.5	20.3	20.6	17.8	16.6	15.5
5.0×10^5	5.7	7.0	8.2	12.2	14.6	16.4	18.7	21.8	22.1	19.1	17.8	16.7
1.0×10^6	6.0	7.3	8.7	12.8	15.3	17.3	19.7	23.0	23.4	20.2	18.8	17.1
2.0×10^6	6.2	7.6	9.0	13.4	16.0	18.0	20.6	24.1	24.4	21.2	19.7	18.5
5.0×10^6	6.7	8.1	9.4	14.2	17.0	19.1	21.9	25.6	25.9	22.3	20.8	19.5
1.0×10^7	7.0	8.4	10.0	14.9	17.7	19.9	22.8	26.7	27.0	23.5	21.8	20.5

附表13 各向同性点源γ射线减弱K倍所需的铀屏蔽层厚度

(单位:cm)

铀减弱倍数 K	$\rho = 18.7 \text{ g} \cdot \text{cm}^{-3}$ E_γ/MeV											
	0.5	0.6	0.7	1.0	1.25	1.50	2.0	3	4	6	8	10
1.5	0.12	0.18	0.23	0.4	0.47	0.53	0.67	0.70	0.69	0.60	0.50	0.45
2.0	0.22	0.30	0.42	0.67	0.80	0.90	1.1	1.2	1.2	1.0	0.85	0.8
5.0	0.52	0.70	1.0	1.5	1.8	2.0	2.4	2.6	2.5	2.2	2.0	1.8
10	0.75	1.0	1.3	2.0	2.4	2.7	3.3	3.6	3.5	3.1	2.8	2.6
20	0.98	1.3	1.7	2.5	3.0	3.4	4.2	4.7	4.6	4.1	3.7	3.5
30	1.1	1.5	1.9	2.8	3.4	3.8	4.7	5.2	5.1	4.6	4.2	3.9
40	1.2	1.6	2.0	3.0	3.7	4.1	5.1	5.7	5.6	5.0	4.5	4.2
50	1.3	1.7	2.2	3.2	3.9	4.4	5.4	6.0	5.9	5.3	4.8	4.5
60	1.3	1.8	2.3	3.3	4.0	4.5	5.6	6.2	6.1	5.5	5.0	4.7
80	1.4	1.9	2.4	3.5	4.3	4.8	6.0	6.6	6.5	5.9	5.4	5.0
100	1.5	2.0	2.5	3.7	4.5	5.1	6.3	7.0	6.9	6.2	5.7	5.3
2.0×10^2	1.7	2.3	3.0	4.2	5.1	5.9	7.1	8.0	7.9	7.2	6.5	6.2
5.0×10^2	2.0	2.7	3.4	4.9	5.9	6.7	8.2	9.2	9.1	8.3	7.7	7.4
1.0×10^3	2.2	3.0	3.7	5.4	6.5	7.4	9.0	10.1	10.0	9.3	8.6	8.1
2.0×10^3	2.4	3.3	4.1	5.9	7.1	8.1	9.8	11.8	11.7	10.2	9.5	9.0
5.0×10^3	2.6	3.7	4.6	6.6	7.9	9.0	10.9	12.3	12.2	11.5	10.7	10.1
1.0×10^4	2.8	4.0	4.9	7.1	8.5	9.8	11.8	13.3	13.2	12.4	11.6	11.0
2.0×10^4	3.0	4.3	5.3	7.6	9.1	10.5	12.6	14.3	14.2	13.4	12.5	11.9
5.0×10^4	3.1	4.7	5.8	8.3	10.0	11.4	13.7	15.5	15.4	14.6	13.7	13.0
1.0×10^5	3.5	5.0	6.2	8.8	10.5	12.1	14.5	16.5	16.4	15.6	14.6	13.9
2.0×10^5	3.7	5.3	6.5	9.3	11.2	12.8	15.4	17.5	17.4	16.5	15.5	14.8
5.0×10^5	4.0	5.7	7.0	10.0	12.0	13.7	16.5	18.7	18.6	17.8	16.7	15.9
1.0×10^6	4.2	6.0	7.4	10.5	12.6	14.4	17.4	19.6	19.5	18.7	17.6	16.8
2.0×10^6	4.4	6.3	8.0	11.0	13.2	15.1	18.2	20.6	20.5	19.7	18.5	17.6
5.0×10^6	4.7	6.7	8.3	11.7	14.0	16.0	19.3	21.8	21.7	20.9	19.7	18.8
1.0×10^7	4.9	7.0	8.7	12.2	14.6	16.7	20.1	22.8	22.7	21.9	20.6	19.6

附表 14　电子加速器韧致辐射减弱 K 倍所需的混凝土屏蔽层厚度

(单位：cm)

混凝土减弱倍数 K	$\rho = 2.35 \text{ g} \cdot \text{cm}^{-3}$ E_γ/MeV				
	6	10	20	30	38
1.5	7	8	8	9	10
2.0	12	12	14	16	17
5.0	26	27	33	36	38
8.0	33	35	43	46	50
10	37	40	50	53	57
20	47	51	63	67	71
30	53	58	72	75	80
40	58	63	78	81	86
50	60	67	83	86	92
60	63	70	87	90	94
80	67	75	92	96	100
100	70	79	96	100	105
2.0×10^2	80	91	110	114	119
5.0×10^2	94	107	128	133	137
1.0×10^3	103	119	142	146	150
2.0×10^3	114	130	155	161	165
5.0×10^3	126	146	173	180	183
8.0×10^3	134	154	182	190	192
1.0×10^4	138	158	187	193	197
2.0×10^4	148	170	200	206	210
5.0×10^4	161	176	217	223	228
1.0×10^5	171	198	232	236	241
2.0×10^5	181	210	244	251	255
5.0×10^5	194	225	262	270	273
8.0×10^5	203	235	272	278	282
1.0×10^6	205	240	275	282	287

附表15　工作人员吸入和食入单位摄入量所致的待积有效剂量 $e(g)$ ＊

(单位：$Sv \cdot Bq^{-1}$)

核素	物理半衰期	吸入			食入	
		类别	f_1	$e(g)_{1\mu m}$	$e(g)_{5\mu m}$	f_1	$e(g)$
氢 氚化水 OBT（有机束缚氚）	12.3年 12.3年					1.000 1.000	1.8E−11 4.2E−11
碳 ^{14}C	5.73E+03年					1.000	5.8E−10
钠 ^{24}Na	15.0 h	F	1.000	2.9E−10	5.3E−10	1.000	4.3E−10
磷 ^{32}P	14.3天	F M	0.800 0.800	8.0E−10 3.2E−09	1.1E−09 2.9E−09	0.800	2.4E−09
硫 ^{35}S （无机的）	87.4天	F M	0.800 0.800	5.3E−11 1.3E−09	8.0E−11 1.1E−09	0.800 0.100	1.4E−10 1.9E−10
钙 ^{45}Ca	163天	M	0.300	2.7E−09	2.3E−09	0.300	7.6E−10
铬 ^{51}Cr	27.7天	F M S	0.100 0.100 0.100	2.1E−11 3.1E−11 3.6E−11	3.0E−11 3.4E−11 3.6E−11	0.100 0.010	3.8E−11 3.7E−11
锰 ^{54}Mn	312天	F M	0.100 0.100	8.7E−10 1.5E−09	1.1E−09 1.2E−09	0.100	7.1E−10
铁 ^{55}Fe	2.70年	F M	0.100 0.100	7.7E−10 3.7E−10	9.2E−10 3.3E−10	0.100	3.3E−10
^{59}Fe	44.5天	F M	0.100 0.100	2.2E−09 3.5E−09	3.0E−09 3.2E−09	0.100	1.8E−09
钴 ^{58}Co	70.8天	M S	0.100 0.050	1.5E−09 2.0E−09	1.4E−09 1.7E−09	0.100 0.050	7.4E−10 7.0E−10

续表

核素	物理半衰期	吸入 类别	f_1	$e(g)_{1\mu m}$	$e(g)_{5\mu m}$	食入 f_1	$e(g)$
^{60}Co	5.27 年	M	0.100	9.6E-09	7.1E-09	0.100	3.4E-09
		S	0.050	2.9E-08	1.7E-08	0.050	2.5E-09
镍 ^{63}Ni	96.0 年	F	0.050	4.4E-10	5.2E-10	0.050	1.5E-10
		M	0.050	4.4E-10	3.1E-10		
锌 ^{65}Zn	244 天	S	0.500	2.9E-09	2.8E-09	0.500	3.9E-09
锶 ^{89}Sr	50.5 天	F	0.300	1.0E-09	1.4E-09	0.300	2.6E-09
		S	0.010	7.5E-09	5.6E-09	0.010	2.3E-09
^{90}Sr	29.1 年	F	0.300	2.4E-08	3.0E-08	0.300	2.8E-08
		S	0.010	1.5E-07	7.7E-08	0.010	2.7E-09
钇 ^{90}Y	2.67 天	M	1.0E-04	1.4E-09	1.6E-09	1.0E-04	2.7E-09
		S	1.0E-04	1.5E-09	1.7E-09		
锆 ^{95}Zr	64.0 天	F	0.002	2.5E-09	3.0E-09	0.002	8.8E-10
		M	0.002	4.5E-09	3.6E-09		
铌 ^{95}Nb	35.1 天	M	0.010	1.4E-09	1.3E-09	0.010	5.8E-10
		S	0.010	1.6E-09	1.3E-09		
锝 ^{99}Tc	2.13E+05 年	F	0.800	2.9E-10	4.0E-10	0.800	7.8E-10
		M	0.800	3.9E-09	3.2E-09		
钌 ^{106}Ru	1.01 年	F	0.050	8.0E-09	9.8E-09	0.050	7.0E-09
		M	0.050	2.6E-08	1.7E-08		
		S	0.050	6.2E-08	3.5E-08		
银 ^{110m}Ag	250 天	F	0.050	5.5E-09	6.7E-09	0.050	2.8E-09
		M	0.050	7.2E-09	5.9E-09		
		S	0.050	1.2E-08	7.3E-09		

续表

核素	物理半衰期	吸入				食入	
		类别	f_1	$e(g)_{1\mu m}$	$e(g)_{5\mu m}$	f_1	$e(g)$
碘							
^{125}I	60.1 天	F	1.000	5.3E−09	7.3E−09	1.000	1.5E−08
^{129}I	1.57E+07 年	F	1.000	3.7E−08	5.1E−08	1.000	1.1E−07
^{131}I	8.04 天	F	1.000	7.6E−09	1.1E−08	1.000	2.2E−08
铯							
^{134}Cs	2.06 年	F	1.000	6.8E−09	9.6E−09	1.000	1.9E−08
^{135}Cs	2.30E+06 年	F	1.000	7.1E−10	9.9E−10	1.000	2.0E−09
^{137}Cs	30.0 年	F	1.000	4.8E−09	6.7E−09	1.000	1.3E−08
铈							
^{144}Ce	284 天	M	5.0E−04	3.4E−08	2.3E−08	5.0E−04	5.2E−09
		S	5.0E−04	4.9E−08	2.9E−08		
金							
^{198}Au	2.69 天	F	0.100	2.3E−10	3.9E−10	0.100	1.0E−09
		M	0.100	7.6E−10	9.8E−10		
		S	0.100	8.4E−10	1.1E−09		
铊							
^{204}Tl	3.78 年	F	1.000	4.4E−10	6.2E−10	1.000	1.3E−09
铅							
^{210}Pb	22.3 年	F	0.200	8.9E−07	1.1E−06	0.200	6.8E−07
铋							
^{210}Bi	5.01 天	F	0.050	1.1E−09	1.4E−09	0.050	1.3E−09
		M	0.050	8.4E−08	6.0E−08		
钋							
^{210}Po	138 天	F	0.100	6.0E−07	7.1E−07	0.100	2.4E−07
		M	0.100	3.0E−06	2.2E−06		
镭							
^{226}Ra	1.60E+03 年	M	0.200	3.2E−06	2.2E−06	0.200	2.8E−07
^{228}Ra	5.75 年	M	0.200	2.6E−06	1.7E−06	0.200	6.7E−07
钍							
^{232}Th	1.40E+10 年	M	5.0E−04	4.2E−05	2.9E−05	5.0E−04	2.2E−07
		S	2.0E−04	2.3E−05	1.2E−05	2.0E−04	9.2E−08

续表

核素	物理半衰期	吸入			食入	
		类别	f_1	$e(g)_{1\mu m}$	$e(g)_{5\mu m}$	f_1	$e(g)$
铀 ^{234}U	2.44E+05 年	F	0.020	5.5E-07	6.4E-07	0.020	4.9E-08
		M	0.020	3.1E-06	2.1E-06	0.002	8.3E-09
		S	0.002	8.5E-06	6.8E-06		
^{235}U	7.04E+08 年	F	0.020	5.1E-07	6.0E-07	0.020	4.6E-08
		M	0.020	2.8E-06	1.8E-06	0.002	8.3E-09
		S	0.002	7.7E-06	6.1E-06		
^{238}U	4.47E+09 年	F	0.020	4.9E-07	5.8E-07	0.020	4.4E-08
		M	0.020	2.6E-06	1.6E-06	0.002	7.6E-09
		S	0.002	7.3E-06	5.7E-06		
镎 ^{237}Np	2.14E+06 年	M	5.0E-04	2.1E-05	1.5E-05	5.0E-04	1.1E-07
钚 ^{238}Pu	87.7 年	M	5.0E-04	4.3E-05	3.0E-05	5.0E-04	2.3E-07
		S	1.0E-05	1.5E-05	1.1E-05	1.0E-05	8.8E-09
						1.0E-04	4.9E-08
^{239}Pu	2.41E+04 年	M	5.0E-04	4.7E-05	3.2E-05	5.0E-04	2.5E-07
		S	1.0E-05	1.5E-05	8.3E-06	1.0E-05	9.0E-09
						1.0E-04	5.3E-08
镅 ^{241}Am	4.32E+02 年	M	5.0E-04	3.9E-05	2.7E-05	5.0E-04	2.0E-07
锔 ^{244}Cm	18.1 年	M	5.0E-04	2.5E-05	1.7E-05	5.0E-04	1.2E-07

注：*摘自 GB 18871—2002。

附表16　食入：公众成员食入单位摄入量所致的待积有效剂量 $e(g)$ *

(单位：$Sv \cdot Bq^{-1}$)

核素	物理半衰期	年龄 $g \leqslant 1$ 岁 f_1	$e(g)$	f_1 ($g>1$ 岁)	1~2岁 $e(g)$	2~7岁 $e(g)$	7~12岁 $e(g)$	12~17岁 $e(g)$	>17岁 $e(g)$
氢 氚化水 OBT (有机束缚氚)	12.3年 12.3年	1.000 1.000	6.4E-11 1.2E-10	1.000 1.000	4.8E-11 1.2E-10	3.1E-11 7.3E-11	2.3E-11 5.7E-11	1.8E-11 4.2E-11	1.8E-11 4.2E-11
碳 ^{11}C ^{14}C	0.340小时 5.73E+03年	1.000 1.000	2.6E-10 1.4E-09	1.000 1.000	1.5E-10 1.6E-09	7.3E-11 9.9E-10	4.3E-11 8.0E-10	3.0E-11 5.7E-10	2.4E-11 5.8E-10
钠 ^{22}Na ^{24}Na	2.60年 15.0小时	1.000 1.000	2.1E-08 3.5E-09	1.000 1.000	1.5E-08 2.3E-09	8.4E-09 1.2E-09	5.5E-09 7.7E-10	3.7E-09 5.2E-10	3.2E-09 4.3E-10
磷 ^{32}P ^{33}P	14.3天 25.4天	1.000 1.000	3.1E-08 2.7E-08	0.800 0.800	1.9E-08 1.8E-08	9.4E-09 9.1E-09	5.3E-09 5.3E-09	3.1E-09 3.1E-09	2.4E-09 2.4E-09
铬 ^{51}Cr	27.7天	0.200 0.020	3.5E-10 3.3E-10	0.100 0.010	2.3E-10 2.2E-10	1.2E-10 1.2E-10	7.8E-11 7.5E-11	4.8E-11 4.6E-11	3.8E-11 3.7E-11
锰 ^{54}Mn	312天	0.200	5.4E-09	0.100	3.1E-09	1.9E-09	1.3E-09	8.7E-10	7.1E-10
铁(*) ^{55}Fe ^{59}Fe	2.70年 44.5天	0.600 0.600	7.6E-09 3.9E-08	0.100 0.100	2.4E-09 1.3E-08	1.7E-09 7.5E-09	1.1E-09 4.7E-09	7.7E-10 3.1E-09	3.3E-10 1.8E-09
钴(*) ^{58}Co ^{60}Co	70.8天 5.27年	0.600 0.600	7.3E-09 5.4E-08	0.100 0.100	4.4E-09 2.7E-08	2.6E-09 1.7E-08	1.7E-09 1.1E-08	1.1E-09 7.9E-09	7.4E-10 3.4E-09
镍 ^{63}Ni	96.0年	0.100	1.6E-09	0.050	8.4E-10	4.6E-10	2.8E-10	1.8E-10	1.5E-10
锶(*) ^{89}Sr ^{90}Sr	50.5天 29.1年	0.600 0.600	3.6E-08 2.3E-07	0.300 0.300	1.8E-08 7.3E-08	8.9E-09 4.7E-08	5.8E-09 6.0E-08	4.0E-09 8.0E-08	2.6E-09 2.8E-08
钇 ^{90}Y	2.67天	0.001	3.1E-08	1.0E-04	2.0E-08	1.0E-08	5.9E-09	3.3E-09	2.7E-09
钌 ^{105}Ru ^{106}Ru	4.44小时 1.01年	0.100 0.100	2.7E-09 8.4E-08	0.050 0.050	1.8E-09 4.9E-08	9.1E-10 2.5E-08	5.5E-10 1.5E-08	3.3E-10 8.6E-09	2.6E-10 7.0E-09
银 ^{100m}Ag	250天	0.100	2.4E-08	0.050	1.4E-08	7.8E-09	5.2E-09	3.4E-09	2.8E-09

续表

核素	物理半衰期	年龄 $g \leq 1$ 岁 f_1	$e(g)$	f_1 ($g>1$ 岁)	1~2 岁 $e(g)$	2~7 岁 $e(g)$	7~12 岁 $e(g)$	12~17 岁 $e(g)$	>17 岁 $e(g)$
碘 ^{129}I ^{131}I	1.57E+07 年 8.04 天	1.000 1.000	1.8E-07 1.8E-07	1.000 1.000	2.2E-07 1.8E-07	1.7E-07 1.0E-07	1.9E-07 5.2E-08	1.4E-07 3.4E-08	1.1E-07 2.2E-08
铯 ^{134}Cs ^{137}Cs	2.06 年 30.0 年	1.000 1.000	2.6E-08 2.1E-08	1.000 1.000	1.6E-08 1.2E-08	1.3E-08 9.6E-09	1.4E-08 1.0E-08	1.9E-08 1.3E-08	1.9E-08 1.3E-08
金 ^{198}Au	2.69 天	0.200	1.0E-08	0.100	7.2E-09	3.7E-09	2.2E-09	1.3E-09	1.0E-09
铊 ^{204}Tl	3.78 年	1.000	1.3E-08	1.000	8.5E-09	4.2E-09	2.5E-09	1.5E-09	1.2E-09
铅（*）^{210}Pb	22.3 年	0.600	8.4E-06	0.200	3.6E-06	2.2E-06	1.9E-06	1.9E-06	6.9E-07
铋 ^{210}Bi	5.01 天	0.100	1.5E-08	0.050	9.7E-09	4.8E-09	2.9E-09	1.6E-09	1.3E-09
镭（*）^{226}Ra ^{228}Ra	1.60E+03 年 5.75 年	0.600 0.600	4.7E-06 3.0E-05	0.200 0.200	9.6E-07 5.7E-06	6.2E-07 3.4E-06	8.0E-07 3.9E-06	1.5E-06 5.3E-06	2.8E-07 6.9E-07
钍 ^{232}Th ^{234}Th	1.40E+10 年 24.1 天	0.005 0.005	4.6E-06 4.6E-08	5.0E-04 5.0E-04	4.5E-07 2.5E-08	3.5E-07 1.3E-08	2.9E-07 7.4E-09	2.5E-07 4.2E-09	2.3E-07 3.4E-09
铀 ^{234}U ^{235}U ^{238}U	2.44E+05 年 7.04E+08 年 4.47E+09 年	0.040 0.040 0.040	3.7E-07 3.5E-07 3.4E-07	0.020 0.020 0.020	1.3E-07 1.3E-07 1.2E-07	8.8E-08 8.5E-08 8.0E-08	7.4E-08 7.1E-08 6.8E-08	7.4E-08 7.0E-08 6.7E-08	4.9E-08 4.7E-08 4.5E-08
镎 ^{237}Np	2.14E+06 年	0.005	2.0E-06	5.0E-04	2.1E-07	1.4E-07	1.1E-07	1.1E-07	1.1E-07
钚 ^{239}Pu	2.41E+04 年	0.005	4.2E-06	5.0E-04	4.2E-07	3.3E-07	2.7E-07	2.4E-07	2.5E-07
镅 ^{241}Am	4.32E+02 年	0.005	3.7E-06	5.0E-04	3.7E-07	2.7E-07	2.2E-07	2.0E-07	2.0E-07
锔 ^{242}Cm	163 天	0.005	5.9E-07	5.0E-04	7.6E-08	3.9E-08	2.4E-08	1.5E-08	1.2E-08

注：* 摘自 GB 18871—2002

附表17 吸入：公众成员吸入单位摄入量所致的待积有效剂量 $e(g)$

（单位：$Sv \cdot Bq^{-1}$）

核素	物理半衰期	类别	年龄 $g \leq 1$ 岁 f_1	$e(g)$	f_1 ($g>1$ 岁)	1~2 岁 $e(g)$	2~7 岁 $e(g)$	7~12 岁 $e(g)$	12~17 岁 $e(g)$	>17 岁 $e(g)$
氢 氚化水 ^{3}H	12.3 年	F	1.000	2.6E-11	1.000	2.0E-11	1.1E-11	8.2E-12	5.9E-12	6.2E-12
		M	0.200	3.4E-10	0.100	2.7E-10	1.4E-10	8.2E-11	5.3E-11	4.5E-11
		S	0.020	1.2E-09	0.010	1.0E-09	6.3E-10	3.8E-10	2.8E-10	2.6E-10
碳 ^{14}C	5.73E+03 年	F	1.000	6.1E-10	1.000	6.7E-10	3.6E-10	2.9E-10	1.9E-10	2.0E-10
		M	0.200	8.3E-09	0.100	6.6E-09	4.0E-09	2.8E-09	2.5E-09	2.0E-09
		S	0.020	1.9E-08	0.010	1.7E-08	1.1E-08	7.4E-09	6.4E-09	5.8E-09
钠 ^{22}Na	2.60 年	F	1.000	9.7E-09	1.000	7.3E-09	3.8E-09	2.4E-09	1.5E-09	1.3E-09
^{24}Na	15.0h	F	1.000	2.3E-09	1.000	1.8E-09	9.3E-10	5.7E-10	3.4E-10	2.7E-10
磷 ^{32}P	14.3 天	F	1.000	1.2E-08	0.800	7.5E-09	3.2E-09	1.8E-09	9.8E-10	7.7E-10
		M	1.000	2.2E-08	0.800	1.5E-08	8.0E-09	5.3E-09	4.0E-09	3.4E-09
硫 ^{35}S（无机的）	87.4 天	F	1.000	5.5E-10	0.800	3.9E-10	1.8E-10	1.1E-10	6.0E-11	5.1E-11
		M	0.200	5.9E-09	0.100	4.5E-09	2.8E-09	2.0E-09	1.8E-09	1.4E-09
		S	0.020	7.7E-09	0.010	6.0E-09	3.6E-09	2.6E-09	2.3E-09	1.9E-09
铬 ^{51}Cr	27.7 天	F	0.200	1.7E-10	0.100	1.3E-10	6.3E-11	4.0E-11	2.4E-11	2.0E-11
		M	0.200	2.6E-10	0.100	1.9E-10	1.0E-10	6.4E-11	3.9E-11	3.2E-11
		S	0.200	2.6E-10	0.100	2.1E-10	1.0E-10	6.6E-11	4.5E-11	3.7E-11
锰 ^{54}Mn	312 天	F	0.200	5.2E-09	0.100	4.1E-09	2.2E-09	1.5E-09	9.9E-10	8.5E-10
		M	0.200	7.5E-09	0.100	6.2E-09	3.8E-09	2.4E-09	1.9E-09	1.5E-09
铁(*) ^{55}Fe	2.70 年	F	0.600	4.2E-09	0.100	3.2E-09	2.2E-09	1.4E-09	9.4E-10	7.7E-10
		M	0.200	1.9E-09	0.100	1.4E-09	9.9E-10	6.2E-10	4.4E-10	3.8E-10
		S	0.020	1.0E-09	0.010	8.5E-10	5.0E-10	2.9E-10	2.0E-10	1.8E-10
^{59}Fe	44.5 天	F	0.600	2.1E-08	0.100	1.3E-08	7.1E-09	4.2E-09	2.6E-09	2.2E-09
		M	0.200	1.8E-08	0.100	1.3E-08	7.9E-09	5.5E-09	4.6E-09	3.7E-09
		S	0.020	1.7E-08	0.010	1.3E-08	8.1E-09	5.8E-09	5.1E-09	4.0E-09
钴(*) ^{58}Co	70.8 天	F	0.600	4.0E-09	0.100	3.0E-09	1.6E-09	1.0E-09	6.4E-10	5.3E-10
		M	0.200	7.3E-09	0.100	6.5E-09	3.5E-09	2.4E-09	1.6E-09	1.6E-09
		S	0.020	9.0E-09	0.010	7.5E-09	4.5E-09	3.1E-09	2.6E-09	2.1E-09
^{60}Co	5.27 年	F	0.600	3.0E-08	0.100	2.3E-08	1.4E-08	8.9E-09	6.1E-09	5.2E-09
		M	0.200	4.2E-08	0.100	3.4E-08	2.1E-08	1.5E-08	1.2E-08	1.0E-08
		S	0.020	9.2E-08	0.010	8.6E-08	5.9E-08	4.0E-08	3.4E-08	3.1E-08

续表

核素	物理半衰期	类别	年龄 $g \leq 1$ 岁 f_1	$e(g)$	f_1 ($g>1$ 岁)	1~2 岁 $e(g)$	2~7 岁 $e(g)$	7~12 岁 $e(g)$	12~17 岁 $e(g)$	>17 岁 $e(g)$
镍 ^{63}Ni	96.0 年	F	0.100	2.3E-09	0.050	2.0E-09	1.1E-09	6.7E-10	4.6E-10	4.4E-10
		M	0.100	2.5E-09	0.050	1.9E-09	1.1E-09	7.0E-10	5.3E-10	4.8E-10
		S	0.020	4.8E-09	0.010	4.3E-09	2.7E-09	1.7E-09	1.3E-09	1.3E-09
锶(*) ^{89}Sr	50.5 天	F	0.600	1.5E-08	0.300	7.3E-09	3.2E-09	2.3E-09	1.7E-09	1.0E-09
		M	0.200	3.3E-08	0.100	2.4E-08	1.3E-08	9.1E-09	7.3E-09	6.1E-09
		S	0.020	3.9E-08	0.010	3.0E-08	1.7E-08	1.2E-08	9.3E-09	7.9E-09
^{90}Sr	29.1 年	F	0.600	1.3E-07	0.300	5.2E-08	3.1E-08	4.1E-08	5.3E-08	2.4E-08
		M	0.200	1.5E-07	0.100	1.1E-07	6.5E-08	5.1E-08	5.0E-08	3.6E-08
		S	0.020	4.2E-07	0.010	4.0E-07	2.7E-07	1.8E-07	1.6E-07	1.6E-07
钇 ^{90}Y	2.67 天	M	0.001	1.3E-08	1.0E-04	8.4E-09	4.0E-09	2.6E-09	1.7E-09	1.4E-09
		S	0.001	1.3E-08	1.0E-04	8.8E-09	4.2E-09	2.7E-09	1.8E-09	1.5E-09
锆 ^{95}Zr	64.0 天	F	0.020	1.2E-08	0.002	1.1E-08	6.4E-09	4.2E-09	2.8E-09	2.5E-09
		M	0.020	2.0E-08	0.002	1.6E-08	9.7E-09	6.8E-09	5.9E-09	4.8E-09
		S	0.020	2.4E-08	0.002	1.9E-08	1.2E-08	8.3E-09	7.3E-09	5.9E-09
铌 ^{95}Nb	35.1 天	F	0.020	4.1E-09	0.010	3.1E-09	1.6E-09	1.2E-09	7.5E-10	5.7E-10
		M	0.020	6.8E-09	0.010	5.2E-09	3.1E-09	2.2E-09	1.9E-09	1.5E-09
		S	0.020	7.7E-09	0.010	5.9E-09	3.6E-09	2.5E-09	2.2E-09	1.8E-09
锝 ^{99m}Tc	6.02 小时	F	1.000	1.2E-10	0.800	8.7E-11	4.1E-11	2.4E-11	1.5E-11	1.2E-11
		M	0.200	1.3E-10	0.100	9.9E-11	5.1E-11	3.4E-11	2.4E-11	1.9E-11
		S	0.020	1.3E-10	0.010	1.0E-10	5.2E-11	3.5E-11	2.5E-11	2.0E-11
钌 ^{106}Ru	1.01 年	F	0.020	1.4E-09	0.010	9.8E-10	4.8E-10	3.2E-10	2.2E-10	1.8E-10
		M	0.100	7.2E-08	0.050	5.4E-08	2.6E-08	1.6E-08	9.2E-09	7.9E-09
			0.100	1.4E-07	0.050	1.1E-07	6.4E-08	4.1E-08	3.1E-08	2.8E-08
		S	0.020	2.6E-07	0.010	2.3E-07	1.4E-07	9.1E-08	7.1E-08	6.6E-08
银 ^{110m}Ag	250 天	F	0.100	3.5E-08	0.050	2.8E-08	1.5E-08	9.7E-09	6.3E-09	5.5E-09
		M	0.100	3.5E-08	0.050	2.8E-08	1.7E-08	1.2E-08	9.2E-09	7.6E-09
		S	0.020	4.6E-08	0.010	4.1E-08	2.6E-08	1.8E-08	1.5E-08	1.2E-08
碘 ^{125}I	60.1 天	F	1.000	2.0E-08	1.000	2.3E-08	1.5E-08	1.1E-08	7.2E-09	5.1E-09
		M	0.200	6.9E-09	0.100	5.6E-09	3.6E-09	2.6E-09	1.8E-09	1.4E-09
		S	0.020	2.4E-09	0.010	1.8E-09	1.0E-09	6.7E-10	4.8E-10	3.8E-10
^{129}I	1.57E+07 年	F	1.000	7.2E-08	1.000	8.6E-08	6.1E-08	6.7E-08	4.6E-08	3.6E-08
		M	0.200	3.6E-08	0.100	3.3E-08	2.4E-08	2.4E-08	1.9E-08	1.5E-08
		S	0.020	2.9E-08	0.010	2.6E-08	1.8E-08	1.3E-08	1.1E-08	9.8E-09

续表

核素	物理半衰期	类别	年龄 g≤1 岁 f_1	$e(g)$	f_1 (g>1 岁)	1~2 岁 $e(g)$	2~7 岁 $e(g)$	7~12 岁 $e(g)$	12~17 岁 $e(g)$	>17 岁 $e(g)$
^{131}I	8.04 天	F	1.000	7.2E-08	1.000	7.2E-08	3.7E-08	1.9E-08	1.1E-08	7.4E-09
		M	0.200	2.2E-08	0.100	1.5E-08	8.2E-09	4.7E-09	3.4E-09	2.4E-09
		S	0.020	8.8E-09	0.010	6.2E-09	3.5E-09	2.4E-09	2.0E-09	1.6E-09
铯 ^{134}Cs	2.06 天	F	1.000	1.1E-08	1.000	7.3E-09	5.2E-09	5.3E-09	6.3E-09	6.6E-09
		M	0.200	3.2E-08	0.100	2.6E-08	1.6E-08	1.2E-08	1.1E-08	9.1E-09
		S	0.020	7.0E-08	0.010	6.3E-08	4.1E-08	2.8E-08	2.3E-08	2.0E-08
^{135}Cs	2.30E+06 年	F	1.000	1.7E-09	1.000	9.9E-10	6.2E-10	6.1E-10	6.8E-10	6.9E-10
		M	0.200	1.2E-08	0.100	9.3E-09	5.7E-09	4.1E-09	3.8E-09	3.1E-09
		S	0.020	2.7E-08	0.010	2.4E-08	1.6E-08	1.1E-08	9.5E-09	8.6E-09
^{137}Cs	30.0 年	F	1.000	8.8E-09	1.000	5.4E-09	3.6E-09	3.7E-09	4.4E-09	4.6E-09
		M	0.200	3.6E-08	0.100	2.9E-08	1.8E-08	1.3E-08	1.1E-08	9.7E-09
		S	0.020	1.1E-07	0.010	1.0E-07	7.0E-08	4.8E-08	4.2E-08	3.9E-08
铈 ^{135}Ce	17.6 小时	F	0.005	2.3E-09	5.0E-04	1.7E-09	8.5E-10	5.3E-10	3.0E-10	2.4E-10
		M	0.005	3.6E-09	5.0E-04	2.7E-09	1.4E-09	8.9E-10	5.9E-10	4.8E-10
		S	0.005	3.7E-09	5.0E-04	2.8E-09	1.4E-09	9.4E-10	6.3E-10	5.0E-10
金 ^{198}Au	2.69 天	F	0.200	2.4E-09	0.100	1.7E-09	7.6E-10	4.7E-10	2.5E-10	2.1E-10
		M	0.200	5.0E-09	0.100	4.1E-09	1.9E-09	1.3E-09	9.7E-10	7.8E-10
		S	0.200	5.4E-09	0.100	4.4E-09	2.0E-09	1.4E-09	1.1E-09	8.6E-10
铅(*) ^{210}Pb	22.3 年	F	0.600	4.7E-06	0.200	2.9E-06	1.5E-06	1.4E-06	1.3E-06	9.0E-07
		M	0.200	5.0E-06	0.100	3.7E-06	2.2E-06	1.5E-06	1.3E-06	1.1E-06
		S	0.020	1.8E-05	0.010	1.8E-05	1.1E-05	7.2E-06	5.9E-06	5.6E-06
铋 ^{210}Bi	5.01 天	F	0.100	1.1E-08	0.050	6.9E-09	3.2E-09	2.1E-09	1.3E-09	1.1E-09
		M	0.100	3.9E-07	0.050	3.0E-07	1.9E-07	1.3E-07	1.1E-07	9.3E-08
钋 ^{210}Po	138 天	F	0.200	7.4E-06	0.100	4.8E-06	2.20E-06	1.3E-06	7.7E-07	6.1E-07
		M	0.200	1.5E-05	0.100	1.1E-05	6.7E-06	4.6E-06	4.0E-06	3.3E-06
		S	0.020	1.8E-05	0.010	1.4E-05	8.6E-06	5.9E-06	5.1E-06	4.3E-06
镭(*) ^{226}Ra	1.60E+03 年	F	0.600	2.6E-06	0.200	9.4E-07	5.5E-07	7.2E-07	1.3E-06	3.63E-07
		M	0.200	1.5E-05	0.100	1.1E-05	7.0E-06	4.9E-06	4.5E-06	3.5E-06
		S	0.020	3.4E-05	0.010	2.9E-05	1.9E-05	1.2E-05	1.0E-05	9.5E-06
^{228}Ra	5.75 年	F	0.600	1.7E-05	0.200	5.7E-06	3.1E-06	3.6E-06	4.6E-06	9.0E-07
		M	0.200	1.5E-05	0.100	1.0E-05	6.3E-06	4.6E-06	4.4E-06	2.6E-06
		S	0.020	4.9E-05	0.010	4.8E-05	3.2E-05	2.0E-05	1.6E-05	1.6E-05
钍 ^{232}Th	1.40E+10 年	F	0.005	2.3E-04	5.0E-04	2.2E-04	1.6E-04	1.3E-04	1.2E-04	1.1E-04
		M	0.005	8.3E-05	5.0E-04	8.1E-05	6.3E-05	5.0E-05	4.7E-05	4.5E-05
		S	0.005	5.4E-05	5.0E-04	5.0E-05	3.7E-05	2.6E-05	2.5E-05	2.5E-05

续表

核素	物理半衰期	类别	年龄 $g \leq 1$ 岁		f_1 ($g>1$ 岁)	1~2 岁 $e(g)$	2~7 岁 $e(g)$	7~12 岁 $e(g)$	12~17 岁 $e(g)$	>17 岁 $e(g)$
			f_1	$e(g)$						
铀 ^{234}U	2.44E+05 年	F	0.040	2.1E-06	0.020	1.4E-06	9.0E-07	8.0E-07	8.2E-07	5.6E-07
		M	0.040	1.5E-05	0.020	1.1E-05	7.0E-06	4.8E-06	4.2E-06	3.5E-06
		S	0.020	3.3E-05	0.002	2.9E-05	1.9E-05	1.2E-05	1.0E-05	9.4E-06
^{235}U	7.04E+08 年	F	0.040	2.0E-06	0.020	1.3E-06	8.5E-07	7.5E-07	7.7E-07	5.2E-07
		M	0.040	1.3E-05	0.020	1.0E-05	6.3E-06	4.3E-06	3.7E-06	3.1E-06
		S	0.020	3.0E-05	0.002	2.6E-05	1.7E-05	1.1E-05	9.2E-06	8.5E-06
^{238}U	4.47E+09 年	F	0.040	1.9E-06	0.020	1.3E-06	8.2E-07	7.3E-07	7.4E-07	5.0E-07
		M	0.040	1.2E-05	0.020	9.4E-06	5.9E-06	4.0E-06	3.4E-06	2.9E-06
		S	0.020	2.9E-05	0.002	2.5E-05	1.6E-05	1.0E-05	8.7E-06	8.0E-06
镎 ^{237}Np	2.14E+06 年	F	0.005	9.8E-05	5.0E-04	9.3E-05	6.0E-05	5.0E-05	4.7E-05	5.0E-05
		M	0.005	4.4E-05	5.0E-04	4.0E-05	2.8E-05	2.2E-05	2.2E-05	2.3E-05
		S	0.005	3.7E-05	5.0E-04	3.2E-05	2.1E-05	1.4E-05	1.3E-05	1.2E-05
钚 ^{238}Pu	87.7 年	F	0.005	2.0E-04	5.0E-04	1.9E-04	1.4E-04	1.1E-04	1.0E-04	1.1E-04
		M	0.005	7.8E-05	5.8E-04	7.4E-05	5.6E-05	4.4E-05	4.3E-05	4.6E-05
		S	1.0E-04	4.5E-05	1.0E-05	4.0E-05	2.7E-05	1.9E-05	1.7E-05	1.6E-05
^{239}Pu	2.41E+04 年	F	0.005	2.1E-04	5.0E-04	2.0E-04	1.5E-04	1.2E-04	1.1E-04	1.2E-04
		M	0.005	8.0E-05	5.0E-04	7.7E-05	6.0E-05	4.8E-05	4.7E-05	5.0E-05
		S	1.0E-04	4.3E-05	1.0E-05	3.9E-05	2.7E-05	1.9E-05	1.7E-05	1.6E-05
镅 ^{241}Am	4.32E+02 年	F	0.005	1.8E-04	5.0E-04	1.8E-04	1.2E-04	1.0E-04	9.2E-05	9.6E-05
		M	0.005	7.3E-05	5.0E-04	6.9E-05	5.1E-05	4.0E-05	4.0E-05	4.2E-05
		S	0.005	4.6E-05	5.0E-04	4.0E-05	2.7E-05	1.9E-05	1.7E-05	1.6E-05
锔 ^{244}Cm	18.1 年	F	0.005	1.5E-04	5.0E-04	1.3E-04	8.3E-05	6.1E-05	5.3E-05	5.7E-05
		M	0.005	6.2E-05	5.0E-04	5.7E-05	3.7E-05	2.7E-05	2.6E-05	2.7E-05
		S	0.005	4.4E-05	5.0E-04	3.8E-05	2.5E-05	1.7E-05	1.5E-05	1.3E-05

注：*对于铁，1~15 岁类别 F 的 f_1 值为 0.2；对于钴，1~15 岁类别 F 的 f_1 值为 0.3；对于锶，1~15 岁类别 F 的 f_1 值为 0.4；对于镍，1~15 岁类别 F 的 f_1 值为 0.3；对于铅，1~15 岁类别 F 的 f_1 值为 0.4；对于镭，1~15 岁类别 F 的 f_1 值为 0.3。

附表 18　单能光子不同几何入射下光子注量到有效剂量的
转换系数 E/Φ（ICRP No.116，2010）

（单位：$pSv \cdot cm^2$）

光子能量/MeV	AP	PA	LLAT	RLAT	ROT	ISO
0.01	0.068 5	0.018 4	0.018 9	0.018 2	0.033 7	0.028 8
0.015	0.156	0.015 5	0.041 6	0.039 0	0.066 4	0.056 0
0.02	0.225	0.026 0	0.065 5	0.057 3	0.098 6	0.081 2
0.03	0.313	0.094 0	0.110	0.089 1	0.158	0.127
0.04	0.351	0.161	0.140	0.114	0.199	0.158
0.05	0.370	0.208	0.160	0.133	0.226	0.180
0.06	0.390	0.242	0.177	0.150	0.248	0.199
0.07	0.413	0.271	0.194	0.167	0.273	0.218
0.08	0.444	0.301	0.214	0.185	0.297	0.239
0.1	0.519	0.361	0.259	0.225	0.355	0.287
0.15	0.748	0.541	0.395	0.348	0.528	0.429
0.2	1.00	0.741	0.552	0.492	0.721	0.589
0.3	1.51	1.16	0.888	0.802	1.12	0.932
0.4	2.00	1.57	1.24	1.13	1.52	1.28
0.5	2.47	1.98	1.58	1.45	1.92	1.63
0.511	2.52	2.03	1.62	1.49	1.96	1.67
0.6	2.91	2.38	1.93	1.78	2.30	1.97
0.662	3.17	2.62	2.14	1.98	2.54	2.17
0.8	3.73	3.13	2.59	2.41	3.04	2.62
1.0	4.49	3.83	3.23	3.03	3.72	3.25
1.117	4.90	4.22	3.58	3.37	4.10	3.60
1.33	5.59	4.89	4.20	3.98	4.75	4.20
1.5	6.12	5.39	4.68	4.45	5.24	4.66
2.0	7.48	6.75	5.96	5.70	6.55	5.90
3.0	9.75	9.12	8.21	7.90	8.84	8.08
4.0	11.7	11.2	10.2	9.86	10.8	10.0
5.0	13.4	13.1	12.0	11.7	12.7	11.8
6.0	15.0	15.0	13.7	13.4	14.4	13.5
6.129	15.1	15.2	13.9	13.6	14.6	13.7

续表

光子能量/MeV	AP	PA	LLAT	RLAT	ROT	ISO
8.0	17.8	18.6	17.0	16.6	17.6	16.6
10.0	20.5	22.0	20.1	19.7	20.6	19.6
15.0	26.1	30.3	27.4	27.1	27.7	26.8
20.0	30.8	38.2	34.4	34.4	34.4	33.8
30.0	37.9	51.4	47.4	48.1	46.1	46.1
40.0	43.1	62.0	59.2	60.9	56.0	56.9
50.0	47.1	70.4	69.5	72.2	64.4	66.2
60.0	50.1	76.9	78.3	82.0	71.2	74.1
80.0	54.5	86.6	92.4	97.9	82.0	87.2
100	57.8	93.2	103	110	89.7	97.5
150	63.3	104	121	130	102	116
200	67.3	111	133	143	111	130
300	72.3	119	148	161	121	147
400	75.5	124	158	172	128	159
500	77.5	128	165	180	133	168
600	78.9	131	170	186	136	174
800	80.5	135	178	195	142	185
1 000	81.7	138	183	201	145	193
1 500	83.8	142	193	212	152	208
2 000	85.2	145	198	220	156	218
3 000	86.9	148	206	229	161	232
4 000	88.1	150	212	235	165	243
5 000	88.9	152	216	240	168	251
6 000	89.5	153	219	244	170	258
8 000	90.2	155	224	251	172	268
10 000	90.7	155	228	255	175	276

注：AP——以和人体的长轴垂直的方向由人体前面入射向后方；PA——以和人体的长轴垂直的方向由人体背面入射向前方；LAT——以和人体的长轴垂直的方向由人体的某个侧面入射，RLAT 表示由右侧入射向左边，LLAT 表示由左侧入射向右边；ROT——平行束以与人体的长轴垂直的方向入射到人体上，而人体则围绕长轴匀速转动，另一种是人体匀速转动，而受到处在人体长轴垂直的轴上某个静止源的宽束照射；ISO——辐射场中单位立体角中的粒子注量与方向无关的（均匀的）照射。

附表19 单能光子不同几何入射下自由空气中比释动能到有效剂量的转换系数（ICRP No.116，2010）

（单位：$Sv \cdot Gy^{-1}$）

光子能量/MeV	AP	PA	LLAT	RLAT	ROT	ISO
0.01	0.009 0	0.002 4	0.002 5	0.002 4	0.004 4	0.003 8
0.015	0.048 5	0.004 8	0.013 0	0.012 2	0.020 7	0.017 5
0.02	0.130	0.015 1	0.037 9	0.033 2	0.057 1	0.047 0
0.03	0.423	0.127	0.149	0.121	0.214	0.171
0.04	0.801	0.369	0.319	0.261	0.455	0.361
0.05	1.13	0.633	0.487	0.406	0.688	0.548
0.06	1.33	0.827	0.604	0.513	0.850	0.680
0.07	1.42	0.935	0.668	0.574	0.939	0.751
0.08	1.44	0.974	0.693	0.599	0.963	0.773
0.1	1.39	0.970	0.694	0.605	0.953	0.769
0.15	1.25	0.901	0.658	0.581	0.880	0.715
0.2	1.17	0.865	0.644	0.574	0.842	0.687
0.3	1.09	0.836	0.643	0.580	0.812	0.675
0.4	1.06	0.831	0.653	0.595	0.806	0.678
0.5	1.04	0.833	0.665	0.611	0.807	0.684
0.511	1.03	0.833	0.667	0.613	0.807	0.685
0.6	1.02	0.837	0.678	0.626	0.810	0.692
0.662	1.02	0.839	0.685	0.635	0.813	0.697
0.8	1.01	0.846	0.699	0.652	0.821	0.708
1.0	1.00	0.855	0.720	0.676	0.830	0.725
1.117	0.999	0.861	0.730	0.688	0.836	0.734
1.33	0.996	0.870	0.748	0.709	0.846	0.748
1.5	0.996	0.878	0.761	0.724	0.853	0.759

续表

光子能量/MeV	AP	PA	LLAT	RLAT	ROT	ISO
2.0	0.990	0.894	0.788	0.754	0.867	0.781
3.0	0.977	0.914	0.823	0.792	0.886	0.810
4.0	0.960	0.923	0.839	0.812	0.893	0.824
5.0	0.943	0.927	0.846	0.822	0.893	0.831
6.0	0.924	0.927	0.848	0.825	0.889	0.832
6.129	0.921	0.926	0.848	0.825	0.888	0.832
8.0	0.886	0.922	0.842	0.824	0.874	0.825
10.0	0.848	0.913	0.831	0.816	0.856	0.814
15.0	0.756	0.880	0.794	0.786	0.804	0.778
20.0	0.679	0.843	0.759	0.758	0.759	0.744

注：AP——以和人体的长轴垂直的方向由人体前面入射向后方；PA——以和人体的长轴垂直的方向由人体背面入射向前方；LAT——以和人体的长轴垂直的方向由人体的某个侧面入射，RLAT 表示由右侧入射向左边，LLAT 表示由左侧入射向右边；ROT——平行束以与人体的长轴垂直的方向入射到人体上，而人体则围绕长轴匀速转动，另一种是人体匀速转动，而受到处在人体长轴垂直的轴上某个静止源的宽束照射；ISO——辐射场中单位立体角中的粒子注量与方向无关的（均匀的）。

附表 20　单能电子不同几何入射下光子注量到有效剂量的转换系数 E/Φ（ICRP No.116, 2010）

（单位：pSv·cm^2）

电子能量/MeV	AP	PA	ISO
0.01	0.026 9	0.026 8	0.018 8
0.015	0.040 4	0.040 2	0.028 3
0.02	0.053 9	0.053 5	0.037 7
0.03	0.081 0	0.080 1	0.056 7
0.04	0.108	0.107	0.075 8
0.05	0.135	0.133	0.094 8
0.06	0.163	0.160	0.114
0.08	0.218	0.213	0.152
0.1	0.275	0.267	0.191
0.15	0.418	0.399	0.291
0.2	0.569	0.530	0.393
0.3	0.889	0.787	0.606
0.4	1.24	1.04	0.832
0.5	1.63	1.28	1.08
0.6	2.05	1.50	1.35
0.8	4.04	1.68	1.97
1.0	7.10	1.68	2.76
1.5	15.0	1.62	4.96
2.0	22.4	1.62	7.24
3.0	36.1	1.95	11.9
4.0	48.2	2.62	16.4
5.0	59.3	3.63	21.0
6.0	70.6	5.04	25.5
8.0	97.9	9.46	35.5
10.0	125	18.3	46.7

续表

电子能量/MeV	AP	PA	ISO
15.0	188	53.1	76.9
20.0	236	104	106
30.0	302	220	164
40.0	329	297	212
50.0	337	331	249
60.0	341	344	275
80.0	346	358	309
100	349	366	331
150	355	379	363
200	359	388	383
300	365	399	410
400	369	408	430
500	372	414	445
600	375	419	457
800	379	428	478
1 000	382	434	495
1 500	387	446	525
2 000	391	455	549
3 000	397	468	583
4 000	401	477	608
5 000	405	484	628
6 000	407	490	646
8 000	411	499	675
10 000	414	507	699

注：AP——以和人体的长轴垂直的方向由人体前面入射向后方；PA——以和人体的长轴垂直的方向由人体背面入射向前方；ISO——辐射场中单位立体角中的粒子注量与方向无关的（均匀的）。

附表 21　单能正电子不同几何入射下光子注量到有效剂量的转换系数 E/Φ（ICRP No.116, 2010）

（单位：pSv·cm²）

正电子能量/MeV	AP	PA	ISO
0.01	3.28	1.62	1.39
0.015	3.29	1.64	1.40
0.02	3.30	1.65	1.41
0.03	3.33	1.68	1.43
0.04	3.36	1.71	1.45
0.05	3.39	1.73	1.47
0.06	3.42	1.76	1.49
0.08	3.47	1.82	1.53
0.1	3.53	1.87	1.57
0.15	3.67	2.01	1.67
0.2	3.84	2.14	1.77
0.3	4.16	2.40	1.98
0.4	4.52	2.65	2.21
0.5	4.90	2.90	2.45
0.6	5.36	3.12	2.72
0.8	7.41	3.32	3.38
1.0	10.5	3.37	4.20
1.5	18.3	3.44	6.42
2.0	25.7	3.59	8.70
3.0	39.1	4.19	13.3
4.0	51.0	5.11	18.0
5.0	61.7	6.31	22.4
6.0	72.9	8.03	26.9
8.0	99.0	14.0	36.7
10.0	126	23.6	47.6

续表

正电子能量/MeV	AP	PA	ISO
15.0	184	59.0	75.5
20.0	229	111	104
30.0	294	221	162
40.0	320	291	209
50.0	327	321	243
60.0	333	334	268
80.0	339	349	302
100	342	357	323
150	349	371	356
200	354	381	377
300	362	393	405
400	366	402	425
500	369	409	440
600	372	415	453
800	376	424	474
1 000	379	430	491
1 500	385	443	522
2 000	389	451	545
3 000	395	465	580
4 000	399	473	605
5 000	402	480	627
6 000	404	486	645
8 000	408	495	674
10 000	411	503	699

注：AP——以和人体的长轴垂直的方向由人体前面入射向后方；PA——以和人体的长轴垂直的方向由人体背面入射向前方；ISO——辐射场中单位立体角中的粒子注量与方向无关的（均匀的）。

附表22 单能中子不同几何入射下光子注量到有效
剂量的转换系数 E/Φ（ICRP No.116,2010）

（单位：$pSv \cdot cm^2$）

中子能量/MeV	AP	PA	LLAT	RLAT	ROT	ISO
1.0E-9	3.09	1.85	1.04	0.893	1.70	1.29
1.0E-8	3.55	2.11	1.15	0.978	2.03	1.56
2.3E-8	4.00	2.44	1.32	1.12	2.31	1.76
1.0E-7	5.20	3.25	1.70	1.42	2.98	2.26
2.0E-7	5.87	3.72	1.94	1.63	3.36	2.54
5.0E-7	6.59	4.33	2.21	1.86	3.86	2.92
1.0E-6	7.03	4.73	2.40	2.02	4.17	3.15
2.0E-6	7.39	5.02	2.52	2.11	4.40	3.32
5.0E-6	7.71	5.30	2.64	2.21	4.59	3.47
1.0E-5	7.82	5.44	2.65	2.24	4.68	3.52
2.0E-5	7.84	5.51	2.68	2.26	4.72	3.54
5.0E-5	7.82	5.55	2.66	2.24	4.73	3.55
1.0E-4	7.79	5.57	2.65	2.23	4.72	3.54
2.0E-4	7.73	5.59	2.66	2.24	4.67	3.52
5.0E-4	7.54	5.60	2.62	2.21	4.60	3.47
0.001	7.54	5.60	2.61	2.21	4.58	3.46
0.002	7.61	5.62	2.60	2.20	4.61	3.48
0.005	7.97	5.95	2.74	2.33	4.86	3.66
0.01	9.11	6.81	3.13	2.67	5.57	4.19
0.02	12.2	8.93	4.21	3.60	7.41	5.61
0.03	15.7	11.2	5.40	4.62	9.46	7.18
0.05	23.0	15.7	7.91	6.78	13.7	10.4
0.07	30.6	20.0	10.5	8.95	18.0	13.7

续表

中子能量/MeV	AP	PA	LLAT	RLAT	ROT	ISO
0.1	41.9	25.9	14.4	12.3	24.3	18.6
0.15	60.6	34.9	20.8	17.9	34.7	26.6
0.2	78.8	43.1	27.2	23.4	44.7	34.4
0.3	114	58.1	39.7	34.2	63.8	49.4
0.5	177	85.9	63.7	54.4	99.1	77.1
0.7	232	112	85.5	72.6	131	102
0.9	279	136	105	89.3	160	126
1.0	301	148	115	97.4	174	137
12	330	167	130	110	193	153
1.5	365	195	150	128	219	174
2.0	407	235	179	153	254	203
3.0	458	292	221	192	301	244
4.0	483	330	249	220	331	271
5.0	494	354	269	240	351	290
6.0	498	371	284	255	365	303
7.0	499	383	295	267	374	313
8.0	499	392	303	276	381	321
9.0	500	398	310	284	386	327
10.0	500	404	316	290	390	332
12.0	499	412	325	301	395	339
14.0	495	417	333	310	398	344
15.0	493	419	336	313	398	346
16.0	490	420	338	317	399	347
18.0	484	422	343	323	399	350
20.0	477	423	347	328	398	352

续表

中子能量/MeV	AP	PA	LLAT	RLAT	ROT	ISO
21.0	474	423	348	330	398	353
30.0	453	422	360	345	395	358
50.0	433	428	380	370	395	371
75.0	420	439	399	392	402	387
100	402	444	409	404	406	397
130	382	446	416	413	411	407
150	373	446	420	418	414	412
180	363	447	425	425	418	421
200	359	448	427	429	422	426
300	363	464	441	451	443	455
400	389	496	472	483	472	488
500	422	533	510	523	503	521
600	457	569	547	563	532	553
700	486	599	579	597	558	580
800	508	623	603	620	580	604
900	524	640	621	638	598	624
1 000	537	654	635	651	614	642
2 000	612	740	730	747	718	767
5 000	716	924	963	979	906	1.01E+3
10 000	933	1.17E+3	1.23E+3	1.26E+3	1.14E+3	1.32E+3

注：AP——以和人体的长轴垂直的方向由人体前面入射向后方；PA——以和人体的长轴垂直的方向由人体背面入射向前方；LAT——以和人体的长轴垂直的方向由人体的某个侧面入射，RLAT表示由右侧入射向左边，LLAT表示由左侧入射向右边；ROT——平行束以与人体的长轴垂直的方向入射到人体上，而人体则围绕长轴匀速转动，另一种是人体匀速转动，而受到处在人体长轴垂直的轴上某个静止源的宽束照射；ISO——辐射场中单位立体角中的粒子注量与方向无关的（均匀的）。

附表23 单能质子不同几何入射下光子注量到有效剂量的转换系数 E/Φ (ICRP No.116, 2010)

(单位：$pSv \cdot cm^2$)

质子能量/MeV	AP	PA	LLAT	RLAT	ROT	ISO
1.0	5.46	5.47	2.81	2.81	4.50	3.52
1.5	8.20	8.21	4.21	4.20	6.75	5.28
2.0	10.9	10.9	5.61	5.62	8.98	7.02
3.0	16.4	16.4	8.43	8.41	13.4	10.5
4.0	21.9	21.9	11.2	11.2	17.8	13.9
5.0	27.3	27.3	14.0	14.0	22.1	17.3
6.0	32.8	32.8	16.8	16.8	26.3	20.5
8.0	43.7	43.7	22.4	22.4	34.5	26.8
10.0	54.9	54.6	28.1	28.1	50.1	45.8
15.0	189	56.1	50.7	48.9	93.7	80.1
20.0	428	43.6	82.8	78.8	165	136
30.0	750	36.1	180	172	296	249
40.0	1.02E+3	45.5	290	278	422	358
50.0	1.18E+3	71.5	379	372	532	451
60.0	1.48E+3	156	500	447	687	551
80.0	2.16E+3	560	799	602	1.09E+3	837
100	2.51E+3	1.19E+3	994	818	1.44E+3	1.13E+3
150	2.38E+3	2.82E+3	1.64E+3	1.46E+3	2.16E+3	1.79E+3
200	1.77E+3	1.93E+3	2.15E+3	2.18E+3	1.96E+3	1.84E+3
300	1.38E+3	1.45E+3	1.44E+3	1.45E+3	1.44E+3	1.42E+3
400	1.23E+3	1.30E+3	1.27E+3	1.28E+3	1.28E+3	1.25E+3
500	1.15E+3	1.24E+3	1.21E+3	1.21E+3	1.22E+3	1.18E+3
600	1.16E+3	1.23E+3	1.20E+3	1.20E+3	1.22E+3	1.17E+3
800	1.11E+3	1.23E+3	1.19E+3	1.20E+3	1.20E+3	1.17E+3
1 000	1.09E+3	1.23E+3	1.18E+3	1.20E+3	1.19E+3	1.15E+3
1 500	1.15E+3	1.25E+3	1.21E+3	1.23E+3	1.23E+3	1.21E+3
2 000	1.12E+3	1.28E+3	1.25E+3	1.25E+3	1.23E+3	1.22E+3
3 000	1.23E+3	1.34E+3	1.32E+3	1.32E+3	1.30E+3	1.31E+3
4 000	1.27E+3	1.40E+3	1.31E+3	1.33E+3	1.29E+3	1.40E+3
5 000	1.23E+3	1.45E+3	1.39E+3	1.41E+3	1.35E+3	1.43E+3
6 000	1.37E+3	1.53E+3	1.44E+3	1.45E+3	1.41E+3	1.57E+3
8 000	1.45E+3	1.65E+3	1.56E+3	1.59E+3	1.49E+3	1.71E+3
10 000	1.41E+3	1.74E+3	1.63E+3	1.67E+3	1.56E+3	1.78E+3

注：AP——以和人体的长轴垂直的方向由人体前面入射向后方；PA——以和人体的长轴垂直的方向由人体背面入射向前方；LAT——以和人体的长轴垂直的方向由人体的某个侧面入射，RLAT 表示由右侧入射向左边，LLAT 表示由左侧入射向右边；ROT——平行束以与人体的长轴垂直的方向入射到人体上，而人体则围绕长轴匀速转动，另一种是人体匀速转动，而受到处在人体长轴垂直的轴上某个静止源的宽束照射；ISO——辐射场中单位立体角中的粒子注量与方向无关的（均匀的）。

附表24　各种材料对反应堆或裂变中子的张弛长度

材料	d /(g·cm⁻²)	1/v	1/v+Cd	>0.33 (剂量)	0.7~1.5	1.5~2.5	2~10	>2	2.5~4	3~10	>3	4~10	5~10	>5	7~10	>7
铝	135				42.1	38.4		32.4	37.2		37					
铍	27~135	7.4			11.3	11.5	13.1		12	13.6		13.6	13.3		13.3	
水	0~16	8.7		8.1	6.7	6.8	7.6		7.3	8.1	8.1; 7.7	8.9	9.6	9.2; 8.9	10.1	11.1
水	10~30			8.9	8.1	8.55	9.1	8.1	8.55	9.3		10.0	10.4	10.5; 10.0	11.2	11.2
水	30~60			9.3	9.65	9.75	10.6	9.3	9.8	10.6	9.5; 9.3	11.1	11.3	11.0; 11.1	12.6	12.1
水	60~100			10	8.1	8.3	9.0	10.7	8.55	9.3	10.7	10.0	10.4	11.1	11.3	
水	0~100															
聚乙烯	0~28				5.20	5.33	5.78		5.70	6.20	6.9	6.57	6.70	7.15	7.35	8.4
聚乙烯	28~55				6.70	6.15	6.67		6.44	6.95		7.22	7.45	8.20	7.86	8.9
聚乙烯	55~83				6.85	6.85	7.63		6.89	7.81	7.6	7.90	8.08	8.75	8.36	9.9
聚乙烯	0~83				6.07	6.16	6.70		6.34	7.00	8.1	7.22	7.45		7.86	
含硼聚乙烯	0~30				5.76	5.86	6.24		6.05	6.44		6.72	7.20		7.50	
含硼聚乙烯	30~60				7.40	7.40	7.87		7.50	8.26		8.45	8.74		9.12	
含硼聚乙烯	60~86				8.65	9.12	9.61		9.32	9.80		9.80	10.10		10.80	
含硼聚乙烯	0~86				7.10	7.25	7.78		7.40	8.02		7.96	8.64		9.12	
石墨	0~50				17.0	17.5	18.9		16.1	20.9		23.0	23.0		20.0	
铁	0~510				96.3	65.5	55.4	59	53.9	50.7	51	50.0	49.2	49.5	49.2	49.5

续表

材料	d / (g·cm^{-2})	能量为 E (MeV) 的中子注量率弛豫长度 / (g·cm^{-2})										
		$1/v$	$1/v+$ Cd	>0.33 (剂量)	0.7~1.5	1.5~2.5	2~10	>2	2.5~4	3~10	>3	4~10	5~10	>5	7~10	>7
碳化硼	0~90	11.8									16.7					
干砂	0~240				30.6	29.6	28.4		25.2	27.0		27.8	28.2		21.9	
铅	0~840				170	144	117		119	107		107	109		26.7	
铁-聚乙烯 (铁体积占20%)	0~70				15.4	16.3	17.0		16.7	17.5		17.5	18.6		109	
	70~140				16.4	17.2	17.7		17.2	18.2		18.8	19.1		19.4	
	140~200				19.1	19.3	20.0		19.3	20.5		21.0	21.4		20.9	
	0~200				17.0	17.6	18.2		17.7	18.7		19.1	19.9		22.7	
															21.0	
普通混凝土	60~220	26.4									27.5					

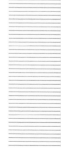

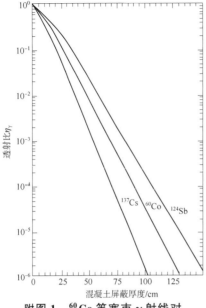

附图 1 ^{60}Co 等宽束 γ 射线对混凝土的透射比 η_γ

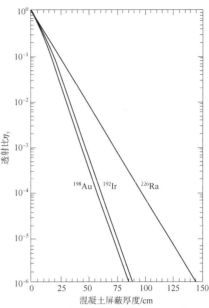

附图 2 ^{198}Au 等宽束 γ 射线对混凝土的透射比 η_γ

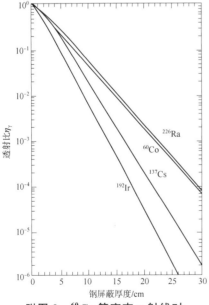

附图 3 ^{60}Co 等宽束 γ 射线对钢的透射比 η_γ

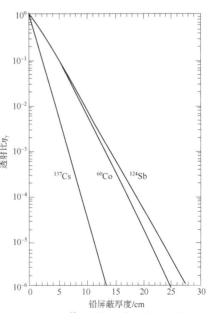

附图 4 ^{60}Co 等宽束 γ 射线对铅的透射比 η_γ

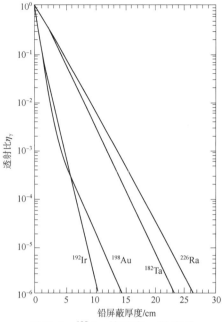

附图 5 ^{198}Au 等宽束 γ 射线对铅的透射比 η_γ

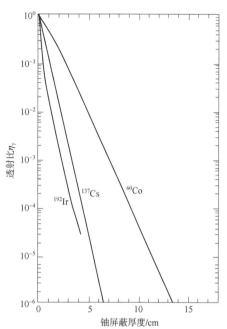

附图 6 ^{60}Co 等宽束 γ 射线对铀的透射比 η_γ

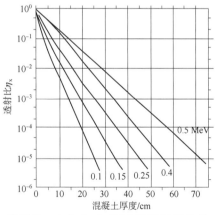

附图 7 由 0.1~0.5 MeV 电子产生的宽束 X 射线对混凝土的透射比 η_x

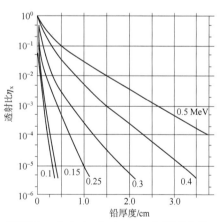

附图 8 由 0.1~0.5 MeV 电子产生的宽束 X 射线对铅的透射比 η_x

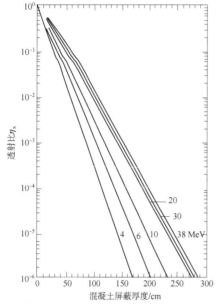

附图 9　由 4~38 MeV 电子产生的宽束 X 射线对混凝土的透射比 η_x

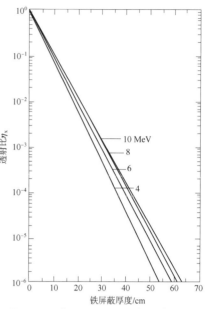

附图 10　由 4~10 MeV 电子产生的宽束 X 射线对铁的透射比 η_x

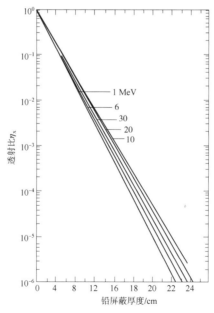

附图 11　由 4~10 MeV 电子产生的宽束 X 射线对铅的透射比 η_x

附录 Ⅱ
个人监测用仪器仪表

Ⅱ-1 本附件给出有关用于个人监测的方法和系统的有关资料。

| 光子和 β 辐射剂量计 |

照相胶片剂量计

Ⅱ-2 照相胶片剂量计用于测定受光子、β 射线和热中子辐射的个人照射。它们通常含有照相胶片,而该胶片置于一个附加有适当滤片的适宜盒内。这种装置常常称为胶片佩章(剂量计)。

Ⅱ-3 胶片的乳剂是由悬浮在胶状介质中的溴化银晶体制成的。在一种塑料底料上均匀地涂上一层薄薄的乳剂。电离辐射对该乳剂中的晶粒作用产生一种潜影。在以后的显影中,该潜影中的银离子产生永久性的黑化。光密度(即黑度)用密度计测得,并且随胶片类型和显影过程以及正在测定的辐射类型及其能量而变化。但光密度不随剂量而线性变化。虽然照相胶片最广泛地用于光子和 β 监测,但是它们将响应任何把足够能量授予乳剂中产生银离子的辐射电离效应。胶片常常用于间接测定热中子,具体办法是使用 Cd 滤片俘获中子,并且把生成的 γ 辐射产生的胶片黑化作为中子剂量的指示。

Ⅱ-4 在实用的光子剂量测定中有重要意义的一个复杂因素是相对于人体组织而言胶片所具有的不同能量依赖性。通过使用一个或多个适当材料和厚度的滤片来补偿胶片剂量计与能量的关系。虽然对于能量超过 0.1 MeV 的光子而言,使用一个滤片是足够的,但对于更低能量光子而言,必须使用复合滤片系统(如铜、锡、铅和塑料滤片以及敞窗)。依据使用不同滤片后的响应,可以估计入射辐射的类型和剂量。

Ⅱ-5 每当建议使用一种新的胶片或改变显影过程时,都必须进行型式试验。胶片佩章(剂量计)一般用于最长一个月的发放期,并且适合用于控制区。当使用更长的发放期时,应特别注意消退问题。必须校准胶片剂量计,其方法是用已知剂量来辐照同样的胶片,并且同时处理剂量计和这些"标准"。

Ⅱ-6 照相胶片剂量计可以用作甄别剂量计,以便给出剂量外,还可给出定性资料。这种技术可以是很经济的,其经济性取决于所用的自动化程度。胶片剂量计对温度和湿度很敏感,这两个因素会造成潜影消退。由于响应与能量的依赖关系，有必要使用复杂的滤片系统。这种剂量计能够容易地设计成用于测定能量（ε 最大）超过 0.5 MeV 的光子和 β 辐射的 H_p（10）和 H_p（0.07）。

热释光剂量计

Ⅱ-7　热释光系指已受到电离辐射照射的材料被加热时的光发射特性。这种光来自因该材料受辐照而被激励和俘获的电子的释放，而所释放的光度直接与该材料所受的辐射剂量有关。读出前被俘获电子的随机释放被称为消退，这种消退可能是由电子的热或光激释放所产生。在热释光剂量测定法（TLD）中，必须通过校准来确定相关信号和要被测定的剂量当量之间的关系。

Ⅱ-8　为把这种现象用于剂量测定，在加热过程中通过光电倍增管或其他光敏感装置观察热释光材料。荧光输出与温度的关系曲线被称为"发光曲线"。这种发光曲线的形状取决于该材料中的杂质类型和总量，以及晶格缺陷，还取决于材料的受热历史和热处理过程。光电倍增管具有高灵敏度、高信噪比和大的动态范围。发光曲线下方的面积用作剂量的量度。热释光材料通过读数过程完成释放，然后准备记录新的照射（尽管某些热释光材料在重新释放前必须退火）。

Ⅱ-9　热释光的机制是复杂的，并且尽管已经提出一些一般的理论模型，但每种热释光荧光物质均是独特的，而与特定材料相联系的不同模型显示极不相同的特性。

Ⅱ-10　随着固体热释光剂量计和它们的读出仪器开发方面取得的进展，热释光剂量测定法的应用亦日益增多。现在，该测定法已可提供商业应用，并且广泛地用于常规的个人剂量测定、环境监测和临床辐射剂量测定。

Ⅱ-11　鉴于下述原因，热释光剂量计日益为辐射防护剂量测定所采用：

(a) 接近组织等效的热释光材料已经存在；

(b) 能够达到足以满足个人和环境监测要求的高灵敏度和准确度；

(c) 作为适合于手动和自动处理的小型固体探测器已经上市；

(d) 适用于 β 皮肤和肢体剂量测定；

(e) 在变化的环境条件下保持极好的长期稳定性的材料已可供使用；

(f) 便于处理；

(g) 可重复利用；

(h) 在大范围内，其响应与剂量和剂量率呈线性关系。

辐射防护剂量测定中最常用热释光材料的一般特性列于附表 25 中。

Ⅱ-12　目前用于个人 β 剂量监测的剂量计遇到一个能量阈问题，这是因为探测器及其罩太厚。薄的和超薄的探测器虽然可以购得，但它们却难以用于大规模的常规监测。在最近几年里，人们一直在研制用于测定操作量 H_p（0.07）和 H_p（10）的多种热释光探测器。

Ⅱ-13 热释光材料对中子的响应取决于探测器组成、热释光剂量计的封装，更取决于中子能量。许多荧光材料虽然对热中子具有很高的灵敏度，但是对快中子却响应很小。人们一直在进行研究，以提高热释光剂量计对快中子的响应，如把身体作为慢化体，以热化中子。这在个人反照率剂量计方面具有重要的实际意义。

附表25 一些市售热释光剂量计的一般特性

热释光剂量计类型	有效原子序数 $Z_{有效}$	主峰/℃	最大发射/mm	相对灵敏度	消退（在25 ℃时）
LiF：Ti, Mg	8.3	200	400	1	5%/年[①]
LiF：Na, Mg	8.3	200	400	1	5%/年[①]
LiF：Mg, Cu, P	8.3	210	400	25	5%/年
$Li_2B_4O_7$：Mn	7.3	220	605	0.20[②]	4%/月
$Li_2B_4O_7$：Cu	7.3	205	368	2[②]	10%/2个月[①]
MgB_4O_7：Dy	8.4	190	490	10[②]	4%/月[①]
BeO	7.1	190	200~400	0.20[②]	8%/2个月[①]
$CaSO_4$：Dy	14.5	220	480~570	30[②]	1%/2个月[①]
$CaSO_4$：Tm	14.5	220	452	30[②]	1%~2%/2个月
CaF_2：Mn	16.3	260	500	5[②]	16%/2周
CaF_2（天然的）	16.3	260	380	23	极小
CaF_2：Dy	16.3	215	480~570	15[②]	8%/2个月[①]
Al_2O_3	10.2	360	699	4[②]	5%/2周[①]

注：① 在黑暗处存储1天的消退（在100 ℃下使用辐照后退火15 min之后）。
② 光敏感。

光释光剂量计

Ⅱ-14 光释光是基于当添加银的磷酸玻璃受到电离辐射的照射时，玻璃上会形成感生的发光中心。当这种玻璃随后受到紫外线照射时，即可发出可见光，其强度与来自电离辐射的吸收剂量呈线性关系。与热释光不同，电离辐射效应——发光中心——不会被正常的读数过程所破坏，并且极其稳定，以至于室温下的消退在数年内均可忽略不计,而在长期的剂量累积过程的任何时候都可以获得剂量数据。

Ⅱ-15 可以大规模地生产具有良好再现性和恒定灵敏度的磷酸盐玻璃。因此,无须进行个人探测器的校准。可购得的脉冲紫外线激光读出器的应用可把"预剂量"(即来自未受照射玻璃的表现读数)降至约 10 μSv。它消除了较过时的常规读出技术的某些缺点。那种技术需要清洗玻璃,还需要减去预剂量,才能测定低于 100 μSv 的剂量。

Ⅱ-16 因为某些玻璃材料具有大的原子序数,所以必须使用能量补偿滤片。对于超过 15 keV 的光子能量而言,较后来的玻璃剂量计给出的能量依赖关系在±15%范围内。装有使用紫外线激光激励的自动读出装置的全套磷酸盐玻璃剂量测定系统可用于大规模的个人监测系统。

Ⅱ-17 磷酸盐玻璃剂量计已经被常规用于个人和环境监测中,以测定从环境水平至对事故情况有意义的剂量水平下的 $H_p(10)$ 和 $H_p(0.07)$。

Ⅱ-18 光释光剂量计的优点包括可永久地和长期地累积剂量数据、良好的准确度、可忽略不计的消退,以及必要时有可能再现剂量计读数。

电子剂量计

Ⅱ-19 已在用于探测超过 30 keV 光子的盖革-弥勒装置和硅二极管探测器的基础上,开发出了可供个人剂量测定用的电子剂量计。

Ⅱ-20 一种电子剂量测定系统最近已经上市,它基于使用 3 个硅二极管探测器,并适用于同时测定光子和 β 辐射(平均能量超过 250 keV)的 $H_p(10)$ 和 $H_p(0.07)$。这种装置适合于控制区内工作人员使用,其前提是低能 β 辐射产生的剂量贡献不大。一些国家的剂量测定服务部门已成功向其监管机构提出申请,请求批准这种装置为正式的或法定的剂量计。

Ⅱ-21 最近,已公布了包括硅二极管探测器在内的信用卡大小的常规个人剂量计的细节。这种剂量计可用于测定来自光子的剂量当量和剂量当量率,有可调的报警器,并在其内存中存储过去 12 个月中的日积分剂量。

Ⅱ-22 电子剂量计可以为工作人员快速指出累积剂量和剂量率。它还可以发出预定的看得到和听得见的报警,以致这种剂量计可同时用作积分剂量计和报警剂量计。

袖珍剂量计

Ⅱ-23 虽然石英纤维剂量计的使用已减少,但它们仍用于个人监测。这种剂量计是一个装有石英纤维的小型电离室,而纤维的偏转与所接受的剂量成正比。读出是用光学方法完成的，即详尽查看剂量计，并注意纤维在标尺上的偏转。这种装置既简易又廉价，然而相对于目前辐射防护目的所需水平来看，其灵敏度是较差的，而且其可用剂量范围有限（约为20倍）。

Ⅱ-24 可以依据预期的最大剂量和将遇到的辐射量，选择适宜的直读式袖珍剂量计。主要的操作问题是漂零影响和电荷泄漏，这两个问题均限制了它的最小可测剂量。

中子剂量计

核径迹乳胶

Ⅱ-25 核径迹乳胶适用于快中子剂量测定。中子与乳胶和周围材料中的氢核相互作用，并通过弹性碰撞产生反冲质子。电离粒子穿过乳胶时会产生潜影。潜影在经处理之后沿粒子径迹使胶片黑化。

Ⅱ-26 核径迹乳胶一般有 0.7 MeV 左右的能量阈，其能量响应差，并且能量范围有限。这种剂量计的饱和剂量约为 50 mSv。

Ⅱ-27 能量低于 10 eV 的中子，可通过与明胶中的氮核相互作用（导致产生反冲质子）加以探测。如果对热中子的灵敏是不需要的，则应把剂量计保持在能吸收热中子的材料（如镉）滤片的下方。

Ⅱ-28 可使用放大 1 000 倍的显微镜，计数乳胶中的反冲径迹。使用配备电视摄像仪和监测仪的显微镜，会使计数径迹工作变得容易。所测剂量的准确度取决于操作员辨认乳胶中径迹的技能。

Ⅱ-29 核径迹乳胶的一个缺点是消退率高。高的湿度和温度会加速这种消退。消退可高达每周 5%。如果胶片能置在受控大气中干燥，并且在使用前密封在防潮盒里，则上述问题能够得到控制。

Ⅱ-30 使用乳胶遇到的另一个严重问题是光子照射能使胶片在受照和显影后变黑，使辨别质子径迹变得很困难。鉴于这些缺点，包括高中子能量阈值，在个人剂量测定中，核径迹乳胶日益被诸如热释光反照率剂量计和/或固体径迹探测器等其他方法所代替。

固体核径迹探测器

Ⅱ-31 诸如裂变碎片、α粒子或中子诱发反冲粒子之类的强电离粒子，会沿其径迹在诸如矿物、玻璃和不同的塑料之类的许多材料中产生结构损伤。使用适宜的试剂蚀刻探测器表面，可以消除沿粒子径迹的破坏区，使蚀刻孔扩大，以至于在光学显微镜下可以看见。应用电化学蚀刻会大大扩大径迹尺寸，并且使用低放大倍数（如 20 倍）的显微镜或其他光学阅读器可以容易地在 1 cm² 的单个探测器场视野里计数径迹密度。

Ⅱ-32 蚀刻的径迹尺寸和形状取决于粒子的类型、能量和入射角、探测器材料的类型和蚀刻条件（即蚀刻剂的浓度和温度以及蚀刻时间）。应当针对每种材料和具体应用而对这些参数加以优化。

Ⅱ-33 对于中子剂量测定而言，通常使用 3 类探测器，即裂变径迹探测器、反冲径迹探测器和（n, α）径迹探测器。下面扼要说明这些探测器。

裂变径迹探测器

Ⅱ-34 可裂变材料辐射器或转换器，受到中子照射后发射出裂变碎片，而裂变碎片可被固体径迹探测器（如聚碳酸酯）所探测，裂变反应或者有一能量阈值（如对于 ^{237}Np 来说，为 0.6 MeV；对于 ^{232}Th 来说，为 1.3 MeV；对于 ^{238}U 来说，为 1.5 MeV），或者对热中子有极高的截面（如 ^{235}U）。由于它们具有放射性，现在有些国家已限制或禁止在剂量计中使用可裂变材料。

反冲径迹探测器

Ⅱ-35 利用中子在塑料探测器材料中原子核上的弹性散射，可以产生带电反冲粒子，如碳、氧和氮的质子或原子。这些反冲物产生的径迹潜影通过蚀刻可以变成可见的。使用化学蚀刻或电化学蚀刻可扩大径迹。与中子照射成正比的径迹密度可使用缩微胶片阅读器或自动粒子计数器进行计数。因为反冲质子的传能线密度和较重粒子的量程短，不同类型的塑料对中子的灵敏度是不相同的，且响应也取决于中子能量。蚀刻技术应该对每种探测器材料或辐射器、吸收剂和探测器材料的组合加以优化，并应通过实验确定能量响应曲线。探测器用的最普通材料是聚碳酸酯、硝酸纤维素和 CR-39。许多基于使用 CR-39 的剂量测定服务部门，现已获得监管机构的批准投入运营。

基于（n, α）反应的径迹探测器

Ⅱ-36 中子与外部辐射器里的 ^{6}Li 或 ^{10}B 产生相互反应。对于低于数百 keV 的中子而言，（n, α）反应产生的 α 粒子具有约为 2.5 MeV（^{6}Li）和 1.5 MeV（^{10}B）的最大 α 能量。反应截面对热中子而言是大的，并且随着中子能量的增加而变小（与中子速度成反比）。绝大部分可购得的塑料探测器，可以探测所发出的 α 粒子。探测效率取决于材料类型和蚀刻条件。

TLD 反照率剂量计

Ⅱ-37 反照率剂量测定基于对从受到不同能量的中子照射的人员身体中

发出的低能中子（反照率中子）的探测。因此，任何置于身体表面的热中子探测器，均可以作为反照率探测器。

Ⅱ-38　反照率剂量计通常使用热释光探测器，如包在能把反照率中子与入射热中子分开的含硼塑料壳里的 ^{6}LiF。鉴于热释光剂量计的光子灵敏度，中子剂量读数由 ^{6}LiF 探测器读数和 ^{7}LiF 探测器读数之间的差给出。

Ⅱ-39　反照率剂量计被设计成对于能量范围从热中子至 10 keV 中子而言有较强并接近于恒定的响应。然而，能量范围超过 10 keV 时，这种响应会迅速下降。在杂散中子场里，一个反照率探测器的相对能量响应，会变化高达 20 倍。

Ⅱ-40　为能在各种热释光剂量计系统中自动读出而设计的两组分反照率剂量计，适用于常规监测。这种类型的剂量计把反照率探测器和一个附加的热中子探测器组合在一起。

Ⅱ-41　中子响应取决于中子能谱。在工作场所，中子能谱变化很大。然而，人们可以使用场地特定的校正因子来校正这种变化，其前提是中子能谱是已知的并且保持不变。

Ⅱ-42　在用于快中子场的剂量计中，可通过添加一个用来单独测定快中子的核径迹探测器（如聚碳酸酯）来补偿反照率探测器与能量的关系。在使用这类组合探测器的情况下，反照率探测器作为可通过通常的热释光剂量计阅读器自动读数的基本中子探测器使用。只有当热释光剂量计显示出不可忽视的照射时，径迹探测器才需被处理。

气泡探测器

Ⅱ-43　气泡探测器是新型直读式中子剂量计。该探测器是通过把过热液滴悬浮在稳固的弹性聚合物上精制而成的，中子穿过这种材料后引起可见的蒸气气泡，它们在生成点处被俘获。气泡数是中子剂量的一个量度。这种探测器是完全无源的装置，它可以一直储存起来，直到需要使用它时为止。它不要求任何测定和读出电子设备。然而，如果常规使用大量的探测器，则可使用由计算机控制的自动阅读器来进行读数。

Ⅱ-44　该探测器对中子极其灵敏，能探测低于毫希沃特的剂量，并且对 γ 辐射完全不灵敏。所制成的这种探测器可具有不同的中子能量阈值（从 100 keV 至数兆电子伏），这样对于中子的天然能谱而言，可以使用一组具有不同能量阈值的气泡探测器。然而，这些探测器十分依赖于周围温度并且能量和剂量范围均有限，以致为了涵盖所需的剂量范围，也许需要使用若干个具有不同灵敏度的剂量计。

个人报警中子剂量计

Ⅱ-45 个人报警中子剂量计能向佩戴者提供中子剂量当量的指示。这种探测器基于多种技术,其中包括:

(a) 用于测定反冲质子的计数器;

(b) 配置在屏蔽热中子的小型聚乙烯慢化体中 ^{3}He 探测器;

(c) 使用罗西(Rossi)计数器原理,并使用一台微处理机,以便把计数转换成被吸收的剂量或剂量当量;

(d) 使用硅面垒型探测器来探测由聚乙烯和 ^{10}B 辐射器产生的反冲离子。

附录 Ⅲ
工作场所监测用仪器仪表

概　述

Ⅲ-1　工作场所监测仪主要意在提供关于工作区内的剂量率的资料，以便就允许人员在其中的逗留时间作出决定。人们需要知道不同工作区内的剂量当量率，以评估和控制职业照射。在工作人员逗留于某个特定区域时，或在他们被允许进入该区域前，通常要监测剂量率，尽管在剂量率并不随时间发生显著变化的地方可能并不需要这样做。

Ⅲ-2　固定的区域监测仪通常配备远距显示器和听得见的报警器。除某些工程上的差别外，其探测器和操作方法均与便携式巡测仪类似。从实用观点看，区域监测用仪器可分为下述类别：

（a）光子用仪器；

（b）β粒子和低能量光子用仪器；

（c）中子用仪器；

（d）无源γ监测仪；

（e）无源中子巡测仪；

（f）能谱测定系统。

光子（γ射线和X射线）用仪器

电离（离子）室

Ⅲ-3 便携式巡测仪和一些固定式仪器，采用其壁由低原子序数材料制成、室内充满与大气相平衡空气的电离室。过去，这种装置是为测定照射量而设计的，而现在多数设计意在测定周围剂量当量 $H^*(10)$ 和经常测定定向剂量当量 $H(0.07)$。

Ⅲ-4 这些仪器主要基于测定照射量。已对这类仪器的设计作了改进，主要是通过在电离室内加入铝以增强在 150 keV 以下的响应，和通过在滑板和盖板上加入铝以适当地降低在 40 keV 以下的响应。

Ⅲ-5 在正常职业剂量水平（即每小时几微希沃特）下使用的便携式仪器中的电离室体积，通常在 300~700 cm^3 范围内。被设计用于预期不存在 β 和低能量光子问题的场所的固定式仪器，常常具有大型的（约 5 L 容量）钢壁电离室，并在该室里充满高压氩。这些电离室的有用动态范围很大（从 0.1 μSv/h 到最多为 1 Sv/h）。

盖革-弥勒（GM）计数器

Ⅲ-6 盖革-弥勒（GM）计数器普遍用于 X 射线和 γ 射线场。它们产生易于计数和处理的大脉冲。然而，其动态范围在高计数率时受到死时间损失的限制。还应该注意在超载率时要确保刻度盘上的剂量率指示不会倒退回去，这是应在型式试验期间进行的一项基础试验。

Ⅲ-7 盖革-弥勒（GM）计数器所具有的光子探测效率一般约为 0.5%。该值在大的能量范围内实际上恒定不变。这意味着周围剂量当量响应与能量相关。可以设计一些有效滤片，对于 $H^*(10)$ 来说，它们可为钢壁探测器（当射线能量高于 50 keV 时）和端窗型探测器（当射线能量高于 15 keV 时）提供良好的能量和角度性能。

Ⅲ-8 应该指出，在脉冲辐射场内使用盖革-弥勒（GM）计数器会导致对所测辐射量的严重低估。为此，在这种情况下使用盖革-弥勒（GM）计数器，或使用任何脉冲计数探测器时，必须格外谨慎。

闪烁仪器

Ⅲ-9 当有机闪烁体被用于测定照射率或空气比释动能率时,由于在有效原子序数上十分接近空气,以致几乎不要求就能量依赖关系进行修正(能量低于 0.1 MeV 时除外)。例如在蒽中,主要是因为只有晶体外层受到辐照,因此每单位比释动能的响应会下降。在晶体正面掺入少量的具有高原子序数的材料会部分抵消这种下降,使得市场上的巡测仪能够测定 20 keV 以上的光子。

Ⅲ-10 闪烁仪可用于各种类型的 X 射线和 γ 射线的巡测。在相对较弱的辐射场里,尽管仪器的电子部件使其总体尺寸接近电离室,而探测体积却可以小得多。虽然通常 1 cm^3 的晶体就足够,但较大晶体的更高灵敏度允许它们用于测定天然本底剂量率。

Ⅲ-11 广泛用于 γ 能谱学中的碘化钠 NaI(Tl)晶体可以制成非常灵敏的探测器。不过,它们的响应对能量的依赖性很大。为此,简单的装置不能用于准确地测定剂量学的量。然而,可采用利用能谱技术的仪器,这种仪器非常灵敏。

正比计数器

Ⅲ-12 由于气体放大,正比计数器的灵敏度高于电离室的灵敏度。正比计数器可用作脉冲探测器,亦可用作连续流探测器,并可以用于测定 1 mSv/h~10 Sv/h 的光子剂量率。商用正比计数器的主要优点是高灵敏度、大的剂量率范围和低的能量依赖关系。然而,它们要用稳定的高压电源,并且比电离室或盖革-弥勒(GM)类型仪器昂贵。

半导体

Ⅲ-13 剂量率可用作脉冲发生器(在较低剂量率时)或光电流发生器(在高剂量率时)的硅二极管测定。硅的原子序数比人体组织的高,因此在脉冲型和电流型的情况下,均必须提供与待测量相适应的能量补偿滤片。这些滤片不可避免地限制了低能阈值。

β 辐射和低能光子辐射用仪器

电离室

Ⅲ-14 能够测定 β 辐射(或低能量 X 射线)和光子发出的剂量当量率很

重要。测定可用一个探测器完成。在这种情况下,探测器(电离室)要有一个可以开或关的窗。当窗关闭时,可以测定强贯穿成分(即能量超过 20 keV 的光子)。当该窗打开时,可测定两种组分,并且通过扣除法估算剂量当量的弱贯穿组分(β 粒子和低能光子)。

Ⅲ-15 大多数 β 辐射(和低能光子)巡测仪采用小型便携式电离室,它们也可用于 X 射线和 γ 射线的巡测。电离室的一侧是一块可导电的塑料薄板,当测定光子时,板上覆盖一片等效于 1 cm 厚的组织材料的盖片。在测定 β 辐射时要拿下这块厚的覆盖物。另一种 β 巡测仪有完整的薄壁壳。这种电离室不适于定向剂量当量的测定。

Ⅲ-16 用于测定 β 辐射的电离室的壁。应该用类似于组织成分的材料制成。然而,这种严格的成分对于电子来说不像在电离室情况下对 X 射线或 γ 辐射那么重要。在电子的情况下,壁的功能仅是模拟身体的吸收和反散射。上述关于 γ 电离室的尺寸、灵敏度、响应时间和读出方法的陈述,也适用于 β 辐射测定。

GM 计数器

Ⅲ-17 有薄壁或薄窗的 GM 计数器光子巡测仪,有时也可用于探测 β 辐射,如果该计数器装有一个其厚度足以阻挡 β 辐射的覆盖物,则可利用有和无覆盖物时读数间的差来区分 β 和 γ 辐射。装有端窗的 GM 探测器特别对于工作场所 β 剂量率的监测来说,其能量依赖关系是可以接受的,并且对于特定的最小有效剂量率还有尺寸小的附加优点。

闪烁体

Ⅲ-18 采用一个薄的($3\sim 4$ mg/cm^2)由类似厚度不透光塑料窗覆盖的闪烁体,可以制成测量 $H'(0.07)$ 用的优质 β 剂量率监测器。在低剂量率脉冲计数方式应用它(此时其作用类似于 GM 探测器);在高剂量率下,可按连续流方式应用它。它们并非供常规使用,而是供特殊监测应用。

半导体探测器

Ⅲ-19 以平均流方式工作的半导体探测器,可用于测定高剂量。其薄的探测层,使它们适用于 β 剂量测定。对于 β 和低能光子辐射的测定而言,薄敏感层硅二极管虽然适用于 $H'(0.07)$ 的评估,但由于探测器的有效原子序数太高,它们对 γ 辐射的响应高于它们对 β 辐射的响应。在运行辐射防护中,一般不使用这种探测器。

监测中子的仪器

基于慢化体的巡测仪

Ⅲ-20 基于慢化体的巡测仪,是中子场监测中最常用的仪器。这种仪器包含一个含氢慢化体,慢化体可以慢化中子,并用诸如充有三氟化硼(BF_3)或氦(^3He)气的正比计数器或碘化锂(^6LiI)闪烁体这样的探测仪来探测热化中子。可以通过$^{10}B(n,\alpha)^7Li$、$^3He(n,p)^3H$或$^6Li(n,\alpha)^3He$反应探测中子,而这种反应具有高Q值,可使γ辐射得到较好的甄别。通过为慢化屏蔽层选择适当的厚度,或通过改变壁厚、气体混合物和气体压力,可以调整中子的响应,以得出与剂量当量或剂量大致成正比的结果。通过对一组不同直径的慢化球的响应的数学分析,可以粗略地测定中子能谱。已计算出几种慢化中子仪对一些运行中子场的响应。

Ⅲ-21 通过在含氢慢化体中热中子,安德逊(Andersson)和布劳恩(Braun)制造出一种能对高达10 MeV中子作出剂量当量响应但几乎与能量无关的仪器。该仪器在圆柱形的慢化体中使用包着多孔镉屏蔽层的一个三氟化硼(BF_3)正比计数器,因而在响应上有某些各向异性(两倍或更多倍)的缺点。虽然通过使用直径为20~30 cm的聚乙烯球形慢化体可基本上解决这种各向异性的问题,却以能量响应为代价。诸如碘化锂^6Li闪烁体和氦(^3He)正比计数器那样的探测器,已被用来替代正比计数器。所有这些仪器的主要特性是对中能中子过度响应。

Ⅲ-22 另一种仪器使用装在一个单个盒里的两个慢化球(直径分别为107 mm和64 mm),制成重3 kg的仪器,所包括的剂量当量范围为20~200 mSv/h,在从热中子到10 MeV能量范围内能量响应为±30%。依据两个慢化球的计数率的比率(对于被观察的中子能谱而言,其变化范围为0.15~0.8)修正较大球的响应。在这种仪器中,可自动进行修正(修正值的变化范围为1~30)。

电离室

Ⅲ-23 电离室最初是为测定X射线和γ辐射的照射量而开发的。但是,如果氢被引入室壁和气体中,则会使它们对中子更为敏感。然而,它们对光子也很敏感。这样就需要提供一个对中子相对不太敏感的第二电离室(如使用

石墨壁和 CO_2 混合气体，或铝壁和氩气），以修正始终伴随中子的 γ 辐射。组织等效电离室测定的是中子吸收剂量，而不是剂量当量。由于它们对单位剂量 γ 辐射的响应与中子的响应类似，电离室对中子的监测不是特别有用。小型的组织等级电离室，可用于个人报警剂量计。

其他中子探测仪

Ⅲ-24 许多其他的中子探测方法可用于特殊的场合，但一般不适用于常规辐射防护。

反冲质子正比计数器

Ⅲ-25 反冲质子正比计数器，通常内衬聚乙烯并充有压力约为 100 kPa 的乙烯（C_2H_4）或环丙烷（C_3H_6）。基于能量和射程之间关系的计算选择壁的厚度，以使该系统满足布勒格-格雷原理的要求。可以使用数学的方法分析反冲质子能谱，以推断入射中子能谱。然后可以使用这种能谱数据确定周围剂量当量。这些系统的实际能量范围为 10 keV~1.5 MeV。

罗西（Rossi）正比计数器

Ⅲ-26 组织等效正比计数器除可用于测定剂量外，还可用于测定沉积能量的传能线密度（LET）。然后，可使用传能线密度（LET）以及国际放射防护委员会所规定的 Q-L 关系确定平均品质因子 Q，再把该品质因子 Q 输入该仪器的电子设备里，就可把剂量转换成剂量当量。这些仪器也可用于测定混合辐射场。

闪烁体

Ⅲ-27 有机闪烁探测器可提供一种用来测定中子剂量和能谱的潜在简便的方法，这是因为它们可以用效材料制成，而且体积小。然而，也存在两个大的缺点：第一，闪烁的光产生效率低。在光电倍增管的第一级产生一个光电子通常需要 1~2 keV 的能量。第二，它们对 γ 辐射非常敏感。由一个反冲质子生一个光电子所需要的能量约为由一个 γ 光子产生的光电子所需能量的 3 倍；由一个 α 粒子产生一个光电子所需能量约为一个 γ 光子产生光电子所需能量的 10 倍。然而，利用脉冲形状甄别方法，可以区分带电粒子事件与电子产生的事件。虽然反冲质子能量和光脉冲幅度间也存在非线性关系，但这在数学分析期间可在中子能谱仪中得到修正。这些限制将探测器的能量范围局限于 0.2~20 MeV。

半导体探测器

Ⅲ-28 半导体探测器通常以硅和锗为基质,并且不直接用于中子测定。但是它们可在中子能谱仪中用于测定在硼酸锂、硼、氟化锂(^{6}LiF)、聚乙烯和聚碳酸酯的转换箔片上所产生的次级粒子,如质子、氚核及α粒子。它们尺寸小又灵敏,如电离产额约10倍于电离室,而且其密度约为电离室中气体的1 000倍。

无源中子区域监测

Ⅲ-29 在测定其中γ剂量率极高的中子场时,或当这种场以强脉冲方式(如在一个加速器周围)发生时,由于存在电子饱和的问题,有源探测器是不适用的。此时,经常使用诸如径迹蚀刻探测器、活化箔或热释光剂量计之类的无源装置。这些探测器通常用作处于慢化体中心的热中子探测器。径迹蚀刻探测器和活化箔(如金或铟)除能出色地甄别γ辐射外,对中子亦具有高灵敏度。

Ⅲ-30 一项非常诱人的技术是利用与硼接触的聚碳酸酯箔,通过(n, α)反应可以产生径迹,径迹可通过电化学蚀刻加以显现。灵敏度限值约为1 mSv,故这项技术可应用于本底辐射的测定。

参 考 文 献

[1] 潘自强，程建平，等. 电离辐射防护和辐射源安全 [M]. 北京：原子能出版社，2007.

[2] 国际放射防护委员会. 国际放射防护委员会第 60 号出版物：国际放射防护委员会一九九O年建议书 [M]. 李德平，孙世荃，陈明焌，等译. 李树德，魏履新，吴德昌，等校. 北京：原子能出版社，1993.

[3] 国际放射防护委员会. 国际放射防护委员会第 103 号出版物：国际放射防护委员会 2007 年建议书 [M]. 潘自强，等译校. 北京：原子能出版社，2008.

[4] 复旦大学，清华大学，北京大学. 原子核物理实验方法 [M]. 北京：原子能出版社，1986.

[5] 杨家福，王炎森，陆福全. 原子核物理 [M]. 上海：复旦大学出版社，1993.

[6] 中国科学院工程力学研究所. γ 射线屏蔽参数手册 [M]. 北京：原子能出版社，1976.

[7] 李星洪，等. 辐射防护基础 [M]. 北京：原子能出版社，1982.

[8] 陆书玉. 电离辐射环境安全 [M]. 上海：上海交通大学出版社，2016.

[9] 夏寿萱. 放射生物学 [M]. 北京：军事医学科学出版社，1998.

[10] 联合国原子辐射效应科学委员会. 电离辐射源与效应：UNSCEAR 1993 年向联合国大会提交的报告和科学附件 [M]. 北京：原子能出版社，1995.

[11] 联合国原子辐射效应科学委员会. 电离辐射源与效应：UNSCEAR 2000 年向联合国大会提交的报告和科学附件 卷 2：效应 [M]. 中国核学会辐射防护学会，译. 太原：山西科学技术出版社，2002.

［12］孙世荃. 人类辐射危害评价［M］. 北京：原子能出版社，1996.

［13］Thormod, Henriksen, H. David, Maillie. Radiation and Health［M］. Oxford：Taylor and Francis，2003.

［14］吴德昌. 放射医学［M］. 北京：军事医学科学出版社，2001.

［15］Board on Radiation Effects Research. Health risks from exposure to low levels of ionizing radiation. BEIR Ⅶ-Phase 2［M］. Washington, D. C.：The National Academic Press，2005.

［16］周永增. 辐射防护的生物学基础：辐射生物效应［J］. 辐射防护，2003，23（2）：55.

［17］潘自强. 放射防护［M］. 北京：清华大学出版社，2006.

［18］United Nations Scientific Committee on the Effects of Atomic Radiation UNSCEAR. Sources and Effects of Ionizing Radiation. UNSCEAR Report to the General Assembly, with scientific annexes［M］. UNSCEAR, New York, 2008.

［19］刘华，罗建军，马成辉. 第一次全国污染源普查伴生放射性污染源普查及结果初步分析［J］. 辐射防护，2011，31（6）：334-341.

［20］中华人民共和国生态环境部，中华人民共和国国家统计局，中华人民共和国农业农村部. 第二次全国污染源普查公报［R］. 北京：中华人民共和国生态环境部，2020.

［21］中华人民共和国生态环境部. 关于2020年全国伴生放射性矿开发利用企业名录的公告［EB/OL］. 2021.

［22］"核电链和煤电链排放的放射性影响评价"项目组. 中国工程院咨询研究报告：不同发电能源排放的放射性影响评价［M］. 北京：中国原子能出版社，2018.

［23］LI J F, PAN Z Q, JIANG Z Y, et al. Stack releases of radionuclides from an integrated steel plant in China［J］. Journal of Environmental Radioactivity，2018，195：97-103.

［24］潘自强，刘森林，等. 中国辐射水平［M］. 北京：原子能出版社，2010.

［25］ICRP. Recommendations of the International Commission on Radiological Protection［M］. London：The British Institute of Radiology, 1955.

[26] ICRP. Recommendations of the International Commission on Radiological Protection, ICRP Publication No. 1 [M]. Oxford: Pergamum Press, 1959.

[27] 国际放射防护委员会. 国际放射防护委员会第 26 号出版物: 国际放射防护委员会建议书 [M]. 李树德, 译. 北京: 原子能出版社, 1978.

[28] R. G. Jaeger, et al. Engineering Compendium on Radiation Shielding [M]. Berlin Springer-Verlag, 1968.

[29] Bernard, Shleien, Terpilak, et al. The Health Physics and Radiological Health Handbook [M]. Olney, MD: Nucleon Lectern Associates, 1984.

[30] 中国计量测试学会电离辐射专业委员会. 辐射剂量学常用数据 [M]. 北京: 中国计量出版社, 1987.

[31] ICRP. Conversion Coefficients for Radiological Protection Quantities for External Radiation Exposures, ICRP Publication No. 116 [M]. Amsterdam: Elsevier, 2010.

[32] 丁大钊, 叶春堂, 赵志祥, 等. 中子物理学: 原理、方法与应用 [M]. 北京: 原子能出版社, 2005.

[33] James E M. Physics for Radiation Protection: A Handbook, Second Edition [M]. Weinheim: WILEY-VCH Verlag GmbH & Co. KGaA, 2006.

[34] 吴志华, 等. 原子核物理实验方法 [M]. 北京: 原子能出版社, 1997.

[35] ICRP. Human Respiratory Tract Model for Radiological Protection, ICRP Publication No. 66 [M]. Amsterdam: Elsevier Science, 1994.

[36] ICRP. Individual monitoring for internal exposure of workers, ICRP Publication No. 78 [M]. Oxford: Pergamon Press, 1997.

[37] 中华人民共和国卫生部, 国家环境保护总局, 原中国核工业总公司. GB 18871—2002 电离辐射防护与辐射源安全基本标准 [S].

[38] ICRP. Human alimentary tract model for radiological protection, ICRP Publication No. 100 [M]. Amsterdam: Elsevier, 2006.

[39] ICRP. Adult reference computational phantoms, ICRP Publication No. 110 [M]. Amsterdam: Elsevier, 2009.

[40] 潘自强. 电离辐射环境监测与评价 [M]. 北京: 原子能出版社, 2007.

[41] 夏益华. 电离辐射环境监测 [M]//潘自强. 电离辐射环境监测与评价. 北京：原子能出版社，2007.

[42] 夏益华. 放射性流出物监测与控制 [M]//潘自强. 电离辐射环境监测与评价. 北京：原子能出版社，2007.

[43] 中华人民共和国生态环境部. HJ 61—2021 辐射环境监测技术规范 [S].

[44] 王亦兵. 统计学初步知识及其在放射性测量中的应用 [J]. 核防护，1977 年 Z2 期

[45] 全国法制计量管理计量技术委员会. JJF 1059.1—2012 测量不确定度评定与表示 [S].

[46] 朱永生. 实验物理中的概率和统计 [M]. 2 版. 北京：科学出版社，2006.

[47] 国际原子能机构. 国际原子能机构安全标准丛书，外部辐射源引起的职业照射评估：安全导则 No. RS-G-1.3. [S]. 维也纳：国际原子能机构，2000.

[48] 国际原子能机构. 国际原子能机构安全标准丛书，核或辐射应急的准备与响应：要求 No. GS-R-2. [S]. 维也纳：国际原子能机构，2005.

[49] IAEA. Method for Developing Arrangements for Response to a Nuclear or Radiological Emergency [R]. Updating IAEA-TECDOC-953. 2003, 10.

[50] IAEA. Criteria for Use in Preparedness and Response for a Nuclear or Rodiological Emergency [S]. IAEA Safety Standards Series No. GSG-2. 2011.

[51] 国际原子能机构，国际原子能机构安全标准丛书，核或辐射应急的准备与响应：一般安全要求第 GSR Part 7 号 [S]. 维也纳：国际原子能机构，2016.

[52] 中华人民共和国国家卫生健康委员会. GBZ 121—2020 放射治疗放射防护要求 [S].

[53] IAEA. Generic Models for Use in Assessing the Impact of Discharges of Radioactive Substances to the Environment [R]. IAEA Safety Reports Series No. 19，2001.

[54] 中国核工业总公司四零四厂，核工业第二研究设计院. 埃克松

(EXXON）核燃料回收和再循环中心初步安全分析报告（内部资料）. 1991，4.

［55］罗上庚. 放射性废物处理与处置［M］. 北京：中国环境科学出版社，2007.

［56］中国核工业总公司. EJ 380—1989 开放型放射性物质实验室辐射防护设计规范［S］.

［57］鲍首琛. 放射治疗与核安全文化［J］. 辐射防护通讯，1996，16（6）：14.

索 引

0~9

^{3}He 148

3 种效应的相对重要性（图） 22

^{60}Co 115、132、134

^{198}Au 116、135

^{210}Pb 81

^{210}Po 81

^{232}Th 81

^{235}U 116

^{239}Pu 193

^{226}Ra 81

A～Z，α、β、γ

ICRP 第 103 号出版物的辐射权重因子　44

LD50（半致死）剂量　61

NORM　78

 概述　78

 工业活动举例　83

 国际关注　82

 我国调查列举（表）　79

SOS 修复　58

TENORM　78

UNSCEAR　67

W_T　45

 ICRP 第 103 号出版物推荐的 W_T 值（表）　45

 公式　46

 组织权重因子（表）　45

X 射线的屏蔽计算　135

 参数　135

 发射率（图）　137

 宽束 X 射线（图）　137～138

 屏蔽透射比　136

 修正因子（表）　139

α 粒子　6

 阻止本领　7

 射程　8

 与物质的相护作用　6

 α 粒子在几种物质中的平均射程（表）　10

β 粒子　140

 计算　144

 射程　13

 最大射程与能量的关系（表）　145

β 射线　10

 电离能量损失　10

 辐射能量损失　11

 吸收规律　14

 与物质的相互作用　10

 最大射程　12

γ 剂量率的计算　114

 点源　116

 非点源　117

 基本关系式　114

γ 射线的屏蔽计算　130

 查图、查表法　132

 宽束减弱规律　130

γ 射线的吸收　22

 规律　23

 特点　25

索引

A~B

安德逊 423

安全联锁系统 293

    设计要求 293

靶筒中核素活度 348

靶物质的感生放射性活度 348

半导体探测器 422

半衰减（半吸收）厚度 14

半无限大体积源 122

比电离 7

    测量结果（图） 8

    概述 7

比释动能 38

    参数 38

    定义 38

    换算（表） 41

比释动能率常数 115

    一些 γ 放射性核素的 Γ_k 值（表） 115

比释动能因子 38

比有效能量的计算 171

表面污染监测 212

伯杰公式 129

泊松分布 240

布劳恩 423

不确定度 232

    测量 234

    概念 233

    内照射剂量计算 199

    评估 232

C

采样量的要求 228

参考空气比释动能率 38

参考文献 426

常规监测适用的方法和最大时间间隔（表） 192

厂址评价 279

成人所受天然辐射照射年有效剂量（表） 76

初级电离 7

次级电离 7

簇损伤 55

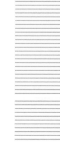

带电粒子的剂量计算 140
    β 点源 140
    β 平面源 142
带电粒子平衡 37
    条件（图） 37
待积当量剂量的计算 172
待积剂量当量 176
待积有效剂量 172
单能电子束 12，144
    屏蔽层计算 144
单一均匀介质的累积因子 127
    变化规律（图） 128
弹性散射 28
    中子（图） 28

D

当量剂量和辐射权重因子 42
点源计算模式 333
电离（离子）室 420
电离辐射效应（表） 54
电离辐射防护与辐射源安全基本标准 105
电离损失 6
    含义 6
电离能量损失 10
    计算 11
电子对效应 21
调查水平 195
定向剂量当量 48
多层介质的累积因子 129
多阶段肿瘤形成（图） 67

E~F

二项式分布 240

反冲核法 30

反冲径迹探测器 415

反冲质子正比计数器 424

反散射 19

反照率剂量计 415

防护体系 91
    国家基础结构 103
    核心内容 100
    基础 94
    监管范围 102
    目的和组成 97
    形成 91

防护最优化 91
    措施 292
    概念的形成 91
    流程（图） 101
    原则 100

放射病 62

放射防护控制措施的范围 87

放射性废物管理 284
    流程（图） 322
    要求和系统 284

放射性核素进入人体的主要途径 172
    动力学模型（图） 174
    呼吸廓清参数（表） 176
    途径（图） 173
    胃肠转移参数（表） 177

《放射性同位素与射线装置安全和防护条例》 104

《放射性物品运输安全管理条例》 104

放射性物质向环境排放的控制 111

非弹性散射 27

分出截面法 162

辐射场 34

辐射能 35

辐射安全评价 316
    对固体废物处理 327
    改扩建过程 330
    普雷克斯 316
    事故情况下 336
    同位素生产过程中 344

辐射对DNA的损伤 54
    方式 55
    机制 54
    损伤示意（图） 56

辐射防护 92
    标准的历史演变（表） 92
    设计 304

辐射俘获 27

辐射监测 315

辐射能量损失率 11

辐射平衡 149

辐射权重因子 43

辐射生物效应的发生过程 53

辐射损失 11

辐射遗传效应 71

辐射与染色体畸变 57

复习思考题 32, 50, 72, 89, 112, 153, 168, 203, 249, 272, 350

G

盖革-弥勒计数器　420
概率统计在放射性测量及数据处理中的应用　233
　　初步知识　236
　　误差传递　247
　　误差和不确定度　233
高放废液分离　311
高斯分布　241
个人报警中子剂量计　417
个人防护措施　331
个人剂量当量　48
个人监测用仪器仪表　409
工作场所监测用仪器仪表　418

工作负荷　135
公众照射的控制　111
　　放射性物质控制　111
　　剂量限值　111
公众照射剂量评价　320
公众照射评价　299
固体核径迹探测器　414
光电效应　15
光释光剂量计　412
光子在铝中的减弱系数（图）　124
《国际电离辐射防护和辐射源基本安全标准》　105

H

核或辐射恐怖事件　269
　　分级　270
　　概述　269
　　预案　271
核径迹乳胶　414
核应急　251
　　定义　251
　　目标和分级　252
　　预案　271
后处理设施　309
　　辐射防护　309
　　辐射特征　310

辐射防护措施　313
　　工艺流程（图）　310
环境监测　213
　　对象和目的　213
　　方案原则　218
　　步骤（图）　219
　　分类　214
　　类型和目的（表）　215
环境样品的采集　226
患者的医疗照射　231
活度中值空气动力学直径　170

J

基于慢化体的巡测仪　423

集体有效剂量　232

剂量当量　48

剂量当量指数　136

剂量互易原理　150

加倍剂量法　71

加速器生产放射性同位素　337

间接测量　211

监测频度　190

减弱倍数 K 方法　132

碱基变化　55

降低公众照射的防护措施　295

降低职业照射的防护措施　292

截面　35

居留因子　135

矩和方差　239

绝对危险　69

K~L

康普顿散射（效应）　18

  定义　18

  截面　20

  讨论　19

可防止剂量　264

可溶性/反应性级别　181

空气污染监测　212

快中子剂量计算　156

宽束　123

扩展场　48

粒子数　34

粒子的路径长度　8

粒子在呼吸道各区转移模型（图）　178

裂变径迹探测器　415

流出物监测　220

罗西计数器　417

M~P

某些放射性核素 β 粒子的最大能量和平均能量（表） 141
内照（射）剂量 170
　　估算与评价 196
　　含义 170
　　术语 170
内照射防护 201
内照射个人监测 210
内照射摄入量 211

年摄入量限值 171
　　含义 171
年有效剂量 74
排放（管理）限值 222
　　公式 223
　　含义 222
判断限 248
平均自由程 122
屏蔽因子 261

Q

期望值 239
齐向扩展场 48
气泡探测器 416
气载流出物核素的产生量和排放量（表） 317
气载流出物监测 224
器官平均吸收剂量 43
清洗去污和设备检修 312
球面源 119

球体源 120
取样原则 227
全国电煤中放射性核素的含量（表） 81
全身计数器 177、211
确定性效应 59
　　不同器官和组织 63
　　概念 59
　　组织或器官的剂量阈值 61

R~S

热释光剂量计　210

热中子剂量计算　156

人类受照途径（图）　260

韧致辐射　11、135

入射光子的能量　16

三废处理　312

散射光子　18

  与反冲电子矢量图　19

  能量（表）　20

杀死细胞及体外细胞存活曲线　59

  定义　59

  绘制　59

  意义　60

闪烁仪器　421

设施结构设计　275

摄入量　196

摄入滞留函数与摄入排泄函数　184

生物半排期（表）　180

剩余剂量　264

时间外推　69

实物样品　211

实验设施源项　317

实用辐射防护　273

使用因子　136

世界范围内天然照射的分类水平（表）　97

事故应急监测　217

适用于保护公众的干预水平　264

室内氡的行动水平（表）　87

室内空气吸收剂量率和氡气水平（表）　79

首次碰撞剂量　156

双链断裂　55

随机变量函数　236

T

胎内照射效应 64
  畸形 64
  致死效应 64
  智力迟钝和智力下降 65
泰勒公式 121
探测限 248
汤姆逊散射截面 20
天然辐射源照射致成人年有效剂量世界平均值（表） 74
天然和人工辐射源所致世界成人年均个人有效剂量（表） 76
天然照射 74
  来源及水平 74
  人为活动引起天然照射的升高 78

天然照射控制 85
  法规和标准 87
  原则 85
通量 36
同位素辐射防护 336
  生产原理 336
  防护 340
同源重组 58
透射比 132
  定义 132
  计算 146
  相关图 406~408
退役环境监测 216

W

外照射防护 152
  基本措施 276
  一般方法 152
外照射个人剂量计 209
外照射计算模式 331
外照射剂量估算 349
危害（应急准备）类别（表） 254

微分吸收剂量率 150
我国部分医用加速器照射事故概况（表） 302
我国的辐射防护与辐射源安全基本标准 105
我国辐射防护与安全法规标准框架 103
无限大体积源 120
无源中子区域监测 425
无限均匀介质 132

X

稀土提取工业工作人员年有效剂量（表） 82
吸收剂量 42
  表达式 38
  器官平均剂量 42
细胞存活曲线 59
  哺乳类细胞存活曲线（图） 60
  定义 59
  意义 60
现场辐射防护措施 330

线性无阈 67
  剂量响应关系 67
线吸收系数 23
  与 γ 射线能量的关系（表） 26
线源计算模式 334
线状源 117
相对危险 68
新呼吸道模型（图） 178

Y

湮没光子 15
    特点 15
研究堆 277
    概述 277
    防护措施 279
    废物管理 284
    辐射防护 278
    应急计划区的推荐值（表） 259
眼晶体当量剂量 111
样本方差 242
样本平均值 242
液态流出物的监测 225
医疗照射的控制 110
医用加速器 285
    法规标准 290
    概述 285
    失控所致事故分级（表） 301
    照射事故概况（表） 302
    治疗应用中的防护与安全 285
应急干预及干预水平 262
    国际上的讨论 268
    应急工作人员 267
    适用于公众 264
    原则 262

应急计划 253
    分类和编制 253
    内容 255
应急计划区 258
    大小 259
    含义和分类 258
应急设施 256
应急组织 255
铀，钚的最终纯化和转化 311
铀钚共去污分离 311
有色金属矿工作人员年有效剂量（表） 82
有限大小 122
有限厚平板源 122
有效半减期 170
有效剂量 45
诱发裂变 30
预期剂量（图） 264
阈探测器 31
圆盘源 119
圆柱状面源 120
运行环境监测 216
运行限值 223
运行中的辐射防护 282
运维检修人员的辐射防护 294

索 引

Z

在计划照射情况下推荐的剂量限值（表） 101

窄束 123

张弛长度法 162

照射量 40
    表达式 40
    换算系数 41
    累积因子 368

照射途径与防护 260

照相胶片剂量计 410

正比计数器 421

职业照射 98
    安全评价 348
    防护措施 292
    防护规定 291
    含义 98
    控制 109
    评价 297
    我国机组人员水平（表） 82
    正常情况下情景和防护（表） 332

职业照射剂量限值 109

减弱规律 123
    宽束 X 或 γ 射线 126
    窄束 X 或 γ 射线 124

致癌效应 66
    病因概率判断 71
    概率估计 68
    生物学因素 70
    诱发 66
    致癌作用 70

制定环境监测方案的基本原则 218

质量能量吸收系数 146

质子/重离子加速器治疗 286
    辐射特征 288
    流程 288
    示意图 287
    相关规定 290
    原理 286

中国煤矿地下工作人员所受剂量的评价数据（表） 81

中子的有效品质因数与中子能量的关系（图） 158

中子剂量的比释动能计算方法 157

中子剂量的换算因子计算 158
    各能量单位注量中子对应的周围剂量当量值（表） 159
    各种常用同位素中子源的剂量换算因子（表） 160

中子弹性散射（示意图） 28

中子的慢化 27
    弹性散射 28
    非弹性散射 27

中子的吸收 30
    中子俘获 31
    中子核反应 30
    中子核裂变 30

中子辐射透射系数 166

中子屏蔽 161
    参数 165
    常用材料 166
    机理 161

计算方法 162

中子透射比 166

中子微观分出截面 σ_R 值（表） 165

中子与物质相互作用 26

    中子的慢化 27

    中子的吸收 30

重带电粒子 7、148

    屏蔽计算 148

周身性放射性活度 182

周围剂量当量 48、158

注量和能注量 35

注量率和能注量率 35

自动粒子计数器 415

自发裂变 30

组织或器官确定性效应的剂量阈值 61

组织权重因子 46